# 『本草纲目』全本图典

【第十册】

典藏版

原　著　李时珍
顾　问　肖培根
主　编　陈士林
分册主编　赵志远　周　芳　罗建锋
副主编　谢军成　裴　华　张　鹏　王　庆　张　鹤

人民卫生出版社

图书在版编目（CIP）数据

《本草纲目》全本图典. 第十册 / 陈士林主编. —— 北京：人民卫生出版社，2018
ISBN 978-7-117-26476-1

Ⅰ. ①本… Ⅱ. ①陈… Ⅲ. ①《本草纲目》－图解 Ⅳ. ①R281.3-64

中国版本图书馆 CIP 数据核字（2018）第 098179 号



《本草纲目》全本图典（第十册）

主　　编：陈士林
出版发行：人民卫生出版社（中继线 010-59780011）
地　　址：北京市朝阳区潘家园南里 19 号
邮　　编：100021
E - mail：pmph @ pmph.com
购书热线：010-59787592　010-59787584　010-65264830
印　　刷：北京盛通印刷股份有限公司
经　　销：新华书店
开　　本：889 × 1194　1/16　　印张：20
字　　数：472 千字
版　　次：2018 年 7 月第 1 版　2018 年 7 月第 1 版第 1 次印刷
标准书号：ISBN 978-7-117-26476-1
定　　价：640.00 元
打击盗版举报电话：010-59787491　E-mail：WQ @ pmph.com
（凡属印装质量问题请与本社市场营销中心联系退换）

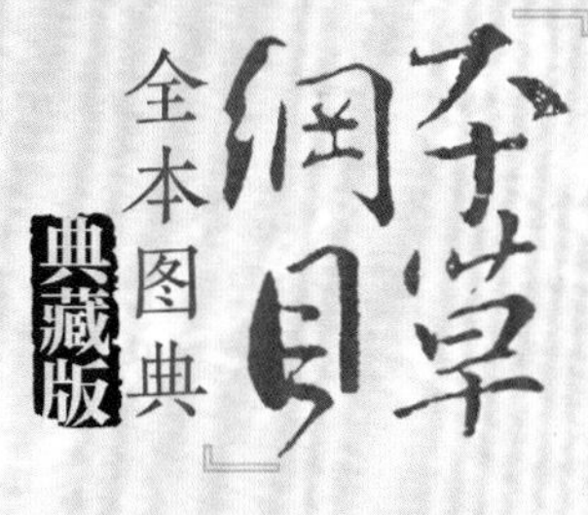

# 凡　　例

一、本套书以明代李时珍著《本草纲目》（金陵版胡承龙刻本）为底本，以金陵版排印本（王育杰整理，人民卫生出版社，2016年）及金陵版美国国会图书馆藏全帙本为校本，按原著的分卷和排序进行内容编排，即按序列、主治、水部、火部、土部、金石部、草部、谷部、菜部、果部、木部、服器部、虫部、鳞部、介部、禽部、兽部、人部的顺序进行编排，共分20册。

二、本套书中“释名”“主治”“附方”等部分所引书名多为简称，如：《本草纲目》简称《纲目》,《名医别录》简称《别录》,《神农本草经》简称《本经》,《日华子诸家本草》简称《日华》,《肘后备急方》简称《肘后方》，等等。

三、人名书名相同的名称，如吴普之类，有时作人名，有时又作书名，情况较复杂，为统一起见，本次编写均按原著一律不加书名号。

四、原著《本草纲目》中的部分中草药名称，与中医药学名词审定委员会公布名称不一致的，为了保持原著风貌，均保留为原著形式，不另作修改。

五、本套书为保持原著风貌，对原著之服器部和人部的内容全文收录，但基本不配图。

六、本套书依托原著的原始记载，根据作者们多年野外工作经验和鉴定研究成果，结合现有考证文献，对《纲目》收载的药物进行了全面的本草考证，梳理了古今药物传承关系，并确定了各药物的基原和相应物种的拉丁学名；对于多基原的药物均进行了综合分析，对于部分尚未能准确确定物种者也有表述。同时，基于现代化、且普遍应用的DNA条形码鉴定体系，在介绍常用中药材之《药典》收载情况的同时附上其基原物种的通用基因碱基序列。由此古今结合、图文并茂，丰富阅读鉴赏感受，并提升其实用参考和珍藏价值。

七、本套书结合现实应用情况附有大量实地拍摄的原动植物（及矿物等）和药材（及饮片）原色图片，方便读者认药和用药。

八、部分药物尚未能解释科学内涵，或者疗效有待证实、原料及制作工艺失传，以及其他因素，故无考证内容及附图，但仍收载《纲目》原始内容，有待后来者研究、发现。

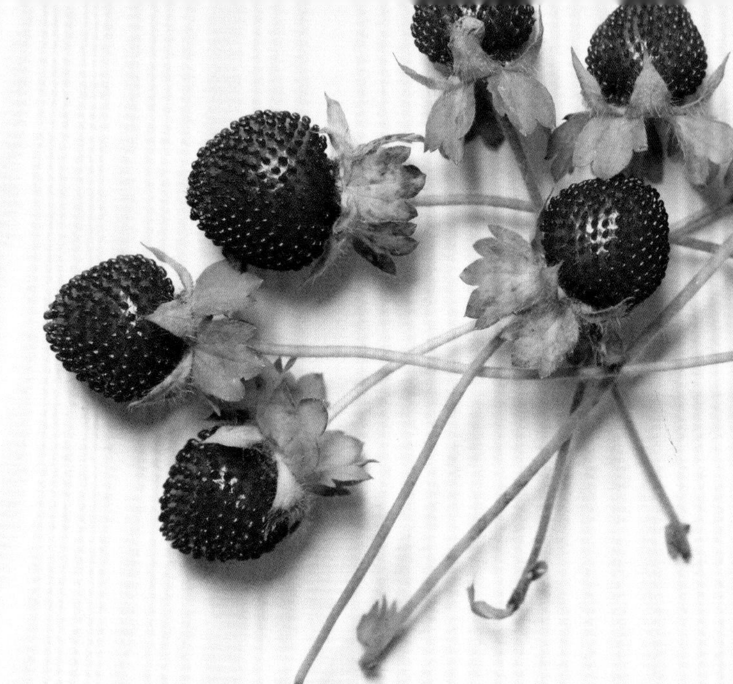

# 目录

本草纲目草部第十八卷
草之七蔓草类七十三种，附一十九种

# 本草纲目

# 草部第十八卷

草之七蔓草类七十三种，附一十九种

‖ **基原** ‖

据《纲目图鉴》《药典图鉴》等综合分析，本品为旋花科植物菟丝子 *Cuscuta chinensis* Lam. 或南方菟丝子 *Cuscuta australis* R. Br.。菟丝子分布于东北、华北及江苏、河南、四川等地，南方菟丝子分布于华北、华东等地。《药典》收载菟丝子药材为旋花科植物南方菟丝子或菟丝子的干燥成熟种子；秋季果实成熟时采收植株，晒干，打下种子，除去杂质。

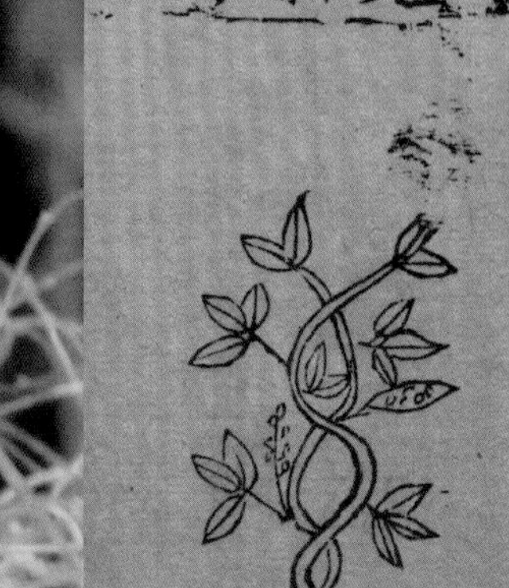


# 菟丝子

《本经》上品

▷菟丝子（*Cuscuta chinensis*）

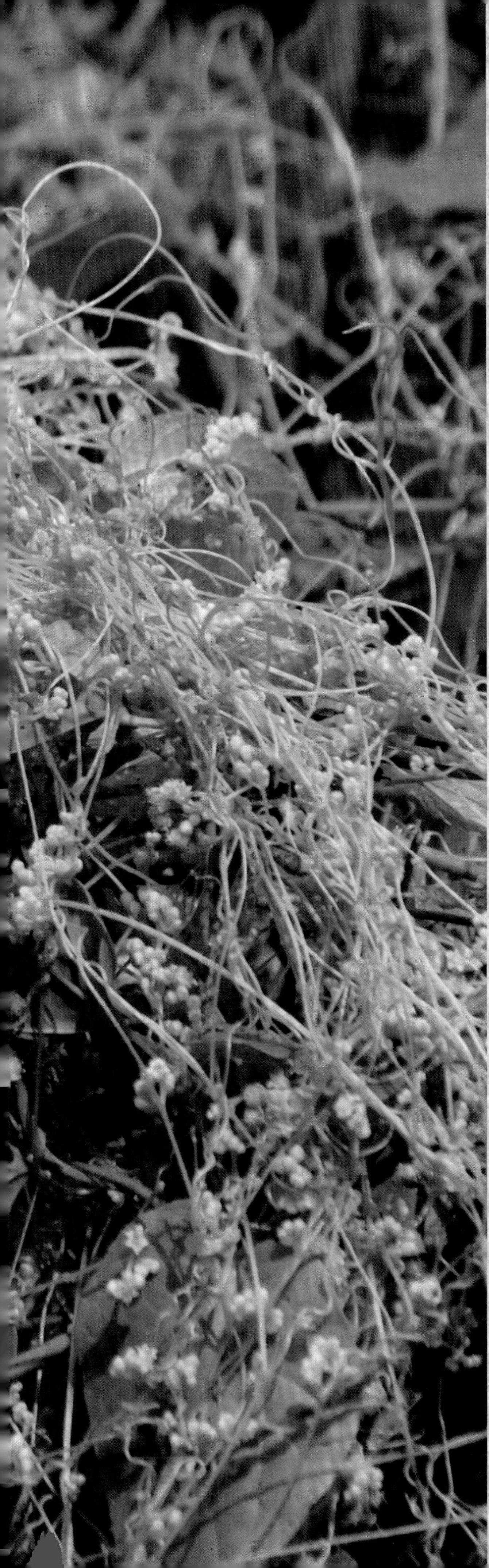

‖ **释名** ‖

**菟缕**别录**菟累**别录**菟芦**本经**菟丘**广雅**赤网**别录**玉女**尔雅**唐蒙**尔雅**火焰草**纲目**野狐丝**纲目**金线草**。[禹锡曰] 按吕氏春秋云：或谓菟丝无根也。其根不属地，茯苓是也。抱朴子云：菟丝之草，下有伏菟之根。无此菟，则丝不得生于上，然实不属也。伏菟抽则菟丝死。又云：菟丝初生之根，其形似兔。掘取割其血以和丹服，立能变化。则菟丝之名因此也。[弘景曰] 旧言下有茯苓，上有菟丝，不必尔也。[颂曰] 抱朴所说今未见，岂别一类乎？孙炎释尔雅云：唐也，蒙也，女萝也，菟丝也。一物四名，而本草唐蒙为一名。诗云：茑与女萝。毛苌云：女萝，菟丝也。而本草菟丝无女萝之名，惟松萝一名女萝。岂二物皆是寄生同名，而本草脱漏乎？[震亨曰] 菟丝未尝与茯苓共类，女萝附松而生，不相关涉，皆承讹而言也。[时珍曰] 毛诗注女萝即菟丝。吴普本草菟丝一名松萝。陆佃言在木为女萝，在草为菟丝，二物殊别，皆由尔雅释诗误以为一物故也。张揖广雅云：菟丘，菟丝也。女萝，松萝也。陆玑诗疏言菟丝蔓草上，黄赤如金；松萝蔓松上，生枝正青，无杂蔓者，皆得之。详见木部松萝下。又菟丝茯苓说，见茯苓下。

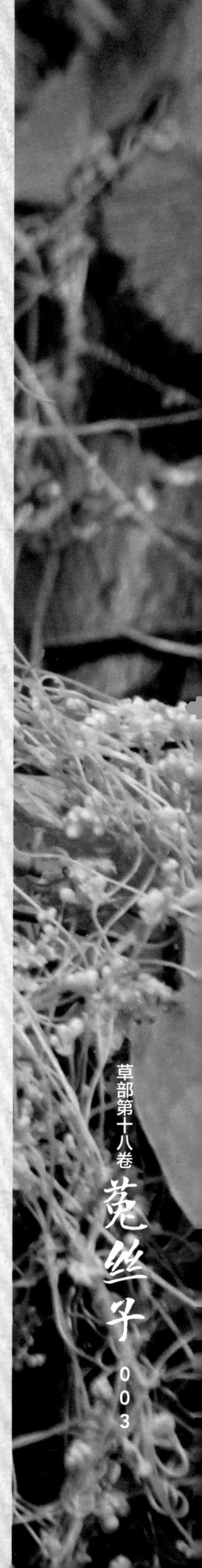

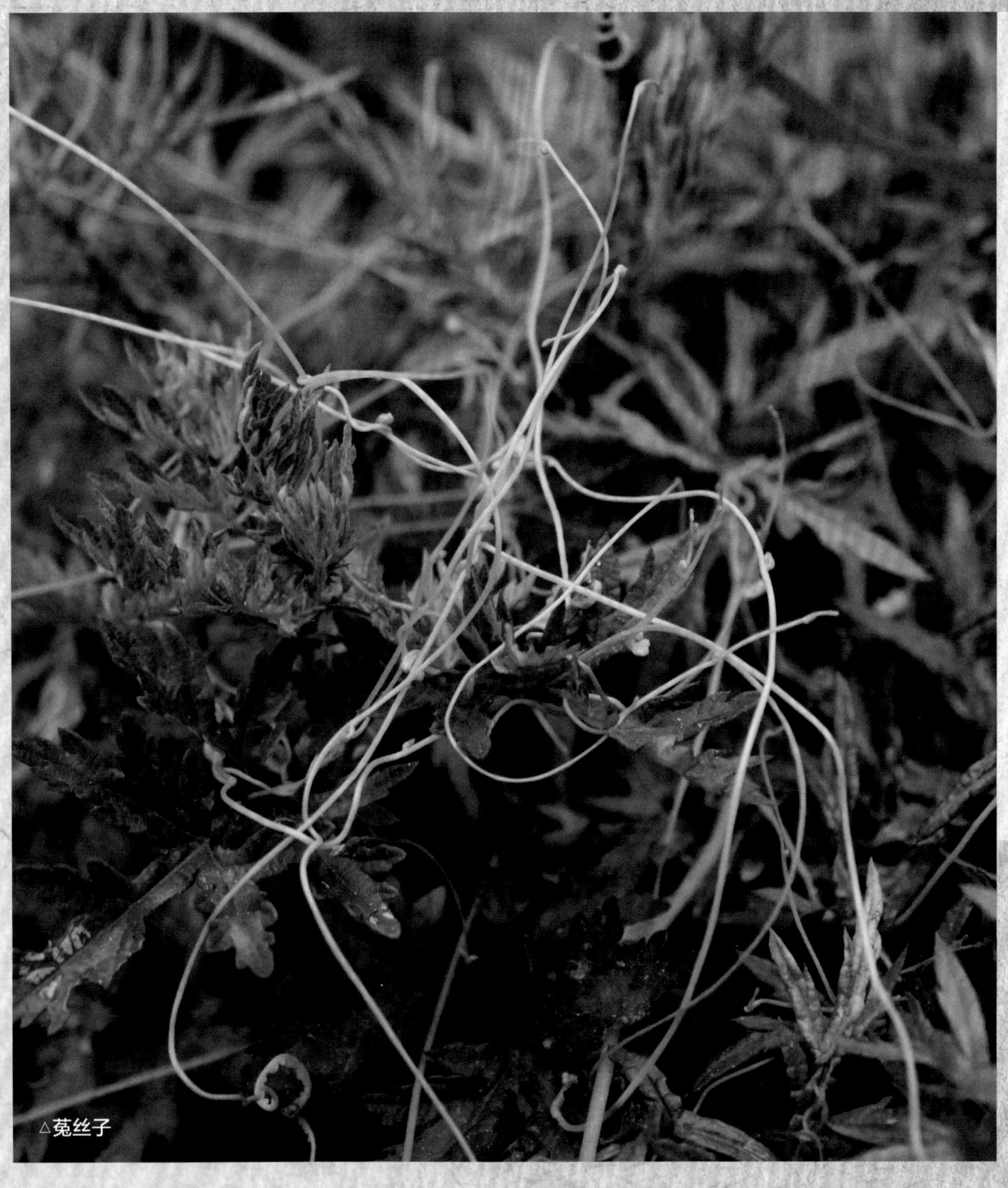
△菟丝子



‖集解‖

[别录曰] 菟丝子生朝鲜川泽田野，蔓延草木之上。九月采实，曝干。色黄而细者为赤网，色浅而大者为菟累。功用并同。[弘景曰] 田野墟落中甚多，皆浮生蓝、纻、麻、蒿上。其实仙经、俗方并以为补药，须酒浸一宿用，宜丸不宜煮。[大明曰] 苗茎似黄丝，无根株，多附田中，草被缠死，或生一叶，开花结子不分明，子如碎黍米粒，八月、九月以前采之。[颂曰] 今近道亦有之，以冤句者为胜。夏生苗，初如细丝，遍地不能自起。得他草梗则缠绕而生，其根渐绝于地而寄空中。或云无根，假气而生，信然。[时珍曰] 按宁献王庚辛玉册云：火焰草即菟丝子，阳草也。多生荒园古道。其子入地，初生有根，及长延草物，其根自断。无叶有花，白色微红，香亦袭人。结实如秕豆而细，色黄，生于梗上尤佳，惟怀孟林中多有之，入药更良。

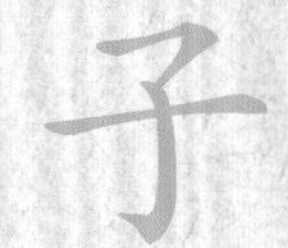


‖**修治**‖

[敩曰] 凡使勿用天碧草子，真相似，只是味酸涩并粘也。菟丝采得，去壳了，用苦酒浸二日。漉出，以黄精自然汁相对，浸一宿。至明，用微火煎至干。入臼中，烧热铁杵，一去三千余杵，成粉用之。[时珍曰] 凡用以温水淘去沙泥，酒浸一宿，曝干捣之。不尽者，再浸曝捣，须臾悉细。又法：酒浸四五日，蒸曝四五次，研作饼，焙干再研末。或云：曝干时，入纸条数枚同捣，即刻成粉，且省力也。

‖**气味**‖

**辛、甘，平，无毒。**[之才曰] 得酒良。薯蓣、松脂为之使。恶雚菌。

‖**主治**‖

**续绝伤，补不足，益气力，肥健人。**本经。**养肌强阴，坚筋骨，主茎中寒，精自出，溺有余沥，口苦燥渴，寒血为积。久服明目轻身延年。**别录。**治男女虚冷，添精益髓，去腰疼膝冷，消渴热中。久服去面䵟，悦颜色。**甄权。**补五劳七伤，治鬼交泄精，尿血，润心肺。**大明。**补肝脏风虚。**好古。

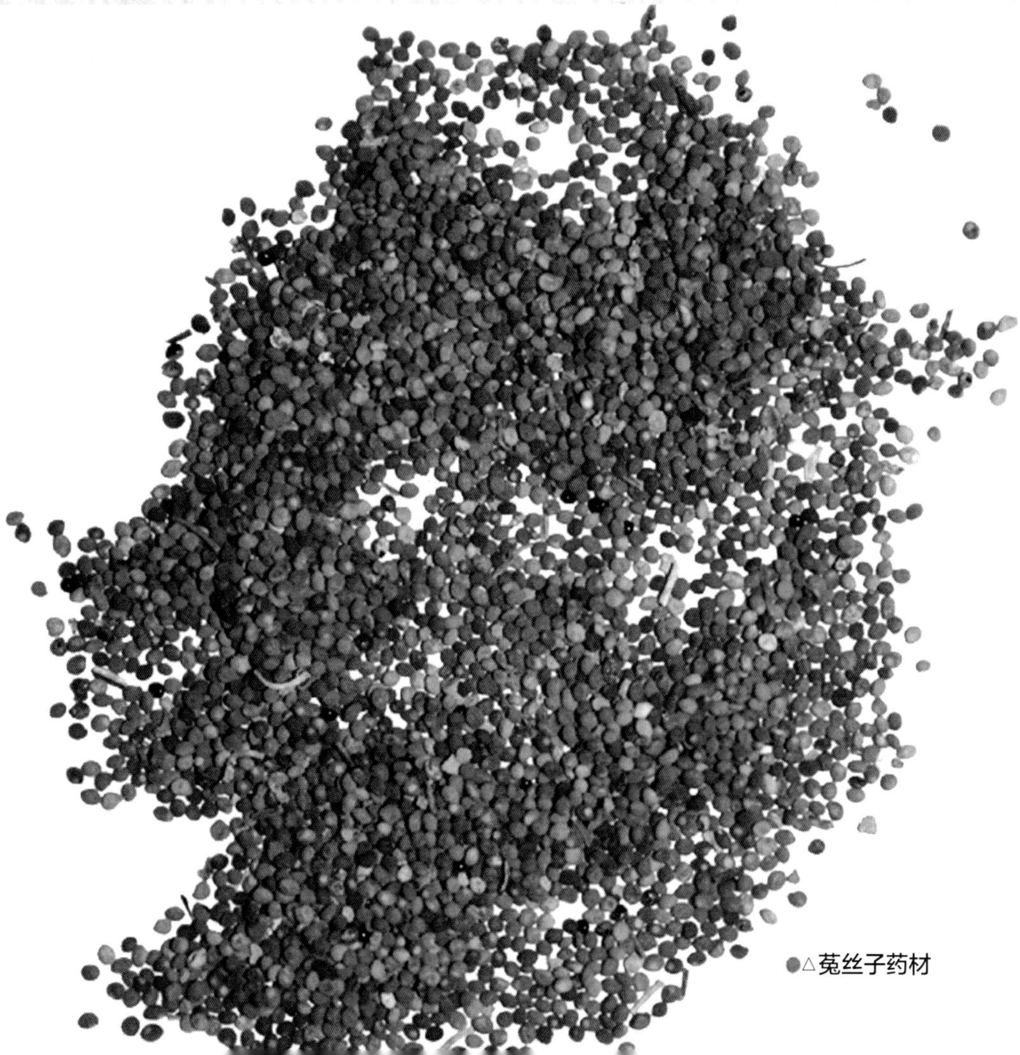

△菟丝子药材

‖ **发明** ‖

[敩曰] 菟丝子禀中和凝正阳之气，一茎从树感枝而成，从中春上阳结实，故偏补人卫气，助人筋脉。[颂曰] 抱朴子仙方单服法：取实一斗，酒一斗浸，曝干再浸又曝，令酒尽乃止，捣筛。每酒服二钱，日二服。此药治腰膝去风，兼能明目。久服令人光泽，老变为少。十日外，饮啖如汤沃雪也。

‖ **附方** ‖

旧六，新五。**消渴不止**菟丝子煎汁，任意饮之，以止为度。事林广记。**阳气虚损**简便方：用菟丝子、熟地黄等分，为末，酒糊丸梧子大。每服五十丸。气虚，人参汤下；气逆，沉香汤下。经验方用菟丝子，酒浸十日，水淘，杜仲焙研蜜炙一两，以薯蓣末酒煮糊丸梧子大。每空心酒下五十丸。**白浊遗精**茯菟丸：治思虑太过，心肾虚损，真阳不固，渐有遗沥，小便白浊，梦寐频泄。菟丝子五两，白茯苓三两，石莲肉二两，为末，酒糊丸梧子大。每服三五十丸，空心盐汤下。和剂局方。**小便淋沥**菟丝子煮汁饮。范汪方。**小便赤浊**心肾不足，精少血燥，口干烦热，头运怔忡。菟丝子、麦门冬等分，为末，蜜丸梧子大。盐汤每下七十丸。**腰膝疼痛**或顽麻无力。菟丝子洗一两，牛膝一两，同入银器内，酒浸一寸五分，暴为末。将原酒煮糊丸梧子大。每空心酒服三二十丸。经验方。**肝伤目暗**菟丝子三两，酒浸三日，曝干为末，鸡子白和丸梧子大。空心温酒下三十丸。圣惠方。**身面卒肿**洪大。用菟丝子一升，酒五升，渍二三宿。每饮一升，日三服。不消再造。肘后方。**妇人横生**菟丝子末，酒服二钱。一加车前子等分。圣惠方。**眉炼癣疮**菟丝子炒研，油调傅之。山居四要。**谷道赤痛**菟丝子熬黄黑，为末，鸡子白和涂之。肘后方。**痔如虫咬**方同上。

# 苗

‖ **气味** ‖

**甘，平，无毒。**玉册云：汁伏三黄、硫、汞，结草砂。

‖ **主治** ‖

**研汁涂面，去面䵟。**本经。**挼碎煎汤，浴小儿，疗热痱。**弘景。

‖ **附方** ‖

旧二，新一。**面疮粉刺**菟丝子苗绞汁涂之，不过三上。肘后方。**小儿头疮**菟丝苗，煮汤频洗之。子母秘录。**目中赤痛**野狐浆草，捣汁点之。圣惠方。

‖ **附录** ‖

**难火兰**拾遗 [藏器曰] 味酸，温，无毒。主冷气风痹，开胃下食，去腹胀。久服明目。生巴中胡国。状似菟丝子而微长。

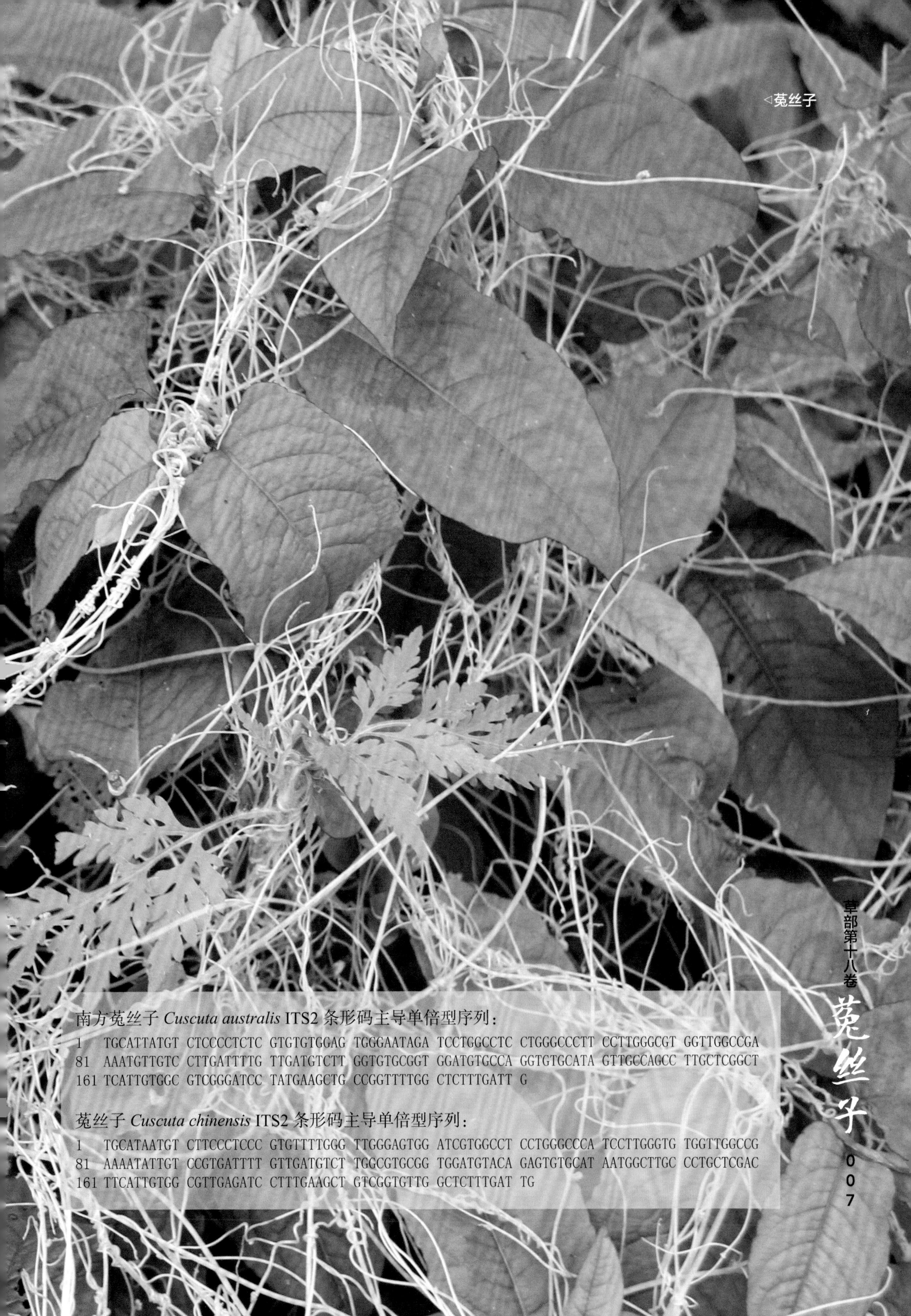


南方菟丝子 *Cuscuta australis* ITS2 条形码主导单倍型序列：

1 TGCATTATGT CTCCCCTCTC GTGTGTGGAG TGGGAATAGA TCCTGGCCTC CTGGGCCCTT CCTTGGGCGT GGTTGGCCGA
81 AAATGTTGTC CTTGATTTTG TTGATGTCTT GGTGTGCGGT GGATGTGCCA GGTGTGCATA GTTGCCAGCC TTGCTCGGCT
161 TCATTGTGGC GTCGGGATCC TATGAAGCTG CCGGTTTTGG CTCTTTGATT G

菟丝子 *Cuscuta chinensis* ITS2 条形码主导单倍型序列：

1 TGCATAATGT CTTCCCTCCC GTGTTTTGGG TTGGGAGTGG ATCGTGGCCT CCTGGGCCCA TCCTTGGGTG TGGTTGGCCG
81 AAAATATTGT CCGTGATTTT GTTGATGTCT TGGCGTGCGG TGGATGTACA GAGTGTGCAT AATGGCTTGC CCTGCTCGAC
161 TTCATTGTGG CGTTGAGATC CTTTGAAGCT GTCGGTGTTG GCTCTTTGAT TG

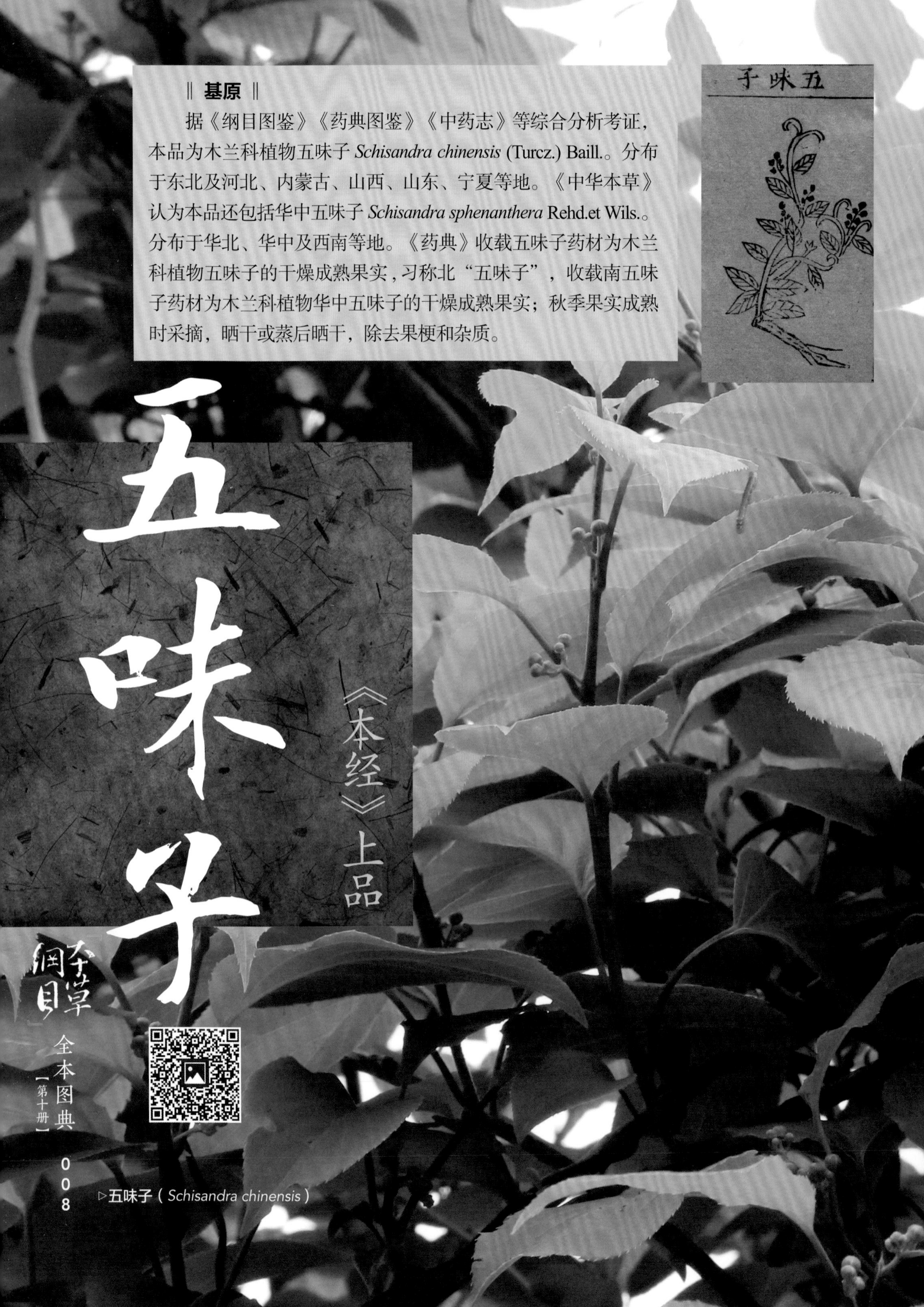


‖ **基原** ‖

据《纲目图鉴》《药典图鉴》《中药志》等综合分析考证，本品为木兰科植物五味子 *Schisandra chinensis* (Turcz.) Baill.。分布于东北及河北、内蒙古、山西、山东、宁夏等地。《中华本草》认为本品还包括华中五味子 *Schisandra sphenanthera* Rehd.et Wils.。分布于华北、华中及西南等地。《药典》收载五味子药材为木兰科植物五味子的干燥成熟果实，习称北"五味子"，收载南五味子药材为木兰科植物华中五味子的干燥成熟果实；秋季果实成熟时采摘，晒干或蒸后晒干，除去果梗和杂质。

# 五味子

《本经》上品

▷五味子（*Schisandra chinensis*）

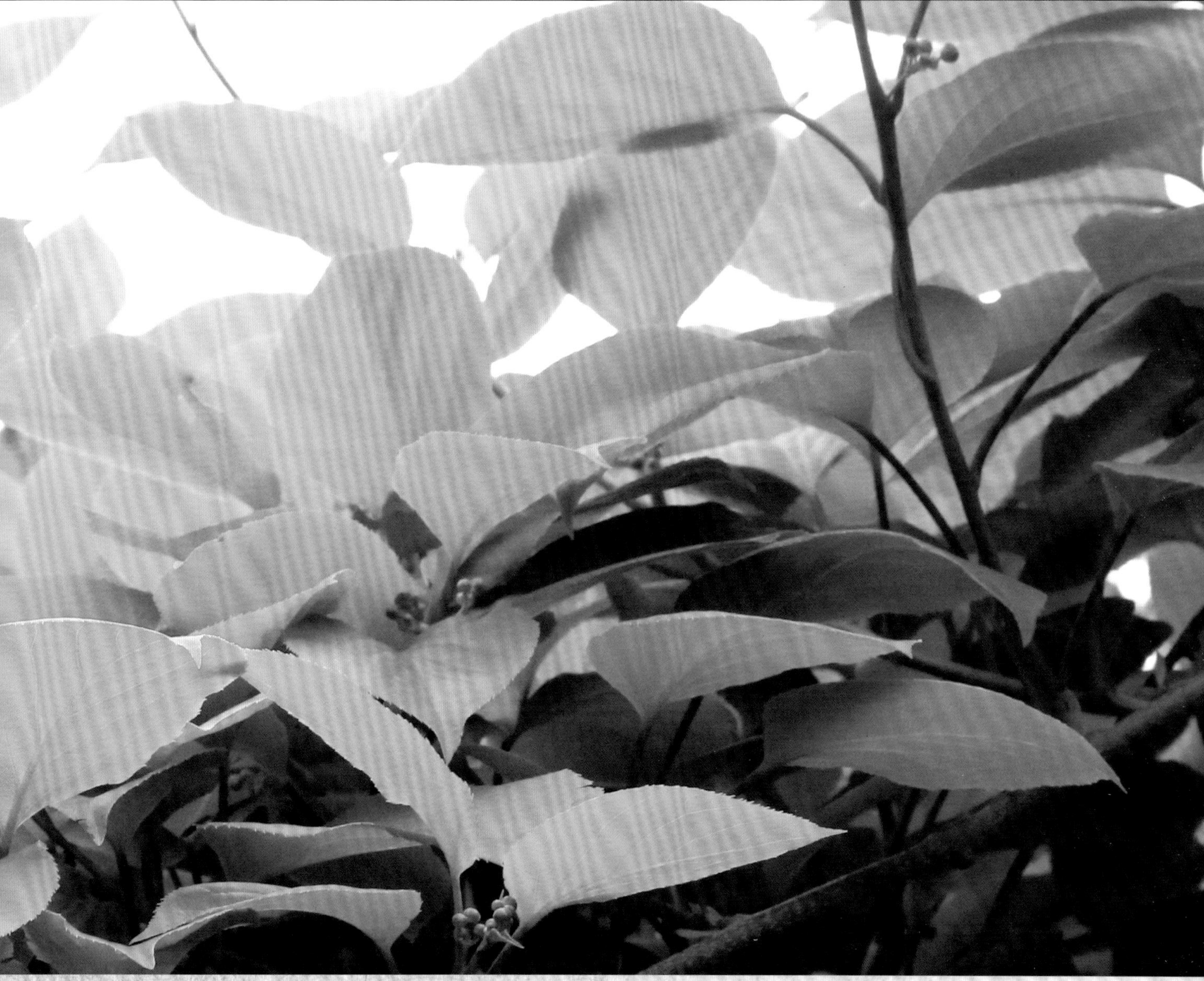

**‖释名‖**

**荎藸**尔雅。音知除。**玄及**别录**会及。**[恭曰] 五味，皮肉甘、酸，核中辛、苦，都有咸味，此则五味具也。本经但云味酸，当以木为五行之先也。

**‖集解‖**

[别录曰] 五味子生齐山山谷及代郡。八月采实，阴干。[弘景曰] 今第一出高丽，多肉而酸甜；次出青州、冀州，味过酸，其核并似猪肾。又有建平者，少肉，核形不相似，味苦，亦良。此药多膏润，烈日暴之，乃可捣筛。[恭曰] 蔓生木上。其叶似杏而大。子作房如落葵，大如蘡子。出蒲州及蓝田山中，今河中府岁贡之。[保升曰] 蔓生。茎赤色，花黄、白，子生青熟紫，亦具五色。味甘者佳。[颂曰] 今河东、陕西州郡尤多，杭越间亦有之。春初生苗，引赤蔓于高木，其长六七尺。叶尖圆似杏叶。三四月开黄白花，类莲花状。七月成实，丛生茎端，如豌豆许大，生青熟红

紫，入药生曝，不去子。今有数种，大抵相近。雷敩言小颗皮皱泡者，有白扑盐霜一重，其味酸咸苦辛甘皆全者为真也。[时珍曰] 五味今有南北之分，南产者色红，北产者色黑，入滋补药必用北产者乃良。亦可取根种之，当年就旺；若二月种子，次年乃旺，须以架引之。

‖ **修治** ‖

[敩曰] 凡用以铜刀劈作两片，用蜜浸蒸，从巳至申，却以浆浸一宿，焙干用。[时珍曰] 入补药熟用，入嗽药生用。

‖ **气味** ‖

**酸，温，无毒。**[好古曰] 味酸，微苦、咸。味厚气轻，阴中微阳，入手太阴血分、足少阴气分。[时珍曰] 酸咸入肝而补肾，辛苦入心而补肺，甘入中宫益脾胃。[之才曰] 苁蓉为之使。恶萎蕤。胜乌头。

‖ **主治** ‖

**益气，咳逆上气，劳伤羸瘦，补不足，强阴，益男子精。**本经。**养五脏，除热，生阴中肌。**别录。**治中下气，止呕逆，补虚劳，令人体悦泽。**甄权。**明目，暖水脏，壮筋骨，治风消食，反胃霍乱转筋，痃癖奔豚冷气，消水肿心腹气胀，止渴，除烦热，解酒毒。**大明。**生津止渴，治泻痢，补元气不足，收耗散之气，瞳子散大。**李杲。**治喘咳燥嗽，壮水镇阳。**好古。

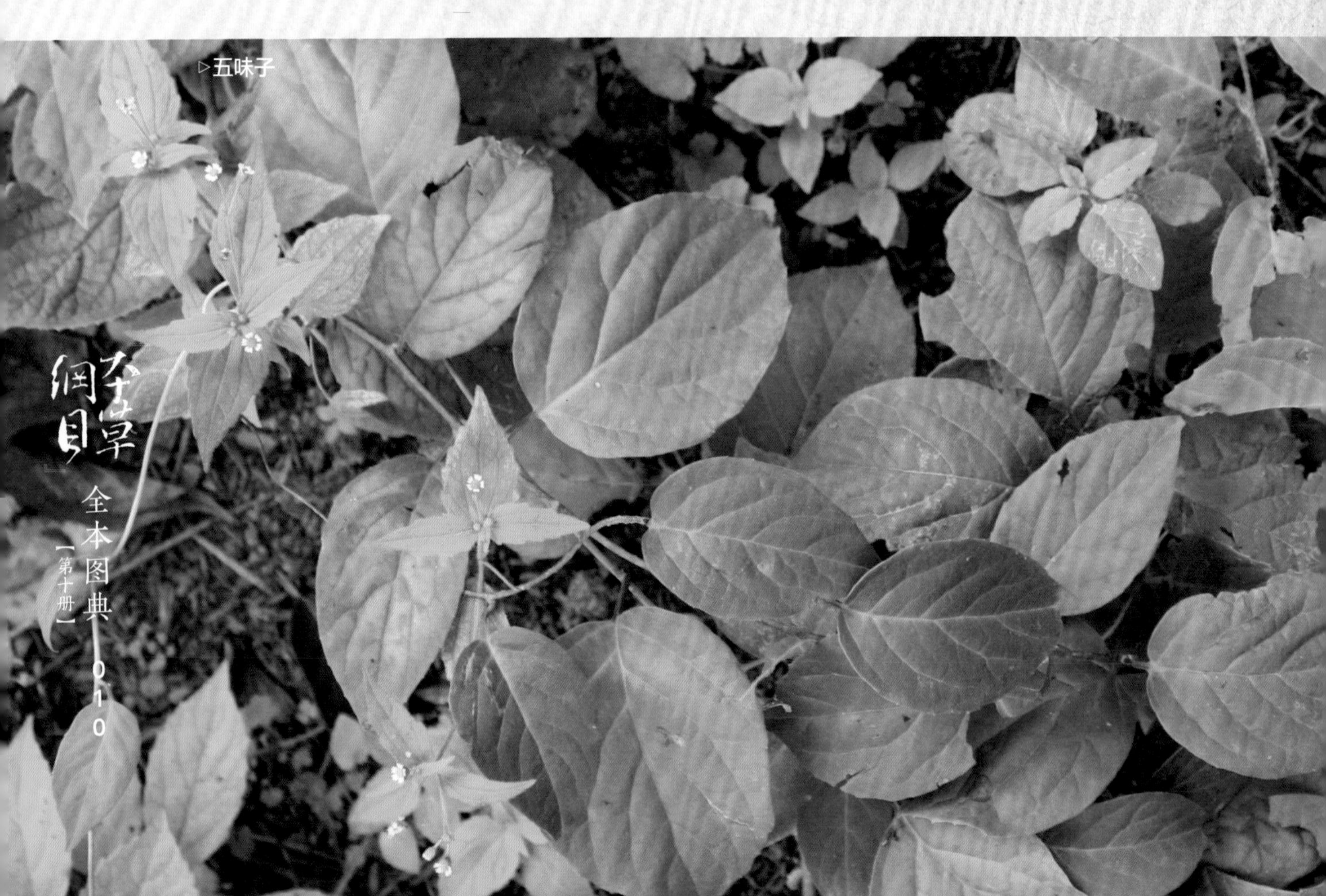

▷五味子

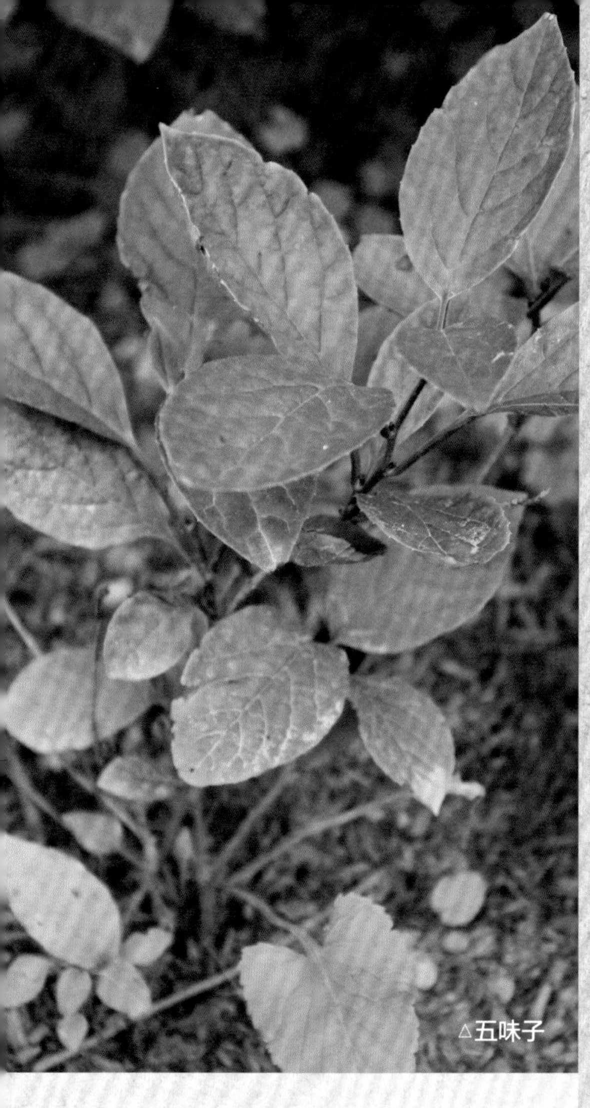
△五味子

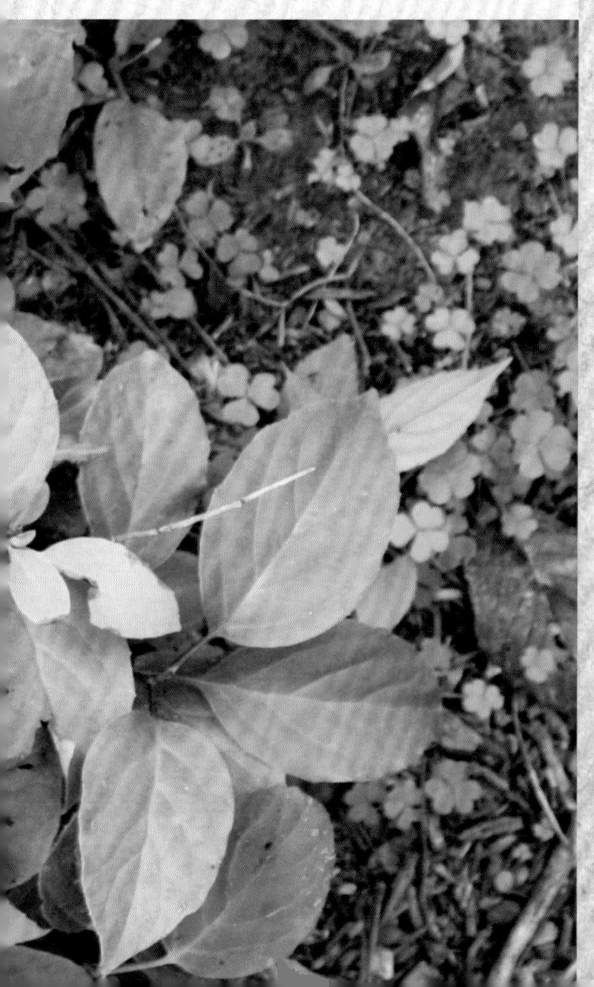

‖发明‖

[成无己曰] 肺欲收，急食酸以收之，以酸补之。芍药、五味之酸，以收逆气而安肺。[杲曰] 收肺气，补气不足，升也。酸以收逆气，肺寒气逆，则宜此与干姜同治之。又五味子收肺气，乃火热必用之药，故治嗽以之为君。但有外邪者不可骤用，恐闭其邪气，必先发散而后用之乃良。有痰者，以半夏为佐；喘者，阿胶为佐，但分两少不同耳。[宗奭曰] 今华州以西至秦多产之。方红熟时，彼人采得，蒸烂，研滤汁，熬成稀膏，量酸甘入蜜炼匀，待冷收器中。肺虚寒人，作汤时时饮之。作果可以寄远。本经言其性温，今食之多致虚热，小儿益甚。药性论谓其除热气，日华子谓其暖水脏，除烦热，后学至此多惑。今既用治肺虚寒，则更不取其除热之说。[震亨曰] 五味大能收肺气，宜其有补肾之功。收肺气，非除热乎？补肾，非暖水脏乎？乃火热嗽必用之药。寇氏所谓食之多致虚热者，盖收补之骤也，何惑之有？又黄昏嗽乃火气浮入肺中，不宜用凉药，宜五味子、五倍子敛而降之。[思邈曰] 五六月宜常服五味子汤，以益肺金之气，在上则滋源，在下则补肾。其法：以五味子一大合，木臼捣细，瓷瓶中，以百沸汤投之，入少蜜，封置火边良久，汤成任饮。[元素曰] 孙真人千金月令言：五月常服五味，以补五脏之气。遇夏月季夏之间，困乏无力，无气以动。与黄芪、麦门冬，少加黄檗，煎汤服之。使人精神顿加，两足筋力涌出也。盖五味子之酸，辅人参，能泻丙火而补庚金，收敛耗散之气。[好古曰] 张仲景八味丸，用此补肾，亦兼述类象形也。[机曰] 五味治喘嗽，须分南北。生津止渴，润肺补肾，劳嗽，宜用北者；风寒在肺，宜用南者。[慎微曰] 抱朴子云：五味者，五行之精，其子有五味。淮南公羡门子服之十六年，面色如玉女，入水不沾，入火不灼。

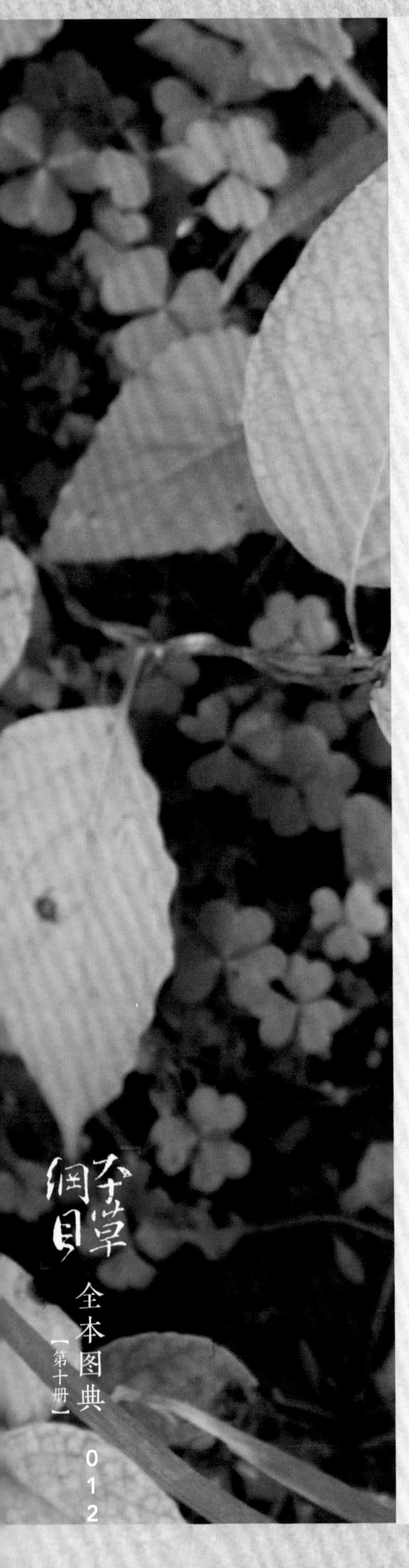

‖ **附方** ‖

新一十一。**久咳肺胀**五味二两，粟壳白饧炒过半两，为末，白饧丸弹子大。每服一丸，水煎服。卫生家宝方。**久咳不止**丹溪方用五味子五钱，甘草一钱半，五倍子、风化消各二钱，为末，干噙。摄生方用五味子一两，真茶四钱，晒研为末。以甘草五钱煎膏，丸绿豆大。每服三十丸，沸汤下，数日即愈也。**痰嗽并喘**五味子、白矾等分，为末。每服三钱，以生猪肺炙熟，蘸末细嚼，白汤下。汉阳库兵黄六病此，百药不效。于岳阳遇一道人传此，两服，病遂不发。普济方。**阳事不起**新五味子一斤，为末。酒服方寸匕，日三服。忌猪鱼蒜醋。尽一剂，即得力。百日以上，可御十女。四时勿绝，药功能知。千金方。**肾虚遗精**北五味子一斤洗净，水浸，挼去核。再以水洗核，取尽余味。通置砂锅中，布滤过，入好冬蜜二斤，炭火慢熬成膏，瓶收五日，出火性。每空心服一二茶匙，百滚汤下。刘松石保寿堂方。**肾虚白浊**及两胁并背脊穿痛。五味子一两，炒赤为末，醋糊丸梧子大。每醋汤下三十丸。经验良方。**五更肾泄**凡人每至五更即溏泄一二次，经年不止者，名曰肾泄，盖阴盛而然。脾恶湿，湿则濡而困，困则不能治水。水性下流，则肾水不足。用五味子以强肾水，养五脏；吴茱萸以除脾湿，则泄自止矣。五味去梗二两，茱萸汤泡七次五钱，同炒香，为末。每旦陈米饮服二钱。许叔微本事方。**女人阴冷**五味子四两为末，以口中玉泉和丸兔矢大，频纳阴中，取效。近效方。**烂弦风眼**五味子、蔓荆子煎汤，频洗之。谈野翁种子方。**赤游风丹**渐渐肿大。五味子焙研，热酒顿服一钱自消，神效。保幼大全。

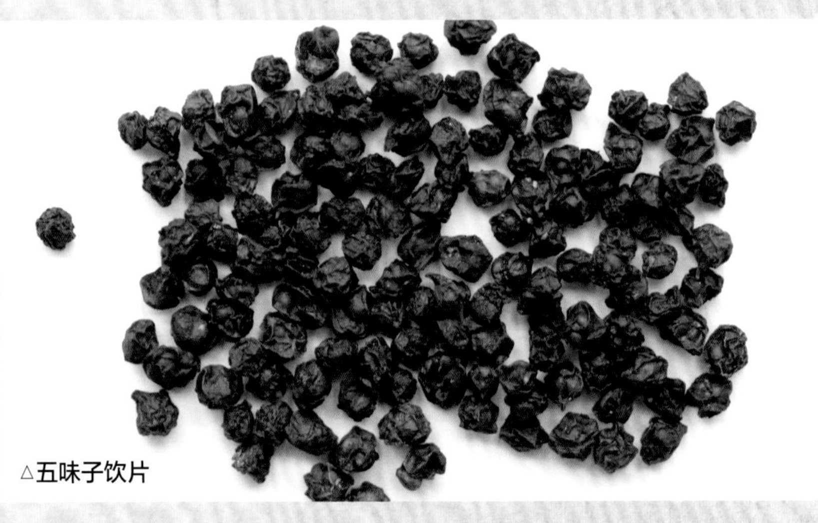

△五味子饮片

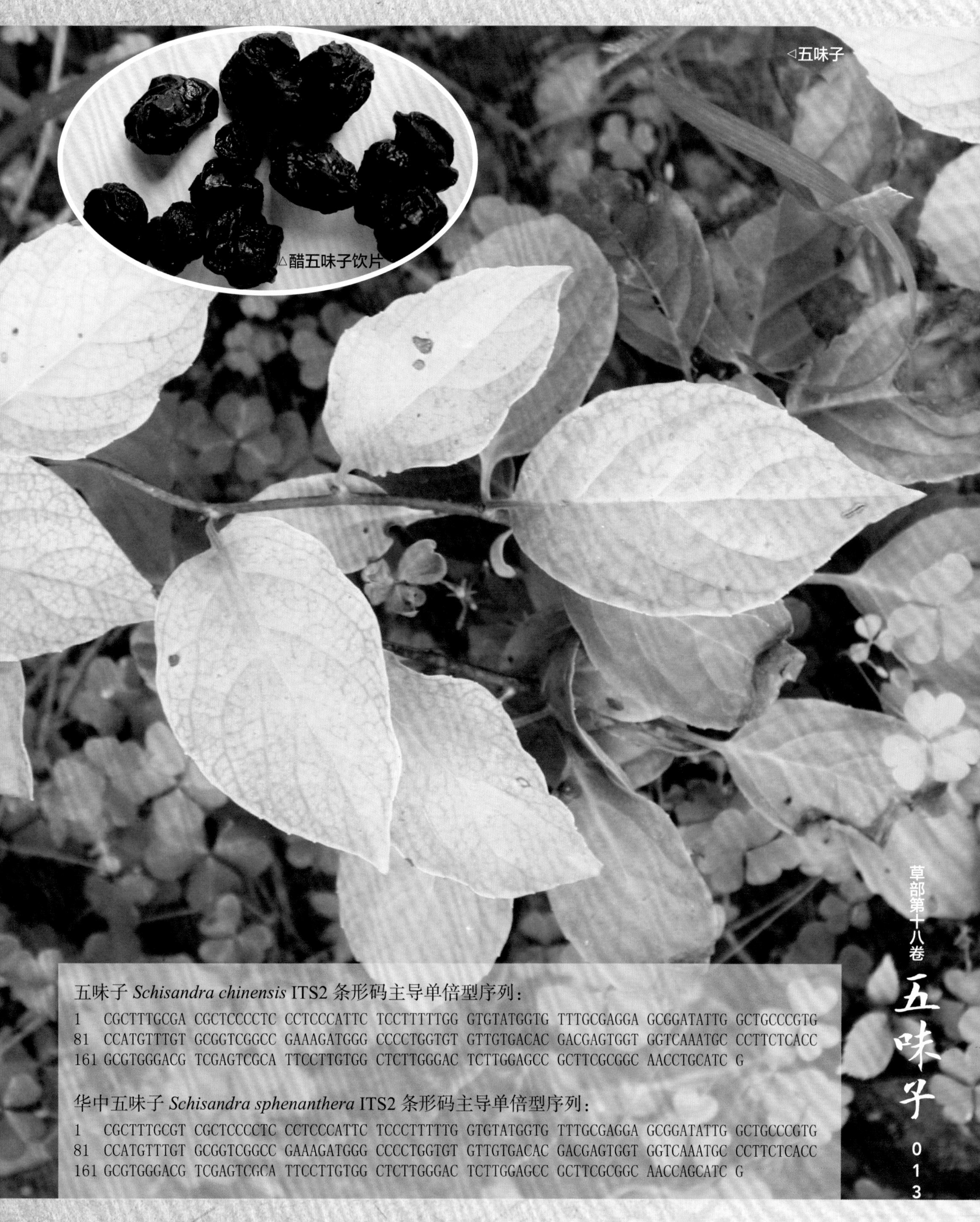

△醋五味子饮片

◁五味子

五味子 *Schisandra chinensis* ITS2 条形码主导单倍型序列：

```
1   CGCTTTGCGA CGCTCCCCTC CCTCCCATTC TCCTTTTTGG GTGTATGGTG TTTGCGAGGA GCGGATATTG GCTGCCCGTG
81  CCATGTTTGT GCGGTCGGCC GAAAGATGGG CCCCTGGTGT GTTGTGACAC GACGAGTGGT GGTCAAATGC CCTTCTCACC
161 GCGTGGGACG TCGAGTCGCA TTCCTTGTGG CTCTTGGGAC TCTTGGAGCC GCTTCGCGGC AACCTGCATC G
```

华中五味子 *Schisandra sphenanthera* ITS2 条形码主导单倍型序列：

```
1   CGCTTTGCGT CGCTCCCCTC CCTCCCATTC TCCCTTTTTG GTGTATGGTG TTTGCGAGGA GCGGATATTG GCTGCCCGTG
81  CCATGTTTGT GCGGTCGGCC GAAAGATGGG CCCCTGGTGT GTTGTGACAC GACGAGTGGT GGTCAAATGC CCTTCTCACC
161 GCGTGGGACG TCGAGTCGCA TTCCTTGTGG CTCTTGGGAC TCTTGGAGCC GCTTCGCGGC AACCAGCATC G
```

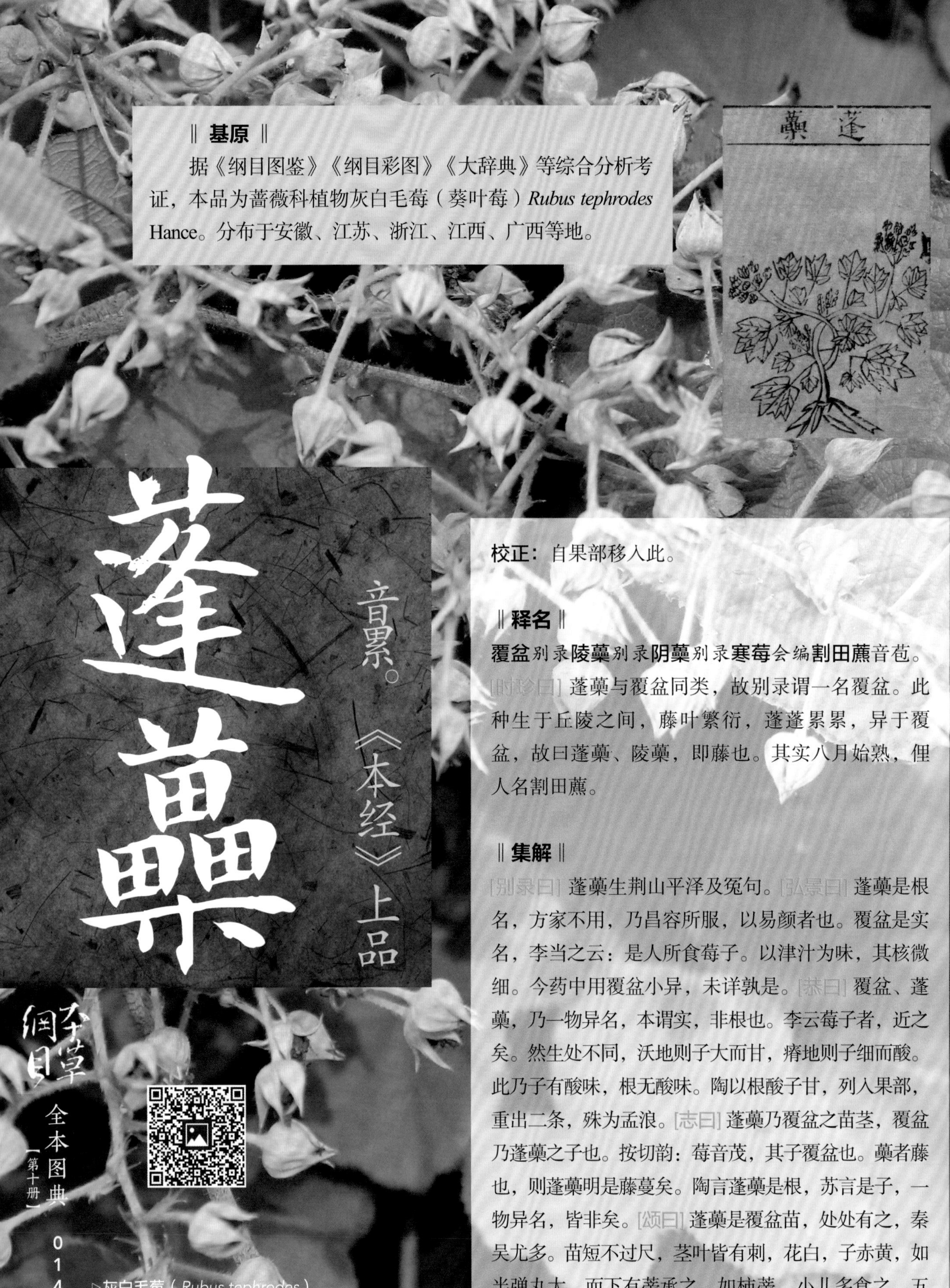


|| **基原** ||

据《纲目图鉴》《纲目彩图》《大辞典》等综合分析考证，本品为蔷薇科植物灰白毛莓（葵叶莓）*Rubus tephrodes* Hance。分布于安徽、江苏、浙江、江西、广西等地。

# 蓬藟

音累。《本经》上品

**校正：** 自果部移入此。

|| **释名** ||

**覆盆**别录**陵藟**别录**阴藟**别录**寒莓**会编**割田藨**音苞。

[时珍曰] 蓬藟与覆盆同类，故别录谓一名覆盆。此种生于丘陵之间，藤叶繁衍，蓬蓬累累，异于覆盆，故曰蓬藟、陵藟，即藤也。其实八月始熟，俚人名割田藨。

|| **集解** ||

[别录曰] 蓬藟生荆山平泽及冤句。[弘景曰] 蓬藟是根名，方家不用，乃昌容所服，以易颜者也。覆盆是实名，李当之云：是人所食莓子。以津汁为味，其核微细。今药中用覆盆小异，未详孰是。[恭曰] 覆盆、蓬藟，乃一物异名，本谓实，非根也。李云莓子者，近之矣。然生处不同，沃地则子大而甘，瘠地则子细而酸。此乃子有酸味，根无酸味。陶以根酸子甘，列入果部，重出二条，殊为孟浪。[志曰] 蓬藟乃覆盆之苗茎，覆盆乃蓬藟之子也。按切韵：莓音茂，其子覆盆也。藟者藤也，则蓬藟明是藤蔓矣。陶言蓬藟是根，苏言是子，一物异名，皆非矣。[颂曰] 蓬藟是覆盆苗，处处有之，秦吴尤多。苗短不过尺，茎叶皆有刺，花白，子赤黄，如半弹丸大，而下有蒂承之，如柿蒂，小儿多食之。五

▷灰白毛莓（*Rubus tephrodes*）

月采实，其苗叶采无时。江南谓之莓，然其地所生差晚，三月始有苗，八九月花开，十月实，用则同。[士良曰] 今观采取之家说，蓬藟似蚕莓子，红色而大，其味酸甘，叶似野蔷薇，有刺。覆盆子小，其苗各别。诸家本草不识，故皆说蓬藟是覆盆子之根。[大明曰] 莓子是蓬藟子也。树莓是覆盆子也。[宗奭曰] 蓬藟非覆盆也，别是一种，虽枯败而枝梗不散，今人不见用此。[藏器曰] 其类有三种，惟四月熟，状如覆盆，而味甘美者，为是覆盆子。余不堪入药。[机曰] 蓬藟，徽人谓之寒莓。沿堑作丛蔓生，茎小叶密多刺。其实四五十颗作一朵，一朵大如盏面，霜后始红。苏颂图经以此注覆盆，误矣。江南覆盆，亦四五月熟，何尝差晚耶？覆盆茎粗叶疏，结实大而疏散；不似寒莓，茎细叶密，结实小而成朵。一则夏熟，一则秋熟，岂得同哉？[时珍曰] 此类凡五种。予尝亲采，以尔雅所列者校之，始得其的。诸家所说，皆未可信也。一种藤蔓繁衍，茎有倒刺，逐节生叶，叶大如掌，状类小葵叶，面青背白，厚而有毛，六七月开小白花，就蒂结实，三四十颗成簇，生则青黄，熟则紫黯，微有黑毛，状如熟椹而扁，冬月苗叶不凋者，俗名割田藨，即本草所谓蓬藟也。一种蔓小于蓬藟，亦有钩刺，一枝五叶，叶小而面背皆青，光薄而无毛，开白花，四五月实成，子亦小于蓬藟稀疏，生则青黄，熟则乌赤，冬月苗凋者，俗名插田藨，即本草所谓覆盆子，尔雅所谓茥，缺盆也。此二者俱可入药。一种蔓小于蓬藟，一枝三叶，叶面青，背淡白而微有毛，开小白花，四月实熟，其色红如樱桃者，俗名藨田藨，即尔雅所谓藨者也。故郭璞注云：藨即莓也。子似覆盆而大，赤色，酢甜可食。此种不入药用。一种树生者，树高四五尺，叶似樱桃叶而狭长，四月开小白花，结实与覆盆子一样，但色红为异，俗亦名藨，即尔雅所谓山莓，陈藏器本草所谓悬钩子者也。详见本条。一种就地生蔓，长数寸，开黄花，结实如覆盆而鲜红，不可食者，本草所谓蛇莓也。见本条。如此辨折，则蓬藟、覆盆自定矣。李当之、陈士良、陈藏器、寇宗奭、汪机五说近是，而欠明悉。陶弘景以蓬藟为根，覆盆为子；马志、苏颂以蓬藟为苗，覆盆为子；苏恭以为一物；大明以树生者为覆盆，皆臆说，不可据。

‖ **气味** ‖

**酸，平，无毒。**[别录曰] 咸。[士良曰] 甘、酸，微热。

‖ **主治** ‖

**安五脏，益精气，长阴令人坚，强志倍力，有子。久服轻身不老。**本经。**疗暴中风，身热大惊。**别录。**益颜色，长发，耐寒湿。**恭。

‖ **发明** ‖

见覆盆子下。

‖ **附方** ‖

新一。**长发不落**蓬藟子榨油，日涂之。圣惠方。

**苗、叶**同覆盆。

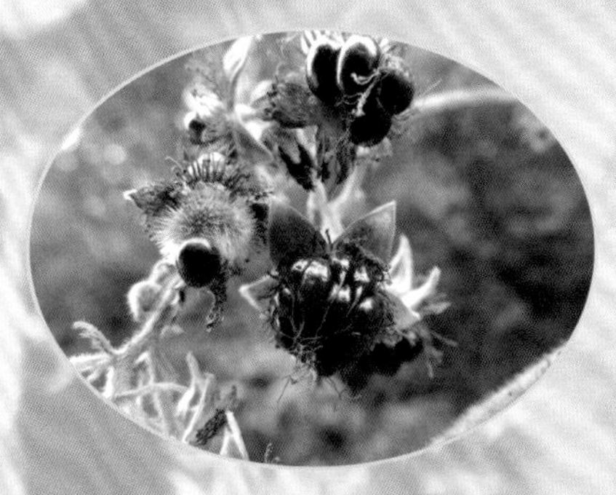

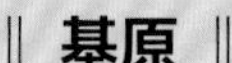

‖ **基原** ‖

据《纲目彩图》《中华本草》《中药志》等综合分析考证，本品为蔷薇科植物华东覆盆子 *Rubus chingii* Hu。分布于甘肃、陕西、河南、安徽、江苏、湖北等地。但《纲目图鉴》认为本品为蔷薇科植物插田泡 *R. coreanus* Miq.。分布于甘肃、陕西、河南、安徽、四川、浙江等地。《药典》收载覆盆子药材为蔷薇科植物华东覆盆子的干燥果实；夏初果实由绿变绿黄时采收，除去梗、叶，置沸水中略烫或略蒸，取出，干燥。

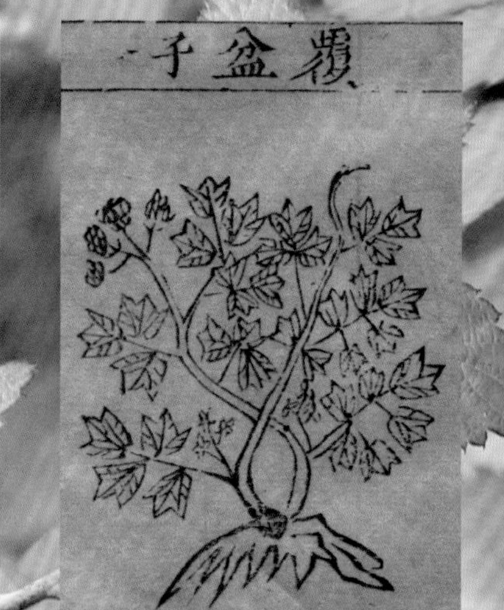


# 覆盆子

《别录》上品

▷插田泡（*Rubus coreanus*）

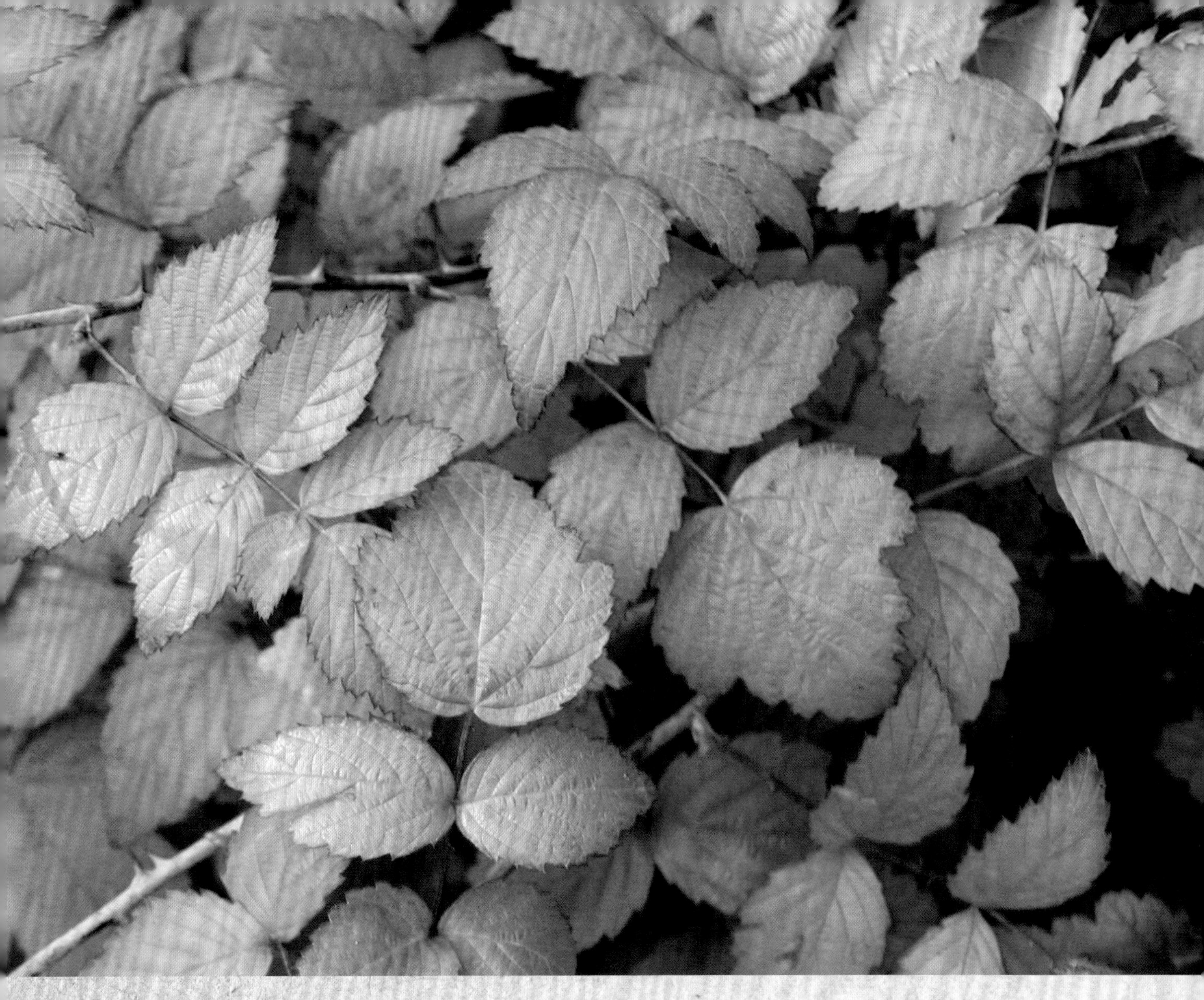

**校正：**自果部移入此。

‖**释名**‖

**堇**尔雅。音奎。**缺盆**尔雅**西国草**图经**毕楞伽**图经**大麦莓**音母插田藨音苞**乌藨子**纲目。[当之曰] 子似覆盆之形，故名之。[宗奭曰] 益肾脏，缩小便，服之当覆其溺器，如此取名也。[时珍曰] 五月子熟，其色乌赤，故俗名乌藨、大麦莓、插田藨，亦曰栽秧藨。甄权本草一名马瘘，一名陆荆，殊无义意。

‖**集解**‖

[别录曰] 五月采。[藏器曰] 佛说苏密那花点灯，正言此花也。其类有三种，以四月熟，状如覆盆，味甘美者为是，余不堪入药。今人取茅莓当覆盆，误矣。[宗奭曰] 处处有之，秦州、永兴、华州尤多。长条，四五月红熟，山中人及时采来卖。其味

酸甘，外如荔枝，大如樱桃，软红可爱。失时则就枝生蛆，食之多热。收时五六分熟便可采，烈日曝干。今人取汁作煎为果。采时著水，则不堪煎。[时珍曰] 蓬藁子以八九月熟，故谓之割田藨。覆盆以四五月熟，故谓之插田藨，正与别录五月采相合。二藨熟时色皆乌赤，故能补肾。其四五月熟而色红者，乃薅田藨也，不入药用。陈氏所谓以茅莓当覆盆者，盖指此也。

‖ **正误** ‖

[诜曰] 覆盆江东名悬钩子，大小形状气味功力同。北土无悬钩，南地无覆盆，是土地有前后生，非两种物也。[时珍曰] 南土覆盆极多。悬钩是树生，覆盆是藤生，子状虽同，而覆盆色乌赤，悬钩色红赤，功亦不同，今正之。

‖ **修治** ‖

[诜曰] 覆盆子五月采之，烈日曝干，不尔易烂。[雷曰] 凡使用东流水淘去黄叶并皮蒂，取子以酒拌蒸一宿，以东流水淘两遍，又晒干方用。[时珍曰] 采得捣作薄饼，晒干密贮，临时以酒拌蒸尤妙。

‖ **气味** ‖

**甘，平，无毒。**[权曰] 甘、辛，微热。

‖ **主治** ‖

**益气轻身，令发不白。**别录。**补虚续绝，强阴健阳，悦泽肌肤，安和五脏，温中益力，疗痨损风虚，补肝明目。并宜捣筛，每旦水服三钱。**马志。**男子肾精虚竭，阴痿能令坚长。女子食之有子。**权。**食之令人好颜色，榨汁涂发不白。**藏器。**益肾脏，缩小便。取汁同少蜜煎为稀膏，点服，治肺气虚寒。**宗奭。

‖ **发明** ‖

[时珍曰] 覆盆、蓬藁，功用大抵相近，虽是二物，其实一类而二种也。一早熟，一晚熟，兼用无妨，其补益与桑椹同功。若树莓则不可混采者也。

‖ **附方** ‖

新一。**阳事不起**覆盆子，酒浸焙研为末，每旦酒服三钱。集简方。



▷插田泡

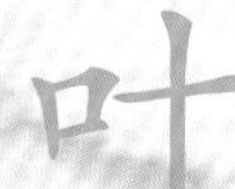

‖ **气味** ‖

**微酸、咸，平，无毒。**

‖ **主治** ‖

**挼绞取汁，滴目中，去肤赤，出虫如丝线。**藏器。**明目止泪，收湿气。**时珍。

‖ **发明** ‖

[颂曰] 按崔元亮海上集验方：治目暗不见物，冷泪浸淫不止，及青盲、天行目暗等疾。取西国草，一名毕楞伽，一名覆盆子，日曝干，捣极细，以薄绵裹之，用饮男乳汁浸，如人行八九里久。用点目中，即仰卧。不过三四日，视物如少年。禁酒、面、油物。[时珍曰] 按洪迈夷坚志云：潭州赵太尉母病烂弦疳眼二十年。有老妪云：此中有虫，吾当除之。入山取草蔓叶，咀嚼，留汁入筒中。还以皂纱蒙眼，滴汁渍下弦。转盼间虫从纱上出，数日下弦干。复如法滴上弦，又得虫数十而愈。后以治人多验，乃覆盆子叶也，盖治眼妙品。

‖ **附方** ‖

新二。**牙痛点眼**用覆盆子嫩叶捣汁，点目眦三四次，有虫随眵泪出成块也。无新叶，干者煎浓汁亦可。即大麦莓也。摘玄方。**臁疮溃烂**覆盆叶为末。用酸浆水洗后掺之，日一次，以愈为度。直指方。

## 根

‖ **主治** ‖

**痘后目翳，取根洗捣，澄粉日干，蜜和少许，点于翳丁上，日二三次自散。百日内治之，久即难疗。**时珍。活幼口议。

华东覆盆子 *Rubus chingii* ITS2 条形码主导单倍型序列：

1 CACGTCGTTG CCCCCCCCAA CCCCCTCGGG AGTTGGGCGG GACGGATGAT GGCCTCCCGT GTGCTCTGTC ATGCGGTTGG
81 CATAAAAAAC AAGTCCTCGG CGACTAACGC CATGACAATC GGTGGTTGTC AAACCTCTGT TGCCTATCAT GTGCGCGTGT
161 CGAACGAGGG CTCAACGAAC CATACTGTAT CGATTCGTCG ATGCTTTCAA CG

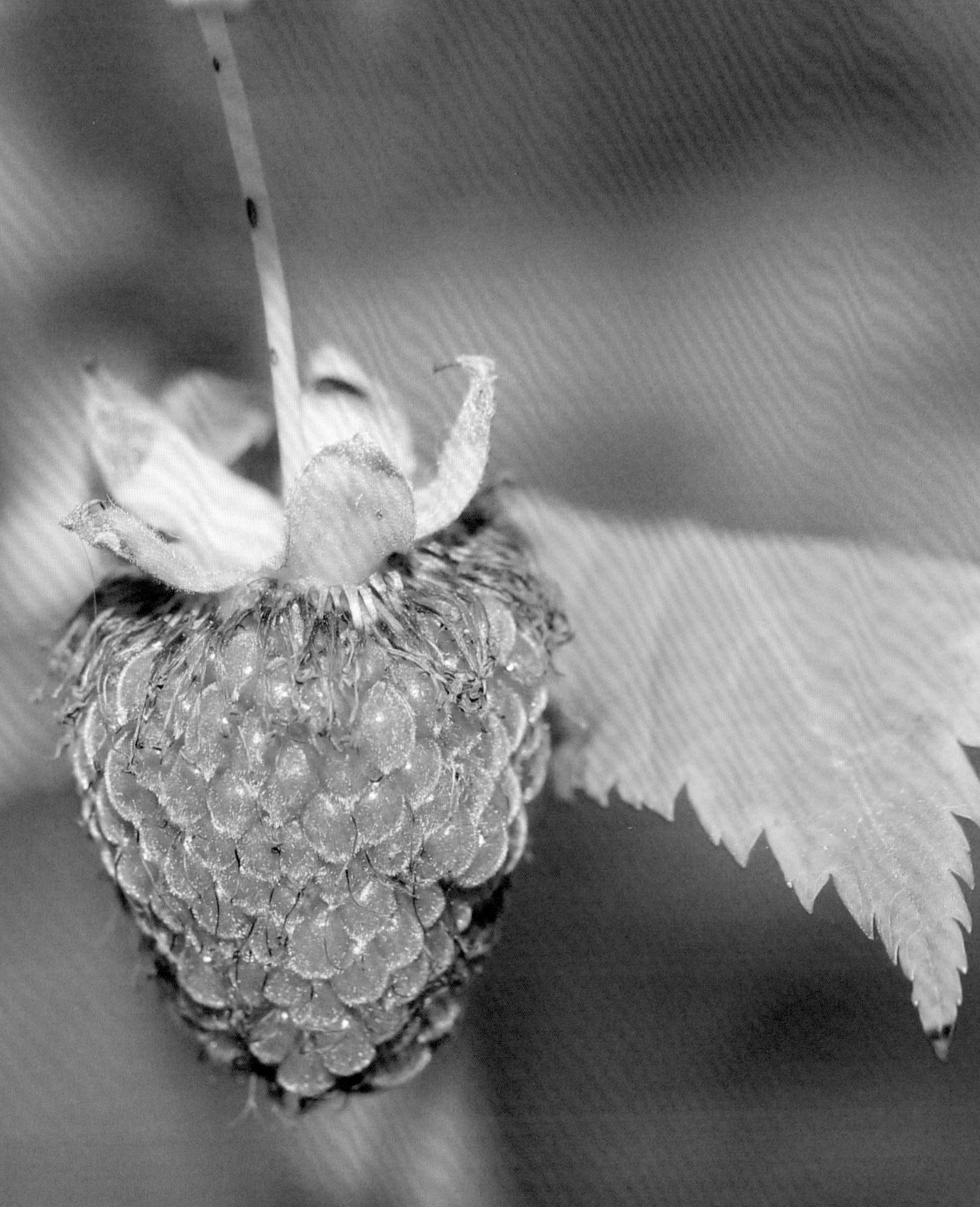

△**覆盆子**（*Rubus chingii*）

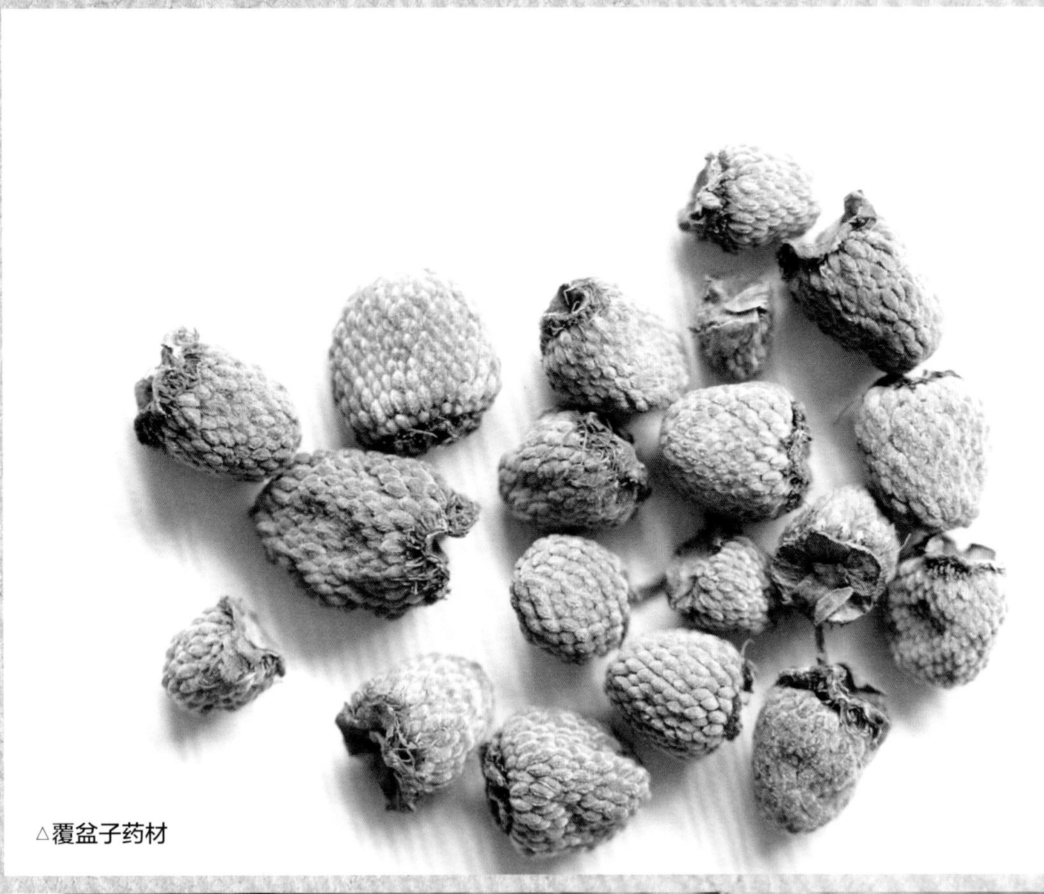
△覆盆子药材

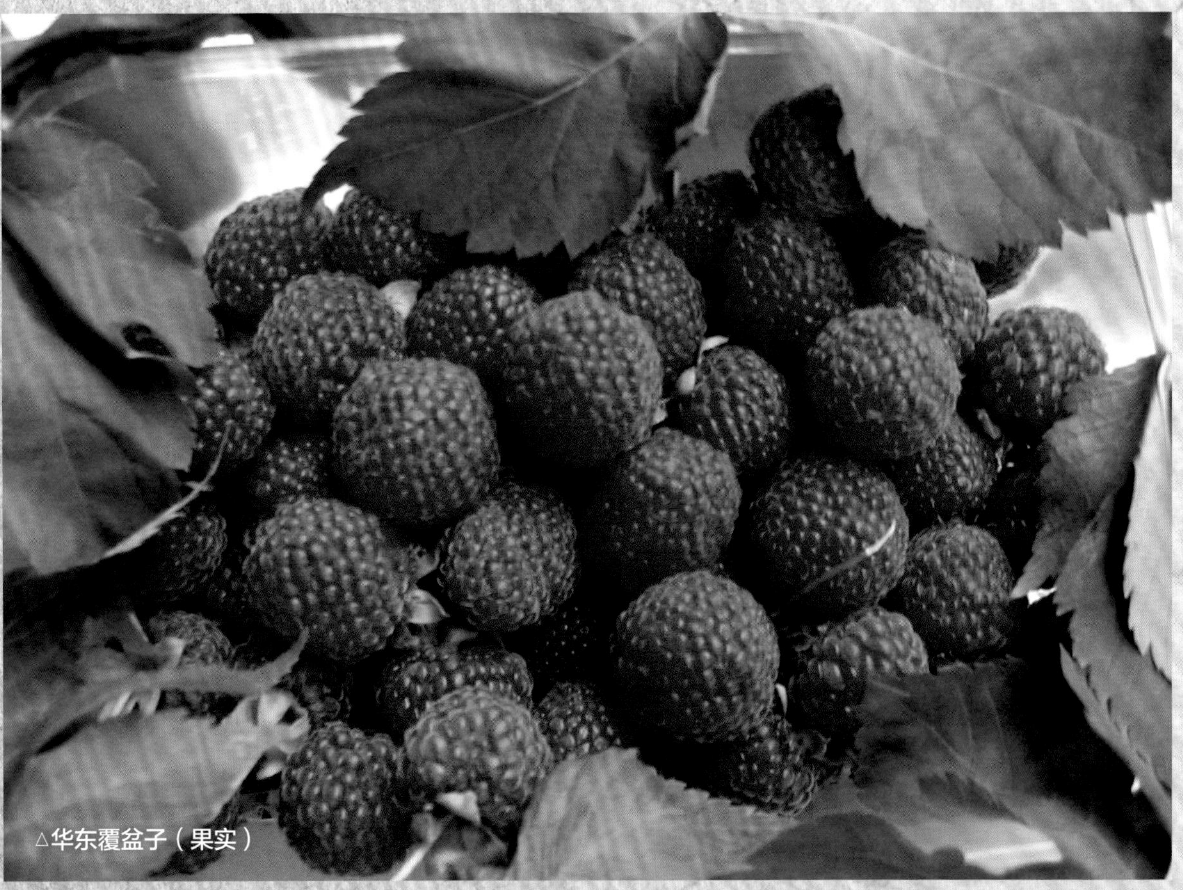
△华东覆盆子（果实）

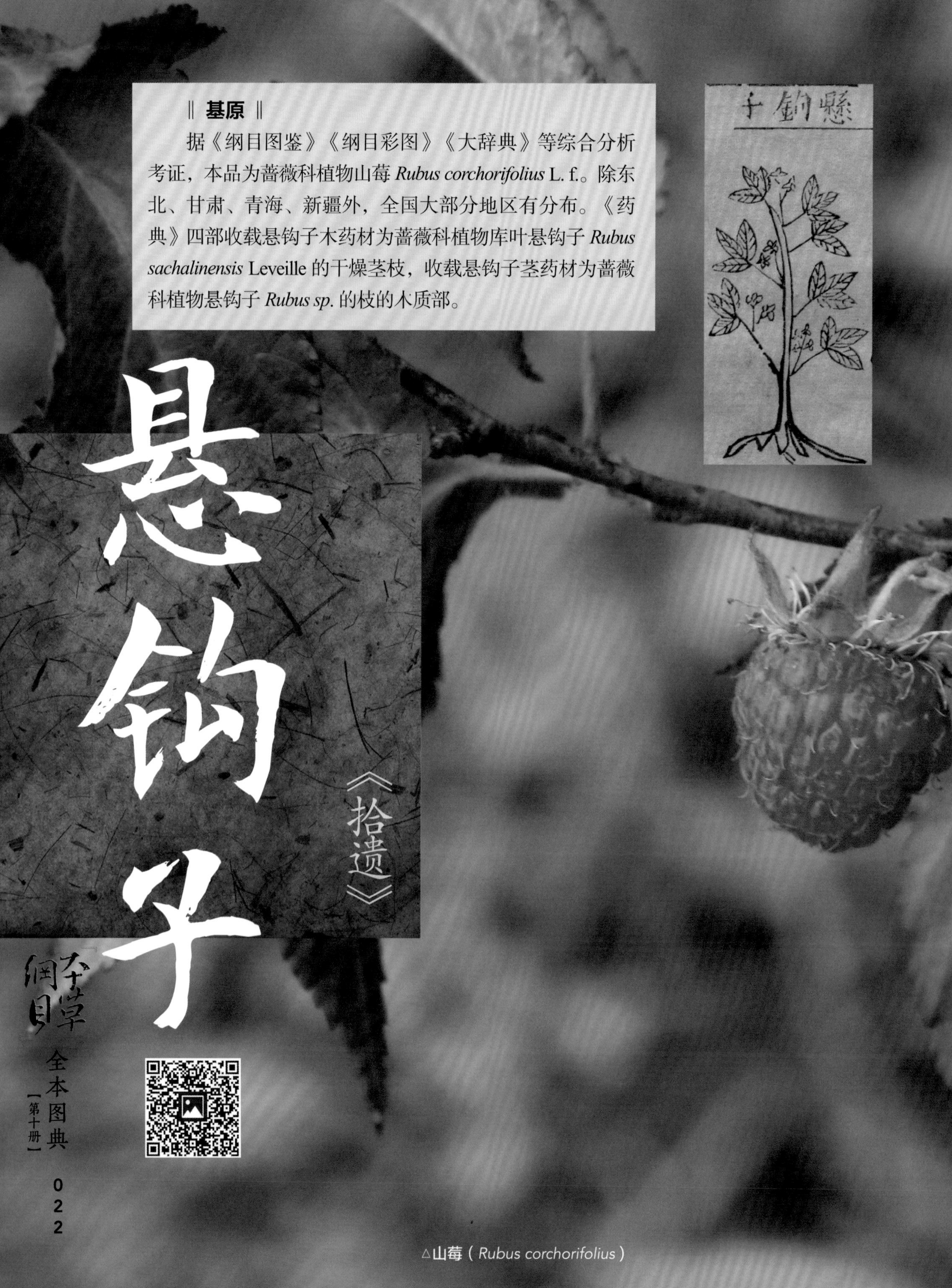


‖ **基原** ‖

据《纲目图鉴》《纲目彩图》《大辞典》等综合分析考证，本品为蔷薇科植物山莓 *Rubus corchorifolius* L. f.。除东北、甘肃、青海、新疆外，全国大部分地区有分布。《药典》四部收载悬钩子木药材为蔷薇科植物库叶悬钩子 *Rubus sachalinensis* Leveille 的干燥茎枝，收载悬钩子茎药材为蔷薇科植物悬钩子 *Rubus sp.* 的枝的木质部。

# 悬钩子

《拾遗》

△山莓（*Rubus corchorifolius*）

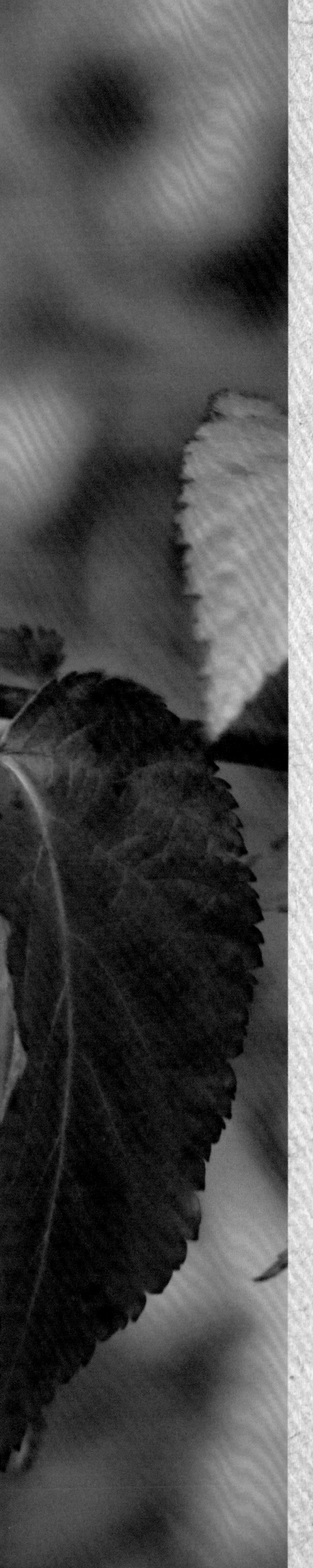

校正：自果部移入此。

‖ 释名 ‖

**沿钩子**日用**葥**尔雅。音箭。**山莓**尔雅**木莓**郭璞**树莓**日华。[藏器曰] 茎上有刺如悬钩，故名。

‖ 集解 ‖

[藏器曰] 生江淮林泽间。茎上有刺。其子如莓子酸美，人多食之。[机曰] 树莓枝梗柔软有刺，颇类金樱。四五月结实如覆盆子，采之擎蒂而中实，味酸；覆盆则蒂脱而中虚、味甘为异。[时珍曰] 悬钩树生，高四五尺。其茎白色，有倒刺。其叶有细齿，青色无毛，背后淡青，颇似樱桃叶而狭长，又似地棠花叶。四月开小白花。结实色红，今人亦通呼为藨子。尔雅云：葥，山莓也。郭璞注云：今之木莓也。实似莓而大，可食。孟诜、大明并以此为覆盆，误矣。

‖ 气味 ‖

**酸，平，无毒。**

‖ 主治 ‖

**醒酒止渴，除痰，去酒毒。**藏器。**捣汁服，解射工、沙虱毒。**时珍。

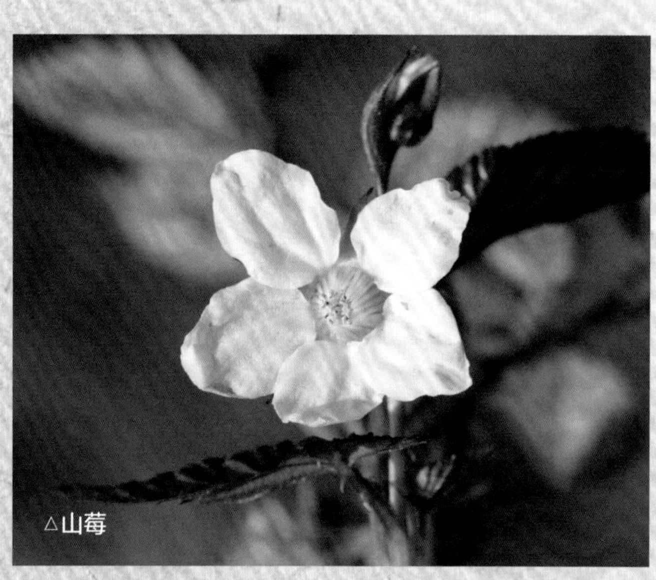
△山莓

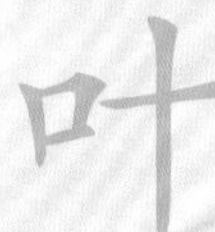

# 叶

‖ **主治** ‖

**烧研水服，主喉中塞。**藏器。

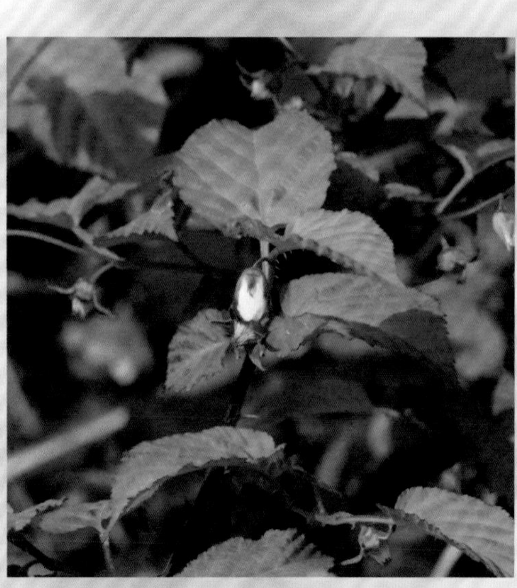

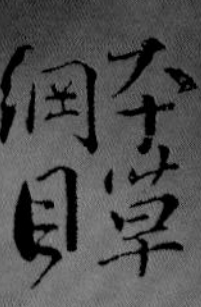

▽山莓

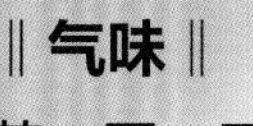

## 根、皮

**‖气味‖**

**苦，平，无毒。**

**‖主治‖**

**子死腹中不下，破血，妇人赤带下，久患赤白痢脓血，腹痛，杀蛊毒，卒下血。并浓煮汁饮之。**藏器。

**‖附方‖**

新二。**血崩不止**木莓根四两，酒一碗，煎七分。空心温服。臞仙乾坤生意。**崩中痢下**治妇人崩中及下痢，日夜数十起欲死者，以此入腹即活。悬钩根、蔷薇根、柿根、菝葜各一斛，剉入釜中，水淹上四五寸，煮减三之一，去滓取汁，煎至可丸，丸梧子大。每温酒服十丸，日三服。千金翼。

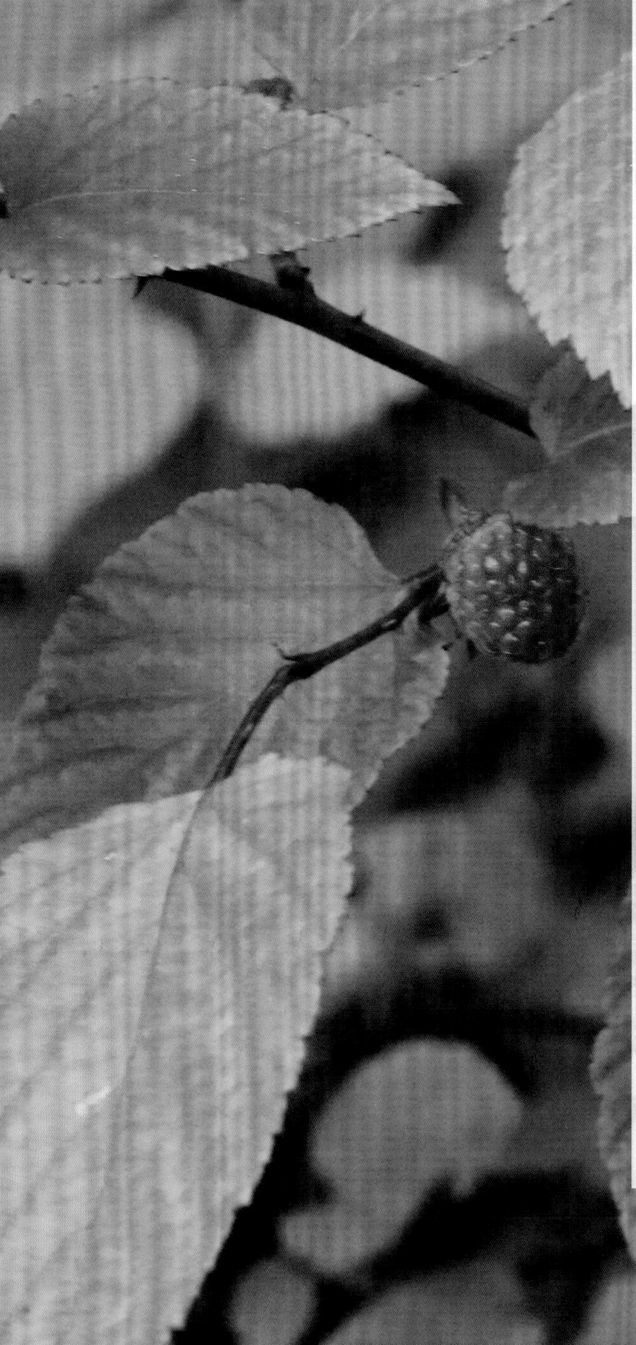

# 蛇莓

《别录》下品

‖ **基原** ‖

据《纲目图鉴》《纲目彩图》《中华本草》等综合分析考证，本品为蔷薇科植物蛇莓 *Duchesnea indica* (Andr.) Focke。分布于西北、华东、华中和西南等地。《药典》四部收载蛇莓药材为蔷薇科植物蛇莓的干燥全草；夏、秋二季采收，洗净，晒干。

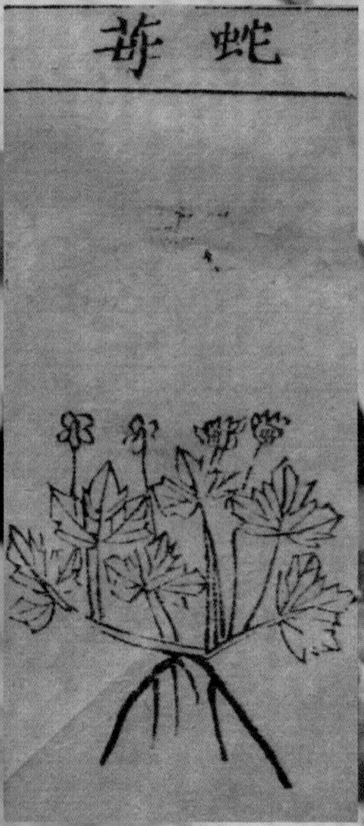

蛇莓

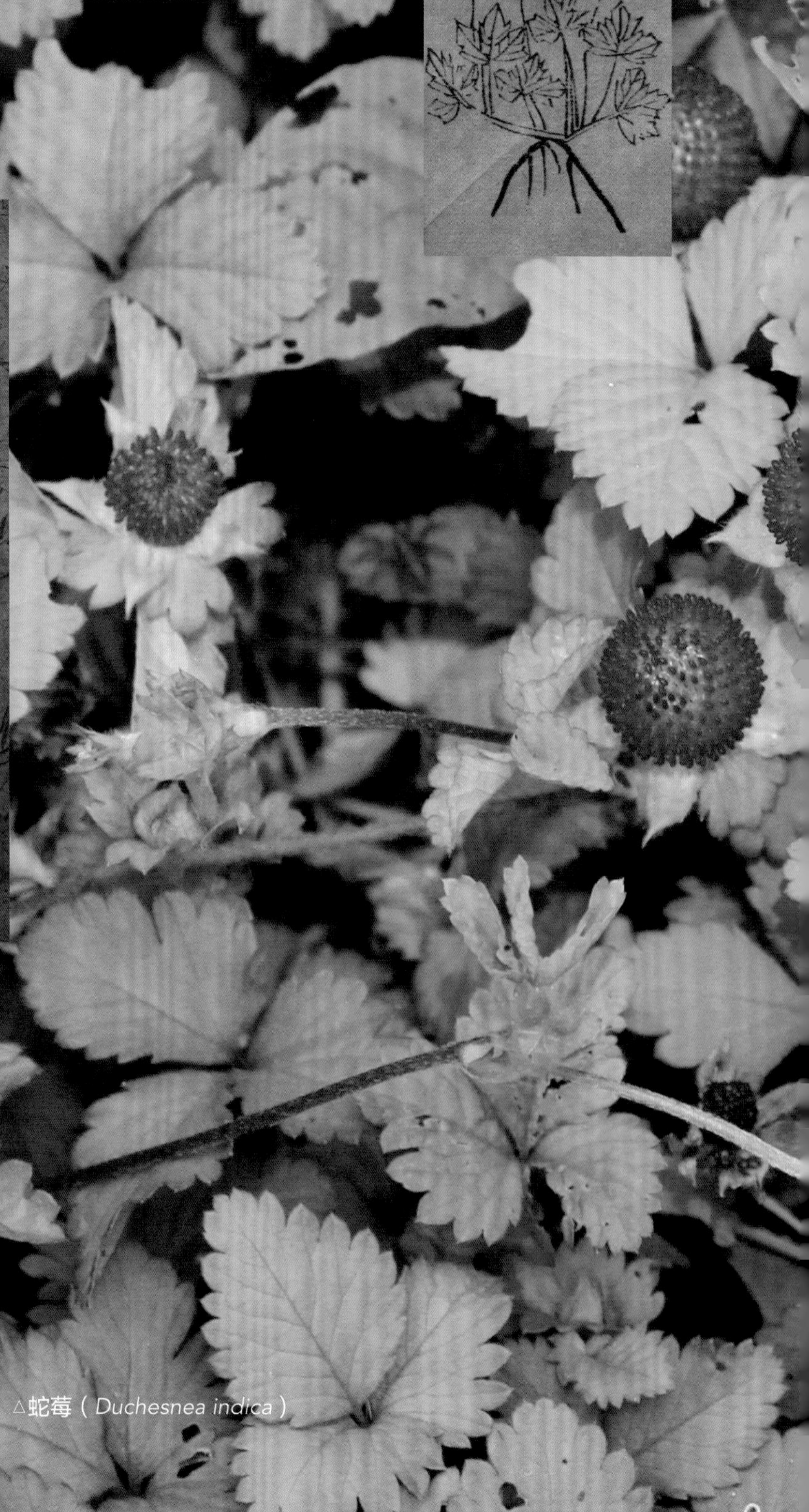

△蛇莓（*Duchesnea indica*）

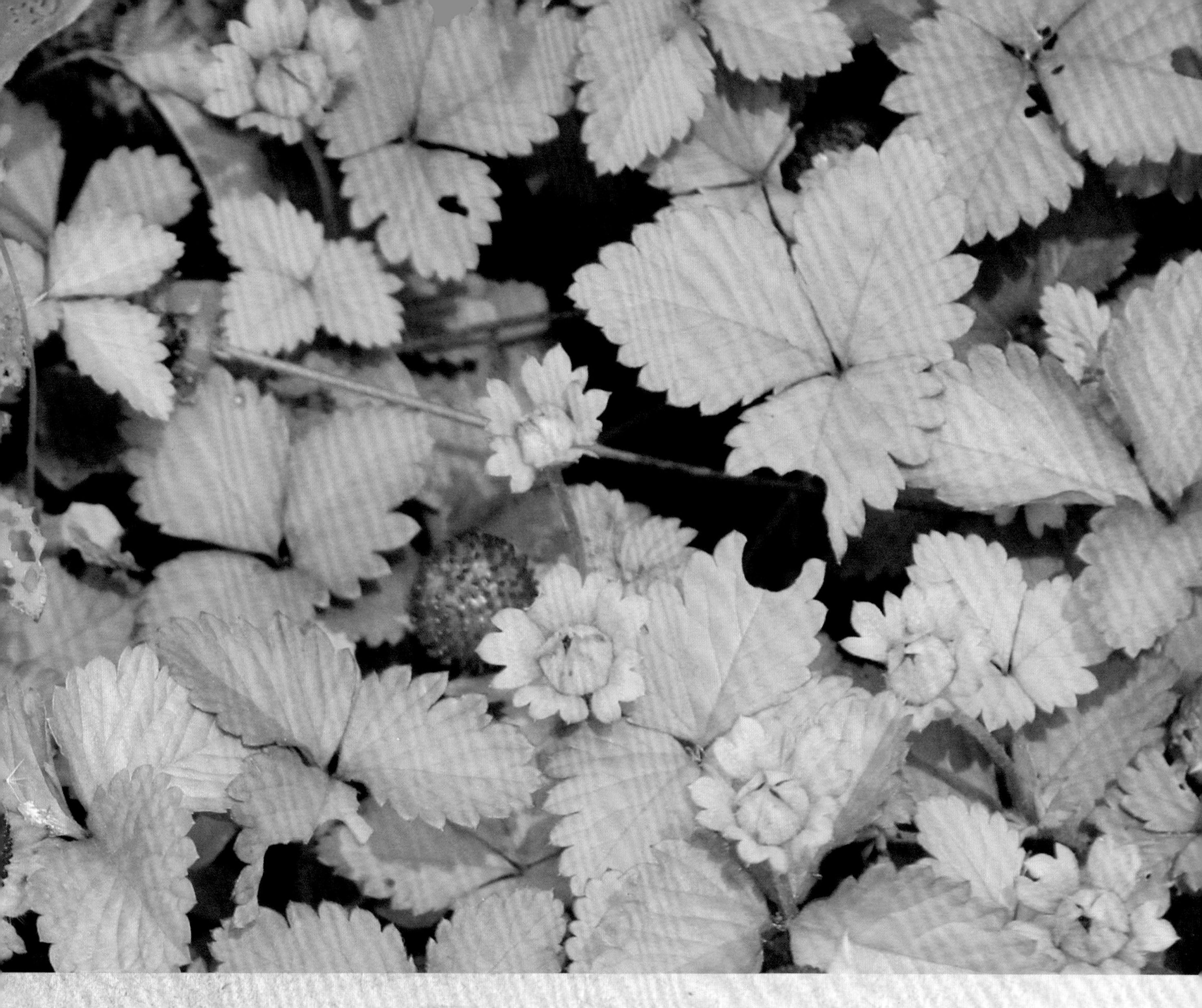

‖ **释名** ‖

**蛇藨**音苞**地莓**会编**蚕莓**。[机曰] 近地而生，故曰地莓。[瑞曰] 蚕老时熟红于地，其中空者为蚕莓；中实极红者为蛇残莓，人不啖之，恐有蛇残也。

‖ **集解** ‖

[弘景曰] 蛇莓园野多有之。子赤色极似莓子，而不堪啖，亦无以此为药者。[保升曰] 所在有之，生下湿地。茎头三叶，花黄子赤，俨若覆盆子，根似败酱。四月、五月采子，二月、八月采根。[宗奭曰] 田野道旁处处有之。附地生叶，如覆盆子，但光洁而小，微有皱纹。花黄，比蒺藜花差大。春末夏初，结红子如荔枝色。[机曰] 蛇莓茎长不盈尺，茎端惟结实一颗，小而光洁，误食胀人；非若覆盆，苗长大而结实数颗，微有黑毛也。[时珍曰] 此物就地引细蔓，节节生根。每枝三叶，叶有齿刻。四五月开小黄花，五出。结实鲜红，状似覆盆，而面与蒂则不同也。其根甚细，本草用汁，当是取其茎叶并根也。仇远稗史讹作蛇缪草，言有五叶、七叶者。又言俗传食之能杀人，亦不然，止发冷涎耳。

‖ **气味** ‖

**甘、酸，大寒，有毒。**

‖ **主治** ‖

**胸腹大热不止。**别录。**伤寒大热，及溪毒、射工毒，甚良。**弘景。**通月经，熁疮肿，傅蛇伤。**大明。**主孩子口噤，以汁灌之。**孟诜。**傅汤火伤，痛即止。**时珍。

‖ **附方** ‖

旧二，新一。**口中生疮**天行热甚者。蛇莓自然汁半升，稍稍咽之。伤寒类要。**伤寒下䘌生疮**。以蛇莓汁服二合，日三服。仍水渍乌梅令浓，入崖蜜饮之。肘后方。**水中毒病**蛇莓根捣末服之，并导下部。亦可饮汁一二升。夏月欲入水，先以少末投中流，更无所畏。又辟射工。家中以器贮水、浴身亦宜投少许。肘后。

▽蛇莓药材（干燥全草）

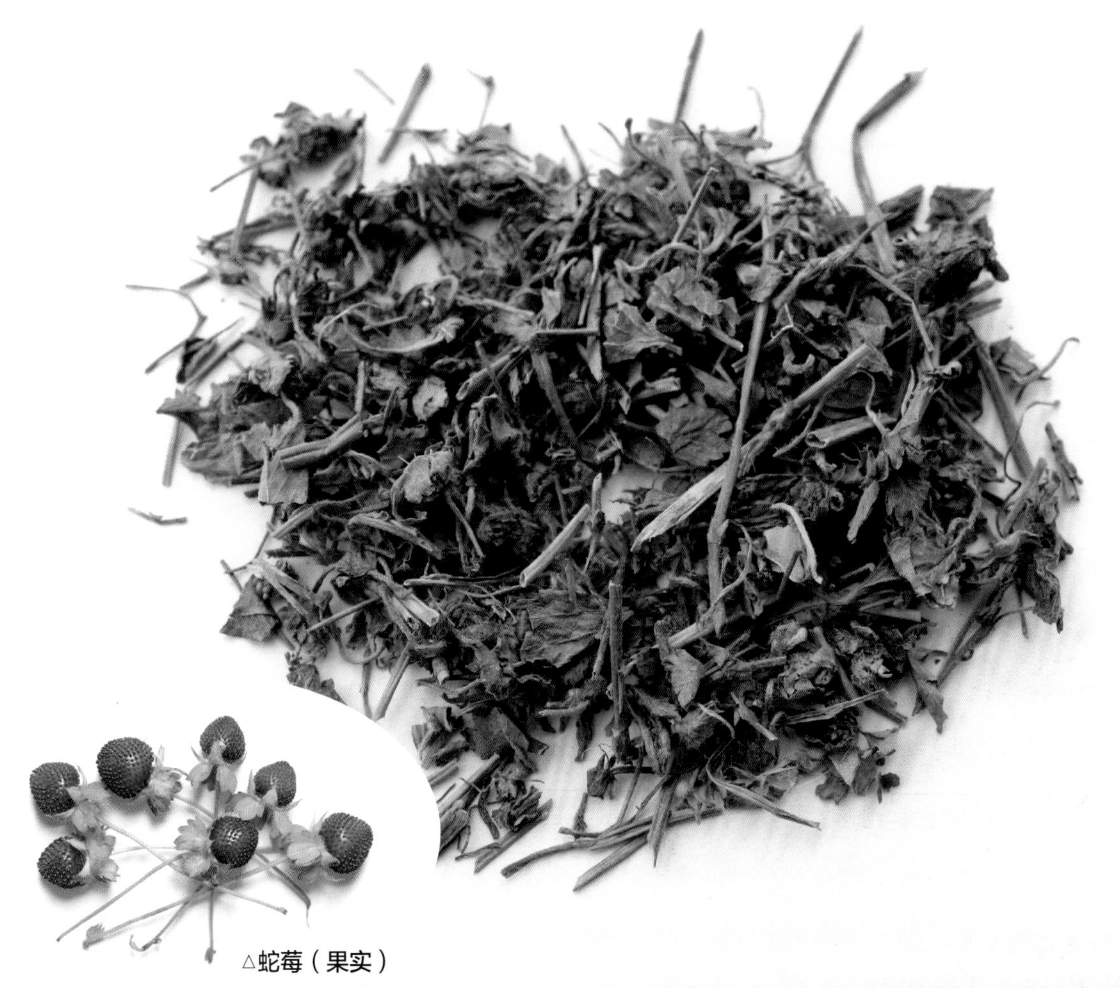

△蛇莓（果实）

▽蛇莓



蛇莓

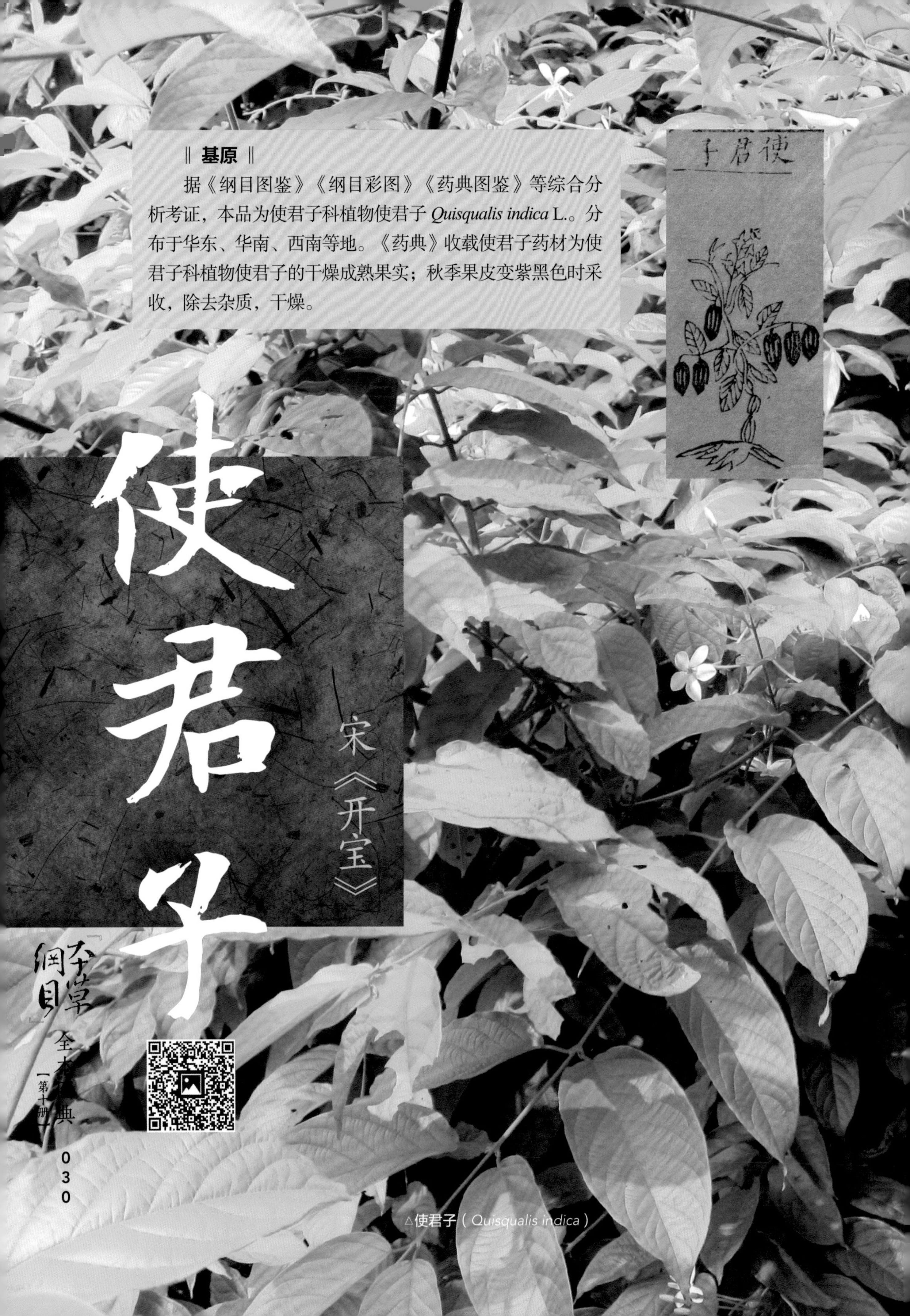


# 使君子

宋《开宝》

‖ **基原** ‖

据《纲目图鉴》《纲目彩图》《药典图鉴》等综合分析考证，本品为使君子科植物使君子 *Quisqualis indica* L.。分布于华东、华南、西南等地。《药典》收载使君子药材为使君子科植物使君子的干燥成熟果实；秋季果皮变紫黑色时采收，除去杂质，干燥。

△使君子（*Quisqualis indica*）

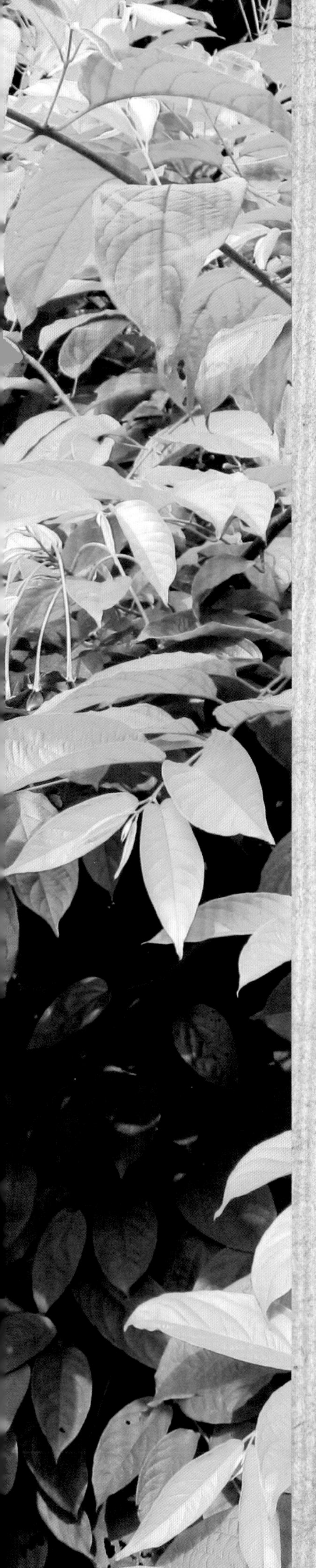

‖ **释名** ‖

**留求子。**[志曰] 俗传潘州郭使君疗小儿多是独用此物，后医家因号为使君子也。[时珍曰] 按嵇含南方草木状谓之留求子，疗婴孺之疾。则自魏、晋已用，但名异耳。

‖ **集解** ‖

[志曰] 生交、广等州。形如栀子，棱瓣深而两头尖，似诃梨勒而轻。[颂曰] 今岭南州郡皆有之，生山野中及水岸。其茎作藤，如手指大。其叶如两指头，长二寸。三月生花淡红色，久乃深红，有五瓣。七八月结子如拇指大，长一寸许，大类栀子而有五棱，其壳青黑色，内有仁白色，七月采之。[宗奭曰] 其仁味如椰子。医家亦兼用壳。[时珍曰] 原出海南、交趾。今闽之绍武，蜀之眉州，皆栽种之，亦易生。其藤如葛，绕树而上。叶青如五加叶。五月开花，一簇一二十葩，红色轻盈如海棠。其实长寸许，五瓣合成，有棱。先时半黄，老则紫黑。其中仁长如榧仁，色味如栗。久则油黑，不可用。

‖ **气味** ‖

**甘，温，无毒。**

‖ **主治** ‖

**小儿五疳，小便白浊，杀虫，疗泻痢。**开宝。**健脾胃，除虚热，治小儿百病疮癣。**时珍。

‖ **发明** ‖

[时珍曰] 凡杀虫药多是苦辛，惟使君子、榧子甘而杀虫，亦异也。凡大人小儿有虫病，但每月上旬侵晨空腹食使君子仁数枚，或以壳煎汤咽下，次日虫皆死而出也。或云：七生七煨食亦良。忌饮热茶，犯之即泻。此物味甘气温，既能杀虫，又益脾胃，所以能敛虚热而止泻痢，为小儿诸病要药。俗医乃谓杀虫至尽，无以消食，鄙俚之言也。树有蠹，屋有蚁，国有盗，福耶祸耶？修养者先去三尸，可类推矣。

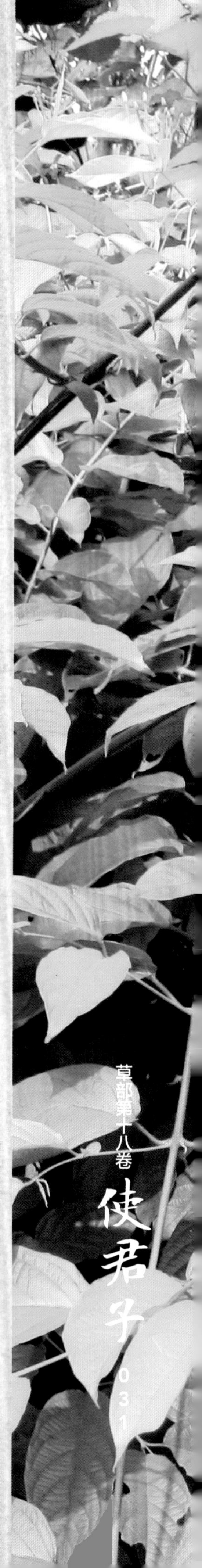

‖ **附方** ‖

新六。**小儿脾疳**使君子、卢会等分，为末。米饮每服一钱。儒门事亲。**小儿痞块**腹大，肌瘦面黄，渐成疳疾。使君子仁三钱，木鳖子仁五钱，为末，水丸龙眼大。每以一丸，用鸡子一个破顶，入药在内，饭上蒸熟，空心食之。杨起简便单方。**小儿蛔痛**口流涎沫。使君子仁为末，米饮五更调服一钱。全幼心鉴。**小儿虚肿**头面阴囊俱浮。用使君子一两，去壳，蜜五钱炙尽，为末。每食后米汤服一钱。简便方。**鼻齇面疮**使君子仁，以香油少许，浸三五个。临卧时细嚼，香油送下，久久自愈。普济方。**虫牙疼痛**使君子煎汤频漱。集简方。

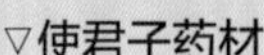
▽使君子药材

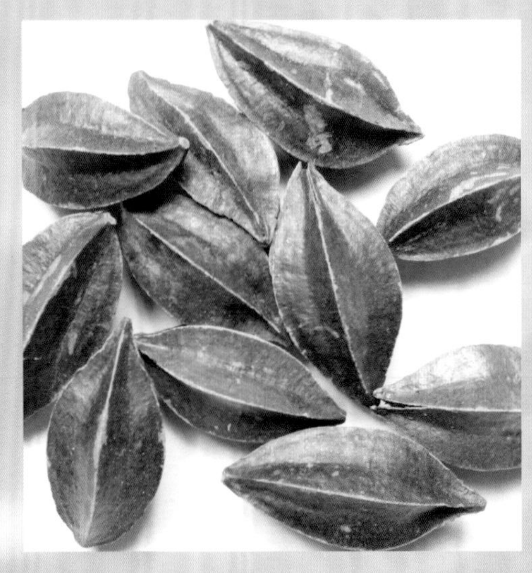

▽使君子（花序）

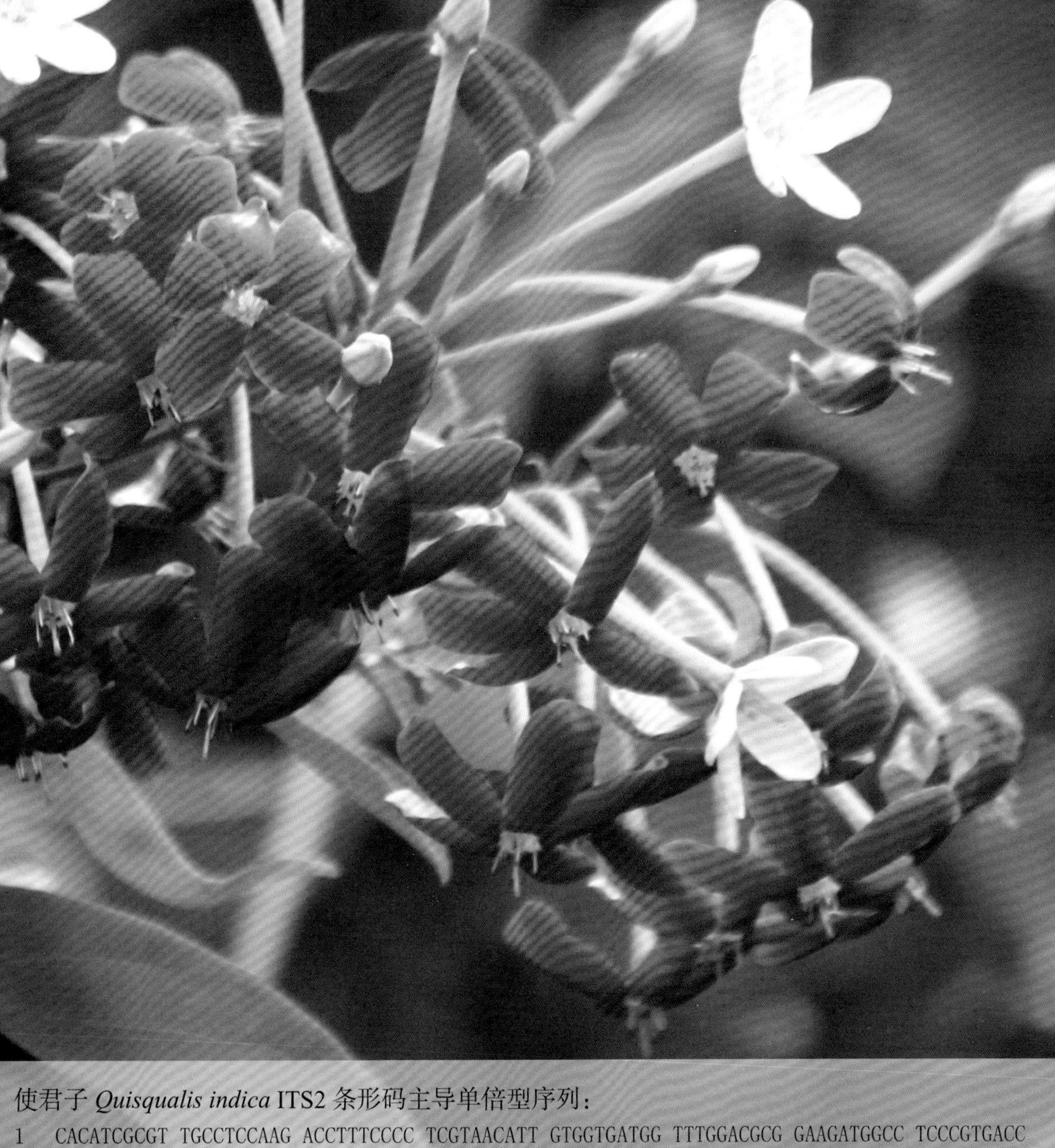

使君子 *Quisqualis indica* ITS2 条形码主导单倍型序列：

1 CACATCGCGT TGCCTCCAAG ACCTTTCCCC TCGTAACATT GTGGTGATGG TTTGGACGCG GAAGATGGCC TCCCGTGACC
81 GAGAGCCACG GATGGCCAAA ATATATGCTG GGGAAGCGAA GCGCCACGGC CTTCGGTGGT CGGCACAGCC CCTAAGGGGT
161 TGAAGCCCGT GGTAGCCGCG AGAGTCCCCA GCCTACGACC CTGATCATTA ACCAATG

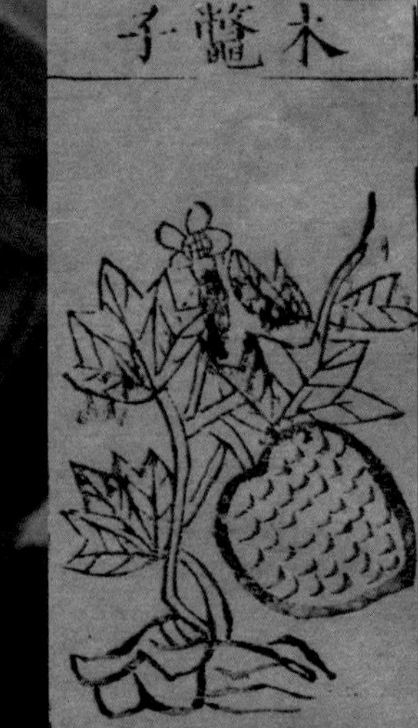


‖ **基原** ‖

据《纲目图鉴》《纲目彩图》《中华本草》等综合分析考证，本品为葫芦科植物木鳖 *Momordica cochinchinensis* (Lour.) Spreng.。分布于广东、广西、江西、湖南、四川等地。《药典》收载木鳖子药材葫芦科植物木鳖的干燥成熟种子；冬季采收成熟果实，剖开，晒至半干，除去果肉，取出种子，干燥。

# 木鳖子

宋《开宝》

△木鳖子（*Momordica cochinchinensis*）

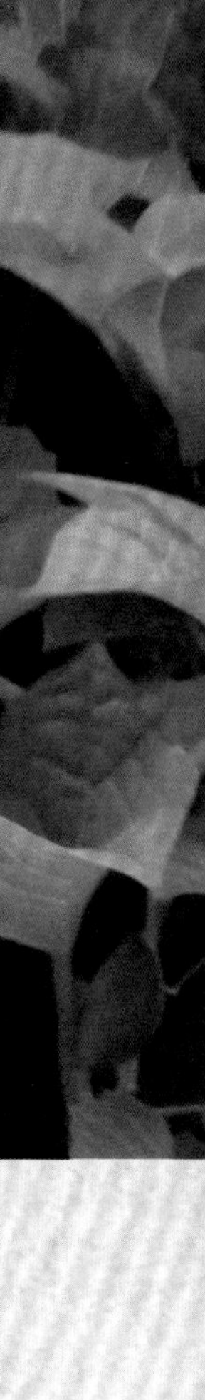

**校正：**自木部移入此。

‖ **释名** ‖

**木蟹。**[志曰] 其核似鳖、蟹状，故以为名。

‖ **集解** ‖

[志曰] 出朗州及南中，七八月采实。[颂曰] 今湖、广诸州及杭、越、全、岳州皆有之。春生苗，作藤生。叶有五桠，状如山药，青色面光。四月生黄花，六月结实，似栝楼而极大，生青，熟红黄色，肉上有软刺。每一实有核三四十枚，其状扁而如鳖，八九月采之。岭南人取嫩实及苗叶作茹蒸食。[宗奭曰] 木鳖子蔓岁一枯，但根不死，春旋生苗。叶如蒲萄。其子一头尖者为雄。凡植时须雌雄相合，麻缠定。及其生也，则去雄者，方结实。[时珍曰] 木鳖核形扁礌砢，大如围棋子。其仁青绿色，入药去油者。

仁

‖ **气味** ‖

**甘，温，无毒。**[时珍曰] 苦、微甘，有小毒。

‖ **主治** ‖

**折伤，消结肿恶疮，生肌，止腰痛，除粉刺鼾黯，妇人乳痈，肛门肿痛。**开宝。**醋摩，消肿毒。**大明。**治疳积痞块，利大肠泻痢，痔瘤瘰疬。**时珍。

‖ **发明** ‖

[机曰] 按刘绩霏雪录云：木鳖子有毒，不可食。昔蓟门有人生二子，恣食成痞。其父得一方，以木鳖子煮猪肉食之。其幼子当夜、长子明日死。友人马文诚方书亦载此方。因著此为戒。[时珍曰] 南人取其苗及嫩实食之无恙，则其毒未应至此。或者与猪肉不相得，或犯他物而然，不可尽咎木鳖也。

‖ **附方** ‖

旧一，新十九。**酒疸脾黄**木鳖子磨醋，服一二盏，见利效。刘长春济急方。**脚气肿痛**

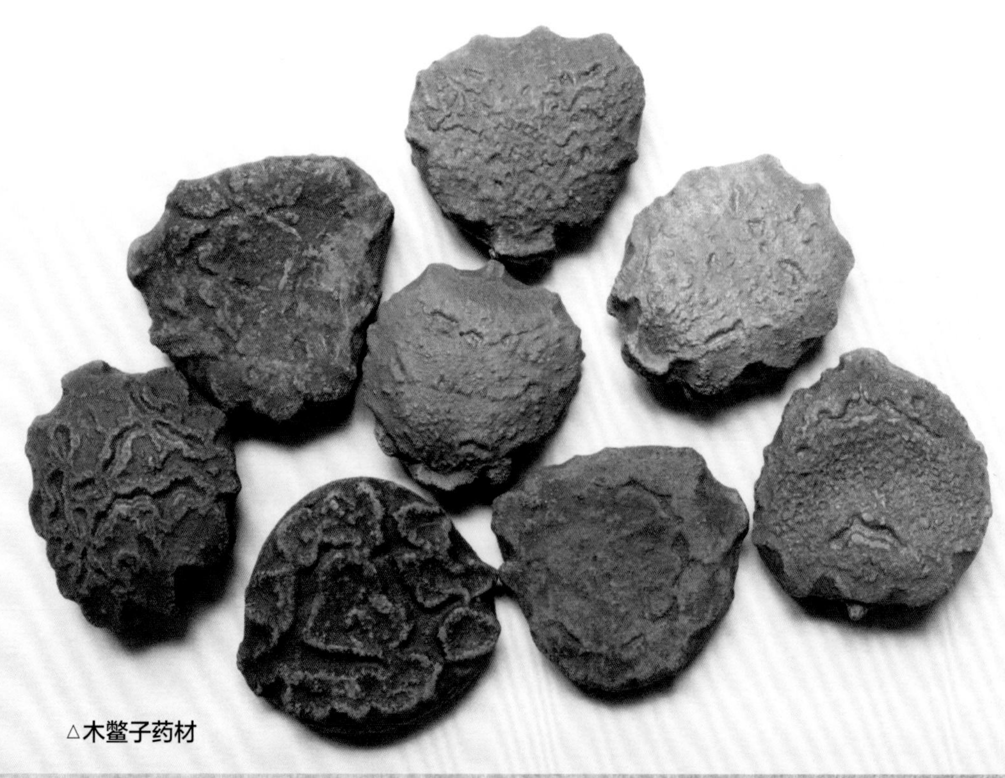

△木鳖子药材

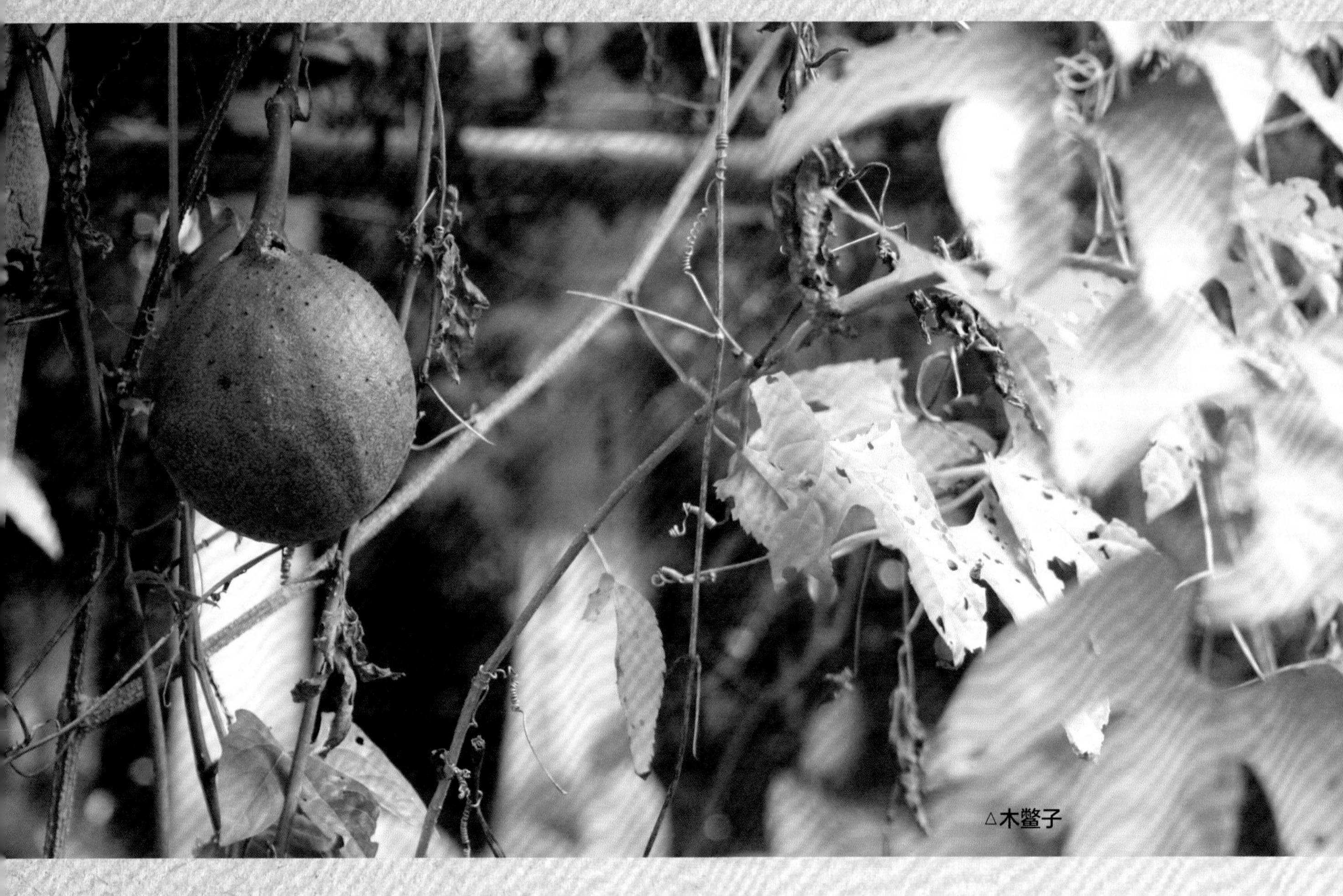
△木鳖子

木鳖子仁，每个作两边，麸炒过，切碎再炒，去油尽为度。每两入厚桂半两，为末。热酒服二钱，令醉，得汗愈。梦秘授方也。永类方。**湿疮脚肿**行履难者。木鳖子四两去皮，甘遂半两，为末。以猪腰子一个，去膜切片，用药四钱在中，湿纸包煨熟，空心米饮送下，服后便伸两脚。如大便行者，只吃白粥二三日为妙。杨珙医方摘要。**阴疝偏坠**痛甚者。木鳖子一个磨醋，调黄檗、芙蓉末傅之，即止。寿域神方。**久疟有母**木鳖子、穿山甲炮等分，为末。每服三钱，空心温酒下。医方摘要。**腹中痞块**木鳖子仁五两，用豮猪腰子二付，批开入在内，签定，煨熟，同捣烂，入黄连三钱末，蒸饼和丸绿豆大。每白汤下三十丸。医方集成。**小儿疳疾**木鳖子仁、使君子仁等分，捣泥，米饮丸芥子大。每服五分，米饮下。一日二服。孙天仁集效方。**疳病目蒙**不见物。用木鳖子仁二钱，胡黄连一钱，为末，米糊丸龙眼大，入鸡子内蒸熟，连鸡子食之为妙。同上。**倒睫拳毛**因风入脾经，致使风痒，不住手擦，日久赤烂，拳毛入内。将木鳖子仁捶烂，以丝帛包作条，左患塞右鼻，右患塞左鼻，其毛自分上下，次服蝉

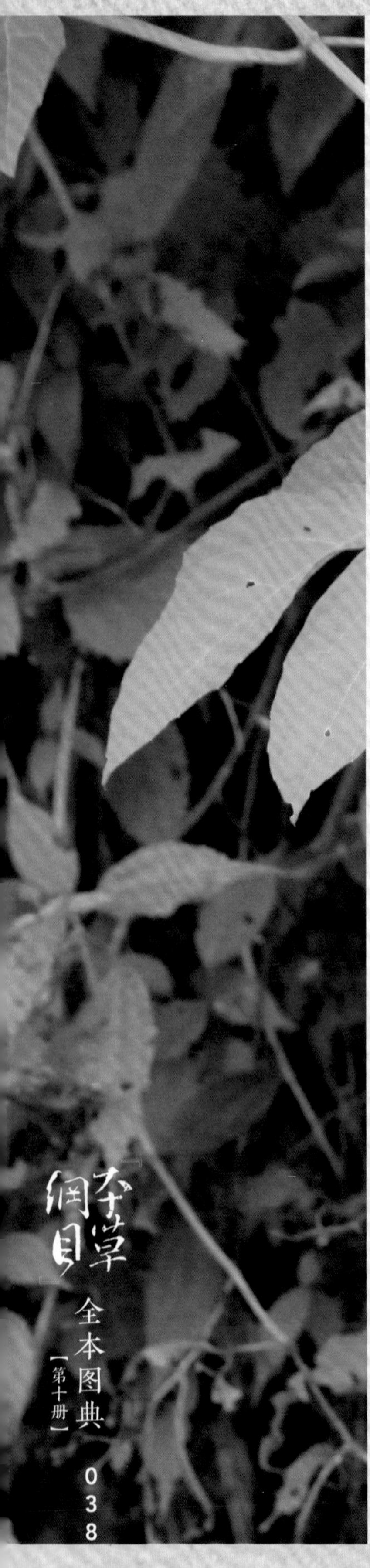

蜕药为妙。孙天仁集效方。**肺虚久嗽**木鳖子、款冬花各一两，为末。每用三钱，焚之吸烟。良久吐涎，以茶润喉。如此五六次，后服补肺药。一方：用木鳖子一个，雄黄一钱。圣济录。**小儿咸齁**大木鳖子三四个，磨水饮，以雪糕压下，即吐出痰。重者三服效。摘玄方。**水泻不止**木鳖仁五个，母丁香五个，麝香一分，研末，米汤调作膏，纳脐中贴之，外以膏药护住。吴旻扶寿精方。**痢疾禁口**木鳖仁六个研泥，分作二分。用面烧饼一个，切作两半，只用半饼作一窍，纳药在内，乘热覆在病人脐上，一时再换半个热饼。其痢即止，遂思饮食。邵真人经验方。**肠风泻血**木鳖子以桑柴烧存性，候冷为末。每服一钱，煨葱白酒空心服之。名乌金散。普济方。**肛门痔痛**孙用和秘宝方用木鳖仁三枚，砂盆擂如泥，入百沸汤一碗，乘热先熏后洗，日用三次，仍涂少许。濒湖集简方：用木鳖仁带润者，雌雄各五个，乳细作七丸，碗覆湿处，勿令干。每以一丸，唾化开，贴痔上，其痛即止，一夜一丸自消也。江夏铁佛寺蔡和尚病此，痛不可忍，有人传此而愈。用治数人皆有效。**瘰疬经年**木鳖仁二个，去油研，以鸡子白和，入瓶内，安甑中蒸熟。食后食之，每日一服，半月效。**小儿丹瘤**木鳖子仁研如泥，醋调傅之，一日三五上效。外科精义。**耳卒热肿**木鳖子仁一两，赤小豆、大黄各半两，为末。每以少许生油调涂之。圣惠方。**风牙肿痛**木鳖子仁磨醋搽之。普济方。

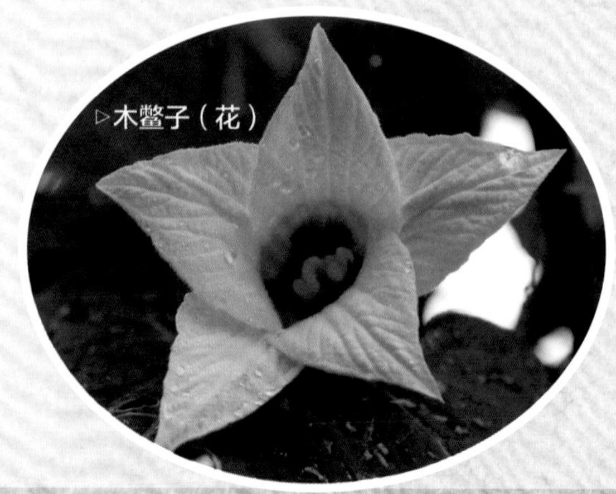
▷木鳖子（花）

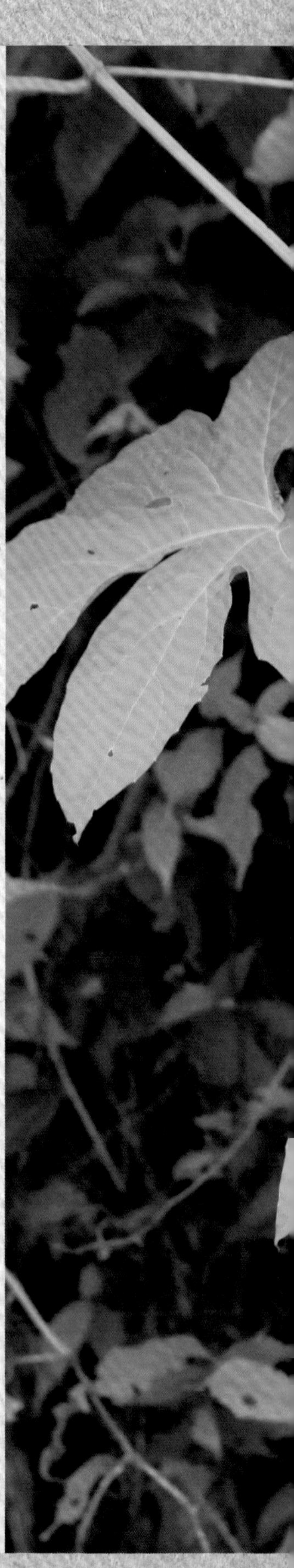

木鳖 *Momordica cochinchinensis* ITS2 条形码主导单倍型序列：

```
1   CGCATCGCTG CCCCCCCGCG CAACCCCCGC ACCACGCGTG CGTCGGTTCG TTGCCGCGGT CGGGGGCACA CGCTGGCCTC
81  CCGTGCGCAC CGTCGCGCGG ATGGCTTAAA TTCGAGTCCT CGGCGCCTGT CGTCGCGACG CTACGGTGGT TGATCAAACC
161 TCGGTACCGC GTCCCGGCCG CAGCCCGCGC ACCTCCTCCT CCGACCGAGC GAGGGAAACA ACGAGGCATC TCAGACCGAC
241 CCTGCGAACG TCGTCCCCCA AAAAGACGGC GCTCTCGACG
```

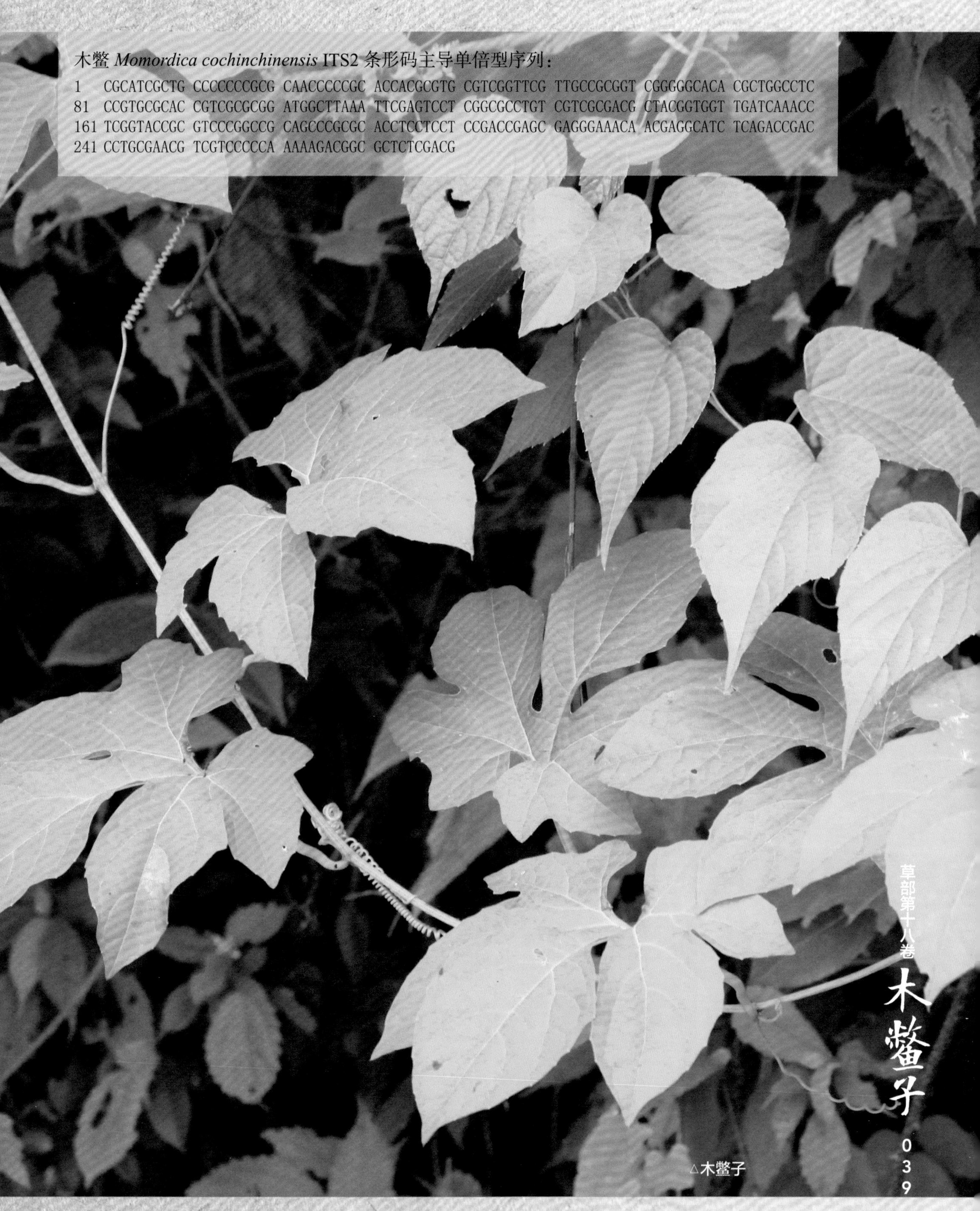

△木鳖子

‖ **基原** ‖

据《纲目图鉴》《纲目彩图》《药典图鉴》《草药大典》等综合分析考证，本品为马钱科植物马钱 *Strychnos nux-vomica* L.。分布于云南南部等地区，多为进口。《中华本草》认为还包括同属植物长籽马钱 *S. wallichiana*，分布于云南等地。《药典》收载马钱子药材马钱科植物马钱的干燥成熟种子；冬季采收成熟果实，取出种子，晒干。

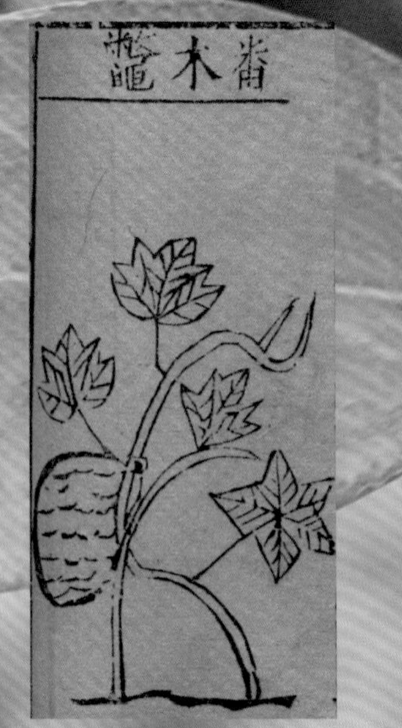


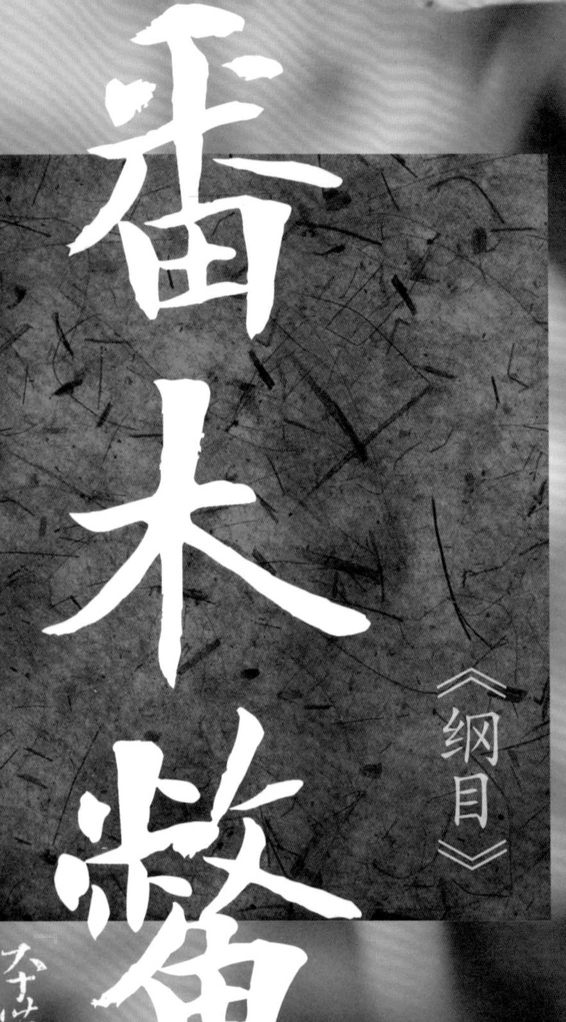


# 番木鳖 《纲目》

△马钱（*Strychnos nux vomica*）

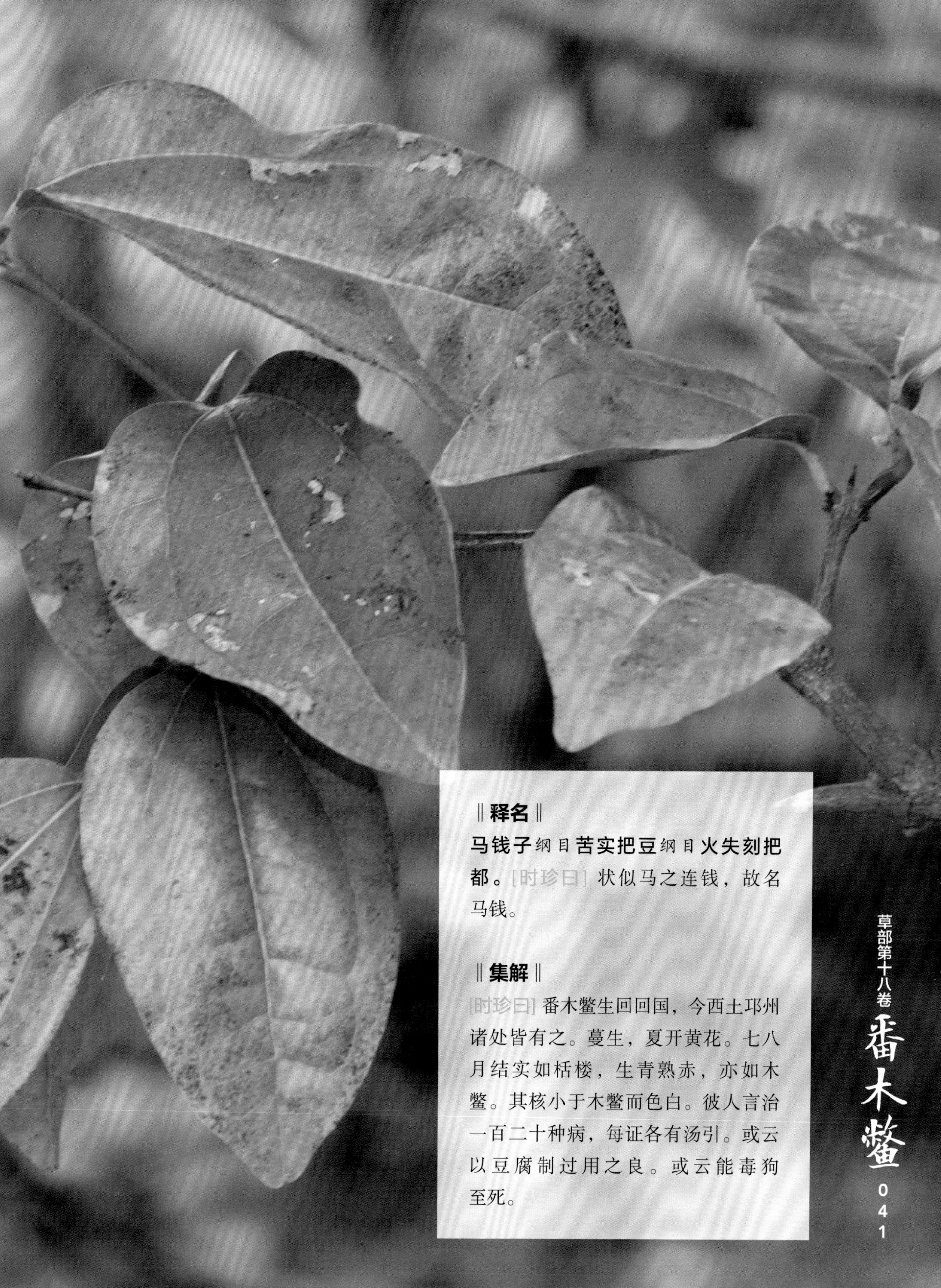

‖**释名**‖

**马钱子**纲目 **苦实把豆**纲目 **火失刻把都。**[时珍曰] 状似马之连钱，故名马钱。

‖**集解**‖

[时珍曰] 番木鳖生回回国，今西土邛州诸处皆有之。蔓生，夏开黄花。七八月结实如栝楼，生青熟赤，亦如木鳖。其核小于木鳖而色白。彼人言治一百二十种病，每证各有汤引。或云以豆腐制过用之良。或云能毒狗至死。



# 番木鳖

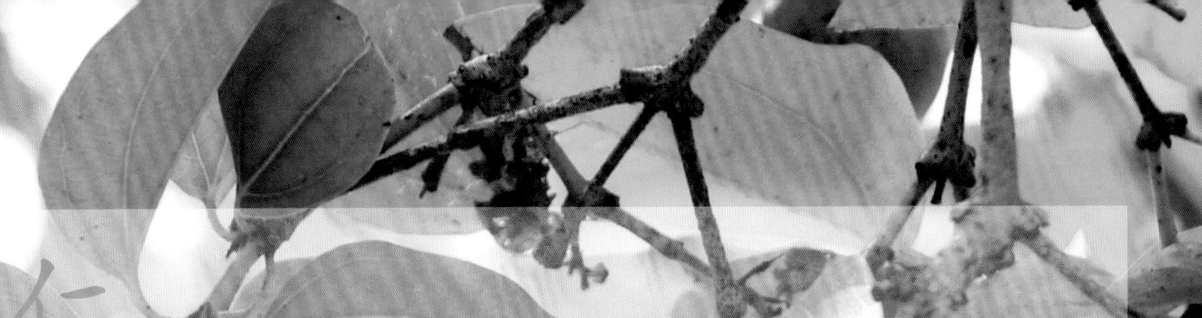

# 仁

‖ **气味** ‖

苦，寒，无毒。

‖ **主治** ‖

**伤寒热病，咽喉痹痛，消痞块。并含之咽汁，或磨水噙咽。**时珍。

‖ **附方** ‖

新四。**喉痹作痛**番木鳖、青木香、山豆根等分，为末吹之。杨珙医方摘要。**缠喉风肿**番木鳖仁一个，木香三分，同磨水，调熊胆三分，胆矾五分。以鸡毛扫患处取效。唐瑶经验方。**癍疮入目**苦实把豆儿即马钱子半个，轻粉、水花、银朱各五分，片脑、麝香、枯矾少许为末。左目吹右耳，右目吹左耳，日二次。田日华飞鸿集。**病欲去胎**苦实把豆儿研膏，纳入牝户三四寸。集简方。

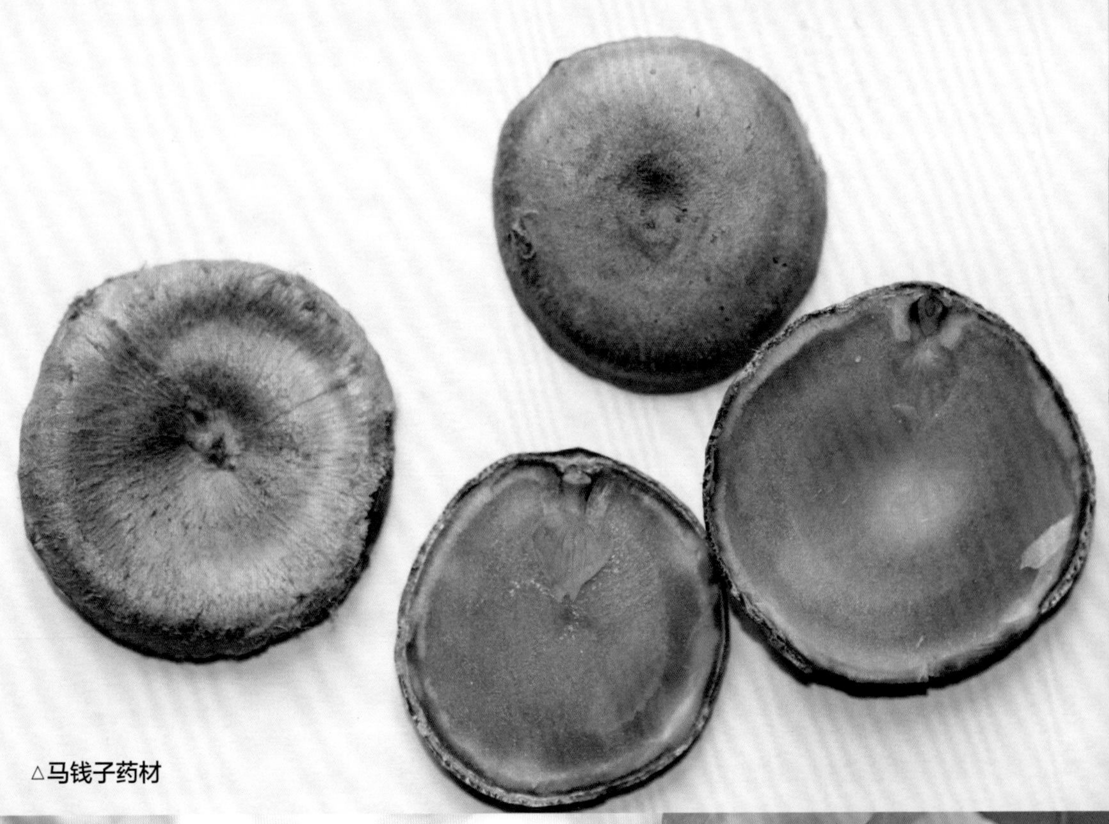

△马钱子药材

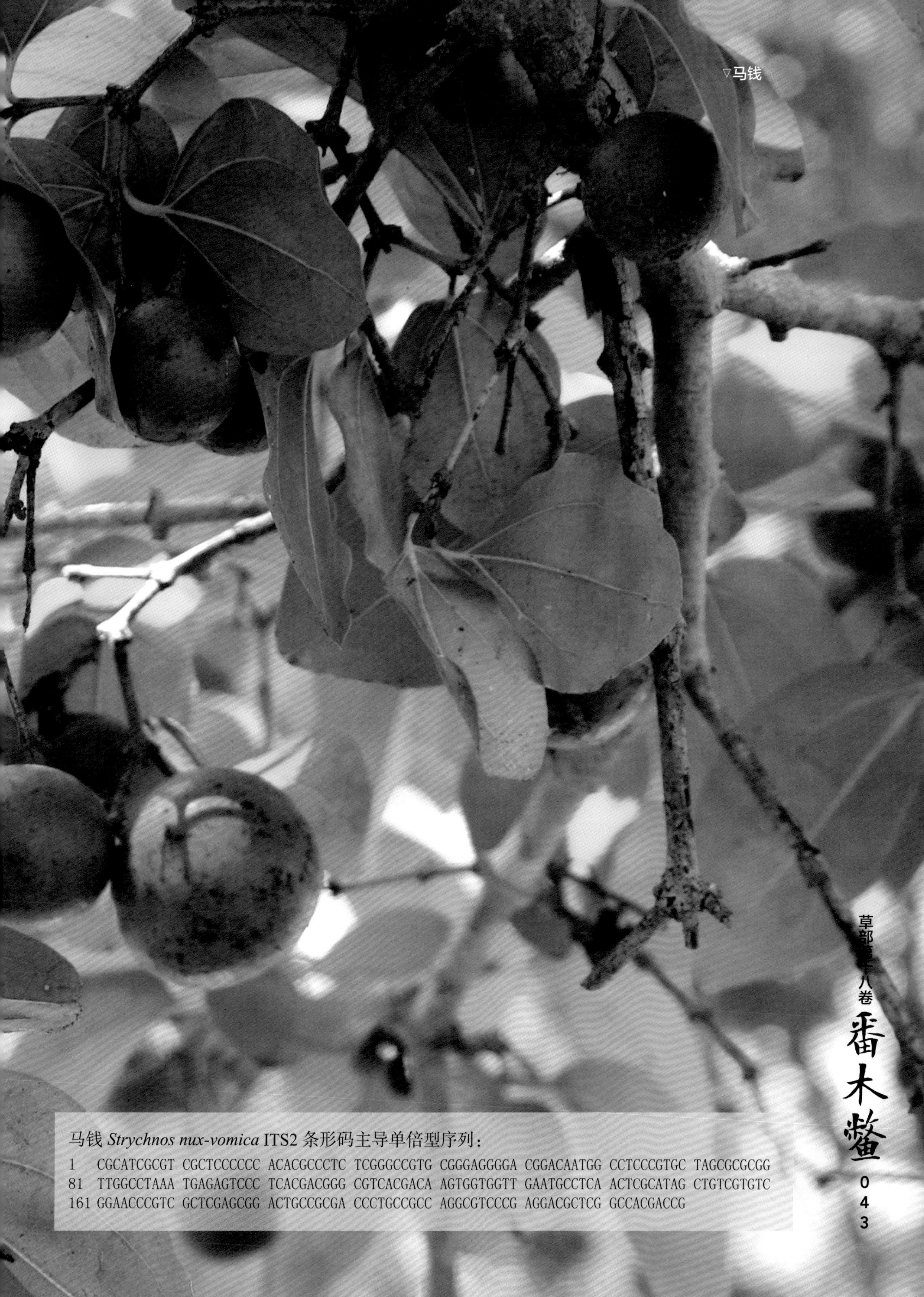


马钱 *Strychnos nux-vomica* ITS2 条形码主导单倍型序列：

```
1   CGCATCGCGT CGCTCCCCCC ACACGCCCTC TCGGGCCGTG CGGGAGGGGA CGGACAATGG CCTCCCGTGC TAGCGCGCGG
81  TTGGCCTAAA TGAGAGTCCC TCACGACGGG CGTCACGACA AGTGGTGGTT GAATGCCTCA ACTCGCATAG CTGTCGTGTC
161 GGAACCCGTC GCTCGAGCGG ACTGCCGCGA CCCTGCCGCC AGGCGTCCCG AGGACGCTCG GCCACGACCG
```

‖ **基原** ‖

据《纲目图鉴》《纲目彩图》《药典图鉴》等综合分析考证，本品为马兜铃科植物马兜铃 *Aristolochia debilis* Sieb. et Zucc.。分布于山东、江苏、安徽、浙江、江西等地。《纲目彩图》《药典图鉴》《中药志》认为还包括同属植物北马兜铃 *A. contorta* Bge.。分布于东北、华北及西北等地。《药典》收载马兜铃药材为马兜铃科植物北马兜铃或马兜铃的干燥成熟果实；秋季果实由绿变黄时采收，干燥。

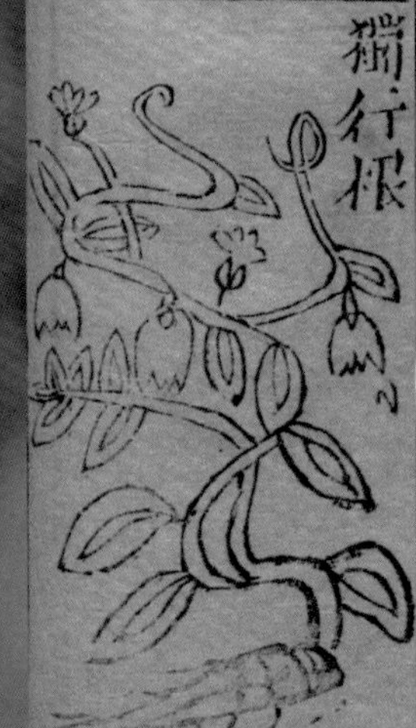


# 马兜铃

宋《开宝》

△马兜铃（*Aristolochia debilis*）

**校正：**并入唐本草独行根。

‖ **释名** ‖

**都淋藤**肘后**独行根**唐本**土青木香**唐本**云南根**纲目**三百两银药。**[宗奭曰] 蔓生附木而上，叶脱时其实尚垂，状如马项之铃，故得名也。[时珍曰] 其根吐利人，微有香气，故有独行、木香之名。岭南人用治蛊，隐其名为三百两银药。肘后方作都淋，盖误传也。

‖ **集解** ‖

[志曰] 独行根生古堤城旁，所在平泽丛林中皆有之。山南名为土青木香，一名兜铃根。蔓生，叶似萝摩而圆且涩，花青白色。其子大如桃李而长，十月以后枯，则头开四系若囊，其中实薄扁似榆荚。其根扁而长尺许，作葛根气，亦似汉防己。二月、八月采根。[颂曰] 马兜铃今关中、河东、河北、江、淮、夔、浙州郡皆有之。春生苗，作蔓绕树而生。叶如山蓣叶，而厚大背白。六月开黄紫花，颇类枸杞花。七月结实如大枣，状似铃，作四五瓣。其根名云南根，微似木香，大如小指，赤黄色。七八月采实，曝干。

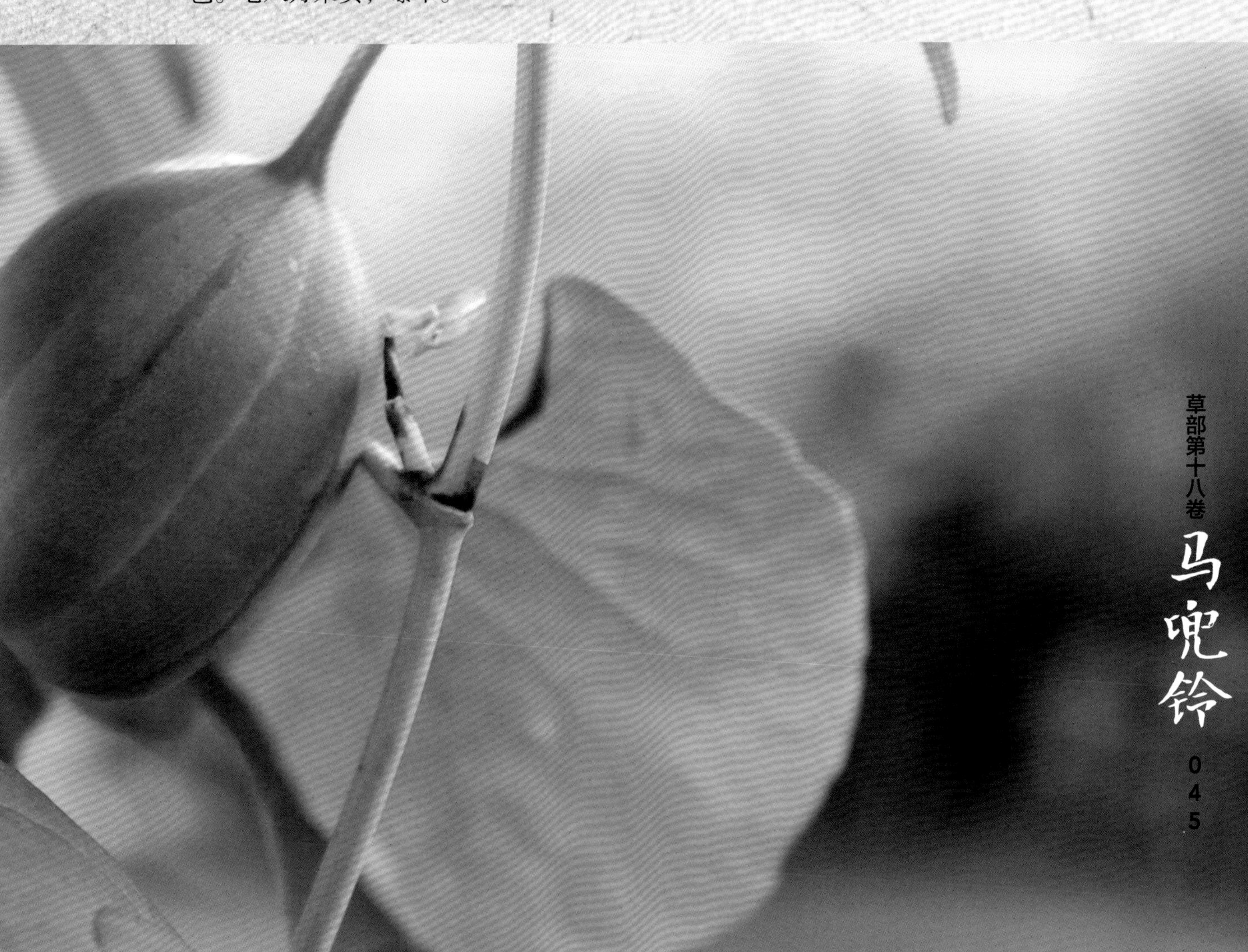

# 实

**‖修治‖**

[敩曰] 凡采得实，去叶及蔓，以生绢袋盛于东屋角畔，待干劈开，去革膜，取净子焙用。

**‖气味‖**

**苦，寒，无毒。**[权曰] 平。[时珍曰] 微苦、辛。[杲曰] 味厚气薄，阴中微阳，入手太阴经。

**‖主治‖**

**肺热咳嗽，痰结喘促，血痔瘘疮。**开宝。**肺气上急，坐息不得，咳逆连连不止。**甄权。**清肺气，补肺，去肺中湿热。**元素。

**‖发明‖**

[时珍曰] 马兜铃体轻而虚，熟则悬而四开，有肺之象，故能入肺。气寒味苦微辛，寒能清肺热，苦辛能降肺气。钱乙补肺阿胶散用之，非取其补肺，乃取其清热降气也，邪气去则肺安矣。其中所用阿胶、糯米，则正补肺之药也。汤剂中用多亦作吐，故崔氏方用以吐蛊。其不能补肺，又可推矣。

**‖附方‖**

旧三，新二。**水肿腹大**喘急。马兜铃煎汤，日服之。千金方。**肺气喘急**马兜铃二两，去壳及膜，酥半两，入碗内拌匀，慢火炒干，甘草炙一两，为末。每服一钱，水一盏，煎六分，温呷或噙之。简要济众。**一切心痛**不拘大小男女。大马兜铃一个，灯上烧存性，为末。温酒服，立效。摘玄方。**解蛇蛊毒**饮食中得之。咽中如有物，咽不下，吐不出，心下热闷。兜铃一两，煎水服，即吐出。崔行功纂要方。**痔瘘肿痛**以马兜铃于瓶中烧烟，熏病处良。日华本草。

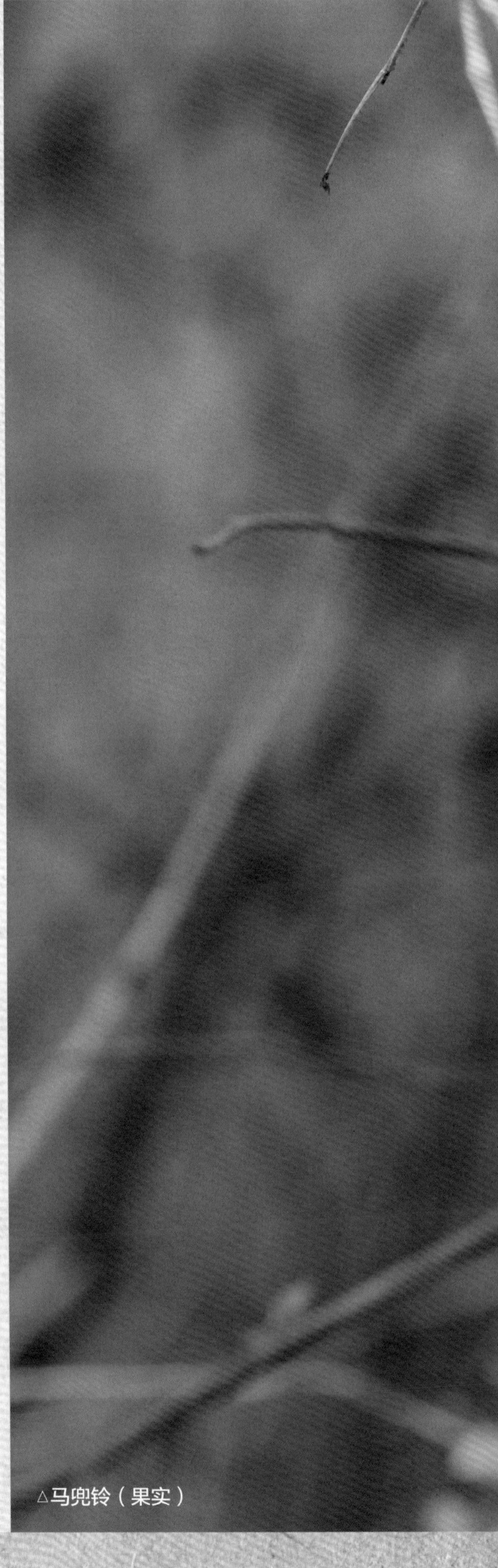
△马兜铃（果实）

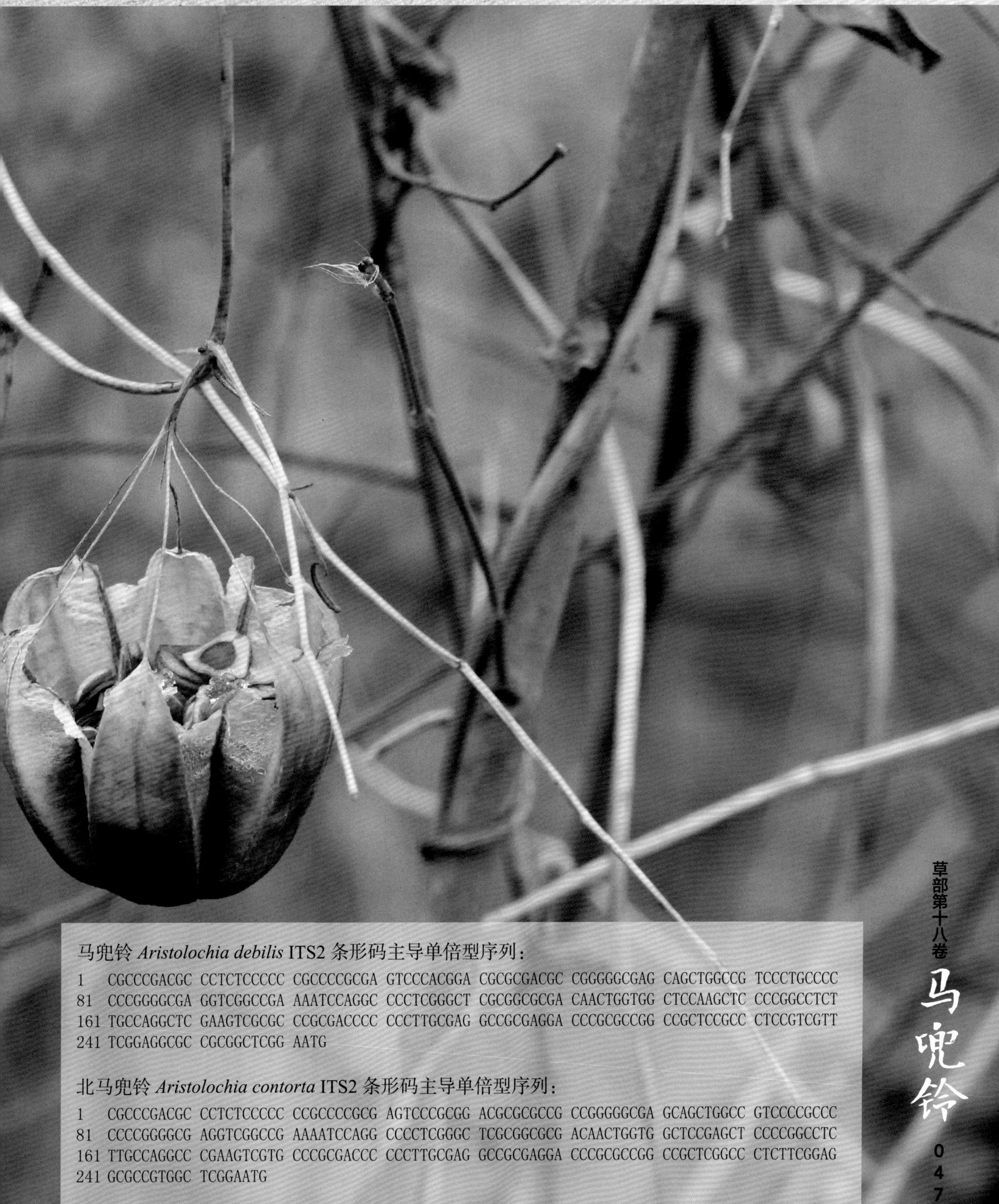

马兜铃 *Aristolochia debilis* ITS2 条形码主导单倍型序列：

1　CGCCCGACGC CCTCTCCCCC CGCCCCGCGA GTCCCACGGA CGCGCGACGC CGGGGGCGAG CAGCTGGCCG TCCCTGCCCC
81　CCCGGGGCGA GGTCGGCCGA AAATCCAGGC CCCTCGGGCT CGCGGCGCGA CAACTGGTGG CTCCAAGCTC CCCGGCCTCT
161 TGCCAGGCTC GAAGTCGCGC CCGCGACCCC CCCTTGCGAG GCCGCGAGGA CCCGCGCCGG CCGCTCCGCC CTCCGTCGTT
241 TCGGAGGCGC CGCGGCTCGG AATG

北马兜铃 *Aristolochia contorta* ITS2 条形码主导单倍型序列：

1　CGCCCGACGC CCTCTCCCCC CCGCCCCGCG AGTCCCGCGG ACGCGCGCCG CCGGGGGCGA GCAGCTGGCC GTCCCCGCCC
81　CCCCGGGGCG AGGTCGGCCG AAAATCCAGG CCCCTCGGGC TCGCGGCGCG ACAACTGGTG GCTCCGAGCT CCCCGGCCTC
161 TTGCCAGGCC CGAAGTCGTG CCCGCGACCC CCCTTGCGAG GCCGCGAGGA CCCGCGCCGG CCGCTCGGCC CTCTTCGGAG
241 GCGCCGTGGC TCGGAATG



马兜铃

# 独行根

‖ **气味** ‖

**辛、苦，冷，有毒。**[大明曰] 无毒。[志曰] 有毒。不可多服，吐利不止。

‖ **主治** ‖

**鬼疰积聚，诸毒热肿，蛇毒。水磨为泥封之，日三四次，立瘥。水煮一二两，取汁服，吐蛊毒。又捣末水调，涂丁肿，大效。**唐本。**治血气。**大明。**利大肠，治头风瘙痒秃疮。**时珍。出精义。

‖ **附方** ‖

旧一，新四。**五种蛊毒**肘后方云：席辨刺史言：岭南俚人，多于食中毒，

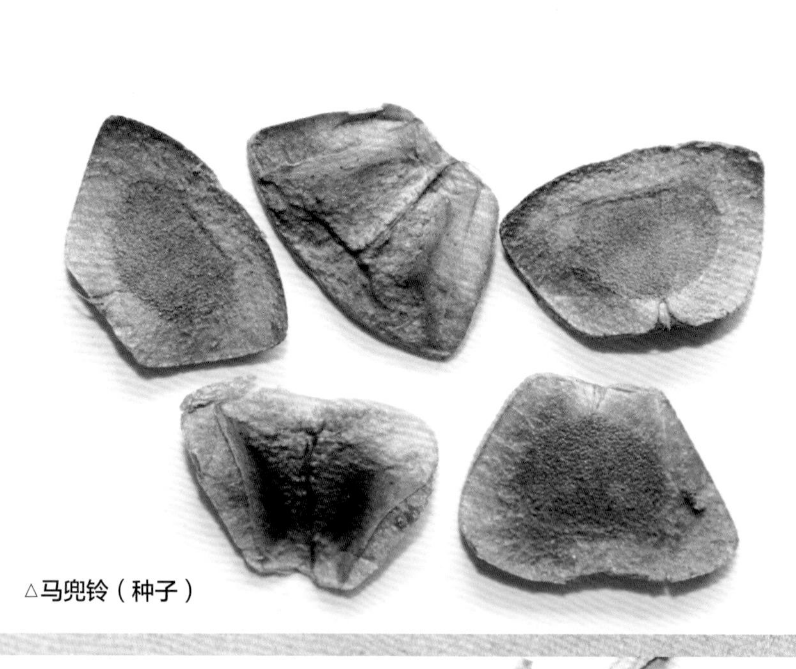

△马兜铃（种子）

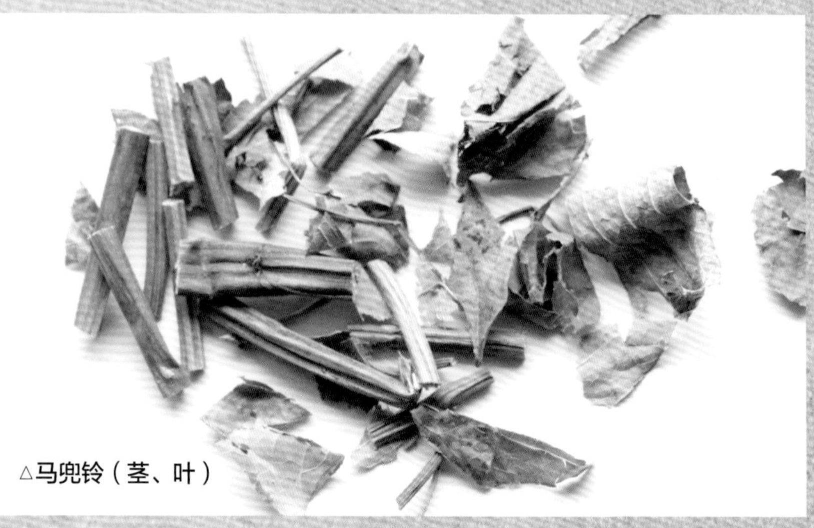

△马兜铃（茎、叶）

人渐不能食，胸背渐胀，先寒似瘴。用都淋藤十两，水一斗，酒二升，煮三升，分三服。毒逐小便出。十日慎食毒物。不瘥更服。土人呼为三百两银药。又支太医云：兜铃根一两为末，水煎顿服，当吐蛊出，未尽再服。或为末，水调服，亦验。**中草蛊毒**此术在西凉之西及岭南。人中此毒，入咽欲死者。用兜铃苗一两，为末。温水调服一钱，即消化蛊出，神效。圣惠方。**肠风漏血**马兜铃藤、谷精草、荆三棱，川乌头炒过，三味各等分，煎水，先熏后洗之。普济方。**丁肿复发**马兜铃根捣烂，用蜘蛛网裹傅，少时根出。肘后方。**恶蛇所伤**青木香半两，煎汤饮之。袖珍方。

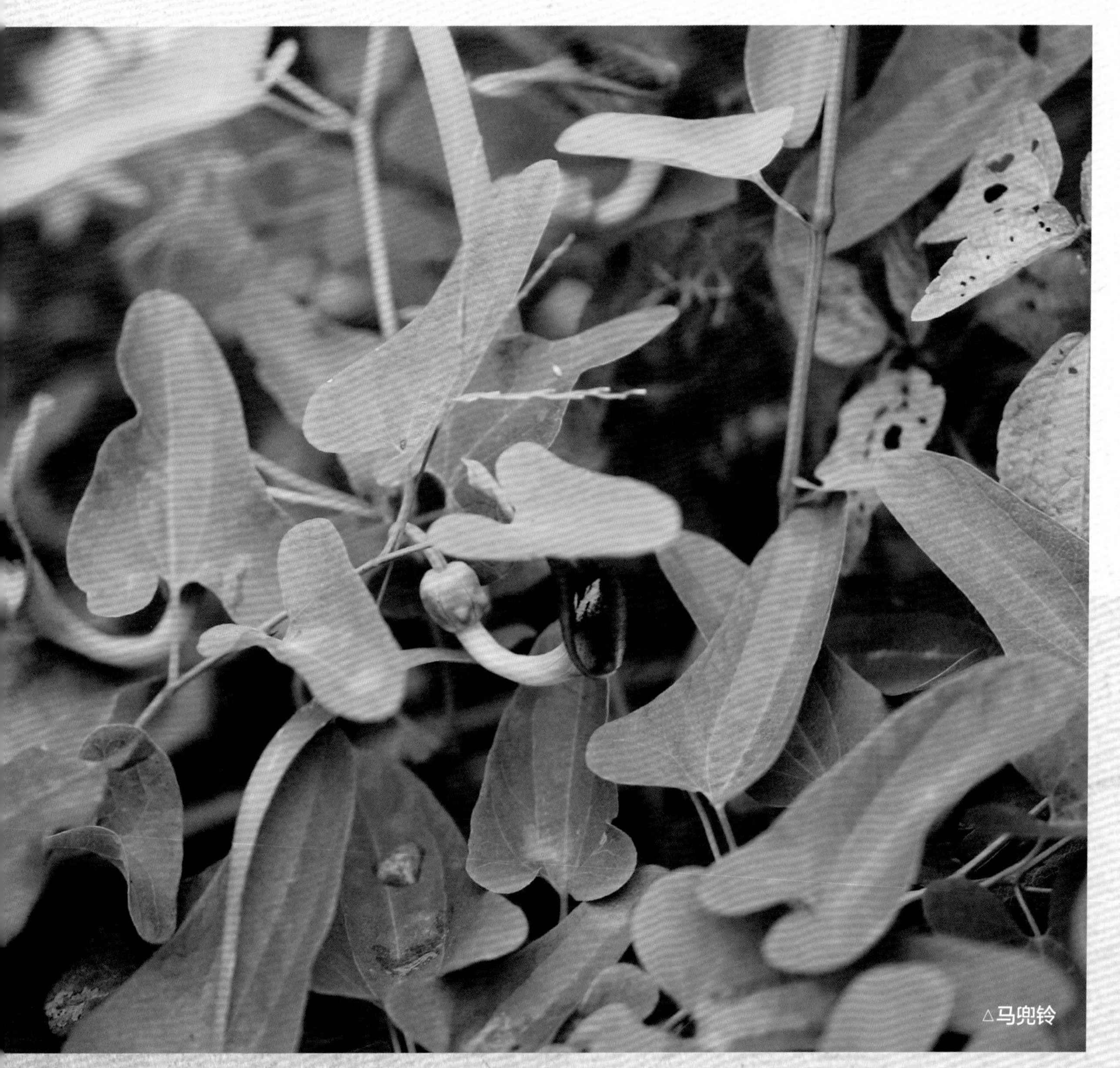
△马兜铃

# 榼藤子

宋《开宝》

‖ 基原 ‖

据《纲目图鉴》《纲目彩图》《中华本草》等综合分析考证，本品为豆科植物榼藤 *Entada phaseoloides* (Linn.) Merr.。分布于福建、台湾、广东、广西、云南等地。《药典》收载榼藤子药材为豆科植物榼藤子的干燥成熟种子；秋、冬二季采收成熟果实，取出种子，干燥。《药典》四部收载过岗龙（过江龙）药材为豆科植物榼藤的干燥藤茎。

榼藤子

△榼藤（*Entada phaseoloides*）

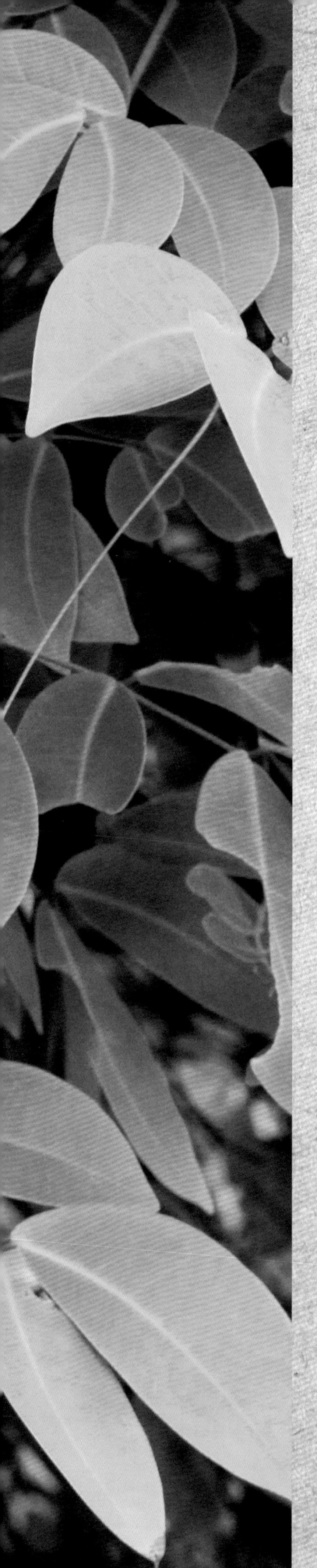

**校正：**自木部移入此。

‖**释名**‖

**象豆**开宝**榼子**日华**合子**拾遗。[时珍曰]其子象榼形，故名之。

‖**集解**‖

[藏器曰]按广州记云：榼藤子生广南山林间。作藤着树，如通草藤。其实三年方熟，角如弓袋，子若鸡卵，其外紫黑色。其壳用贮丹药，经年不坏。取其中仁入药，炙用。[时珍曰]子紫黑色，微光，大一二寸，圆而扁。人多剔去肉作药瓢，垂于腰间也。

## 仁

‖**气味**‖

**涩，甘，平，无毒。**

‖**主治**‖

**五痔蛊毒，飞尸喉痹。以仁为粉。微熬，水服一二匕。亦和大豆澡面，去皯黵。**藏器。**治小儿脱肛血痢泻血，并烧灰服。或以一枚割瓤熬研，空腹热酒服二钱。不过三服，必效。**开宝。**解诸药毒。**时珍。草木状。

‖**附方**‖

旧三，新一。**喉痹肿痛**榼藤子烧研，酒服一钱。圣惠方。**五痔下血**榼藤子烧存性。米饮服二钱有功。寇氏衍义。**肠风下血**华佗中藏经用榼藤子二个，不蛀皂荚子四十九个。烧存性，为末，每服二钱。温酒下，少顷再饮酒一盏，趁口服，极效。圣惠方用榼藤子三枚。厚重者，湿纸七重包，煨熟去壳，取肉为末。每服一钱，食前黄芪汤下，日一服。

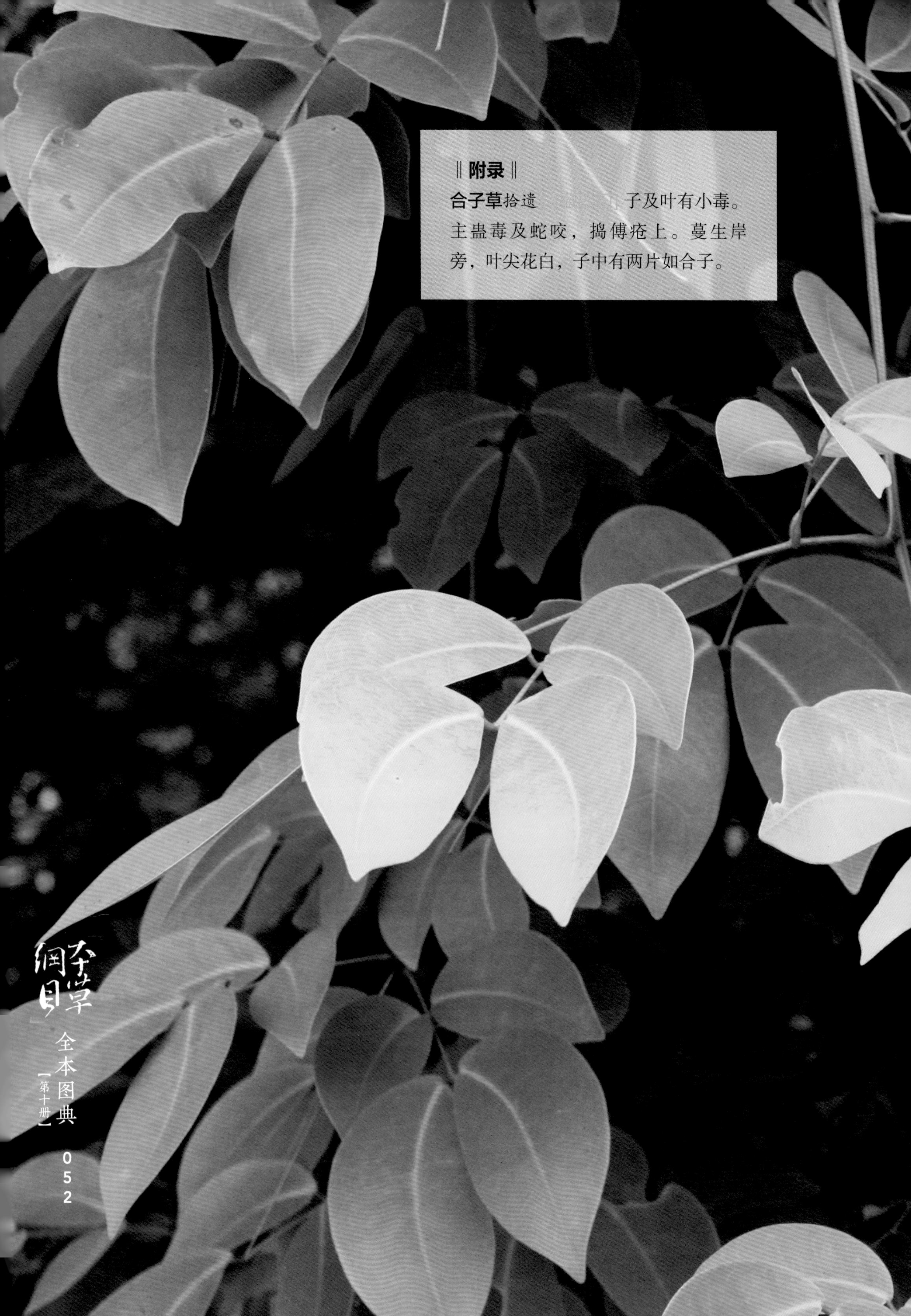

‖ **附录** ‖

**合子草**拾遗 子及叶有小毒。主蛊毒及蛇咬，捣傅疮上。蔓生岸旁，叶尖花白，子中有两片如合子。

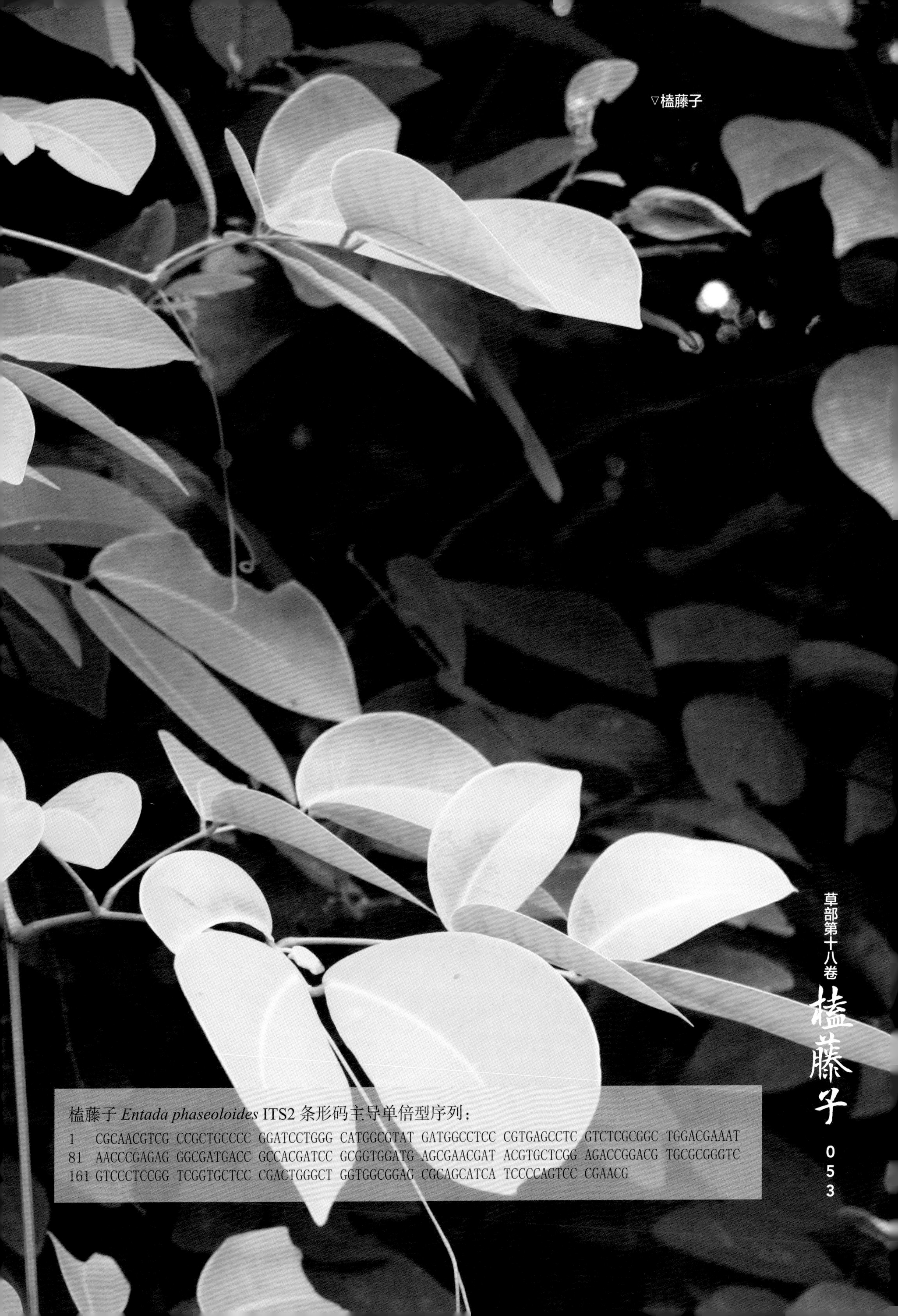

▽榼藤子

榼藤子 *Entada phaseoloides* ITS2 条形码主导单倍型序列：

1 CGCAACGTCG CCGCTGCCCC GGATCCTGGG CATGGCGTAT GATGGCCTCC CGTGAGCCTC GTCTCGCGGC TGGACGAAAT
81 AACCCGAGAG GGCGATGACC GCCACGATCC GCGGTGGATG AGCGAACGAT ACGTGCTCGG AGACCGGACG TGCGCGGGTC
161 GTCCCTCCGG TCGGTGCTCC CGACTGGGCT GGTGGCGGAG CGCAGCATCA TCCCCAGTCC CGAACG

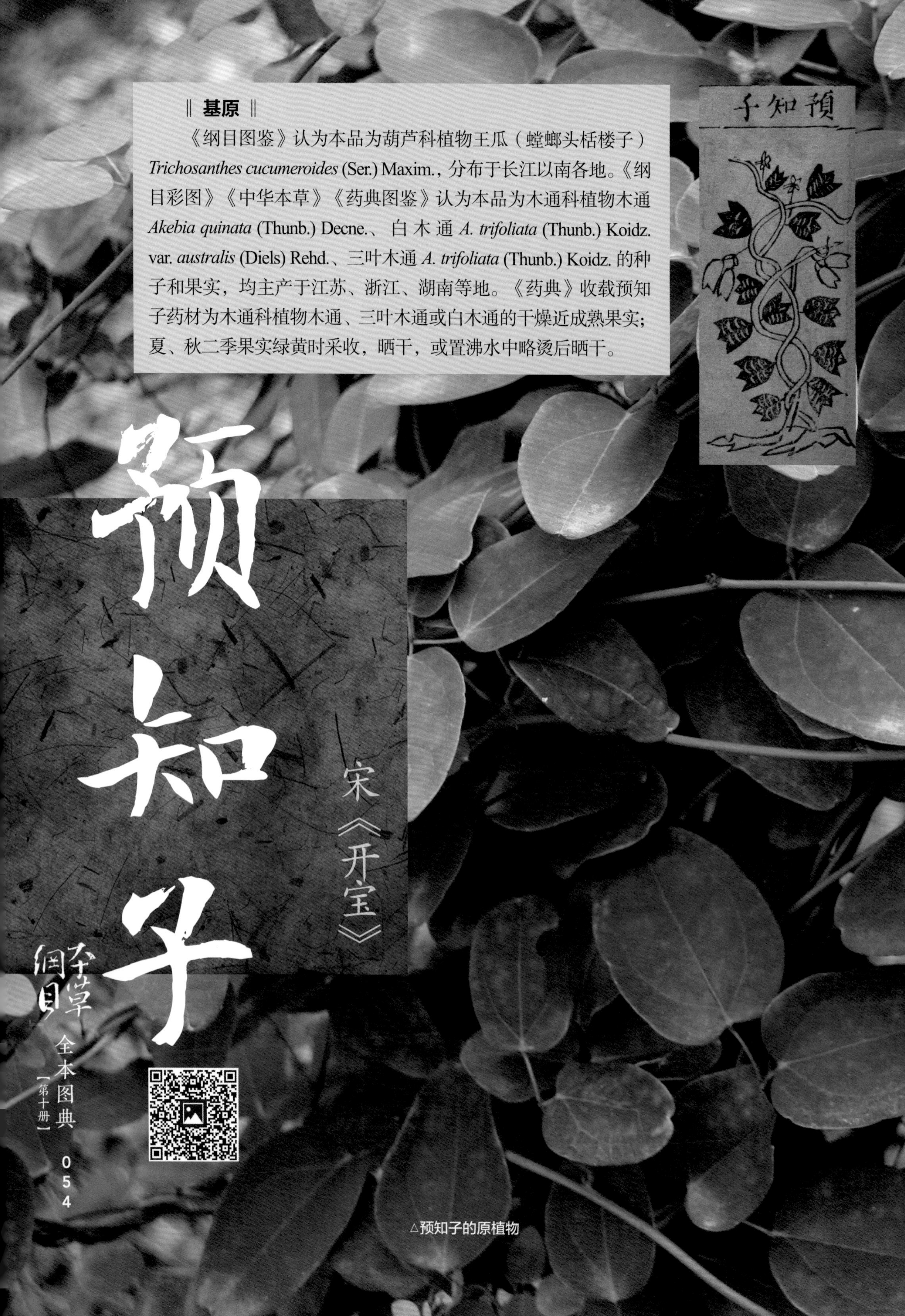


‖ **基原** ‖

《纲目图鉴》认为本品为葫芦科植物王瓜（螳螂头栝楼子）*Trichosanthes cucumeroides* (Ser.) Maxim.，分布于长江以南各地。《纲目彩图》《中华本草》《药典图鉴》认为本品为木通科植物木通 *Akebia quinata* (Thunb.) Decne.、白木通 *A. trifoliata* (Thunb.) Koidz. var. *australis* (Diels) Rehd.、三叶木通 *A. trifoliata* (Thunb.) Koidz. 的种子和果实，均主产于江苏、浙江、湖南等地。《药典》收载预知子药材为木通科植物木通、三叶木通或白木通的干燥近成熟果实；夏、秋二季果实绿黄时采收，晒干，或置沸水中略烫后晒干。

# 预知子

宋《开宝》

△预知子的原植物

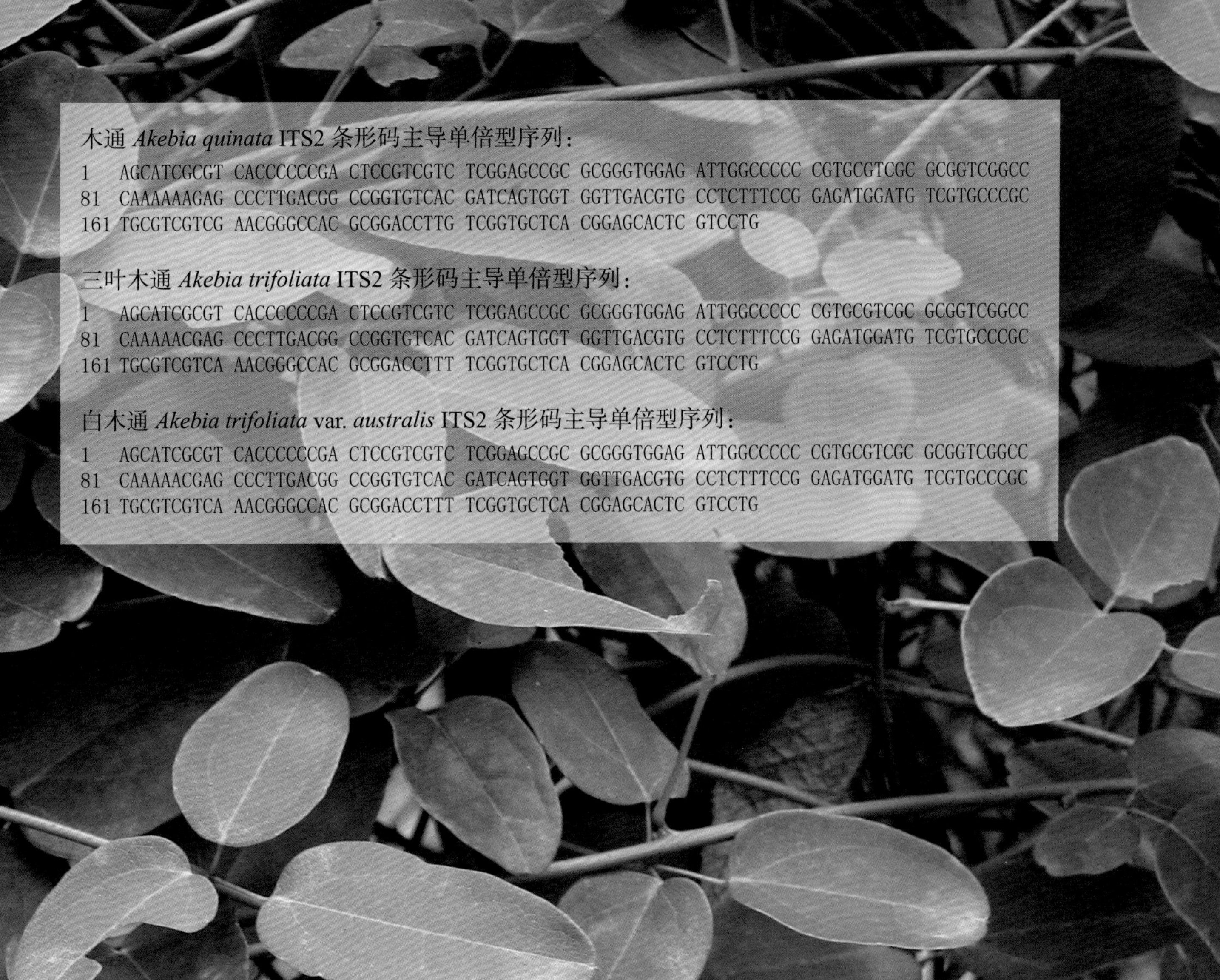

木通 *Akebia quinata* ITS2 条形码主导单倍型序列：

1 AGCATCGCGT CACCCCCCGA CTCCGTCGTC TCGGAGCCGC GCGGGTGGAG ATTGGCCCCC CGTGCGTCGC GCGGTCGGCC
81 CAAAAAAGAG CCCTTGACGG CCGGTGTCAC GATCAGTGGT GGTTGACGTG CCTCTTTCCG GAGATGGATG TCGTGCCCGC
161 TGCGTCGTCG AACGGGCCAC GCGGACCTTG TCGGTGCTCA CGGAGCACTC GTCCTG

三叶木通 *Akebia trifoliata* ITS2 条形码主导单倍型序列：

1 AGCATCGCGT CACCCCCCGA CTCCGTCGTC TCGGAGCCGC GCGGGTGGAG ATTGGCCCCC CGTGCGTCGC GCGGTCGGCC
81 CAAAAACGAG CCCTTGACGG CCGGTGTCAC GATCAGTGGT GGTTGACGTG CCTCTTTCCG GAGATGGATG TCGTGCCCGC
161 TGCGTCGTCA AACGGGCCAC GCGGACCTTT TCGGTGCTCA CGGAGCACTC GTCCTG

白木通 *Akebia trifoliata* var. *australis* ITS2 条形码主导单倍型序列：

1 AGCATCGCGT CACCCCCCGA CTCCGTCGTC TCGGAGCCGC GCGGGTGGAG ATTGGCCCCC CGTGCGTCGC GCGGTCGGCC
81 CAAAAACGAG CCCTTGACGG CCGGTGTCAC GATCAGTGGT GGTTGACGTG CCTCTTTCCG GAGATGGATG TCGTGCCCGC
161 TGCGTCGTCA AACGGGCCAC GCGGACCTTT TCGGTGCTCA CGGAGCACTC GTCCTG

## ‖释名‖

**圣知子**日华**圣先子**日华**盍合子**日华**仙沼子**日华。[志曰] 相传取子二枚缀衣领上，遇有蛊毒，则闻其有声，当预知之，故有诸名。[时珍曰] 仙沼，疑是仙枣之讹耳。

## ‖集解‖

[志曰] 预知子有皮壳，其实如皂荚子。[颂曰] 旧不著所出州土，今淮、蜀、黔、壁诸州皆有之。作蔓生，依大木上。叶绿，有三角，面深背浅。七月、八月有实作房，生青，熟深红色。每房有子五七枚，如皂荚子，斑褐色，光润如飞蛾。今蜀人极贵重之，云亦难得。采无时。其根冬月采之，阴干。治蛊，其功胜于子也。山民目为圣无忧。

子仁

‖**气味**‖

**苦，寒，无毒。**[大明曰] 温。双仁者可带。

‖**主治**‖

**杀虫疗蛊，治诸毒。去皮研服，有效。**开宝。**治一切风，补五劳七伤，其功不可备述。治痃癖气块，消宿食，止烦闷，利小便，催生，中恶失音，发落，天行温疾。涂一切蛇虫蚕咬，治一切病，每日吞二七粒，不过三十粒，永瘥。**大明。

‖**附方**‖

新三。**预知子丸**治心气不足，精神恍惚，语言错妄，忪悸烦郁，忧愁惨戚，喜怒多恐，健忘少睡，夜多异梦，寤即惊魇，或发狂眩暴不知人，并宜服此。预知子去皮、白茯苓、枸杞子、石菖蒲、茯神、柏子仁、人参、地骨皮、远志、山药、黄精蒸熟、朱砂水飞，等分，为末。炼蜜丸芡子大。每嚼一丸，人参汤下。和剂局方。**耳卒聋闭**八九月取石榴开一孔，留盖，入米醋满中，盖定，面裹塘火中煨熟取出，入少仙沼子、黑李子末，取水滴耳中，脑痛勿惊。如此二夜，又点一耳。圣惠方。**疬风有虫**眉落声变。预知子膏：用预知子、雄黄各二两，为末。以乳香三两，同水一斗，银锅煮至五升。入二末熬成膏，瓶盛之。每服一匙，温酒调下。有虫如尾，随大便而出。圣惠方。

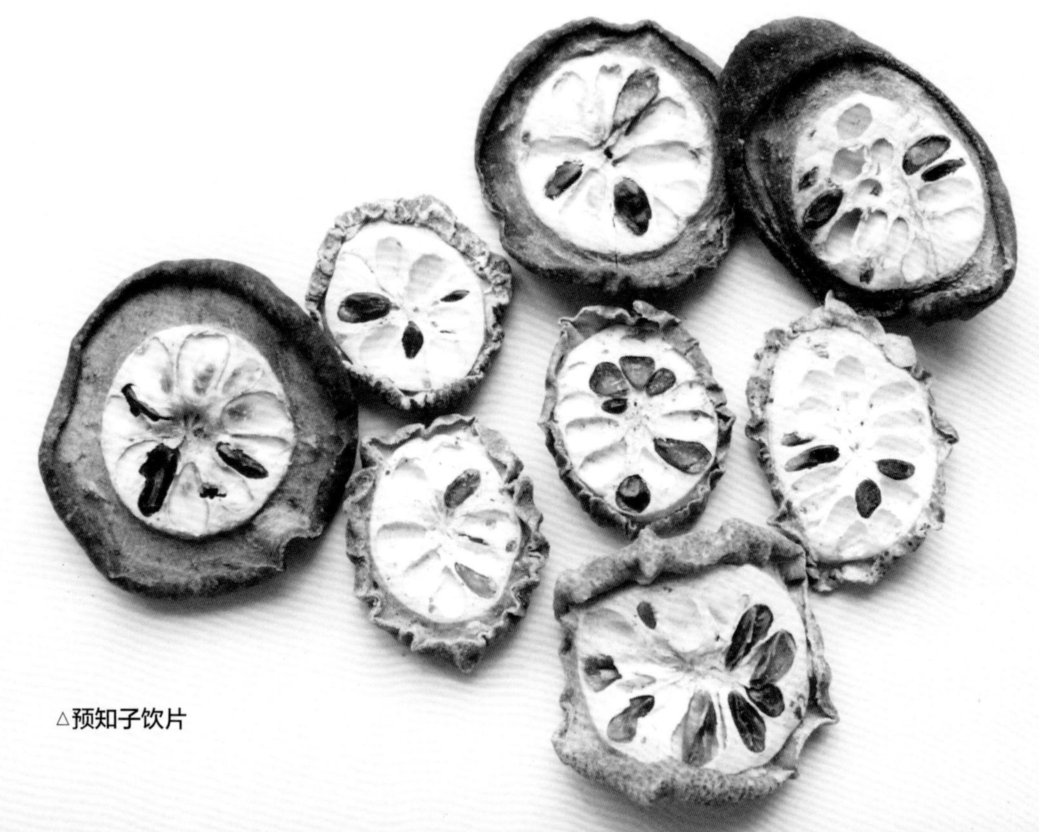

△预知子饮片

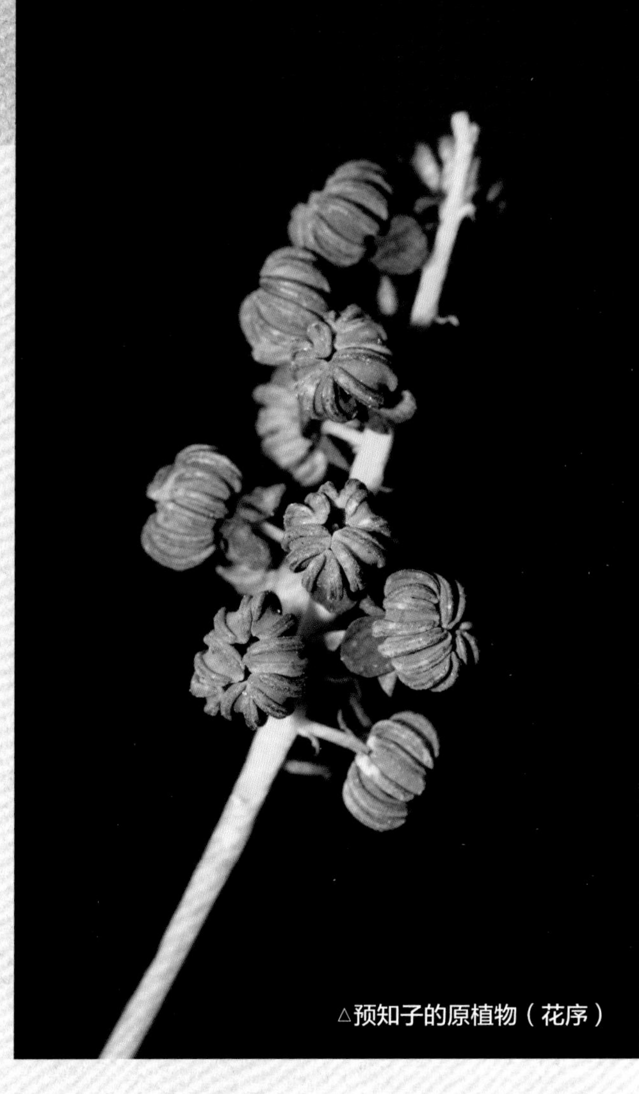
△预知子的原植物（花序）

## 根

‖ **气味** ‖

苦，冷，无毒。

‖ **主治** ‖

解蛊毒。石臼捣筛，每用三钱，温水服，立已。苏颂。

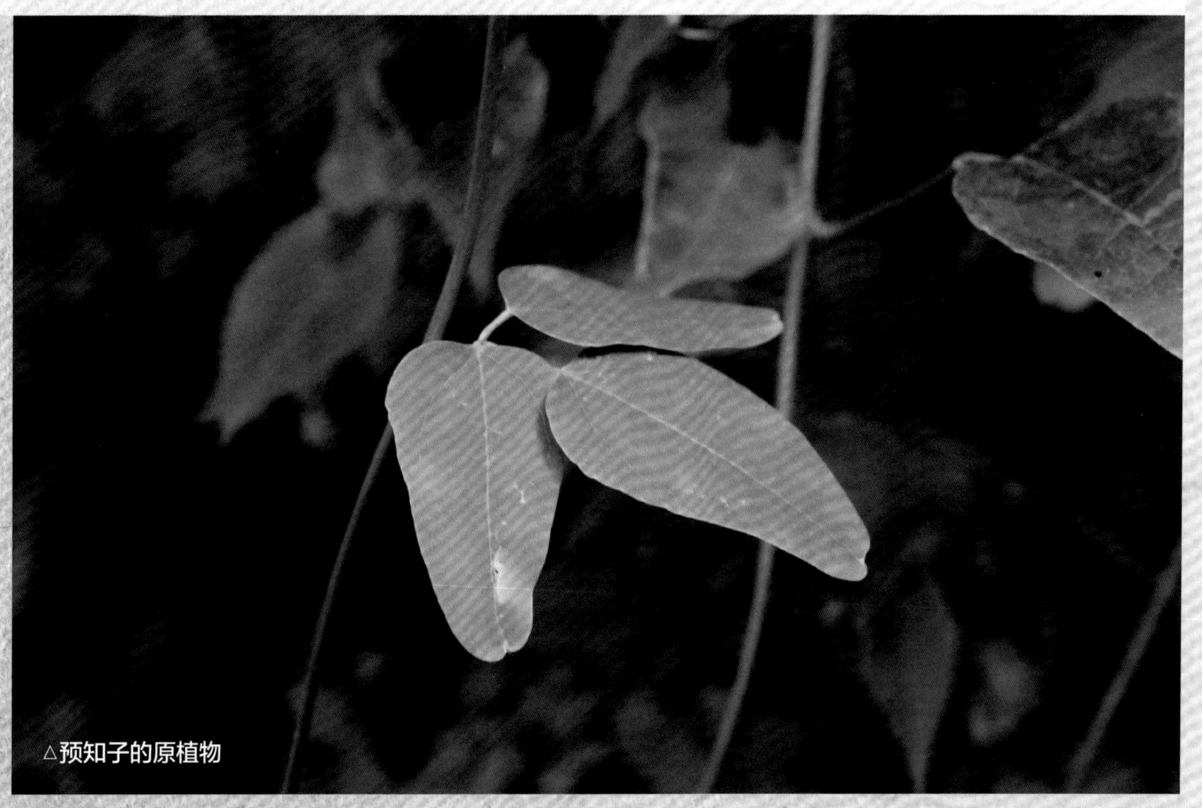
△预知子的原植物

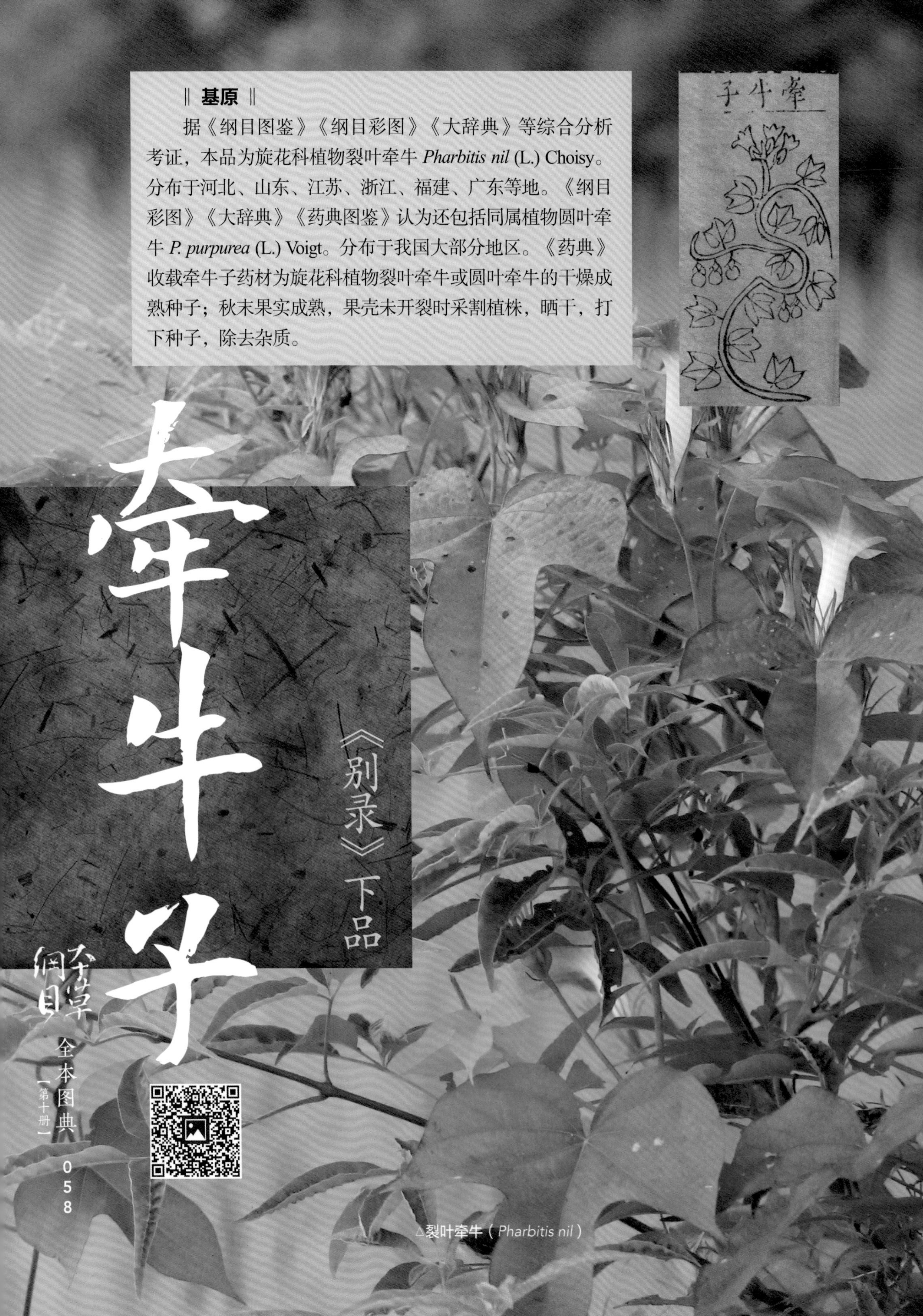


# 牵牛子

《别录》下品

‖ **基原** ‖

据《纲目图鉴》《纲目彩图》《大辞典》等综合分析考证，本品为旋花科植物裂叶牵牛 *Pharbitis nil* (L.) Choisy。分布于河北、山东、江苏、浙江、福建、广东等地。《纲目彩图》《大辞典》《药典图鉴》认为还包括同属植物圆叶牵牛 *P. purpurea* (L.) Voigt。分布于我国大部分地区。《药典》收载牵牛子药材为旋花科植物裂叶牵牛或圆叶牵牛的干燥成熟种子；秋末果实成熟，果壳未开裂时采割植株，晒干，打下种子，除去杂质。

△裂叶牵牛（*Pharbitis nil*）

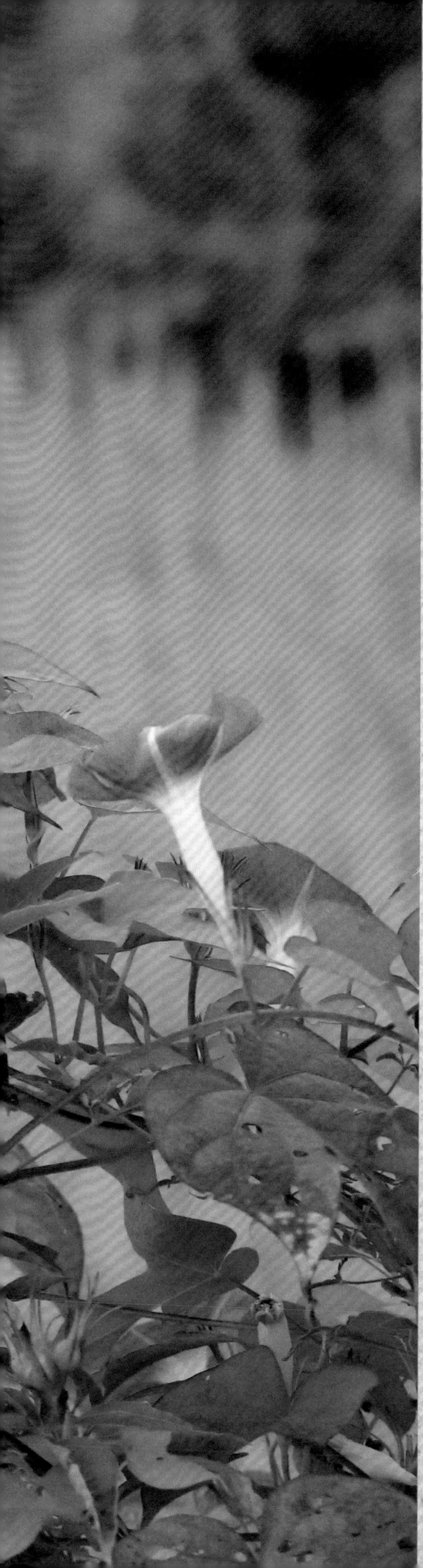

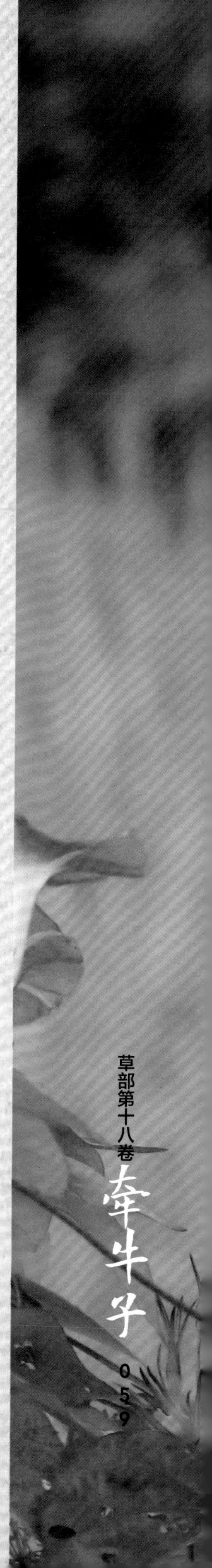

‖ **释名** ‖

**黑丑**纲目**草金铃**炮炙论**盆甑草**纲目**狗耳草**救荒。[弘景曰] 此药始出田野人牵牛谢药，故以名之。[时珍曰] 近人隐其名为黑丑，白者为白丑，盖以丑属牛也。金铃象子形，盆甑、狗耳象叶形。段成式酉阳杂俎云，盆甑草蔓如薯蓣，结实后断之，状如盆甑是矣。

‖ **集解** ‖

[弘景曰] 牵牛作藤生花，状如扁豆，黄色。子作小房，实黑色，形如梂子核。[恭曰] 此花似旋花，作碧色，不黄，亦不似扁豆。[颂曰] 处处有之。二月种子，三月生苗，作藤蔓绕篱墙，高者或二三丈。其叶青，有三尖角。七月生花，微红带碧色，似鼓子花而大。八月结实，外有白皮裹作毬。每毬内有子四五枚，大如荞麦，有三棱，有黑白二种，九月后收之。[宗奭曰] 花朵如鼓子花，但碧色，日出开，日西萎。其核如木猴梨子而色黑，谓子似荞麦非也。[时珍曰] 牵牛有黑白二种：黑者处处野生尤多。其蔓有白毛，断之有白汁。叶有三尖，如枫叶。花不作瓣，如旋花而大。其实有蒂裹之，生青枯白。其核与棠梂子核一样，但色深黑尔。白者人多种之。其蔓微红，无毛有柔刺，断之有浓汁。叶团有斜尖，并如山药茎叶。其花小于黑牵牛花，浅碧带红色。其实蒂长寸许，生青枯白。其核白色，稍粗。人亦采嫩实蜜煎为果食，呼为天茄，因其蒂似茄也。

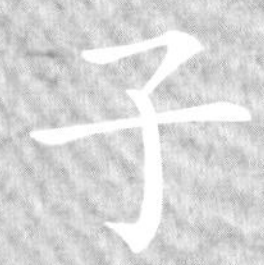

‖ **修治** ‖

[敩曰] 凡采得子，晒干，水淘去浮者，再晒，拌酒蒸，从巳至未，晒干收之。临用舂去黑皮。[时珍曰] 今多只碾取头末，去皮麸不用。亦有半生半熟用者。

‖ **气味** ‖

**苦，寒，有毒。**[权曰] 甘，有小毒。[诜曰] 多食稍冷。[杲曰] 辛热雄烈，泄人元气。[大明曰] 味莶。得青木香、干姜良。

‖ **主治** ‖

**下气，疗脚满水肿，除风毒，利小便。**别录。**治痃癖气块，利大小便，除虚肿，落胎。**甄权。**取腰痛，下冷脓，泻蛊毒药，并一切气壅滞。**大明。**和山茱萸服，去水病。**孟诜。**除气分湿热，三焦壅结。**李杲。**逐痰消饮，通大肠气秘风秘，杀虫，达命门。**时珍。

‖ **发明** ‖

[宗奭曰] 牵牛丸服，治大肠风秘壅结。不可久服，亦行脾肾气故也。[好古曰] 牵牛以气药引则入气，以大黄引则入血。利大肠，下水积。色白者，泻气分湿热上攻喘满，破血中之气。[震亨曰] 牵牛属火善走。黑者属水，白者属金。若非病形与证俱实，不胀满、不大便秘者，不可

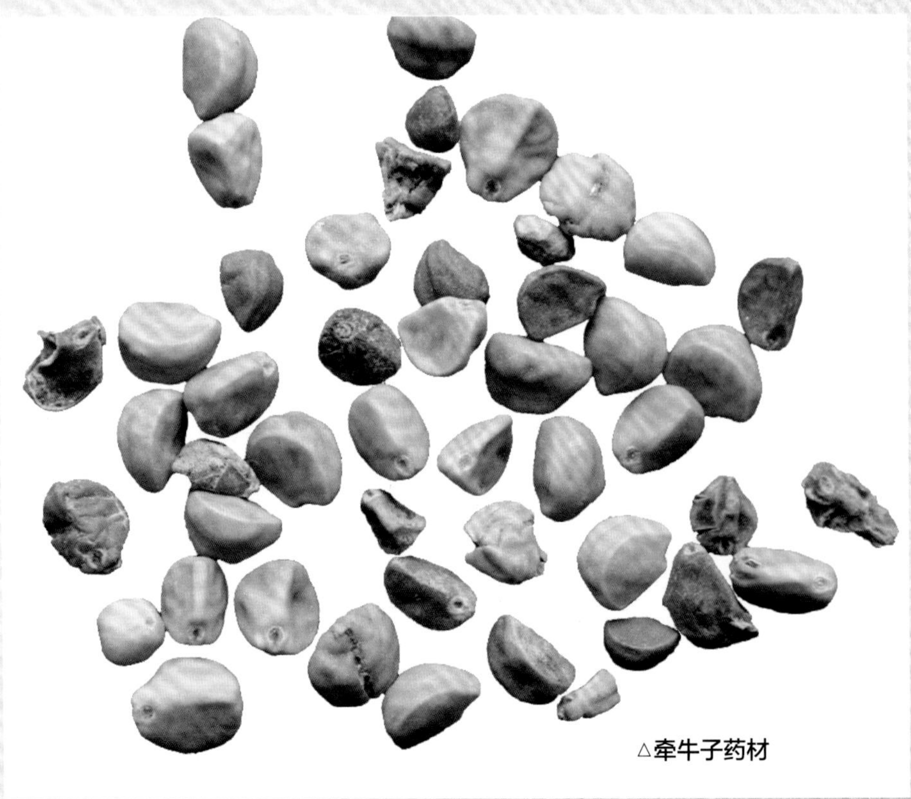

△牵牛子药材

轻用。驱逐致虚，先哲深戒。[杲曰] 牵牛非神农药也。名医注续云：味苦寒，能除湿气，利小便，治下注脚气。此说气味主治俱误矣。何也。凡用牵牛，少则动大便，多则泄下如水，乃泻气之药。其味辛辣，久嚼猛烈雄壮，所谓苦寒安在哉。夫湿者水之别称，有形者也。若肺先受湿，湿气不得施化，致大小便不通，则宜用之。盖牵牛感南方热火之化所生，火能平金而泄肺，湿去则气得周流。所谓五脏有邪，更相平也。今不问有湿无湿，但伤食或有热证，俱用牵牛克化之药，岂不误哉？况牵牛止能泄气中之湿热，不能除血中之湿热。湿从下受之，下焦主血，血中之湿，宜苦寒之味，反以辛药泄之，伤人元气。且牵牛辛烈，比之诸辛药，泄气尤甚，其伤人必矣。经云：辛泄气，辛走气，辛泄肺，气病者无多食辛。况饮食失节，劳役所伤，是胃气不行，心火乘之。肠胃受火邪，名曰热中。脾胃主血，当血中泄火。以黄芩之苦寒泄火，当归身之辛温和血，生地黄之苦寒凉血益血，少加红花之辛温以泄血络，桃仁之辛温除燥润肠。仍不可专用，须于补中益气泄阴火之药内加而用之。何则？上焦元气已自虚弱，若反用牵牛大辛热气味俱阳之药，以泄水泄元气，利其小便，竭其津液，是谓重虚，重则必死，轻则夭人。故张文懿云：牵牛不可耽嗜，脱人元气。见人有酒食病痞者，多服牵牛丸散，取快一时。药过仍痞，随服随效，效后复痞。以致久服脱人元气，犹不知悔也。张仲景治七种湿热，小便不利，无一药犯牵牛者。仲景岂不知牵牛能泄湿利小便乎？为湿病之根在下焦，是血分中气病。不可用辛辣之药，泄上焦太阴

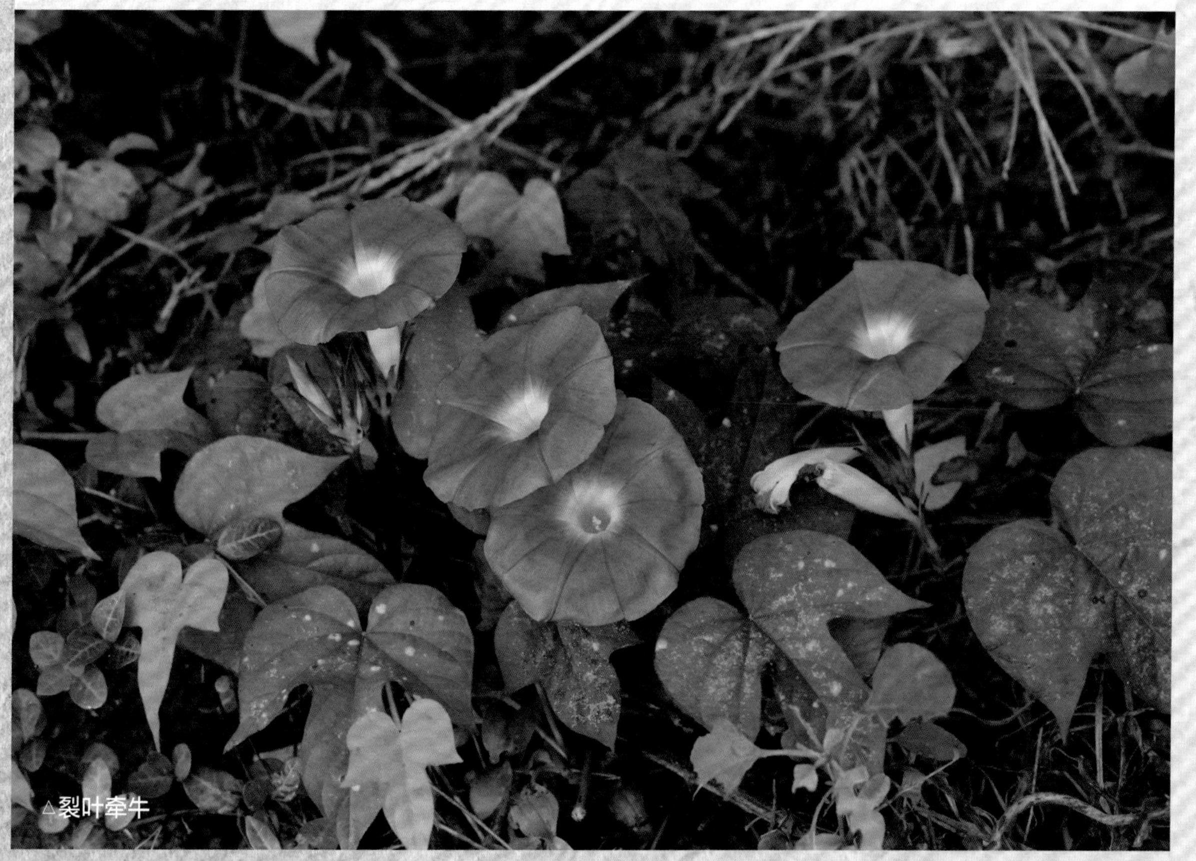
△裂叶牵牛

之气。是血病泻气，使气血俱损也。经云，毋盛盛，毋虚虚，毋绝人长命，此之谓也，用者戒之。白牵牛亦同。【时珍曰】牵牛自宋以后，北人常用取快。及刘守真、张子和出，又倡为通用下药。李明之目击其事，故著此说极力辟之。然东汉时此药未入本草，故仲景不知。假使知之，必有用法，不应捐弃。况仲景未用之药亦多矣。执此而论，盖矫枉过中矣。牵牛治水气在肺，喘满肿胀，下焦郁遏，腰背胀重，及大肠风秘气秘，卓有殊功。但病在血分，及脾胃虚弱而痞满者，则不可取快一时，及常服暗伤元气也。一宗室夫人，年几六十。平生苦肠结病，旬日一行，甚于生产。服养血润燥药则泥膈不快，服消黄通利药则若罔知，如此三十余年矣。时珍诊其人体肥膏粱而多忧郁，日吐酸痰碗许乃宽，又多火病。此乃三焦之气壅滞，有升无降，津液皆化为痰饮，不能下滋肠腑，非血燥比也。润剂留滞，消黄徒入血分，不能通气，俱为痰阻，故无效也。乃用牵牛末皂荚膏丸与服，即便通利。自是但觉肠结，一服就顺，亦不妨食，且复精爽。盖牵牛能走气分，通三焦。气顺则痰逐饮消，上下通快矣。外甥柳乔，素多酒色。病下极胀痛，二便不通，不能坐卧，立哭呻吟者七昼夜。医用通利药不效。遣人叩予。予思此乃湿热之邪在精道，壅胀隧路，病在二阴之间，故前阻小便，后阻大便，病不在大肠、膀胱也。乃用楝实、茴香、穿山甲诸药，入牵牛加倍，水煎服。一服而减，三服而平。牵牛能达右肾命门，走精隧。人所不知，惟东垣李明之知之。故明之治下焦阳虚天真丹，用牵牛以盐水炒黑，入佐沉香、杜仲、破故纸、官桂诸药，深得补泻兼施之妙。方见医学发明。又东垣治脾湿太过，通身浮肿，喘不得卧，腹如鼓，海金沙散，亦以牵牛为君。则东垣未尽弃牵牛不用，但贵施之得道耳。

‖**附方**‖

旧八，新三十。**搜风通滞**风气所攻，脏腑积滞。用牵牛子以童尿浸一宿，长流水上洗半日，生绢袋盛，挂风处令干。每日盐汤下三十粒。极能搜风，亦消虚肿。久服令人体清瘦。斗门方。**三焦壅塞**胸膈不快，头昏目眩，涕唾痰涎，精神不爽。利膈丸：用牵牛子四两，半生半炒，不蛀皂荚酥炙二两，为末，生姜自然汁煮糊，丸梧子大。每服二十丸，荆芥汤下。王衮博济方。**一切积气**宿食不消。黑牵牛头为末四两，用萝卜剜空，安末盖定，纸封蒸熟取出，入白豆蔻末一钱，捣丸梧子大。每服一二十丸，白汤下。名顺气丸。普济方。**男妇五积**五般积气成聚。用黑牵牛一斤，生捣末八两，余滓以新瓦炒香，再捣取四两，炼蜜丸梧子大。至重者三五十丸，陈橘皮、生姜煎汤，卧时服。半夜未动，再服三十丸，当下积聚之物。寻常行气，每服十丸甚妙。博济方。**胸膈食积**牵牛末一两，巴豆霜三个，研末，水丸梧子大。每服二三十丸，食后随所伤物汤下。儒门事亲。**气筑奔冲**不可忍。牛郎丸：用黑牵牛半两炒，槟榔二钱半，为末。每服一钱，紫苏汤下。普济方。**追虫取积**方同上，用酒下。亦消水肿。**肾气作痛**黑、白牵牛等分，炒为末。每服三钱，用猪腰子切，缝入茴香百粒，川椒五十粒，掺牵牛末入内扎定，纸包煨熟。空心食之，酒下。取出恶物效。杨仁斋直指方。**伤寒结胸**心腹硬痛。用牵牛头末一钱，白糖化汤调下。郑氏家传方。**大便不通**简要方用牵牛子半生半熟，为末。每服二钱，姜汤下。未通，再以茶服。一方：加大黄等分。一方：加生槟榔等分。**大肠风秘**结涩。牵牛子微炒，捣头末一两，桃仁去皮尖麸炒半两，为末，熟蜜丸梧子大。每汤服三十丸。寇氏衍义。**水蛊胀满**白牵牛、黑牵牛各取头末二钱，大麦面四两，和作烧饼，卧时烙熟食之，以茶下。降气为验。河间宣明方。**诸水饮病**张子和云：病水之人，如长川泛溢，非杯杓可取，必以神禹决水之法治之，故名禹功散。用黑牵牛头末四两，茴香一两，炒为末。每服一二钱，以生姜自然汁调下，

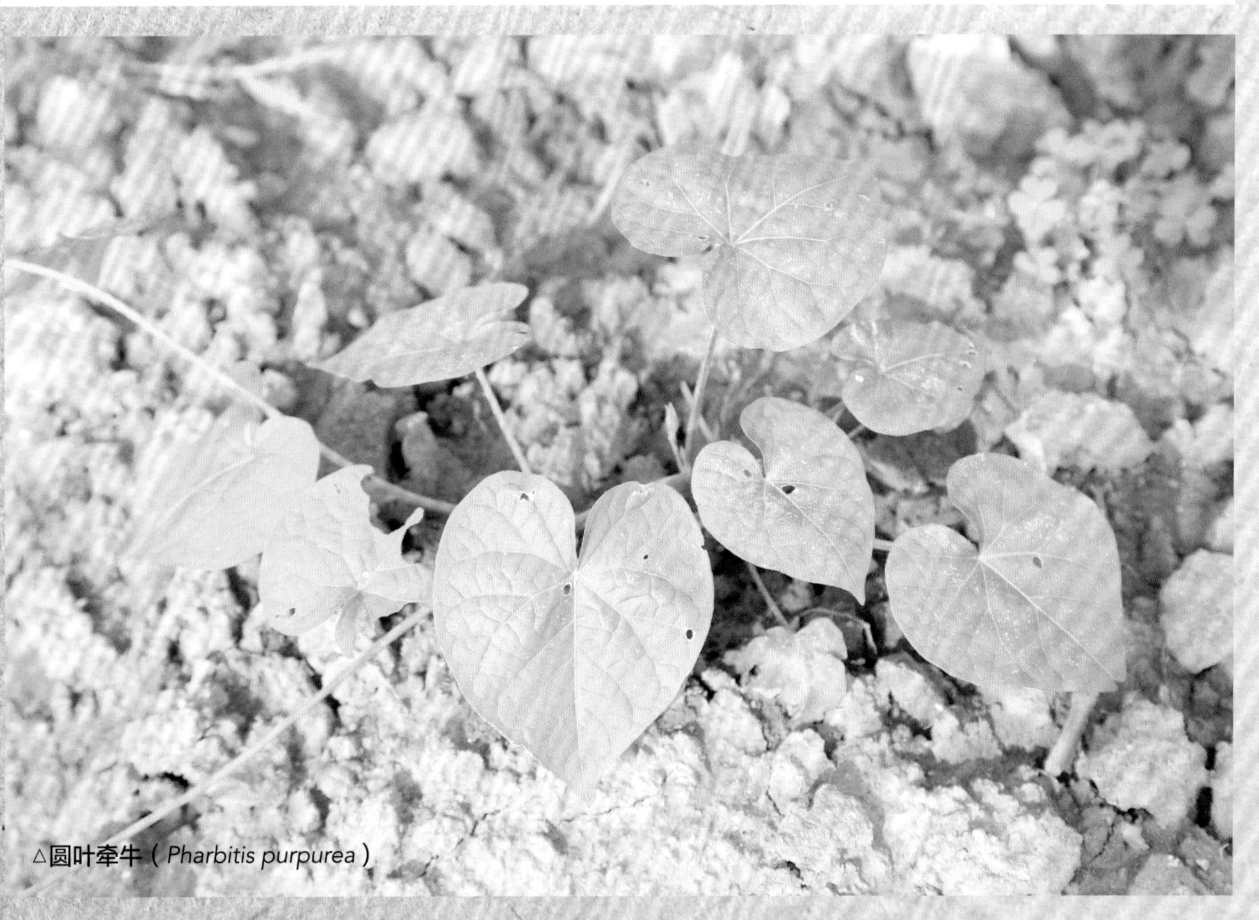
△圆叶牵牛（*Pharbitis purpurea*）

裂叶牵牛 *Pharbitis nil* ITS2 条形码主导单倍型序列：

1 CGCATCGCGT CGCCCCCCTG CTCGGCCCCT CGGCCGAGCT TGGGGAGCGG ATGGTGGCCT CCCGTGCTCC CCTAACTCGG
81 GGCGCGGCTG GCTCAAATGC GAGTCCCTGG CGGCGGACGT CACGGCGAGT GGTGGTCGTA CCCAGCGTGC ATATCTCCGC
161 GCCGTGCCCC CGTCGTCCGC GGGCGAAAGA CCCTTCGACG AGCCGCGTCA GTGCGGCTCT CCGACCG

圆叶牵牛 *Pharbitis purpurea* ITS2 条形码主导单倍型序列：

1 CGCATCGCGT CGCCCCCTTT CTTGGTCGAG CGGCCGAGCT TGGGGAGCGG ATGGTGGCCT CCCGTGCCCC CTAACTCGGG
81 GTGCGGCTGG CTCAAATGCG AGTCCCCGGC GGCGGATGTC ACGGCGAGTG GTGGTCGTAC CCAGTGTGCA TATCTCCGCG
161 TCGTGGCCCC GTCGTTCGTG GGCAAAAGAC CCTTCGACGA GCTGCAGCAG TGTGGCTCTC CGACCG

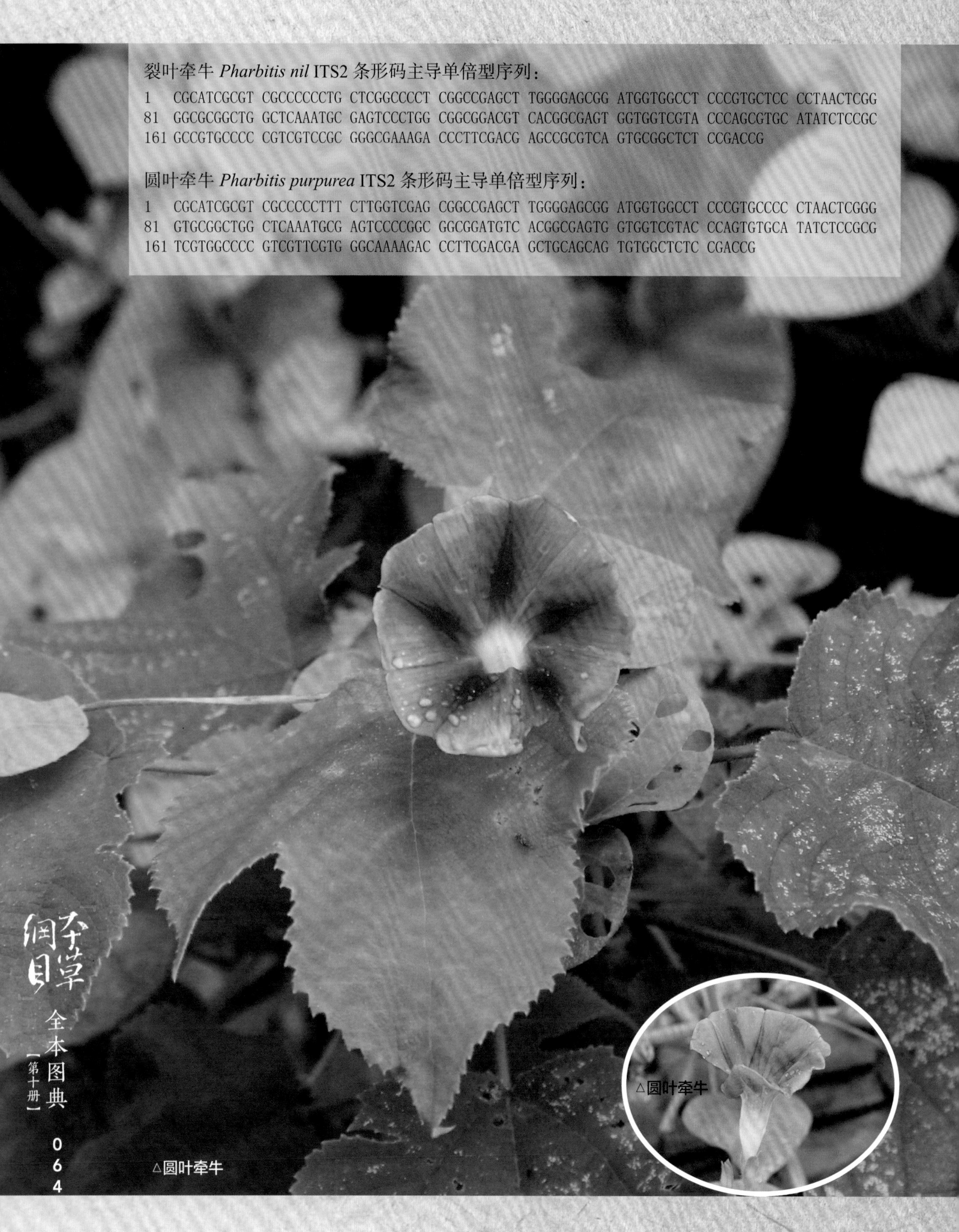

△圆叶牵牛

△圆叶牵牛

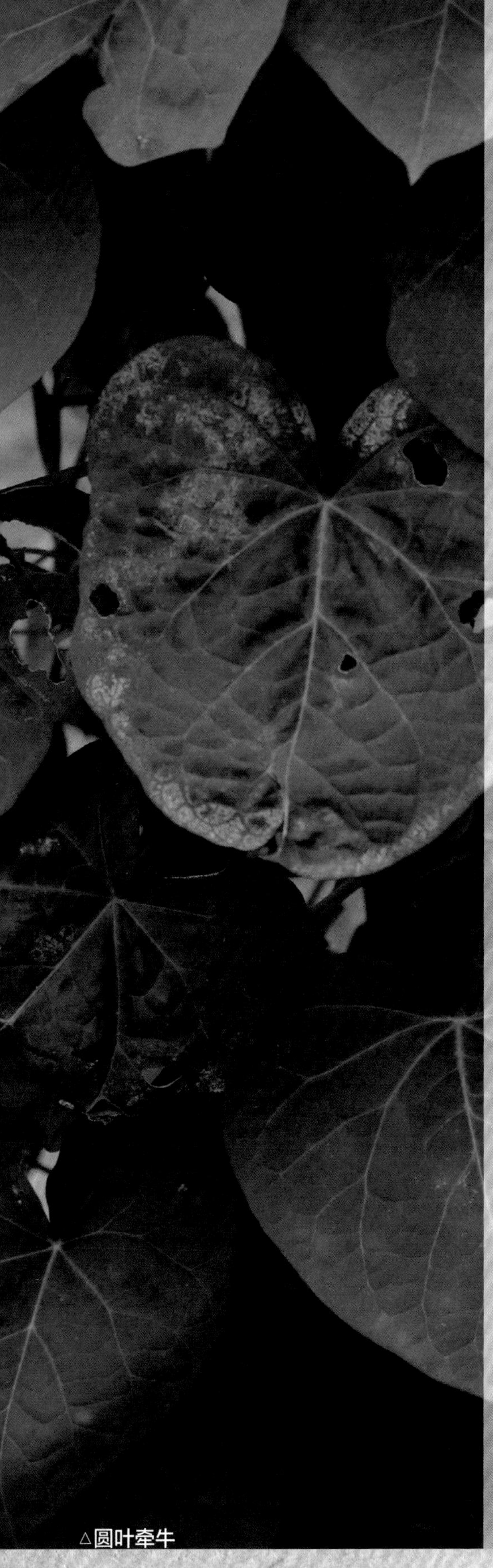
△圆叶牵牛

当转下气也。儒门事亲。**阴水阳水**黑牵牛头末三两，大黄末三两，陈米饭锅糕一两，为末，糊丸梧子大。每服五十丸，姜汤下。欲利服百丸。医方捷径。**水肿尿涩**牵牛末，每服方寸匕，以小便利为度。千金方。**湿气中满**足胫微肿，小便不利，气急咳嗽。黑牵牛末一两，厚朴制半两，为末。每服二钱，姜汤下。或临时水丸，每枣汤下三十丸。普济方。**水气浮肿**气促，坐卧不得。用牵牛子二两，微炒捣末。以乌牛尿浸一宿，平旦入葱白一握，煎十余沸。空心分二服，水从小便中出。圣惠方。**脾湿肿满**方见海金沙下。**风毒脚气**捻之没指者。牵牛子捣末，蜜丸小豆大。每服五丸，生姜汤下，取小便利乃止。亦可吞之。其子黑色，正如梂小核。肘后方。**小儿肿病**大小便不利。黑牵牛、白牵牛各二两，炒取头末，井华水和丸绿豆大。每服二十丸，萝卜子煎汤下。圣济总录。**小儿腹胀**水气流肿，膀胱实热，小便赤涩。牵牛生研一钱，青皮汤空心下。一加木香减半，丸服。郑氏小儿方。**疳气浮肿**常服自消。黑牵牛、白牵牛各半生半炒，取末，陈皮、青皮等分，为末，糊丸绿豆大。每服，三岁儿服二十丸，米汤下。郑氏小儿方。**疳气耳聋**疳气攻肾，耳聋阴肿。牵牛末一钱，猪腰子半个，去膜薄切，掺入内，加少盐，湿纸包煨。空心食。郑氏方。**小儿雀目**牵牛子末，每以一钱用羊肝一片，同面作角子二个，炙熟食，米饮下。普济方。**风热赤眼**白牵牛末，以葱白煮研丸绿豆大。每服五丸，葱汤下。服讫睡半时。卫生家宝方。**面上风刺**黑牵牛酒浸三宿，为末。先以姜汁擦面，后用药涂之。摘玄方。**面上粉刺**㿔子如米粉。黑牵牛末对入面脂药中，日日洗之。圣惠方。**面上雀斑**黑牵牛末，鸡子清调，夜傅旦洗。摘玄方。**马脾风病**小儿急惊，肺胀喘满，胸高气急，胁缩鼻张。闷乱咳嗽，烦渴，痰潮声嗄，俗名马脾风，不急治，死在旦夕。白牵牛半生半炒，黑牵牛半生半炒，大黄煨，槟榔，各取末一钱。每用五分，蜜汤调下。痰盛加轻粉一字。名牛黄夺命散。全幼心

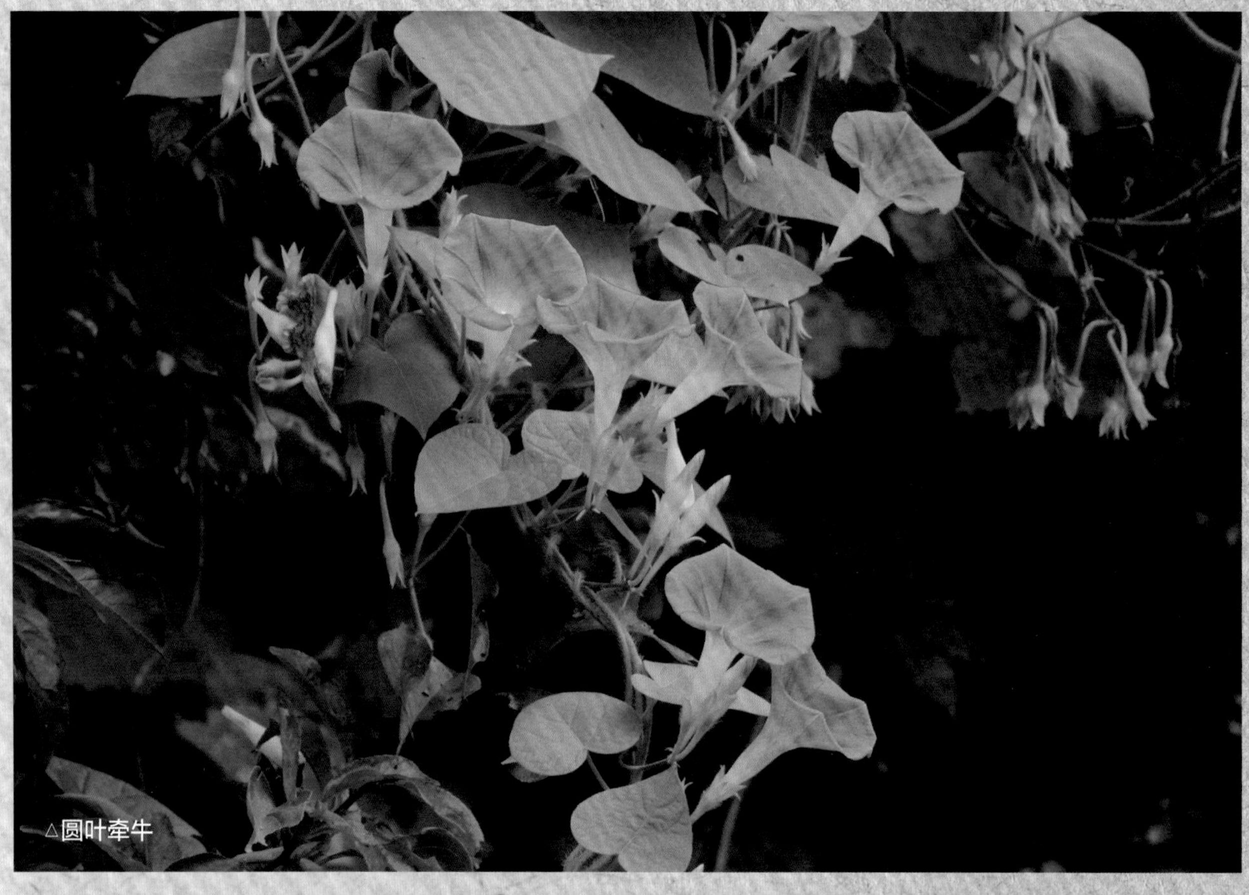
△圆叶牵牛

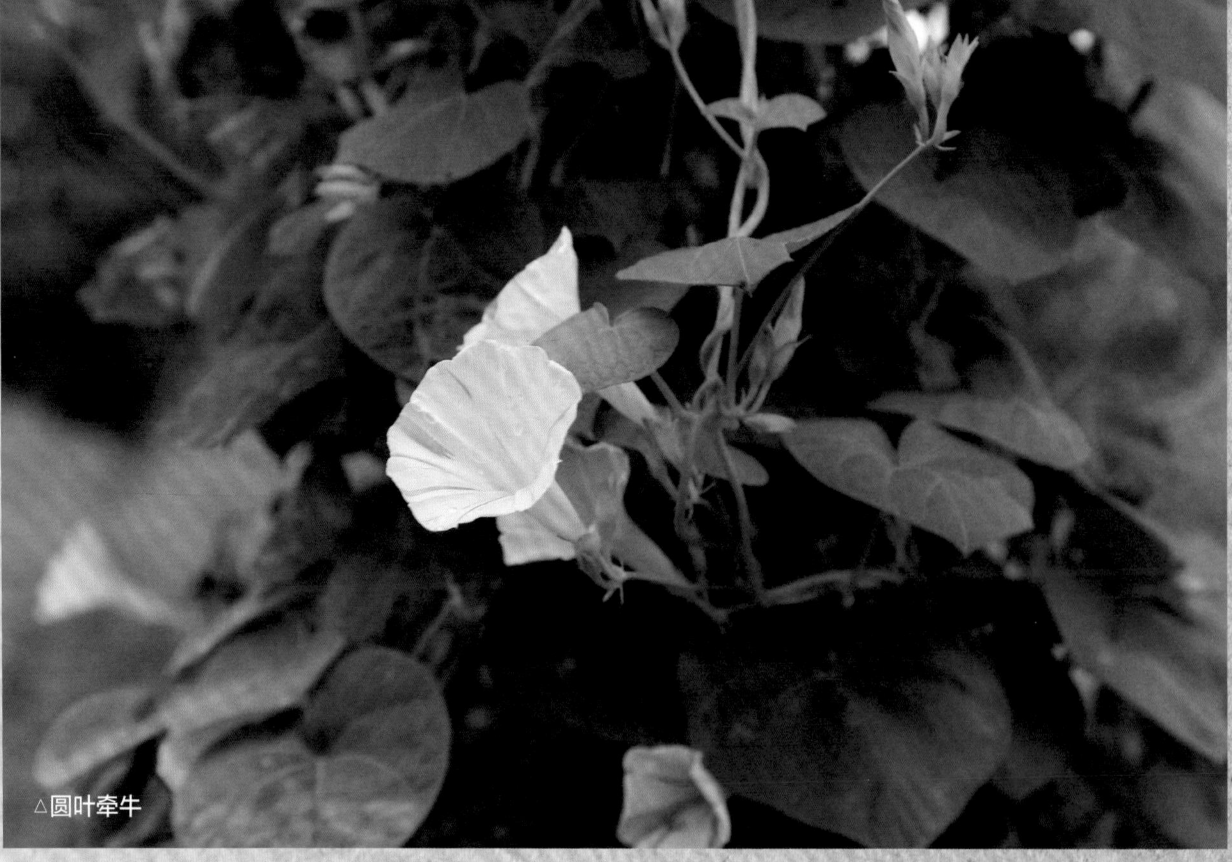
△圆叶牵牛

鉴。**小儿夜啼**黑牵牛末一钱，水调，傅脐上，即止。生生编。**临月滑胎**牵牛子一两，赤土少许，研末。觉胎转痛时，白榆皮煎汤下一钱。王衮博济方。**小便血淋**牵牛子二两，半生半炒，为末。每服二钱，姜汤下。良久，热茶服之。经验良方。**肠风泻血**牵牛五两，牙皂三两，水浸三日，去皂，以酒一升煮干，焙研末，蜜丸梧子大。每服七丸，空心酒下，日三服。下出黄物，不妨。病减后，日服五丸，米饮下。本事方。**痔漏有虫**黑、白牵牛各一两，炒为末，以猪肉四两，切碎炒熟，蘸末食尽，以白米饭三匙压之。取下白虫为效。又方：白牵牛头末四两，没药一钱，为细末。欲服药时，先日勿夜饮。次早空心，将猪肉四两炙切片，蘸末细细嚼食。取下脓血为效。量人加减用。忌酒色油腻三日。儒门事亲。**漏疮水溢**乃肾虚也。牵牛末二钱半，入切开猪肾中，竹叶包定煨熟。空心食，温酒送下。借肾入肾，一纵一横，两得其便。恶水既泄，不复淋沥。直指方。**一切痈疽**发背，无名肿毒，年少气壮者。用黑、白牵牛各一合，布包捶碎，以好醋一碗，熬至八分，露一夜，次日五更温服。以大便出脓血为妙。名济世散。张三丰仙方。**湿热头痛**黑牵牛七粒，砂仁一粒，研末，井华水调汁，仰灌鼻中，待涎出即愈。圣济录。**气滞腰痛**牵牛不拘多少，以新瓦烧赤，安于上，自然一半生一半熟，不得拨动。取末一两，入硫黄末二钱半，同研匀，分作三分。每分用白面三匙，水和捍开，切作棋子。五更初以水一盏煮熟，连汤温下，痛即已。未住，隔日再作。予常有此疾，每发一服，痛即止。许学士本事方。

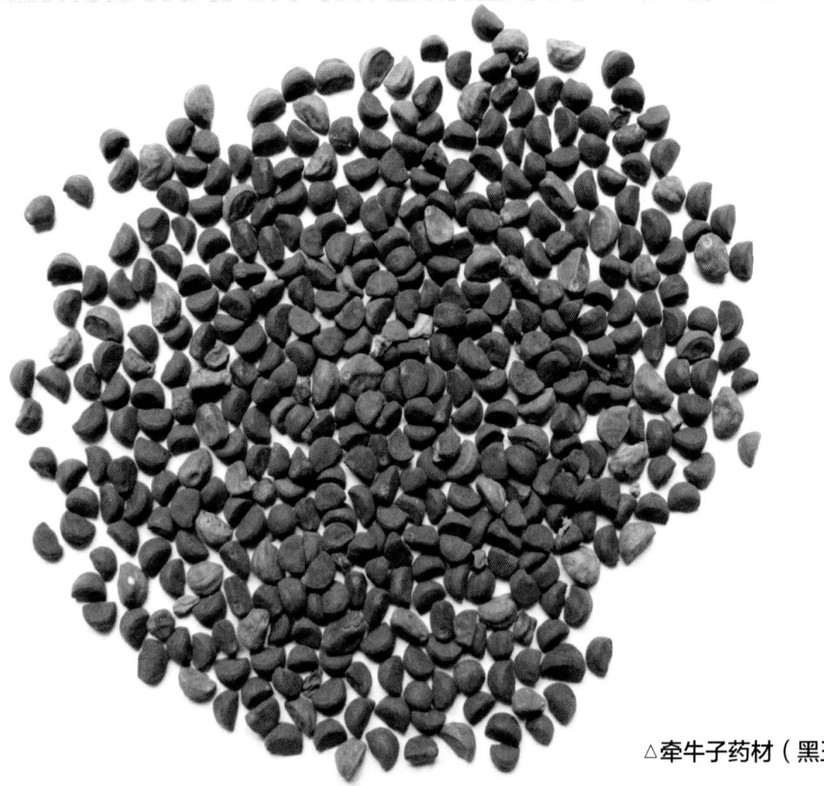

△牵牛子药材（黑丑）

‖ **基原** ‖

据《纲目图鉴》《纲目彩图》《中华本草》等综合分析考证，本品为旋花科植物篱天剑 *Calystegia sepium* (L.) R. Br.。分布于我国大部分地区。《纲目图鉴》认为还包括同属植物缠枝牡丹 *C. dahurica* (Herb.) Choisy f. *anestia*。分布于黑龙江、河北、江苏、安徽、四川等地。

旋花

鼓子花

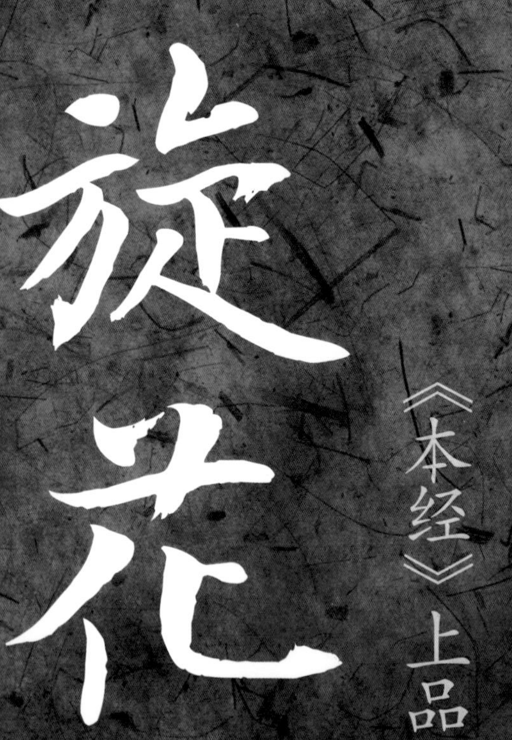

△篱天剑（旋花）（*Calystegia sepium*）

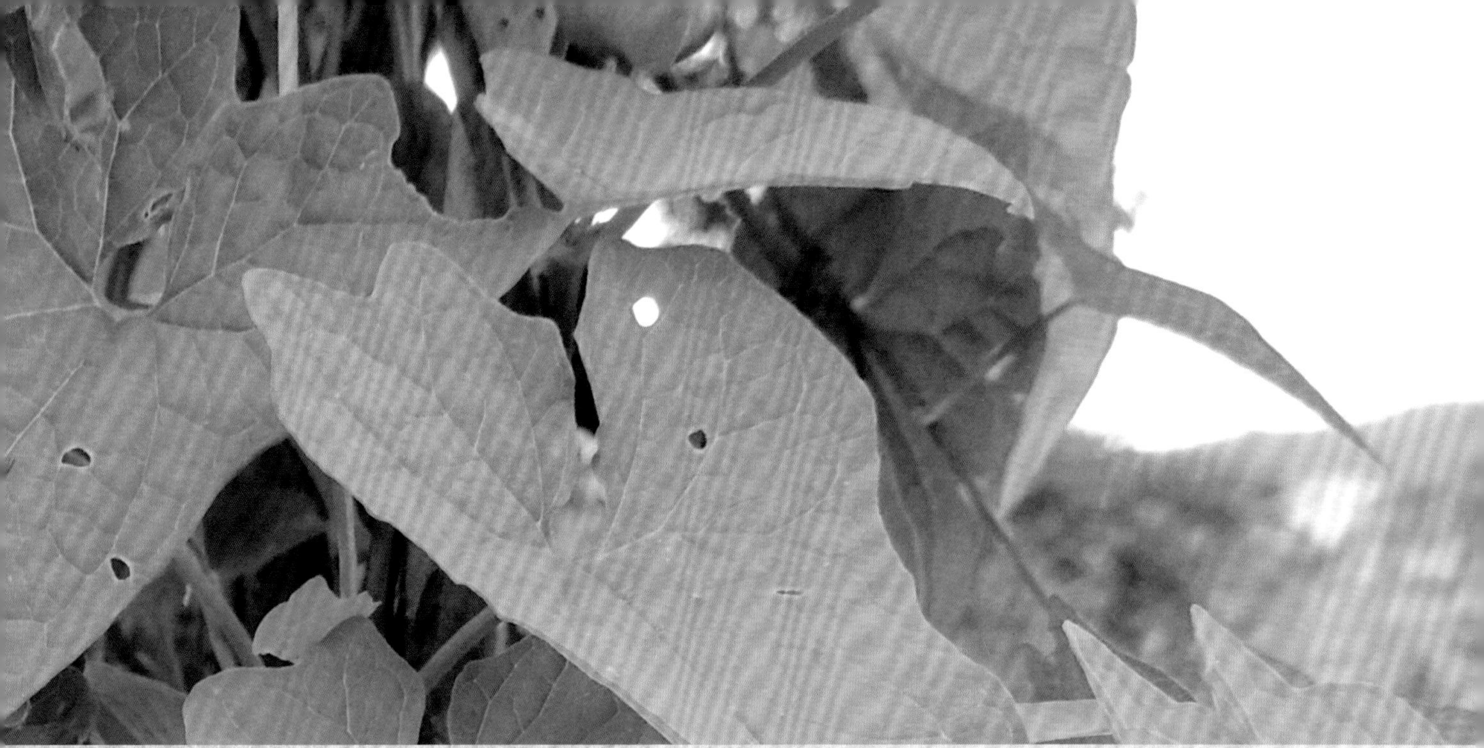

‖ **释名** ‖

**旋葍**苏恭**筋根**本经**续筋根**图经**鼓子花**图经**豚肠草**图经**美草**别录**天剑草**纲目**缠枝牡丹。**［恭曰］旋花即平泽旋葍也。其根似筋，故一名筋根。［炳曰］旋葍当作葍旋，音福旋，用根入药。别有旋覆，音璇伏，用花入药。今云旋葍，误矣。［颂曰］别录言其根主续筋，故南人呼为续筋根。一名豚肠草，象形也。［宗奭曰］世俗谓之鼓子花，言其花形肖也。［时珍曰］其花不作瓣状，如军中所吹鼓子，故有旋花、鼓子之名。一种千叶者，色似粉红牡丹，俗呼为缠枝牡丹。

‖ **集解** ‖

［别录曰］旋花生豫州平泽。五月采，阴干。［保升曰］此旋葍花也。所在川泽皆有。蔓生，叶似薯蓣而狭长。花红色。根无毛节，蒸煮堪啖，味甘美，名筋根。二月、八月采根，日干。［宗奭曰］今河北、汴西、关陕田野中甚多，最难锄艾，治之又生。

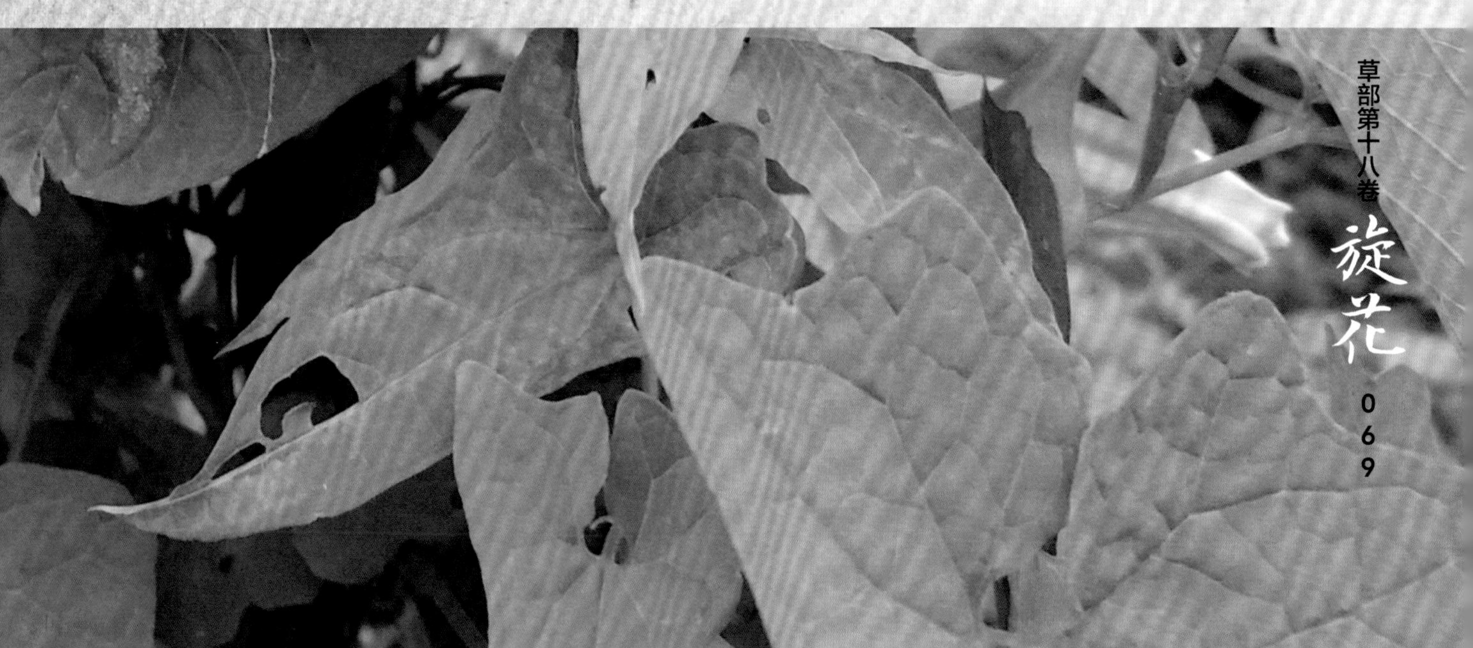

四五月开花。其根寸截，置土灌溉，涉旬苗生。韩保升说是矣。[时珍曰] 旋花田野塍堑皆生，逐节延蔓，叶如菠菜叶而小。至秋开花，如白牵牛花，粉红色，亦有千叶者。其根白色，大如筋。不结子。[颂曰] 黔南施州出一种旋花，粗茎大叶无花，不作蔓，恐别是一物也。

‖ **正误** ‖

[别录曰] 花一名金沸。[弘景曰] 旋花东人呼为山姜，南人呼为美草。根似杜若，亦似高良姜。腹中冷痛，煮服甚效。作丸散服，辟谷止饥。近有人从江南还，用此术与人断谷，皆得半年百日不饥不瘦。但志浅嗜深，不能久服尔。其叶似姜。花赤色，味辛，状如豆蔻，此旋花即其花也。今山东甚多。又注旋覆花曰：别有旋葍根，出河南，来北国亦有，形似芎䓖，惟合旋葍膏用之，余无所入。[恭曰] 旋花乃旋葍花也，陶说乃山姜尔。山姜味辛，都非此类。又因旋覆花名金沸，遂作此花别名，皆误矣。又云从北国来者根似芎䓖，与高良姜全无仿佛，亦误也。

‖ **气味** ‖

**花：甘。根：辛，温，无毒。**[时珍曰] 花、根、茎、叶并甘滑微苦，能制雄黄。

‖ **主治** ‖

**面皯黑色，媚好益气。根：主腹中寒热邪气。**本经。**利小便，久服不饥轻身。续筋骨，合金疮。**别录。**捣汁服，主丹毒热。**藏器。**补劳损，益精气。**时珍。

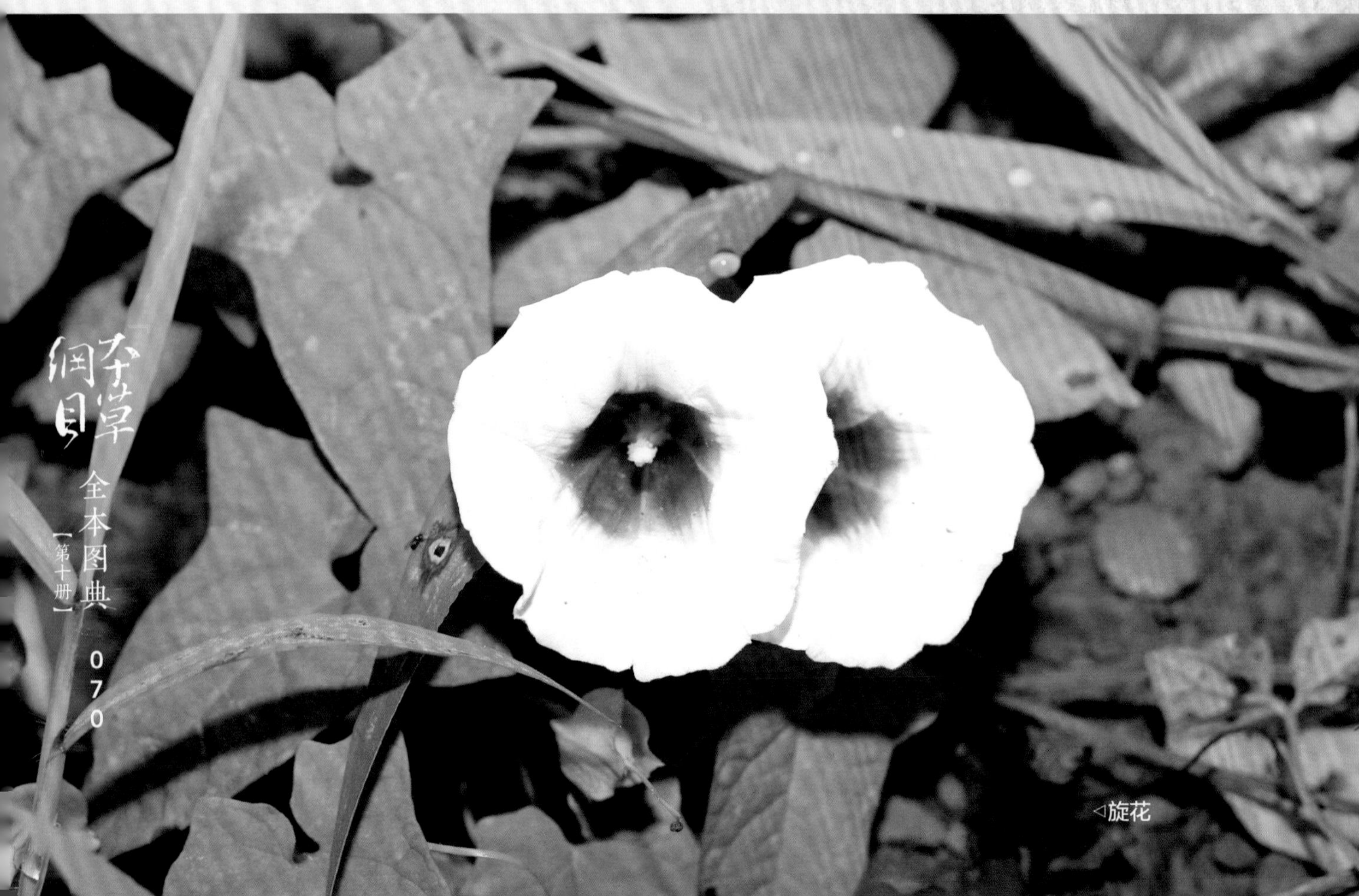

◁旋花

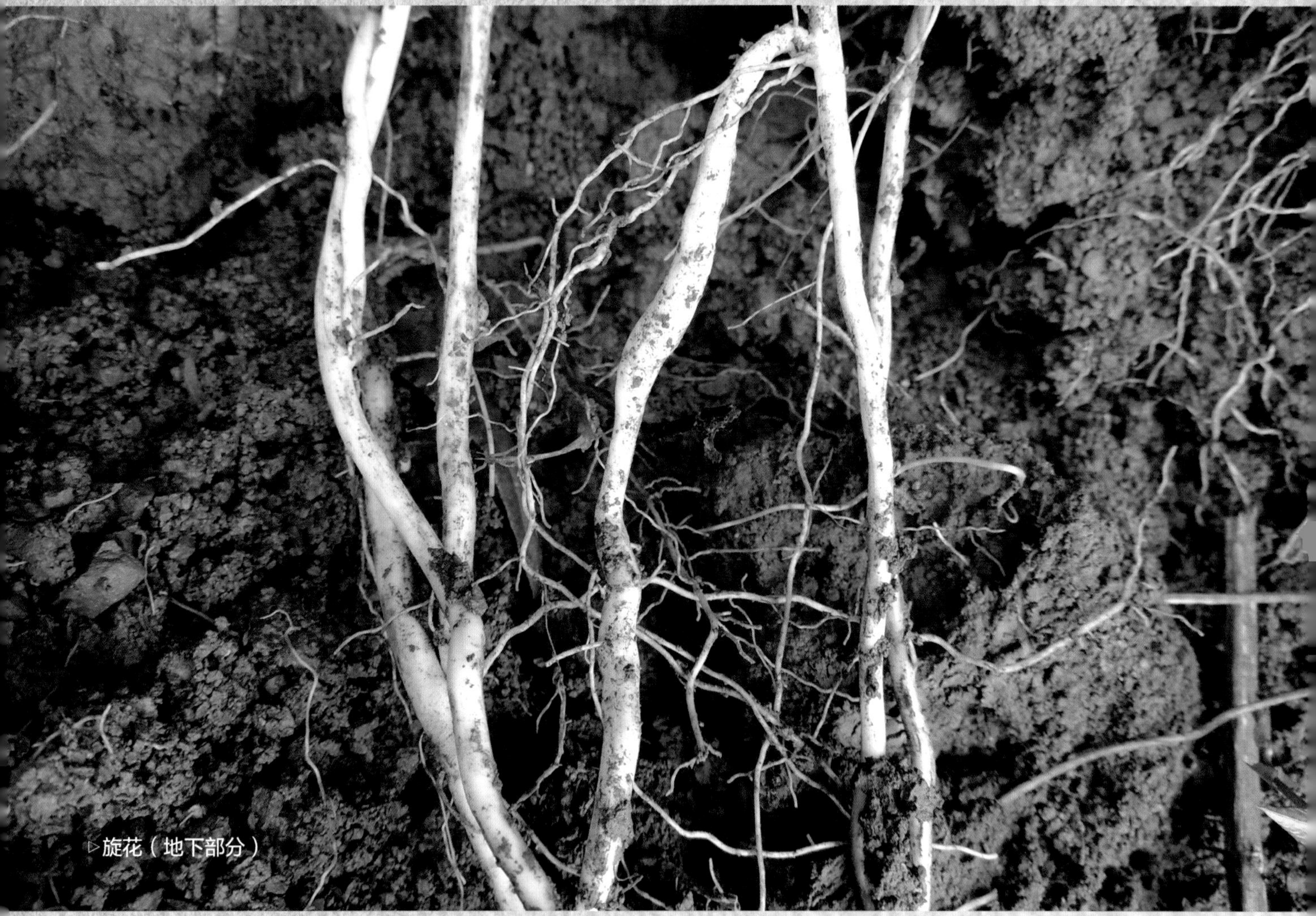

▷旋花（地下部分）

‖ **发明** ‖

[时珍曰] 凡藤蔓之属，象人之筋，所以多治筋病。旋花根细如筋可啖，故别录言其久服不饥。时珍自京师还，见北土车夫每载之。云暮归煎汤饮，可补损伤。则益气续筋之说，尤可征矣。

‖ **附方** ‖

旧一，新一。**被斫断筋**旋葍根捣汁，沥疮中，仍以滓傅之。日三易，半月即断筋便续。此方出苏景中疗奴有效者。王焘外台秘要。**秘精益髓**太乙金锁丹：用五色龙骨五两，覆盆子五两，莲花蕊四两，未开者，阴干，鼓子花三两，五月五日采之，鸡头子仁一百颗，并为末。以金樱子二百枚，去毛，木臼捣烂，水七升，煎浓汁一升，去渣。和药，杵二千下，丸梧子大。每空心温盐酒下三十丸。服之至百日，永不泄。如要泄，以冷水调车前末半合服之。忌葵菜。萨谦斋瑞竹堂方。



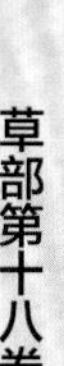

# 紫葳

《本经》中品

‖ **基原** ‖

据《纲目图鉴》《草药大典》《大辞典》等综合分析考证，本品为紫葳科植物凌霄 *Campsis grandiflora* (Thunb.) Loisel.ex Schum.。分布于河北、山东、河南、江苏、江西、广东、陕西等地。另有同属植物美洲凌霄 *C. radicans* (L.) Seem.，为近代引进的栽培品种。《药典》收载凌霄花为紫葳科植物凌霄或美洲凌霄的干燥花；夏、秋二季花盛开时采摘，干燥。

紫葳

陵霄花

△凌霄（*Campsis grandiflora*）

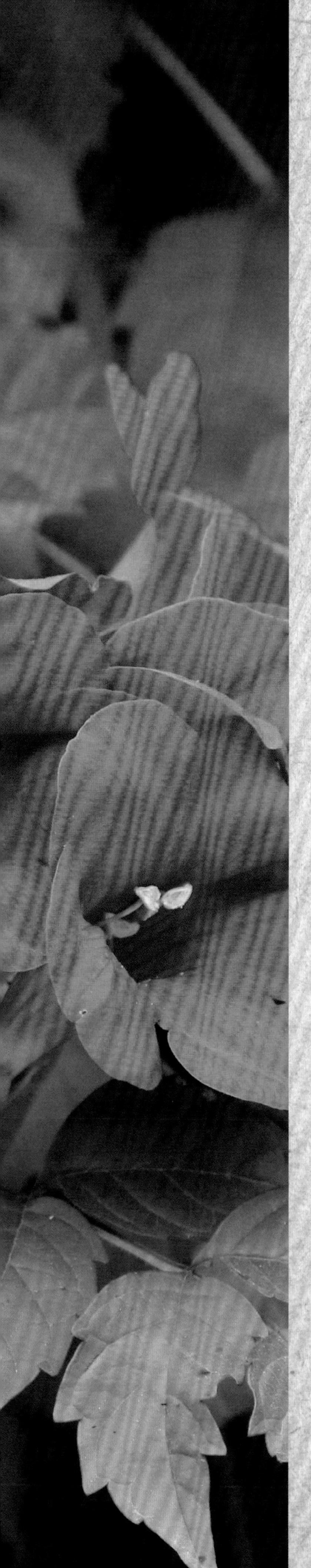

**校正：**自木部移入此。

**‖释名‖**

**凌霄**苏恭**陵苕**本经**陵时**郭璞**女葳**甄权**茇华**本经**武威**吴普**瞿陵**吴普**鬼目**吴氏。[时珍曰]俗谓赤艳曰紫葳葳，此花赤艳，故名。附木而上，高数丈，故曰凌霄。

**‖正误‖**

[弘景曰]是瞿麦根，方用至少。博物志云：郝晦行太行山北，得紫葳华。必当奇异。今瞿麦处处有之，不应乃在太行山。[恭曰]紫葳、瞿麦皆本经药，体性既乖，生处亦不相关。尔雅云：苕，一名陵苕。郭璞注云：一名陵时。又名凌霄，此为真也。[颂曰]孔颖达诗疏亦云：苕一名陵时，今本草无陵时之名，惟鼠尾草有之。岂所传不同，抑陶、苏之误耶？[时珍曰]按吴氏本草：紫葳一名瞿陵，陶弘景误作瞿麦字尔。鼠尾止名陵翘，无陵时，苏颂亦误矣。并正之。

**‖集解‖**

[别录曰]紫葳生西海川谷及山阳。[恭曰]此凌霄花也。连茎叶用。诗云：有苕之华，云其黄矣。尔雅云：陵苕：黄华，蔈；白华，茇。山中亦有白花者。[颂曰]今处处皆有，多生山中，人家园圃亦或栽之。初作蔓生，依大木，久延至巅。其花黄赤，夏中乃盈。今医家多采花干之，入女科药用。[时珍曰]凌霄野生，蔓才数尺，得木而上，即高数丈，年久者藤大如杯。春初生枝，一枝数叶，尖长有齿，深青色。自夏至秋开花，一枝十余朵，大如牵牛花，而头开五瓣，赭黄色，有细点，秋深更赤。八月结荚如豆荚，长三寸许，其子轻薄如榆仁、马兜铃仁。其根长亦如兜铃根状，秋后采之，阴干。

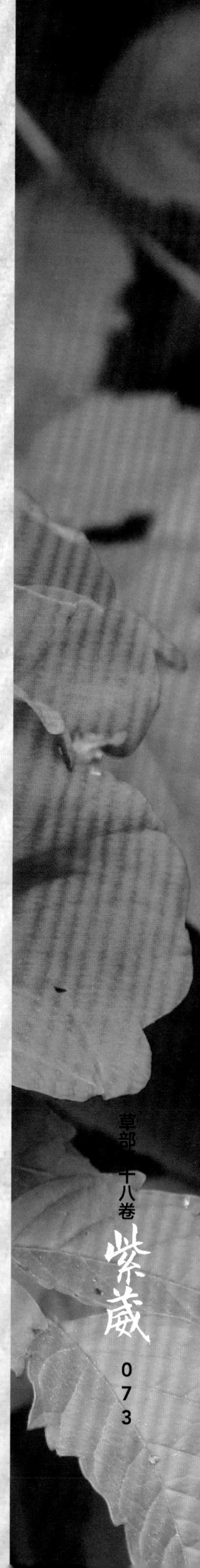

## 花 根同。

‖ **气味** ‖

**酸，微寒，无毒。**[普曰] 神农、雷公、岐伯：辛。扁鹊：苦、咸。黄帝：甘，无毒。[权曰] 畏卤碱。[时珍曰] 花不可近鼻闻，伤脑。花上露入目，令人昏蒙。

‖ **主治** ‖

**妇人产乳余疾，崩中，癥瘕血闭，寒热羸瘦，养胎。**本经。**产后奔血不定，淋沥，主热风风痫，大小便不利，肠中结实。**甄权。**酒齄热毒风刺风，妇人血膈游风，崩中带下。**大明。

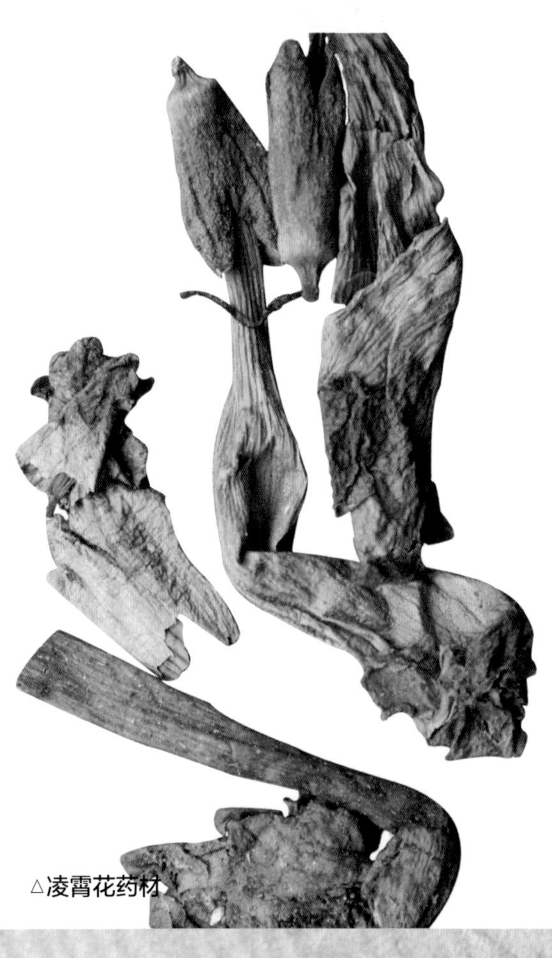

△凌霄花药材

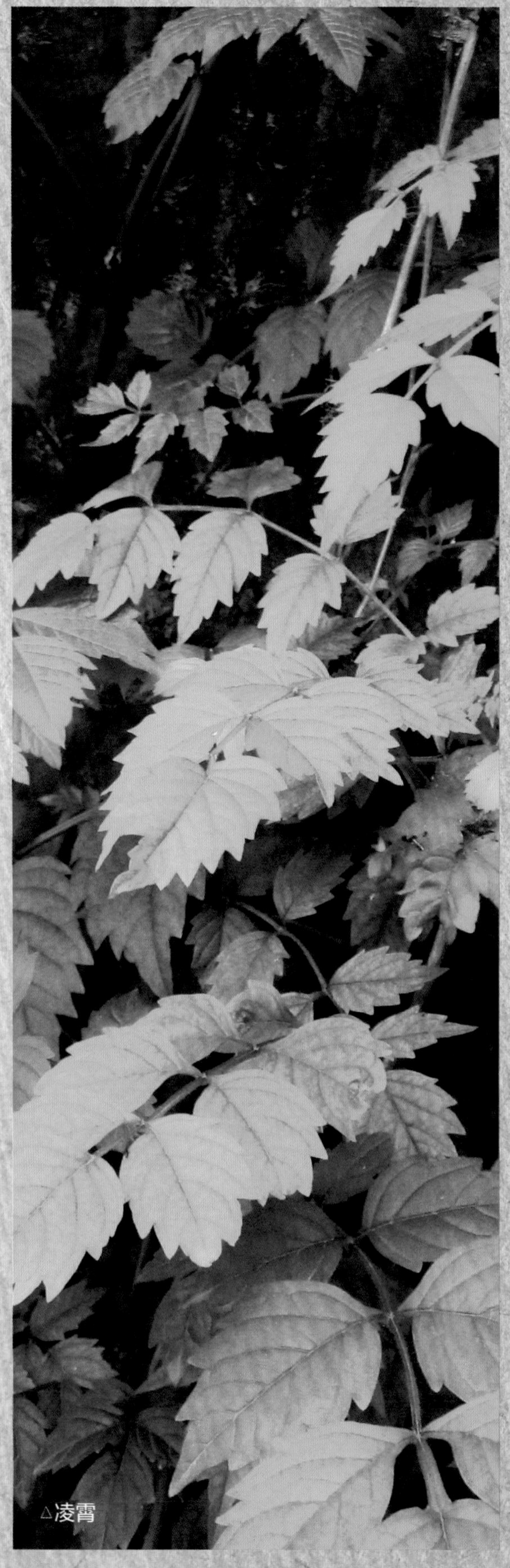

△凌霄

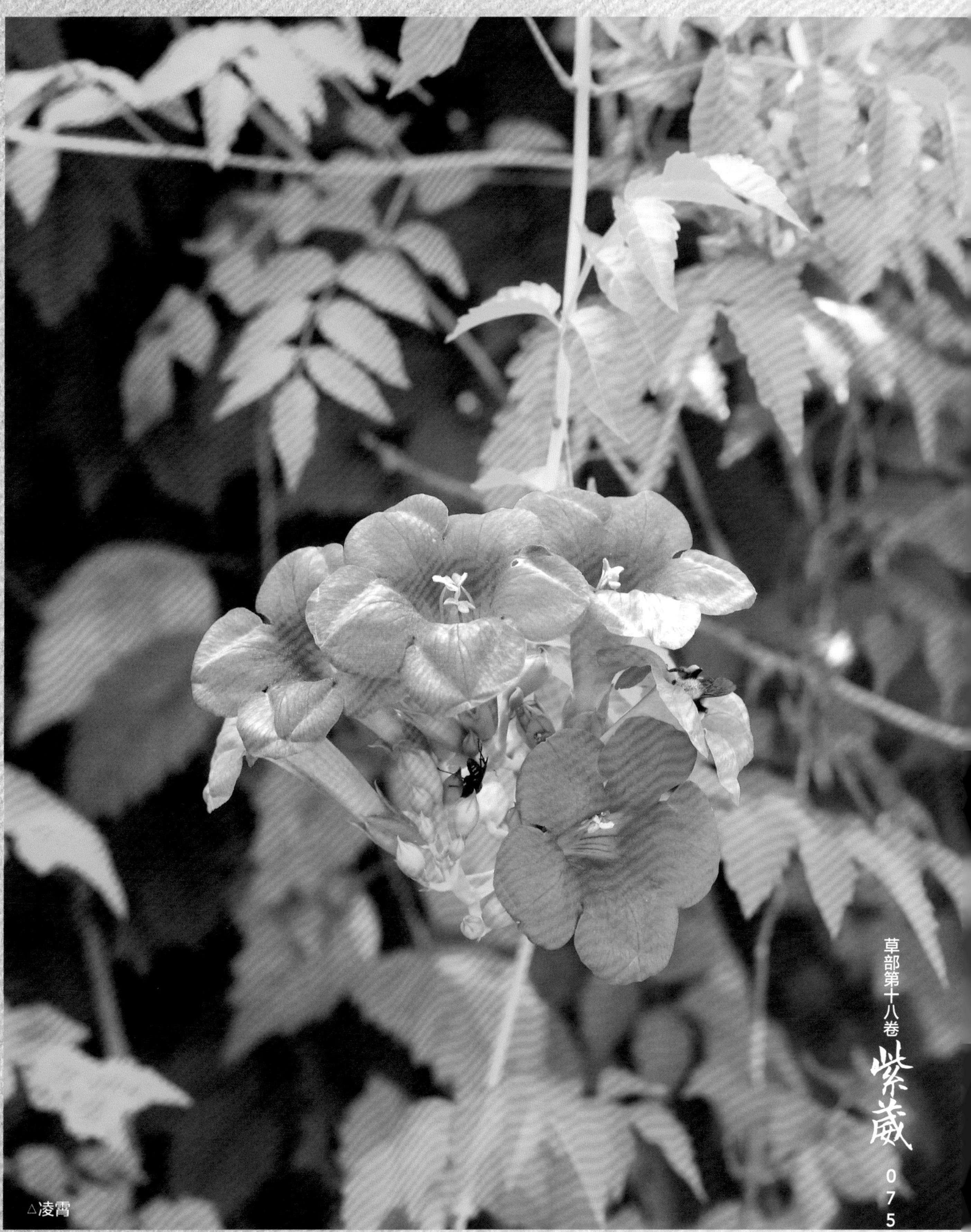
△凌霄

# 茎叶

‖ **气味** ‖

**苦，平，无毒。**

‖ **主治** ‖

**痿躄，益气。**别录。**热风身痒，游风风疹，瘀血带下。花及根功同。**大明。**治喉痹热痛，凉血生肌。**时珍。

‖ **发明** ‖

[时珍曰] 凌霄花及根，甘酸而寒，茎叶带苦，手足厥阴经药也。行血分，能去血中伏火。故主产乳崩漏诸疾，及血热生风之证也。

‖ **附方** ‖

旧二，新十一。**妇人血崩**凌霄花为末。每酒服二钱，后服四物汤。丹溪纂要。**粪后下血**凌霄花浸酒频饮之。普济方。**消渴饮水**凌霄花一两，捣碎，水一盏半，煎一盏，分二服。圣济录。**婴儿不乳**百日内，小儿无故口青不饮乳。用凌霄花、大蓝叶、芒消、大黄等分，为末，以羊髓和丸梧子大。每研一丸，以乳送下，便可吃乳。热者可服，寒者勿服。昔有人休官后云游湖湘，修合此方，救危甚多。普济方。**久近风痫**凌霄花或根叶为末。每服三钱，温酒下。服毕，解发不住手梳，口噙冷水，温则吐去，再噙再梳，至二十口乃止。如此四十九日绝根。百无所忌。方贤奇效方。**通身风痒**凌霄花为末，酒服一钱。医学正传。**大风疠疾**洁古家珍用凌霄花五钱，地龙焙、僵蚕炒、全蝎炒，各七个，为末。每服二钱，温酒下。先以药汤浴过，服此出臭汗为效。儒门事亲：加蝉蜕。五品各九个，作一服。**鼻上酒齄**王璆百一选方用凌霄花、山栀子等分，为末。每茶服二钱，日二服，数日除根。临川曾子仁用之有效。杨氏家藏方用凌霄花半两，硫黄一两，胡桃四个，腻粉一钱，研膏，生绢包揩。**走皮趋疮**满颊满顶，浸淫湿烂，延及两耳，痒而出水，发歇不定，田野名悲羊疮。用凌霄花并叶煎汤，日日洗之。杨仁斋直指方。**妇人阴疮**紫葳为末，用鲤鱼脑或胆调搽。摘玄方。**耳卒聋闭**凌霄叶，杵取自然汁，滴之。斗门方。**女经不行**凌霄花为末，每服二钱，食前温酒下。徐氏胎产方。

‖ **附录** ‖

**骨路支**拾遗 [藏器曰] 味辛，平，无毒。主上气浮肿，水气呕逆，妇人崩中，余血癥瘕，杀三虫。生昆仑国。苗似凌霄藤，根如青木香。越南亦有之，名飞藤。（附录一节，原在本卷末，今移于此。）

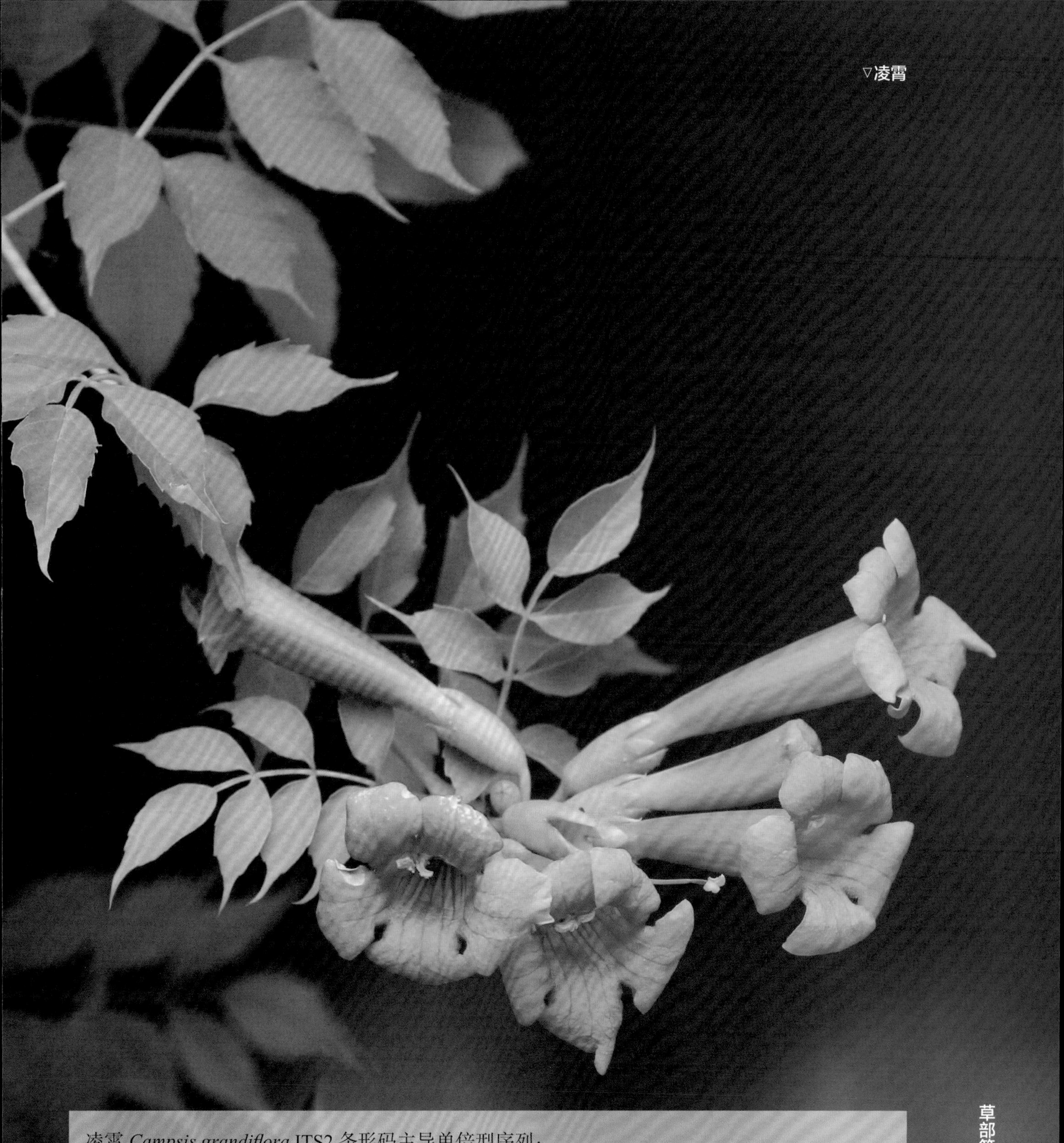

▽凌霄

凌霄 *Campsis grandiflora* ITS2 条形码主导单倍型序列：

1 CGCATCGCGT CGCCCCCCCC GCACGCCCCC CGTCGGGCGA GCGCGGGCGG GGCGGAGAAT GGCCTCCCGT GCGCCCGACG
81 CGCGCGGCCG GCCCAAATGC GATCCCGCGG CGATGCACGT CACGACCAGT GGTGGTTGAA GCCTCAACTC GCGTGCTGTC
161 GTGCGGGACG GCATCGTCCG CCCGGGAATC AGCAACGACC CGCGGGCGCT CCGGCGTGCG ACGCGCACGC CGTGCGCCTC
241 CGACCG

美洲凌霄 *Campsis radicans* ITS2 条形码主导单倍型序列：

1 CGCATCGCGT CGCCCCCCCC GCACGCCCCC CGTCGGGCGA GCGCGGGCGG GGCGGAGAAT GGCCTCCCGT GCGCCCGACG
81 CGCGCGGCCG GCCCAAATGC GATCCCGCGG CGATGCACGT CACGACCAGT GGTGGTTGAA GCCTCAACTC GCGTGCTGTC
161 GTGCGGGACG GCATCGTCCG CCCGGGAATC AGCAACGACC CGCGGGCGCT CCGGCGTGCG ACGCGCACGC CGTGCGCCTC
241 CGACCG

# 营实墙靡

音眉。《本经》上品

‖ **基原** ‖

据《纲目彩图》《纲目图鉴》《中华本草》等综合分析考证，本品为蔷薇科植物野蔷薇 *Rosa multiflora* Thunb.。分布于江苏、山东、河南等地。

营实

野蔷薇

△营实

‖ **释名** ‖

**蔷薇**别录**山棘**别录**牛棘**本经**牛勒**别录**刺花**纲目。[时珍曰] 此草蔓柔靡，依墙援而生，故名墙蘼。其茎多棘刺勒人，牛喜食之，故有山刺、牛勒诸名。其子成簇而生，如营星然，故谓之营实。

‖ **集解** ‖

[别录曰] 营实生零陵川谷及蜀郡。八月、九月采。阴干。[弘景曰] 营实即墙薇子也，以白花者为良。茎叶可煮作饮，其根亦可煮酿酒。[保升曰] 所在有之。蔓生，茎间多刺。其花有百叶，八出六出，或赤或白。子若杜棠子。[时珍曰] 蔷薇野生林堑间。春抽嫩蕻，小儿掐去皮刺食之。既长则成丛似蔓，而茎硬多刺。小叶尖薄有细齿。四五月开花，四出，黄心，有白色、粉红二者。结子成簇，生青熟红。其核有白毛，如金樱子核，八月采之。根采无时。人家栽玩者，茎粗叶大，延长数丈。花亦厚大，有白、黄、红、紫数色。花最大者名佛见笑，小者名木香，皆香艳可人，不入药用。南番有蔷薇露，云是此花之露水，香馥异常。

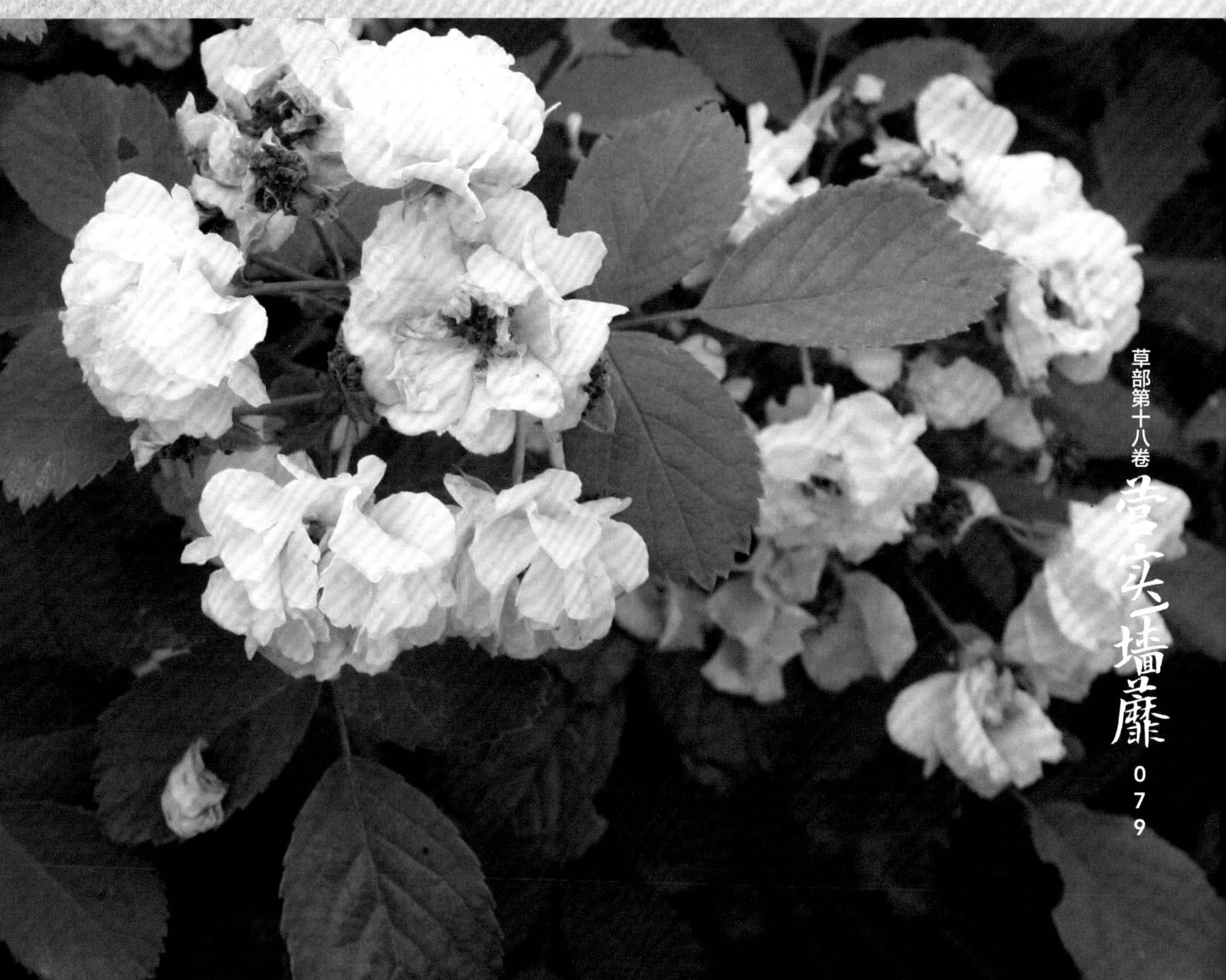

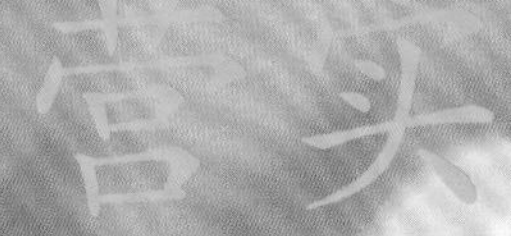

‖ **气味** ‖

**酸，温，无毒。**[别录曰] 微寒。

‖ **主治** ‖

**痈疽恶疮，结肉跌筋，败疮热气，阴蚀不瘳，利关节。**本经。**久服轻身益气。**别录。**治上焦有热，好瞑。**时珍。

‖ **附方** ‖

新一。**眼热昏暗**营实、枸杞子、地肤子各二两，为末。每服三钱，温酒下。圣惠方。

△营实

# 根

‖**气味**‖

苦，涩，冷，无毒。

‖**主治**‖

**止泄痢腹痛，五脏客热，除邪逆气，疽癞诸恶疮，金疮伤挞，生肉复肌。**别录。**治热毒风，除邪气，止赤白痢，肠风泻血，通结血，治牙齿痛，小儿疳虫肚痛，痈疽疥癣。**大明。**头疮白秃。**甄权。**除风热湿热，缩小便，止消渴。**时珍。

‖**发明**‖

**[时珍曰]** 营实、蔷薇根，能入阳明经，除风热湿热，生肌杀虫，故痈疽疮癣古方常用，而泄痢、消渴、遗尿、好瞑，亦皆阳明病也。

‖**附方**‖

旧七，新五。**消渴尿多**蔷薇根一把，水煎，日服之。千金方。**小便失禁**蔷薇根煮汁饮，或为末酒服。野生白花者更良。圣惠方。**少小尿床**蔷薇根五钱，煎酒夜饮。外台秘要。**小儿疳痢**频数。用生蔷薇根洗切，煎浓汁细饮，以愈为度。千金方。**尸咽痛痒**语声不出。蔷薇根皮、射干一两，甘草炙半两，每服二钱，水煎服之。普济方。**口舌糜烂**蔷薇根，避风打去土，煮浓汁，温含冷吐。冬用根皮，夏用枝叶。口疮日久，延及胸中生疮，三年已上不瘥者，皆效。千金方。**小儿月蚀**蔷薇根四两，地榆二钱，为末。先以盐汤洗过，傅之。全幼心鉴。**痈肿疖毒**溃烂疼痛。用蔷薇皮更炙熨之。千金方。**筋骨毒痛**因患杨梅疮服轻粉毒药成者。野蔷薇根白皮洗三斤，水酒十斤，煮一炷香。每日任饮，以愈为度。邓笔峰杂兴方用刺蔷薇根三钱，五加皮、木瓜、当归、茯苓各二钱。以酒二盏，煎一盏，日服一次。**金疮肿痛**蔷薇根烧灰。每白汤服方寸匕，一日三服。抱朴子。**箭刺入肉**脓囊不出。以蔷薇根末掺之。服鼠扑，十日即穿皮出也。外台秘要。**骨哽不出**蔷薇根末。水服方寸匕，日三。同上。

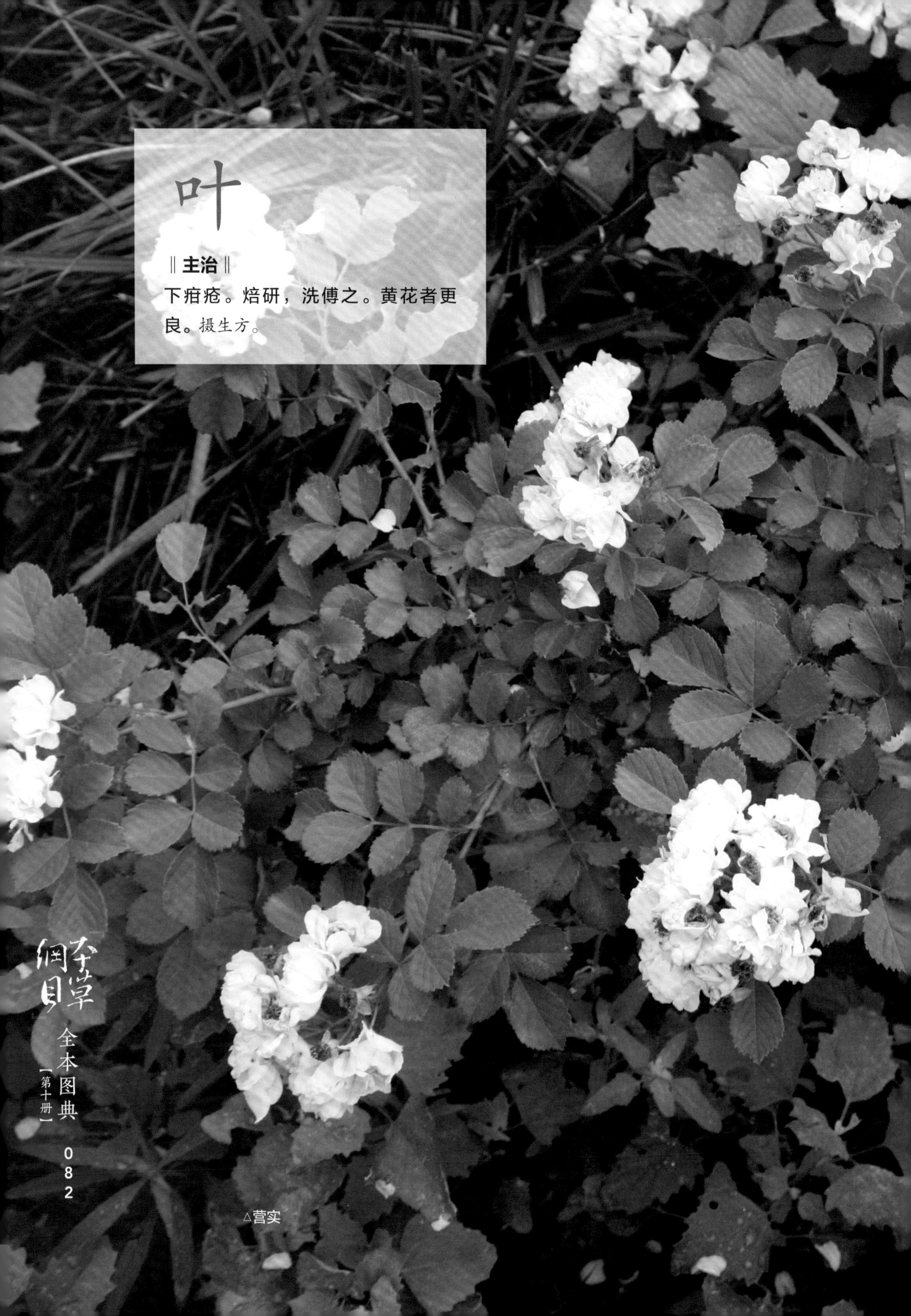

# 叶

‖ **主治** ‖

下疳疮。焙研，洗傅之。黄花者更良。摄生方。

△营实

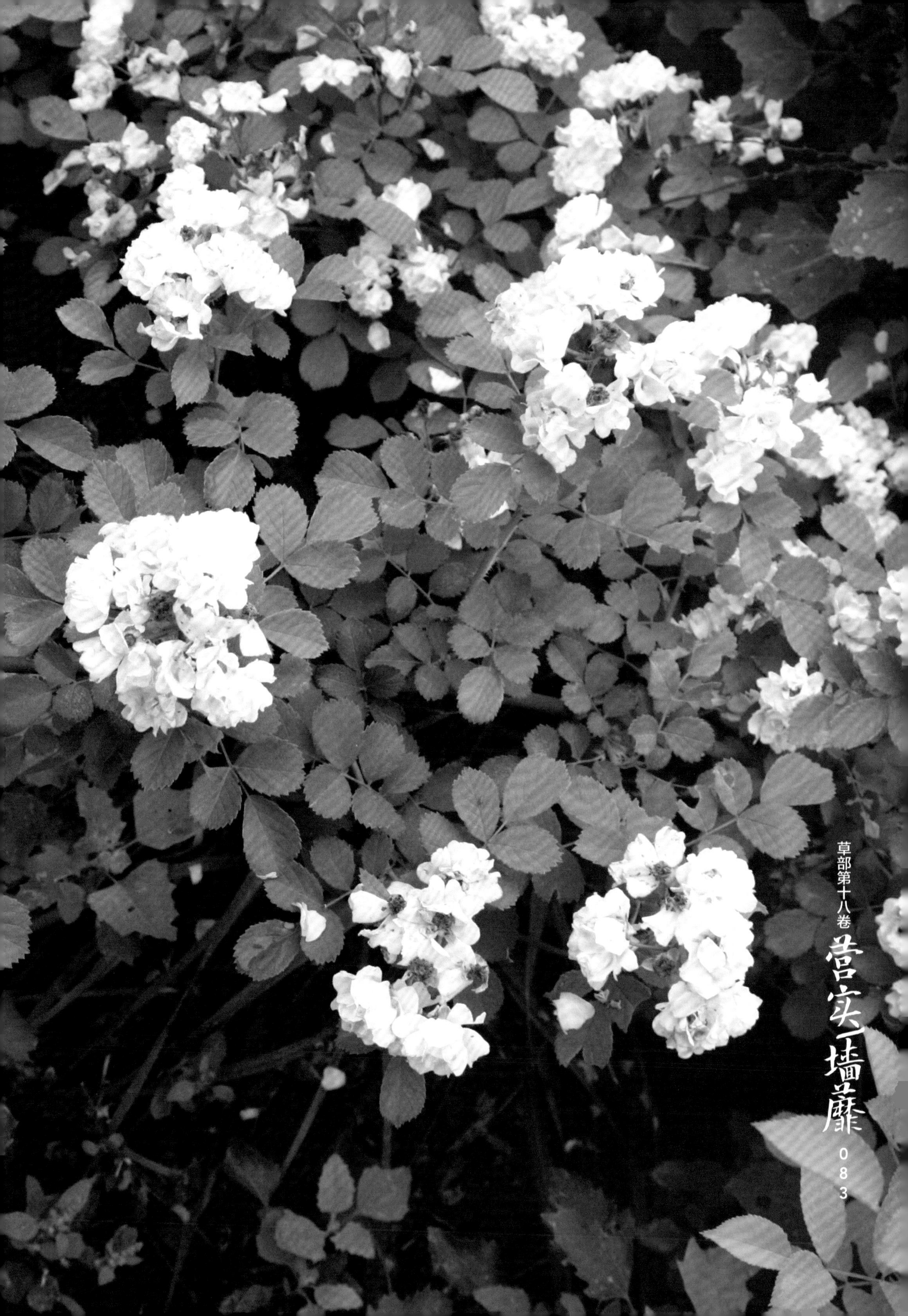



营实墙蘼

# 月季花《纲目》

‖ **基原** ‖

据《纲目彩图》《药典图鉴》《中华本草》《纲目图鉴》等综合分析考证，本品为蔷薇科植物月季 *Rosa chinensis* Jacq.。分布于华东、华中及西南等地。《药典》收载月季花药材为蔷薇科植物月季的干燥花；全年均可采收，花微开时采摘，阴干或低温干燥。

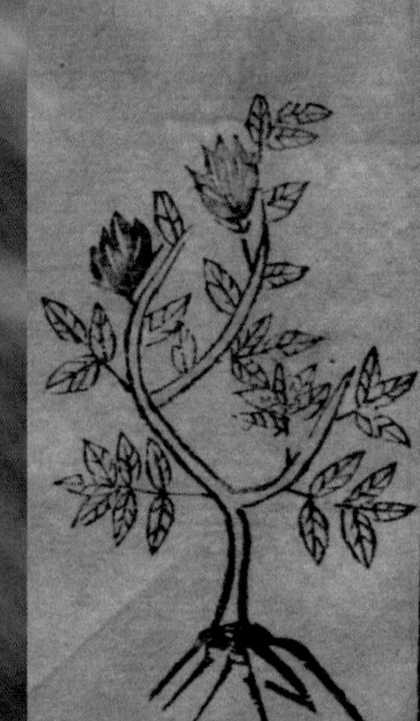

△月季（*Rosa chinensis*）

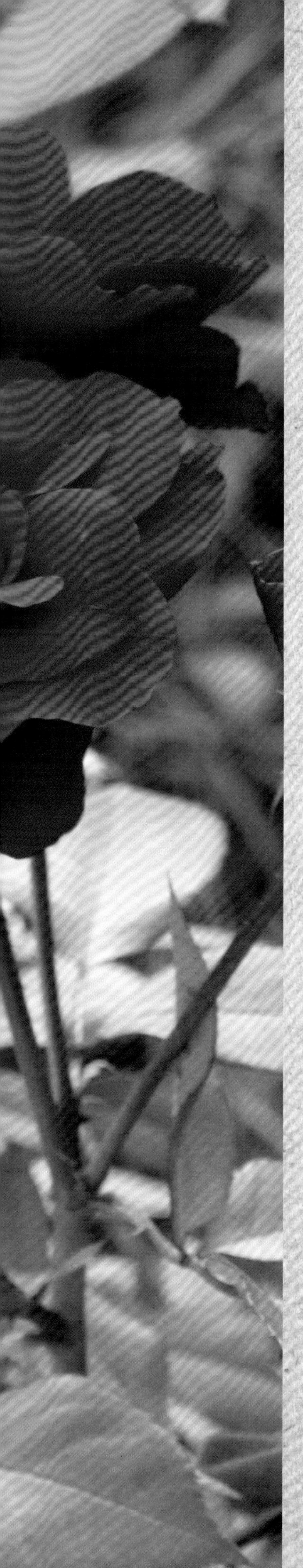

‖ **释名** ‖

**月月红**见下。**胜春**　**瘦客**　**斗雪红。**

‖ **集解** ‖

[时珍曰] 处处人家多栽插之，亦蔷薇类也。青茎长蔓硬刺，叶小于蔷薇，而花深红，千叶厚瓣，逐月开放，不结子也。

‖ **气味** ‖

**甘，温，无毒。**

‖ **主治** ‖

**活血，消肿，傅毒。**时珍。

‖ **附方** ‖

新一。**瘰疬未破**用月季花头二钱，沉香五钱，芫花炒三钱，碎剉，入大鲫鱼腹中，就以鱼肠封固，酒、水各一盏，煮熟食之，即愈。鱼须安粪水内游死者方效。此是家传方，活人多矣。谈野翁试验方。

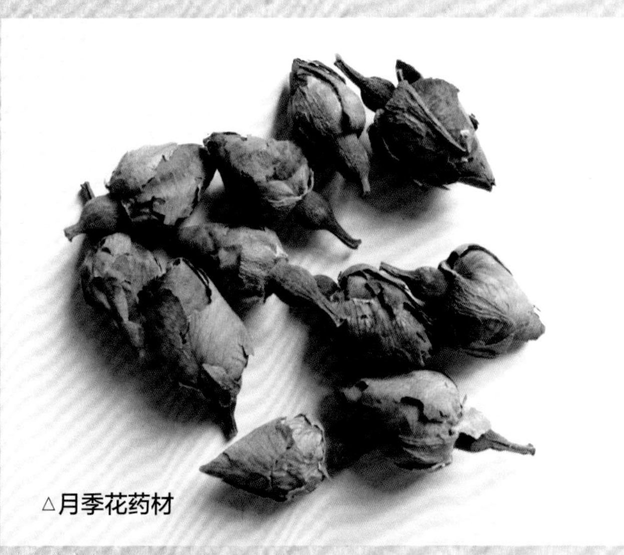

△月季花药材

月季 *Rosa chinensis* ITS2 条形码主导单倍型序列：

1 CACGTCGTTG CCCCCCCCAA CCCCTCGGGA GTTGGATGGG ACGGATGATG GCCTCCCGTG TGCTCAGTCA CGCGGTTGGC
81 ATAAATACCA AGTCCTCGGC GACCAACGCC ACGACAATCG GTGGTTGTCA AACCTCGGTT TCCTGTCGTG CGCGCGTGTT
161 GATCGAGTGC TTTCTTAAAC AATGCGTGTC GATCAGTCGA TGCTTACAAC G

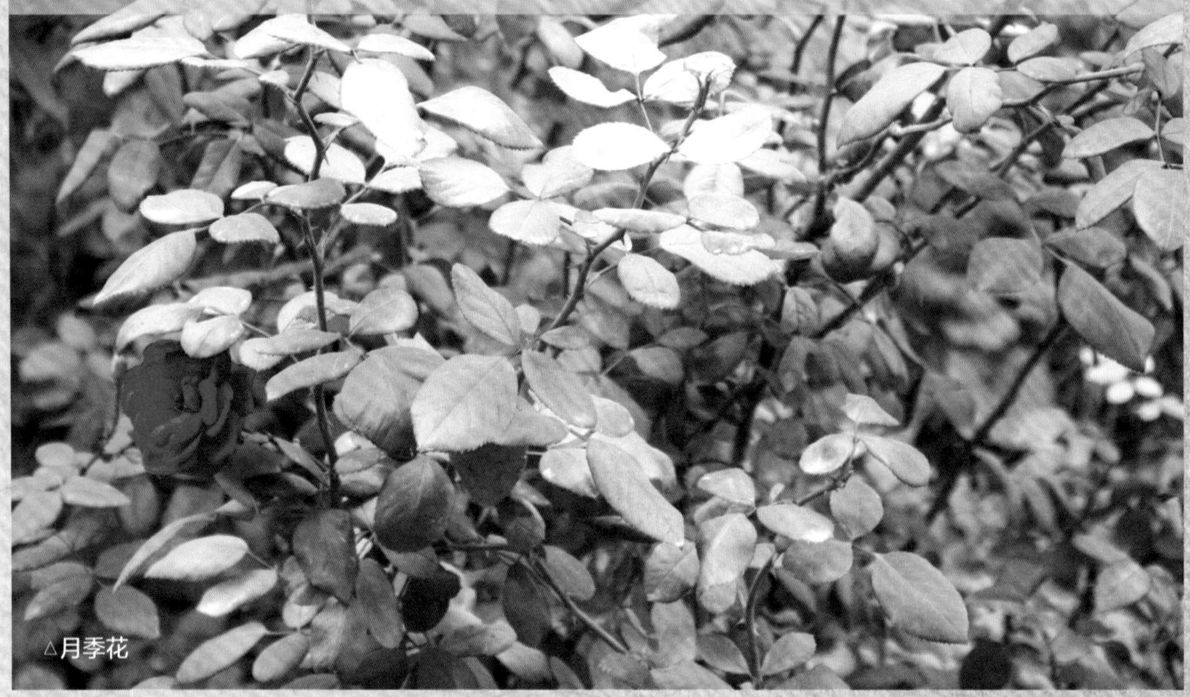

△月季花

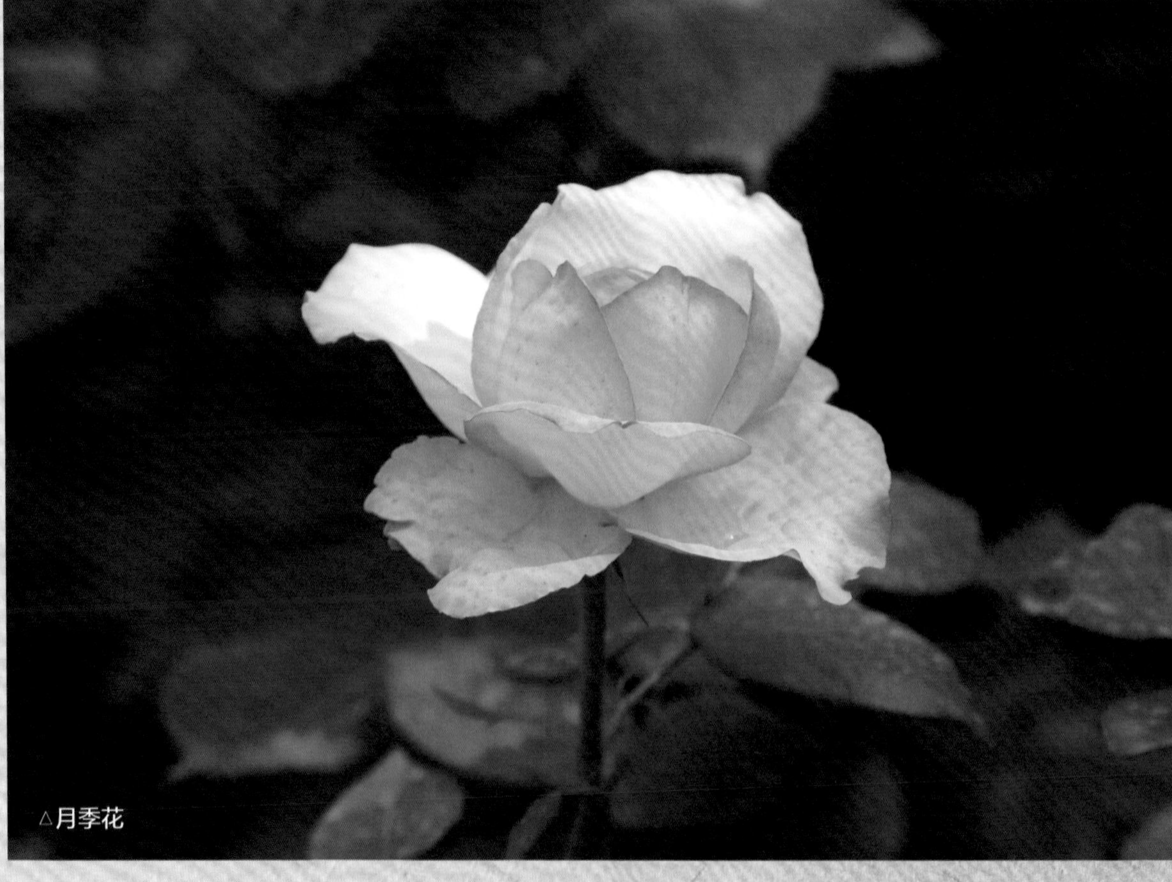

△月季花

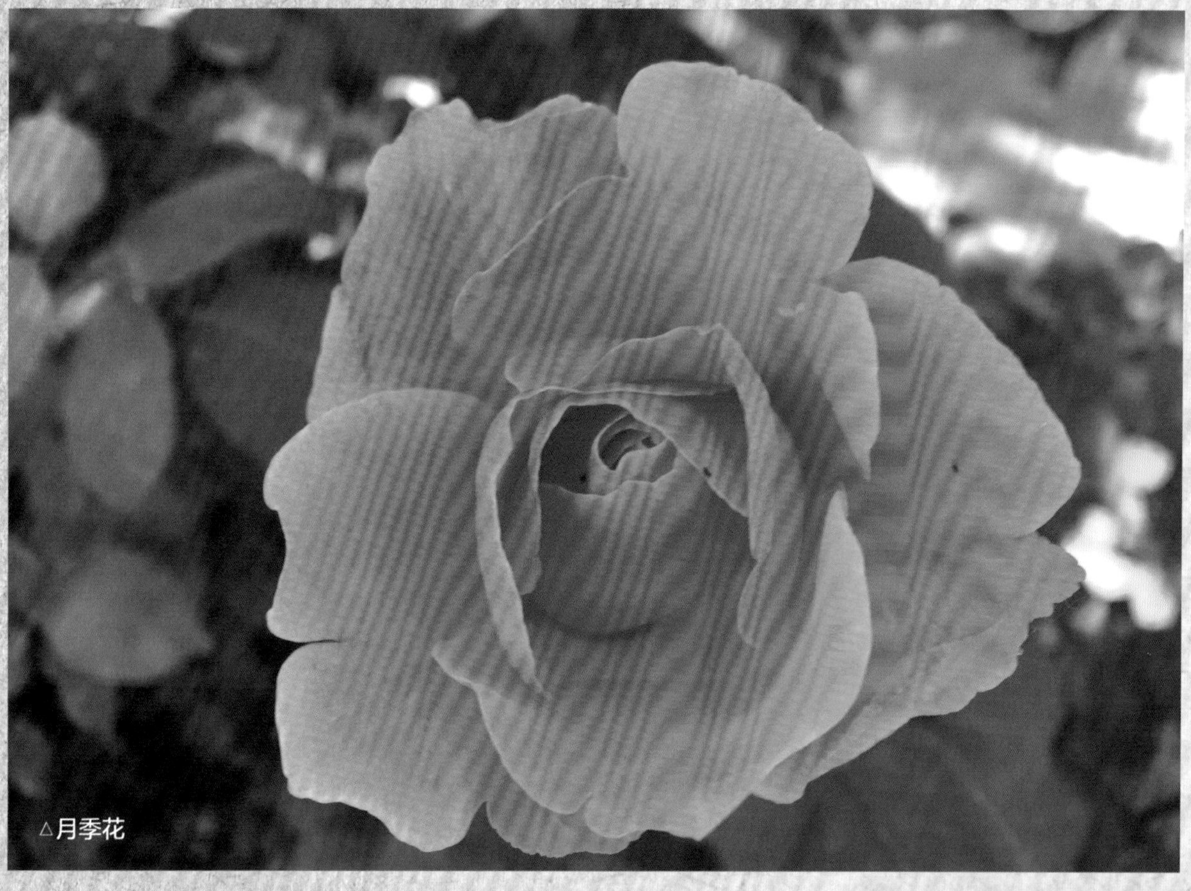
△月季花

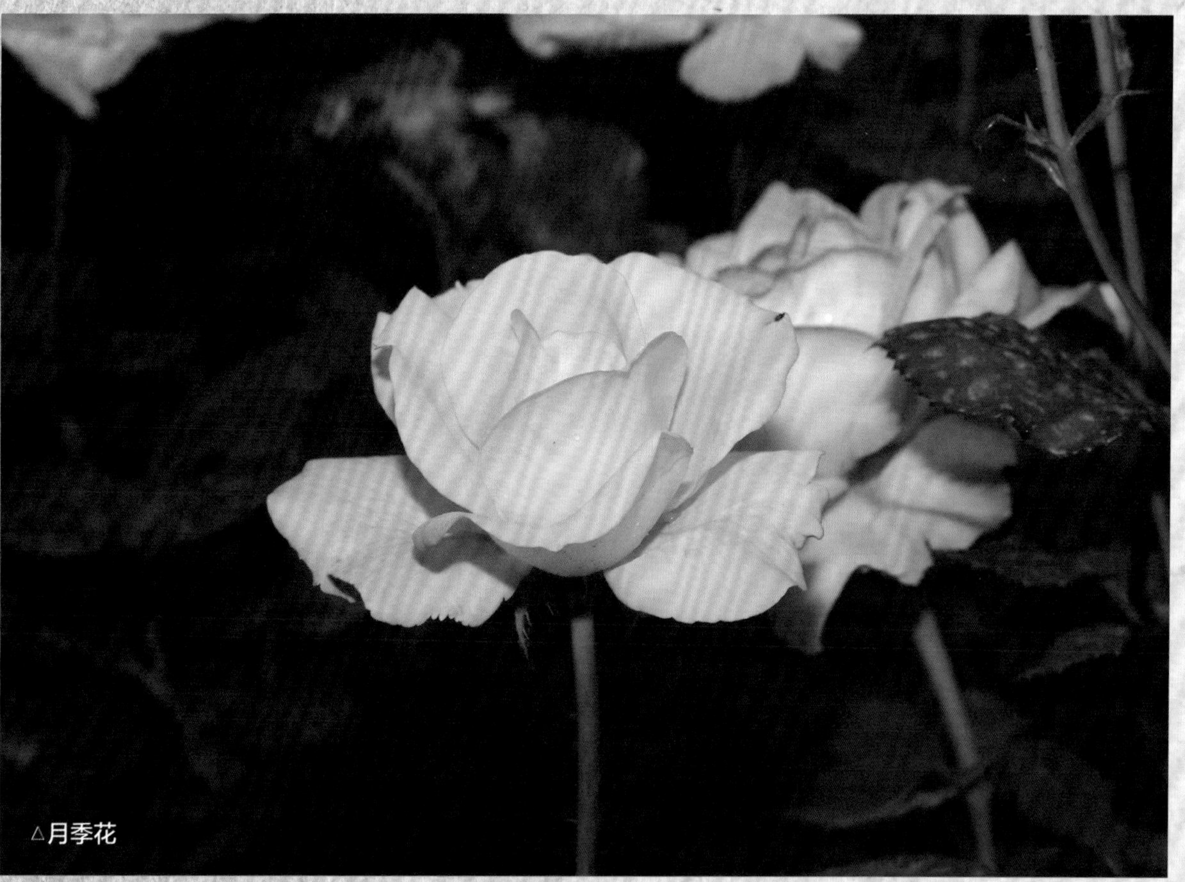
△月季花

‖ **基原** ‖

据《纲目彩图》《纲目图鉴》《大辞典》等综合分析考证，本品为葫芦科植物栝楼 *Trichosanthes kirilowii* Maxim.。主要分布于华北及河南、山东、江西、湖南、贵州、四川等地。《中华本草》《大辞典》还收载有同属植物双边栝楼 *T. rosthornii* Harms，分布于甘肃、陕西、江西、湖北、四川等地。《药典》收载瓜楼药材为葫芦科植物栝楼或双边栝楼的干燥成熟果实；秋季果实成熟时，连果梗剪下，置通风处阴干。

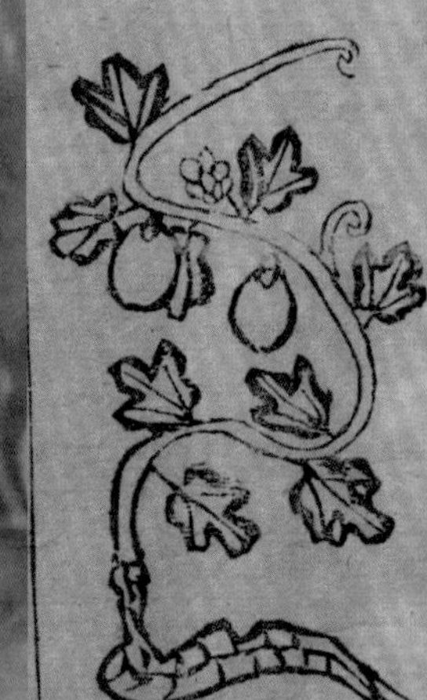


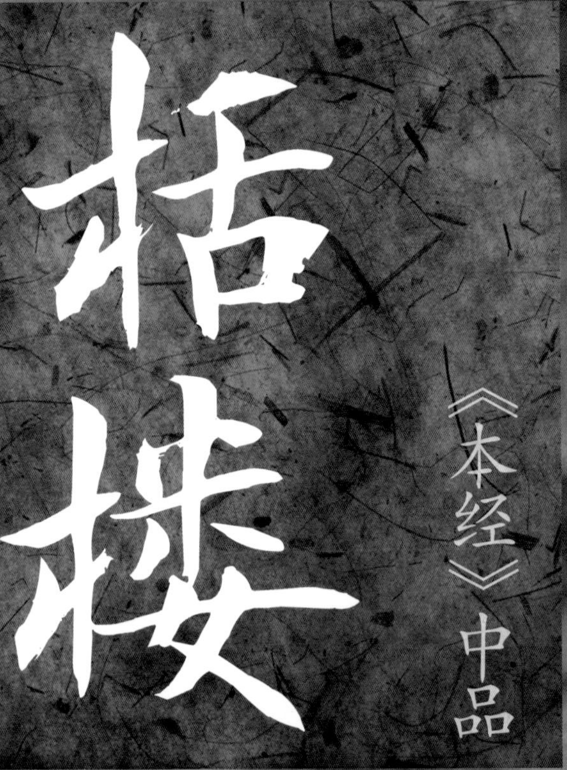

# 栝楼

《本经》中品

△栝楼（*Trichosanthes kirilowii*）

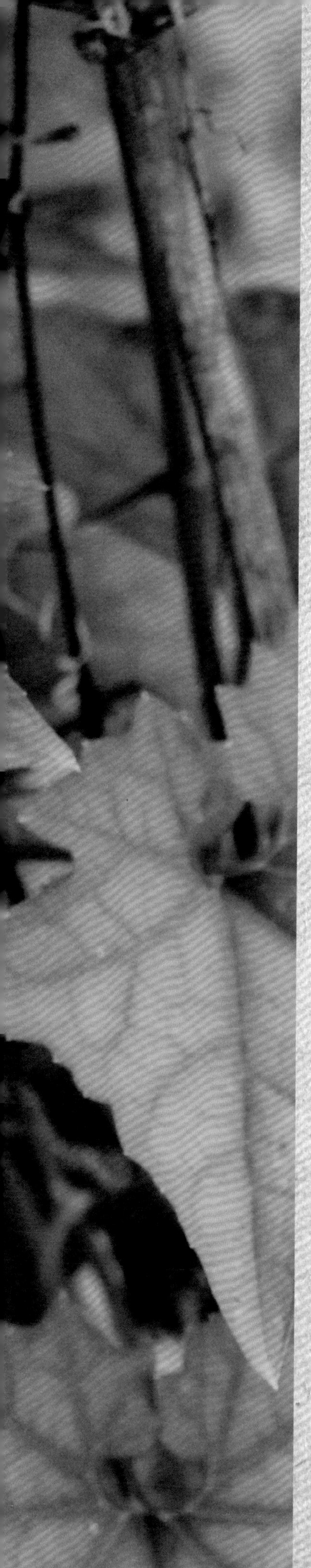

**校正：**并入图经天花粉。

‖ **释名** ‖

**果蠃**音裸**瓜蒌**纲目**天瓜**别录**黄瓜**别录**地楼**本经**泽姑**别录**根名白药**图经**天花粉**图经**瑞雪**。[时珍曰] 蠃与蓏同。许慎云：木上曰果，地下曰蓏。此物蔓生附木，故得兼名。诗云，果蠃之实，亦施于宇，是矣。栝楼即果蠃二字音转也，亦作菰蓏，后人又转为瓜蒌，愈转愈失其真矣。古者瓜姑同音，故有泽姑之名。齐人谓之天瓜，象形也。雷敩炮炙论，以圆者为栝，长者为楼，亦出牵强，但分雌雄可也。其根作粉，洁白如雪，故谓之天花粉。苏颂图经重出天花粉，谬矣。今削之。

‖ **集解** ‖

[别录曰] 栝楼生弘农川谷及山阴地。根入土深者良。生卤地者有毒。二月、八月采根曝干，三十日成。[弘景曰] 出近道。藤生，状如土瓜而叶有叉。入土六七尺，大二三围者，服食亦用之。实入摩膏用。[恭曰] 出陕州者，白实最佳。[颂曰] 所在有之。三四月生苗，引藤蔓。叶如甜瓜叶而窄，作叉，有细毛。七月开花，似壶卢花，浅黄色。结实在花下，大如拳，生青，至九月熟，赤黄色。其形有正圆者，有锐而长者，功用皆同。根亦名白药，皮黄肉白。[时珍曰] 其根直下生，年久者长数尺。秋后掘者结实有粉，夏月掘者有筋无粉，不堪用。其实圆长，青时如瓜，黄时如熟柿，山家小儿亦食之。内有扁子，大如丝瓜子，壳色褐，仁色绿，多脂，作青气。炒干捣烂，水熬取油，可点灯。

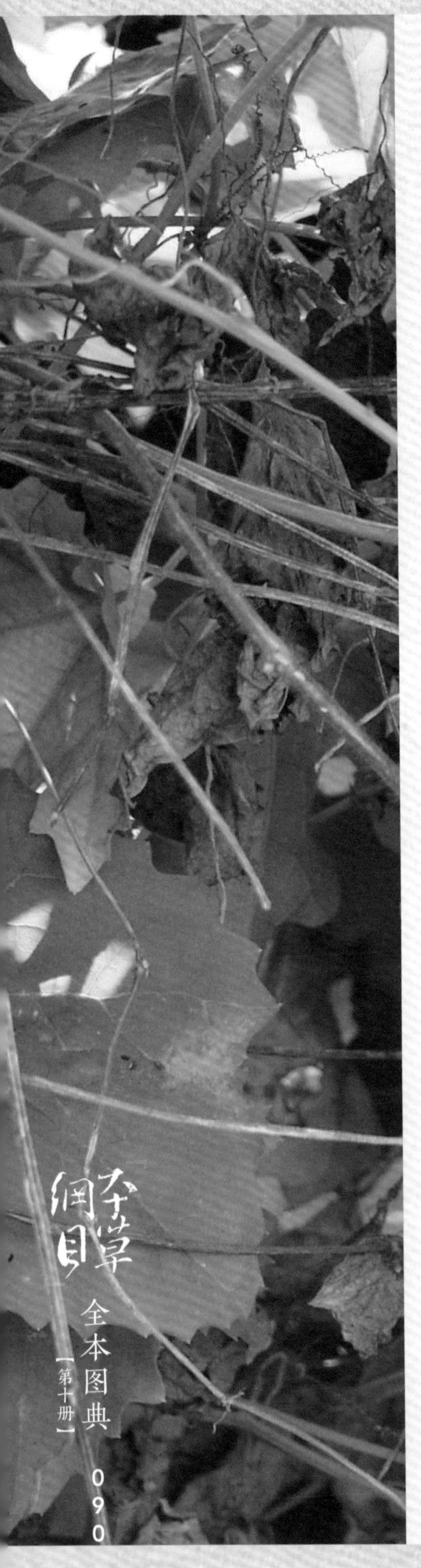

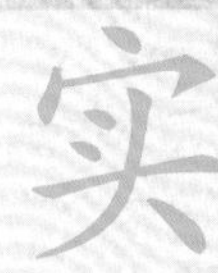

# 实

## ‖修治‖

[敩曰] 凡使皮子茎根，其效各别。其栝，圆黄皮厚蒂小；楼则形长赤皮蒂粗。阴人服楼，阳人服栝。并去壳皮革膜及油。用根亦取大二三围者，去皮捣烂，以水澄粉用。[时珍曰] 栝楼古方全用，后世乃分子瓤各用。

## ‖气味‖

**苦，寒，无毒。**[时珍曰] 味甘，不苦。

## ‖主治‖

**胸痹，悦泽人面。**别录。**润肺燥，降火，治咳嗽，涤痰结，利咽喉，止消渴，利大肠，消痈肿疮毒。**时珍。**子：炒用，补虚劳口干，润心肺，治吐血，肠风泻血，赤白痢，手面皱。**大明。

## ‖发明‖

[震亨曰] 栝楼实治胸痹者，以其味甘性润。甘能补肺，润能降气。胸中有痰者，乃肺受火逼，失其降下之令。今得甘缓润下之助，则痰自降，宜其为治嗽之要药也。且又能洗涤胸膈中垢腻郁热，为治消渴之神药。[时珍曰] 张仲景治胸痹痛引心背，咳唾喘息，及结胸满痛，皆用栝楼实。乃取其甘寒不犯胃气，能降上焦之火，使痰气下降也。成无已不知此意，乃云苦寒以泻热。盖不尝其味原不苦，而随文傅会尔。

## ‖附方‖

旧十二，新二十八。**痰咳不止**瓜蒌仁一两，文蛤七分为末，以姜汁澄浓脚，丸弹子大，噙之。摘玄方。**干咳无痰**熟瓜蒌捣烂绞汁，入蜜等分，加白矾一钱，熬膏。频含咽汁。杨起简便方。**咳嗽有痰**熟瓜蒌十个，明矾二两，捣和饼阴干，研末，糊丸梧子大。每姜汤下五七十丸。医方摘要。**痰喘气急**菰𦼮二个，明矾一枣大，同烧存性研末。以熟萝卜蘸食，药尽病除。普济方。**热咳不止**用浓茶汤一钟，蜜一钟，大熟瓜蒌一个去皮，将瓤入茶蜜汤，洗去子，以碗盛，于饭上蒸，至饭熟取出。时时挑三四匙咽之。摘玄方。**肺热痰**

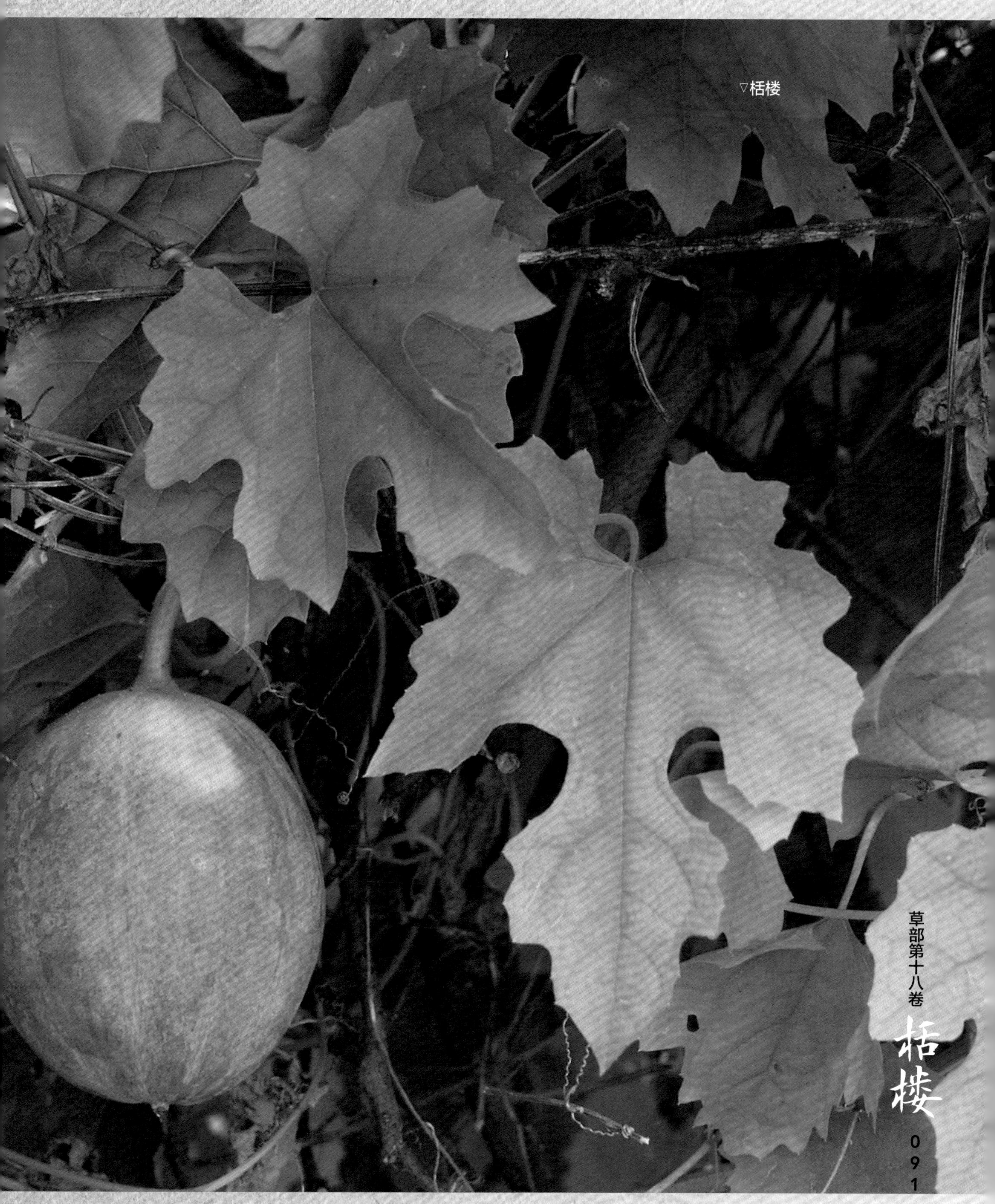
▽栝楼
草部第十八卷
栝楼

**咳**胸膈塞满。用瓜蒌仁，半夏汤泡七次焙研，各一两，姜汁打面糊丸梧子大。每服五十丸，食后姜汤下。严用和济生方。**肺痿咳血**不止。用栝楼五十个连瓤瓦焙，乌梅肉五十个焙，杏仁去皮尖炒二十一个，为末。每用一捻，以猪肺一片切薄，掺末入内炙熟，冷嚼咽之，日二服。圣济录。**酒痰咳嗽**用此救肺。瓜蒌仁、青黛等分，研末，姜汁蜜丸芡子大。每噙一丸。丹溪心法。**饮酒发热**即上方研膏，日食数匙。一男子年二十病此，服之而愈。摘玄方。**饮酒痰澼**两胁胀满，时复呕吐，腹中如水声。栝楼实去壳焙一两，神曲炒半两，为末。每服二钱，葱白汤下。圣惠方。**小儿痰喘**咳嗽，膈热久不瘥。瓜蒌实一枚，去子为末，以寒食面和作饼子，炙黄再研末。每服一钱，温水化下，日三服，效乃止。刘河间宣明方。**妇人夜热**痰嗽，月经不调，形瘦者。用瓜蒌仁一两，青黛、香附童尿浸晒一两五钱，为末。蜜调，噙化之。丹溪心法。**胸痹痰嗽**胸痛彻背，心腹痞满，气不得通，及治痰嗽。大瓜蒌去瓤，取子炒熟，和壳研末，面糊丸梧子大。每米饮下二三十丸，日二服。杜壬方。**胸中痹痛**引背，喘息咳唾，短气，寸脉沉迟，关上紧数。用大栝楼实一枚切，薤白半斤，以白酒七斤，煮二升，分再服。加半夏四两更善。仲景金匮方。**清痰利膈**治咳嗽。用肥大栝楼洗取子切焙，半夏四十九个汤洗十次捶焙，等分，为末，用洗栝楼水并瓤同熬成膏，和丸梧子大。每姜汤下三五十丸，良。杨文蔚方。**中风㖞斜**用瓜蒌绞汁，和大麦面作饼，炙热熨之。正便止，勿令太过。圣惠方。**热病头痛**发热进退。用大栝楼一枚，取瓤细剉，置瓷碗中，用热汤一盏沃之，盖定良久，去滓服。圣惠方。**时疾发黄**狂闷烦热，不识人者。大瓜蒌实黄者一枚，以新汲水九合浸淘取汁，入蜜半合，朴消八分，合搅令消尽。分再服，便瘥。苏颂图经本草。**小儿黄疸**眼黄脾热。用青瓜蒌焙研。每服一钱，水半盏，煎七分，卧时服。五更泻下黄物，立可。名逐黄散。普济方。**酒黄疸疾**方同上。**小便不通**腹胀。用瓜蒌焙研。每服二钱，热酒下。频服，以通为度。绍兴刘驻云：魏明州病此，御医用此方治之，得效。圣惠方。**消渴烦乱**黄栝楼一个，酒一盏，洗去皮子，取瓤煎成膏，入白矾末一两，丸梧子大。每米饮下十丸。圣惠方。**燥渴肠秘**九月，十月熟瓜蒌实，取瓤拌干葛粉，银石器中慢火炒熟，为末。食后、夜卧各以沸汤点服二钱。寇宗奭衍义。

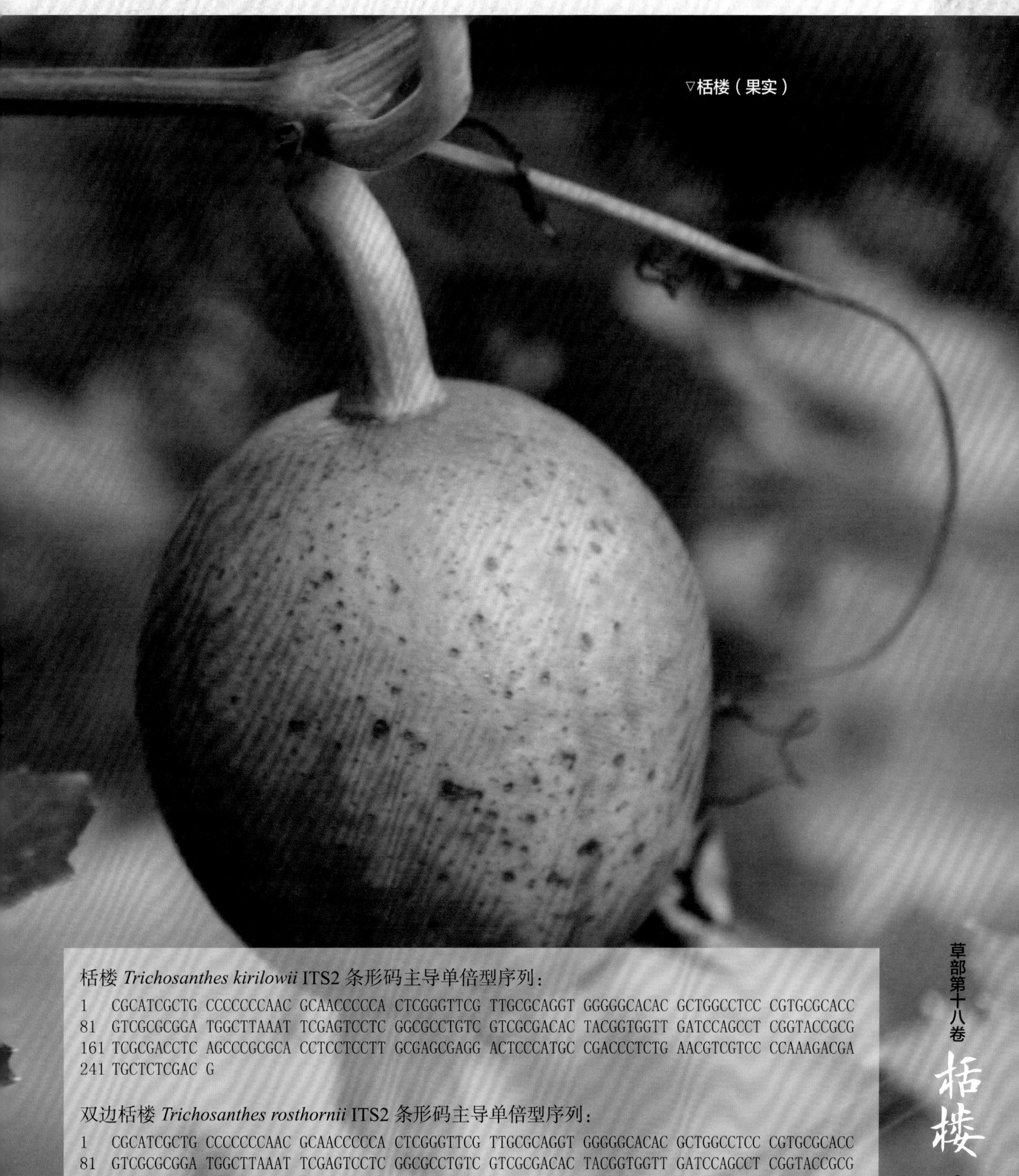

▽栝楼（果实）

栝楼 *Trichosanthes kirilowii* ITS2 条形码主导单倍型序列：

1 CGCATCGCTG CCCCCCCAAC GCAACCCCCA CTCGGGTTCG TTGCGCAGGT GGGGGCACAC GCTGGCCTCC CGTGCGCACC
81 GTCGCGCGGA TGGCTTAAAT TCGAGTCCTC GGCGCCTGTC GTCGCGACAC TACGGTGGTT GATCCAGCCT CGGTACCGCG
161 TCGCGACCTC AGCCCGCGCA CCTCCTCCTT GCGAGCGAGG ACTCCCATGC CGACCCTCTG AACGTCGTCC CCAAAGACGA
241 TGCTCTCGAC G

双边栝楼 *Trichosanthes rosthornii* ITS2 条形码主导单倍型序列：

1 CGCATCGCTG CCCCCCCAAC GCAACCCCCA CTCGGGTTCG TTGCGCAGGT GGGGGCACAC GCTGGCCTCC CGTGCGCACC
81 GTCGCGCGGA TGGCTTAAAT TCGAGTCCTC GGCGCCTGTC GTCGCGACAC TACGGTGGTT GATCCAGCCT CGGTACCGCG
161 TCGCGACCTC AGCCCGCGCA CCTCCTCCTT GCGAGCGAGG ACTCCCATGC CGACCCTCTG AACGTCGTCC CCAAAGACGA
241 TGCTCTCGAC G

**吐血不止**栝楼泥固煅存性研三钱，糯米饮服，日再服。圣惠录。**肠风下血**栝楼一个烧灰，赤小豆半两，为末。每空心酒服一钱。普济方。**久痢五色**大熟瓜蒌一个，煅存性，出火毒，为末，作一服，温酒服之。胡大卿一仆，患痢半年，杭州一道人传此而愈。本事方。**大肠脱肛**生栝楼捣汁，温服之。以猪肉汁洗手挼之令暖，自入。葛洪肘后方。**小儿脱肛**唇白齿焦，久则两颊光，眉赤唇焦，啼哭。黄瓜蒌一个，入白矾五钱在内，固济煅存性，为末，糊丸梧子大。每米饮下二十丸。摘玄方。**牙齿疼痛**瓜蒌皮、露蜂房烧灰擦牙，以乌桕根、荆柴根、葱根煎汤漱之。危氏得效方。**咽喉肿痛**语声不出。经进方用栝楼皮、白僵蚕炒、甘草炒各二钱半，为末。每服三钱半，姜汤下。或以绵裹半钱，含咽。一日二服。名发声散。御药院方。**坚齿乌须**大栝楼一个开顶，入青盐二两，杏仁去皮尖三七粒，原顶合扎定，蚯蚓泥和盐固济，炭火煅存性，研末。每日揩牙三次，令热，百日有验。如先有白须，拔去以药投之，即生黑者。其治口齿之功，未易具陈。普济方。**面黑令白**栝楼瓤三两，杏仁一两，猪胰一具，同研如膏。每夜涂之，令人光润，冬月不皴。圣济录。**胞衣不下**栝楼实一个，取子细研，以酒与童子小便各半盏，煎

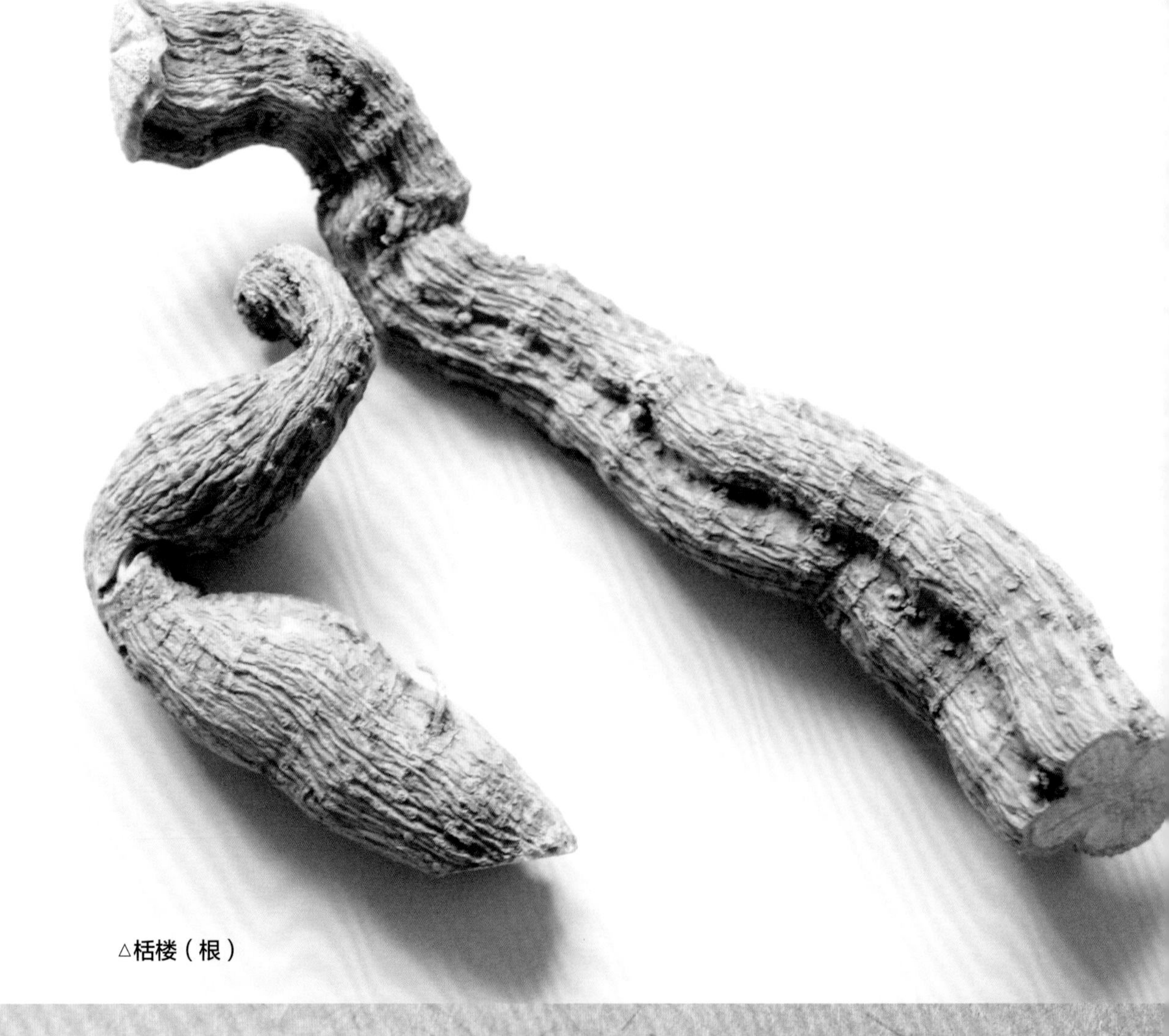
△栝楼（根）

七分，温服。无实，用根亦可。陈良甫妇人良方。**乳汁不下**瓜蒌子淘洗，控干炒香，瓦上搶令白色，酒服一钱匕，合面卧，一夜流出。姚僧坦集验方。**乳痈初发**大熟栝楼一枚熟捣，以白酒一斗，煮取四升，去滓。温服一升，日三服。子母秘录。**诸痈发背**初起微赤。栝楼捣末，井华水服方寸匕。梅师方。**便毒初发**黄瓜蒌一个，黄连五钱，水煎，连服效。李仲南永类方。**风疮疥癞**生栝楼一二个打碎，酒浸一日夜。热饮。臞仙乾坤秘韫。**热游丹肿**栝楼子仁末二大两，酽醋调涂。杨氏产乳集验方。**杨梅疮痘**小如指顶，遍身者。先服败毒散，后用此解皮肤风热，不过十服愈。用栝楼皮为末，每服三钱，烧酒下，日三服。集简方。

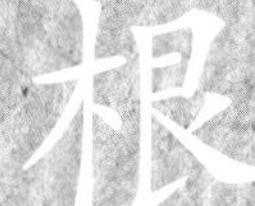

‖ **修治** ‖

**天花粉**[周定王曰] 秋冬采根，去皮寸切，水浸，逐日换水，四五日取出，捣泥，以绢衣滤汁澄粉，晒干用。

‖ **气味** ‖

**苦，寒，无毒。**[时珍曰] 甘、微苦、酸，微寒。[之才曰] 枸杞为之使。恶干姜。畏牛膝、干漆。反乌头。

‖ **主治** ‖

**消渴身热，烦满大热，补虚安中，续绝伤。**本经。**除肠胃中痼热，八疸身面黄，唇干口燥短气，止小便利，通月水。**别录。**治热狂时疾，通小肠，消肿毒，乳痈发背，痔瘘疮疖，排脓生肌长肉，消扑损瘀血。**大明。

‖ **发明** ‖

[恭曰] 用根作粉，洁白美好，食之大宜虚热人。[杲曰] 栝楼根纯阴，解烦渴，行津液。心中枯涸者，非此不能除。与辛酸同用，导肿气。[成无己曰] 津液不足则为渴。栝楼根味苦微寒，润枯燥而通行津液，是为渴所宜也。[时珍曰] 栝楼根味甘微苦酸。其茎叶味酸。酸能生津，感召之理，故能止渴润枯。微苦降火，甘不伤胃。昔人只言其苦寒，似未深察。

‖ **附方** ‖

旧十二，新十二。**消渴饮水**千金方作粉法：取大栝楼根去皮寸切，水浸五日，逐日易水，取出捣研，滤过澄粉晒干。每服方寸匕，水化下，日三服。亦可入粥及乳酪中食之。肘后方用栝楼根薄切炙，取五两，水五升，煮四升，随意饮之。外台秘要用生栝楼根三十斤，以水一石，煮取一斗半，去滓，以牛脂五合，煎至水尽。用暖酒先食服如鸡子大，日三服，最妙。圣惠方用栝楼根、黄连三两，为末，蜜丸梧子大。每服三十丸，日二服。又玉壶丸用栝楼根、人参等分，为末，蜜丸梧子大。每服三十丸，麦门冬汤下。**伤寒烦渴**思饮。栝楼根三两，水五升，煮一升，分二服。先以淡竹沥一升，水二升，煮好银二两半，冷饮汁，然后服此。外台秘要。**百合病渴**栝楼根、牡蛎熬等分，为散。饮服方寸匕。永类方。**黑疸危疾**瓜蒌根一斤，捣汁六合，顿服。随有黄水从小便出。如不出，再服。杨起简便方。**小儿发黄**皮肉面目皆黄。用生栝楼根捣取汁二合，蜜二大匙和匀。暖服，日一服。广利方。**小儿热病**壮热头痛。用栝楼根末，乳汁调服半钱。圣惠方。**虚热咳嗽**天花粉一两，人参三钱，为末。每服一钱，米汤下。集简方。**偏疝痛极**劫之立住。用绵袋包暖阴囊。取天花粉五钱，以醇酒一碗浸之，自卯至午，微煎滚，露一夜。次早低凳坐定，两手按膝，饮下即愈。未下再一服。本草蒙筌。**小儿囊肿**天花粉一两，炙甘草一钱半，水煎，入酒服。全幼心鉴。**耳卒烘烘**栝楼根削尖，以腊猪脂煎三沸，取塞耳，三日即愈。肘后方。**耳聋未久**栝楼根三十斤细切，以水煮汁，如常酿酒，久服甚良。肘后方。**产后吹乳**肿硬疼痛，轻则为妒乳，重则为乳痈。用栝楼根末一两，乳香一钱，为末。温酒每服二钱。李仲南永类方。**乳汁不下**栝楼根烧存性，研末，饮服方寸匕。或以五钱，酒水煎服。杨氏产乳。**痈肿初起**孟诜食疗用栝楼根苦酒熬燥。捣筛，以苦酒和，涂纸上，贴之。杨文蔚方：用栝楼根、赤小豆等分，为末，醋调涂之。**天泡湿疮**天花粉、滑石等分，为末，水调搽之。普济方。**杨梅天泡**天花粉、川芎䓖各四两，槐花一两，为末，米糊丸梧子大。每空心淡姜汤下七八十丸。简便方。**折伤肿痛**栝楼根捣涂，重布裹之。热除，痛即止。葛洪肘后方。**箭镞不出**栝楼根捣傅之，日三易，自出。崔元亮海上方。**针刺入肉**方同上。**痘后目障**天花粉、蛇蜕洗焙等分，为末。羊子肝批开，入药在内，米泔汁煮熟，切食。次女病此，服之旬余而愈。周密齐东野语。

## 叶

‖ **气味** ‖

**酸，寒，无毒。**

‖ **主治** ‖

**中热伤暑。**别录。

▽栝楼（花）

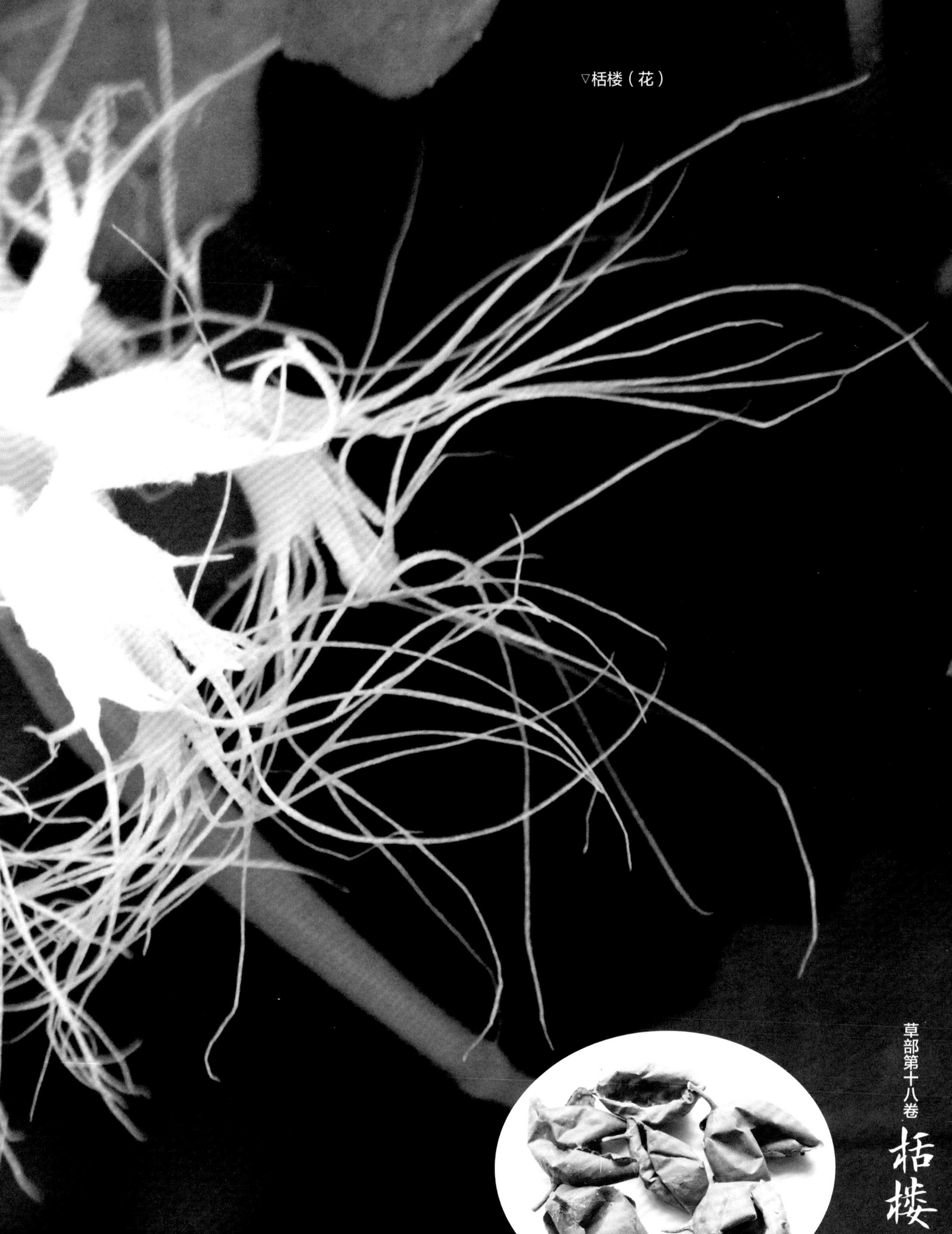

△瓜蒌皮药材

‖ **基原** ‖

据《纲目彩图》《纲目图鉴》等综合分析考证，本品为葫芦科植物赤瓟 *Thladiantha dubia* Bunge。分布于华北、西北、华东等地。

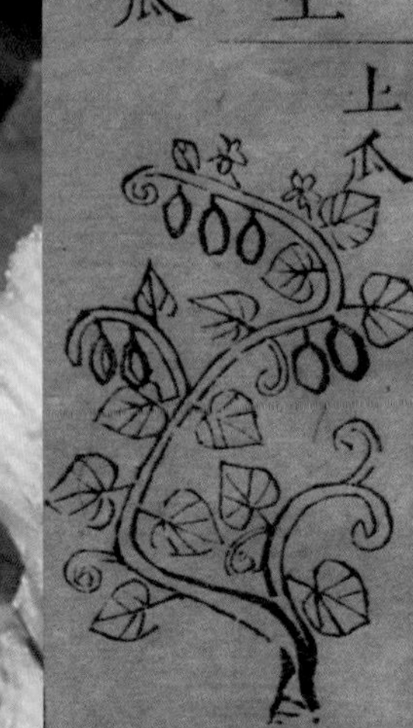


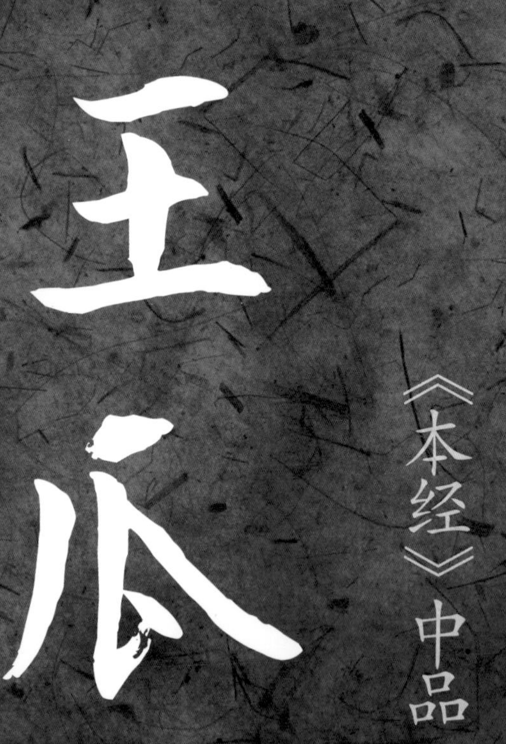


《本经》中品

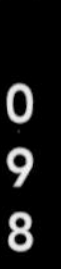

△赤瓟（*Thladiantha dubia*）

‖ **释名** ‖

**土瓜**本经**钩𦰡**郭璞**老鸦瓜**图经**马瓟瓜**瓟音雹。**赤雹子**衍义**野甜瓜**纲目**师姑草**土宿**公公须**。[颂曰] 月令：四月王瓜生。即此也。均房间人呼为老鸦瓜，亦曰菟瓜。按尔雅云：黄，菟瓜。郭璞注云：似土瓜。而土瓜自谓之藤姑，又名钩𦰡，则菟瓜别是一物也。又曰：芴，菲。亦谓之土瓜。别是一物，非此土瓜也。异类同名甚多，不可不辨。[时珍曰] 土瓜其根作土气，其实似瓜也。或云根味如瓜，故名土瓜。王字不知何义。瓜似雹子，熟则色赤，鸦喜食之，故俗名赤雹、老鸦瓜。一叶之下一须，故俚人呼为公公须。与地黄苗名婆婆奶，可为属对。

‖ **集解** ‖

[别录曰] 生鲁地平泽田野，及人家垣墙间。三月采根，阴干。[弘景曰] 今土瓜生篱院间。子熟时赤如弹丸。其根不入大方，正单行小小尔。郑玄注月令四月王瓜生，以为菝葜，殊谬矣。[恭曰] 四月生苗延蔓，叶似栝楼叶，但无叉缺，有毛刺。五月开黄花。花下结子如弹丸，生青熟赤。根似葛而细多糁，谓之土瓜根。北间者，其子累累相连，大如枣，皮黄肉白。苗子相似，根状不同。若疗黄疸破血，南者大胜也。[宗奭曰] 王瓜其壳径寸，长二寸许，上微圆，下尖长，七八月熟，红赤色。壳中子如螳螂头者，今人又谓之赤雹子。其根即土瓜根也。于细根上又生淡黄根，三五相连，如大指许。根与子两用。[时珍曰] 王瓜三月生苗，其蔓多须，嫩时可茹。其叶圆如马蹄而有尖，面青背淡，涩而不光。六七月开五出小黄花成簇。结子累累，熟时有红黄二色，皮亦粗涩。根不似葛，但如栝楼根之小者，澄粉甚白腻，须深掘二三尺乃得正根。江西人栽之沃土，取根作蔬食，味如山药。

# 根

‖ **气味** ‖

**苦，寒，无毒。**[权曰] 平。[藏器曰] 有小毒，能吐下人。取汁制雄、汞。

‖ **主治** ‖

**消渴内痹，瘀血月闭，寒热酸疼，益气愈聋。**本经。**疗诸邪气，热结鼠瘘，散痈肿留血，妇人带下不通，下乳汁，止小便数不禁，逐四肢骨节中水，治马骨刺人疮。**别录。**天行热疾，酒黄病，壮热心烦闷，热劳，排脓，消扑损瘀血，破癥癖，落胎。**大明。**主蛊毒，小儿闪癖，痞满痃疟。并取根及叶捣汁，少少服，当吐下。**藏器。**利大小便，治面黑面疮。**时珍。

‖ **附方** ‖

旧五，新七。**小儿发黄**土瓜根生捣汁三合与服，不过三次。苏颂图经。**黄疸变黑**医所不能治。用土瓜根汁，平旦温服一小升，午刻黄水当从小便出。不出再服。**小便如泔**乃肾虚也。王瓜散：用王瓜根一两，白石脂二两，菟丝子酒浸二两，桂心一两，牡蛎粉一两，为末。每服二钱，大麦粥饮下。卫生宝鉴。**小便不通**土瓜根捣汁，入少水解之，筒吹入下部。肘后方。**大便不通**上方吹入肛门内。二便不通，前后吹之，取通。肘后方。**乳汁不下**土瓜根为末。酒服一钱，一日二服。杨氏产乳方。**经水不利带下**，少腹满，或经一月再见者，土瓜根散主之。土瓜根、芍药、桂枝、䗪虫各三两，为末。酒服方寸匕，日三服。仲景金匮方。**妇人阴癞**方同上。**一切漏疾**土瓜根捣傅之，燥则易。千金方。**中诸蛊毒**土瓜根大如指，长三寸，切，以酒半升，渍一宿。服当吐下。外台秘要。**面上痱磊**土瓜根捣末，浆水和匀。入夜别以浆水洗面涂药，旦复洗之。百日光彩射人，夫妻不相识也。曾用有效。肘后方。**耳聋灸法**湿土瓜根，削半寸塞耳内，以艾灸七壮，每旬一灸，愈乃止。圣济录。

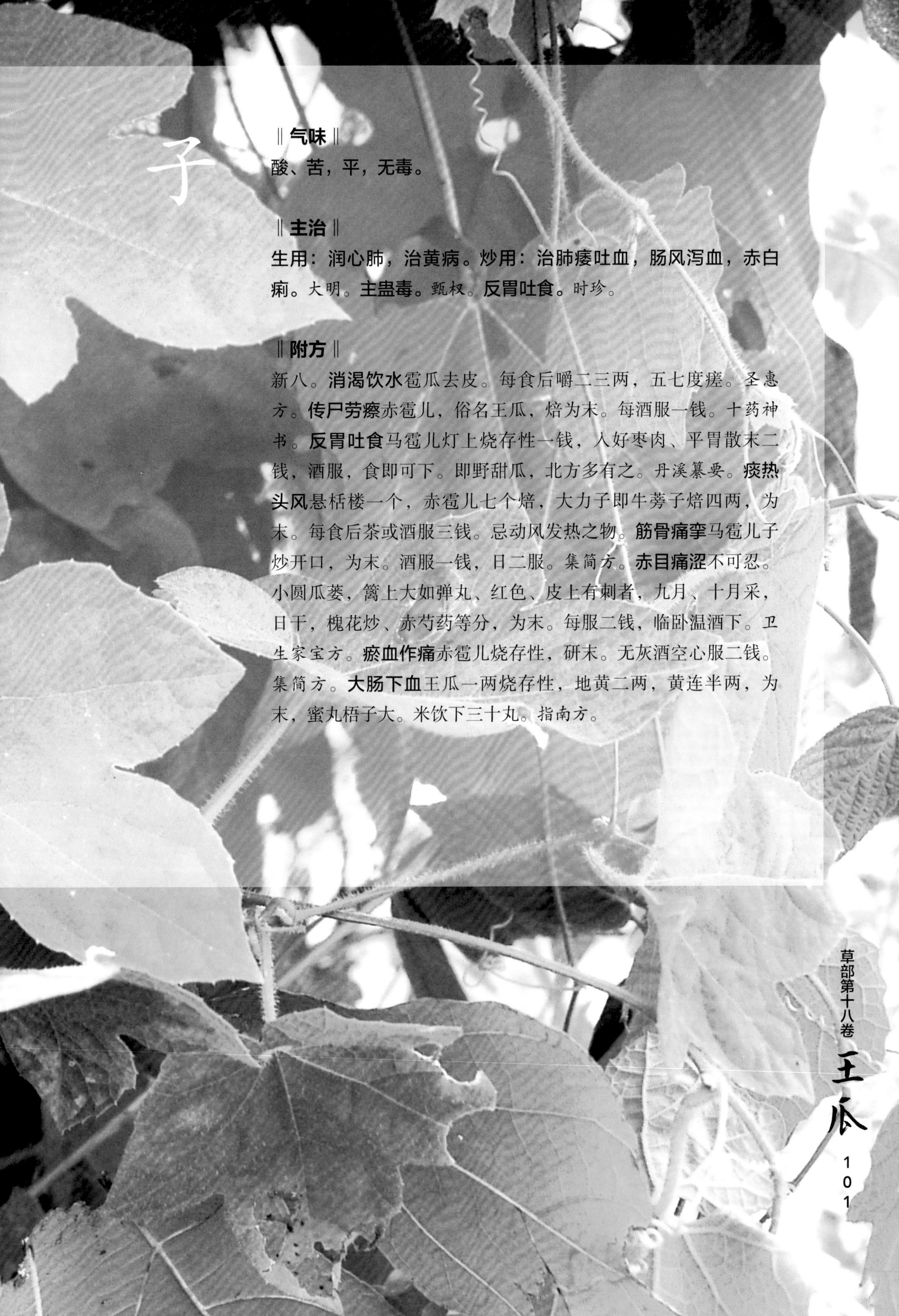

# 子

‖**气味**‖

**酸、苦，平，无毒。**

‖**主治**‖

**生用：润心肺，治黄病。炒用：治肺痿吐血，肠风泻血，赤白痢。**大明。**主蛊毒。**甄权。**反胃吐食。**时珍。

‖**附方**‖

新八。**消渴饮水**雹瓜去皮。每食后嚼二三两，五七度瘥。圣惠方。**传尸劳瘵**赤雹儿，俗名王瓜，焙为末。每酒服一钱。十药神书。**反胃吐食**马雹儿灯上烧存性一钱，入好枣肉、平胃散末二钱，酒服，食即可下。即野甜瓜，北方多有之。丹溪纂要。**痰热头风**悬栝楼一个，赤雹儿七个焙，大力子即牛蒡子焙四两，为末。每食后茶或酒服三钱。忌动风发热之物。**筋骨痛挛**马雹儿子炒开口，为末。酒服一钱，日二服。集简方。**赤目痛涩**不可忍。小圆瓜蒌，篱上大如弹丸、红色、皮上有刺者，九月、十月采，日干，槐花炒、赤芍药等分，为末。每服二钱，临卧温酒下。卫生家宝方。**瘀血作痛**赤雹儿烧存性，研末。无灰酒空心服二钱。集简方。**大肠下血**王瓜一两烧存性，地黄二两，黄连半两，为末，蜜丸梧子大。米饮下三十丸。指南方。

‖ **基原** ‖

据《纲目彩图》《纲目图鉴》《药典图鉴》等综合分析考证，本品为豆科植物野葛 *Pueraria lobata*（Willd.）Ohwi 或甘葛藤 *P. thomsonii* Benth.。野葛分布于我国大部分地区，甘葛藤分布于西南和华南等地。《药典》收载粉葛药材为豆科植物甘葛藤的干燥根；秋、冬二季采挖，除去外皮，稍干，截段或再纵切两半或斜切成厚片，干燥。收载葛根药材为豆科植物野葛的干燥根，习称野葛；秋、冬二季采挖，趁鲜切成厚片或小块，干燥。

葛根

# 葛

《本经》中品

△野葛（*Pueraria lobata*）

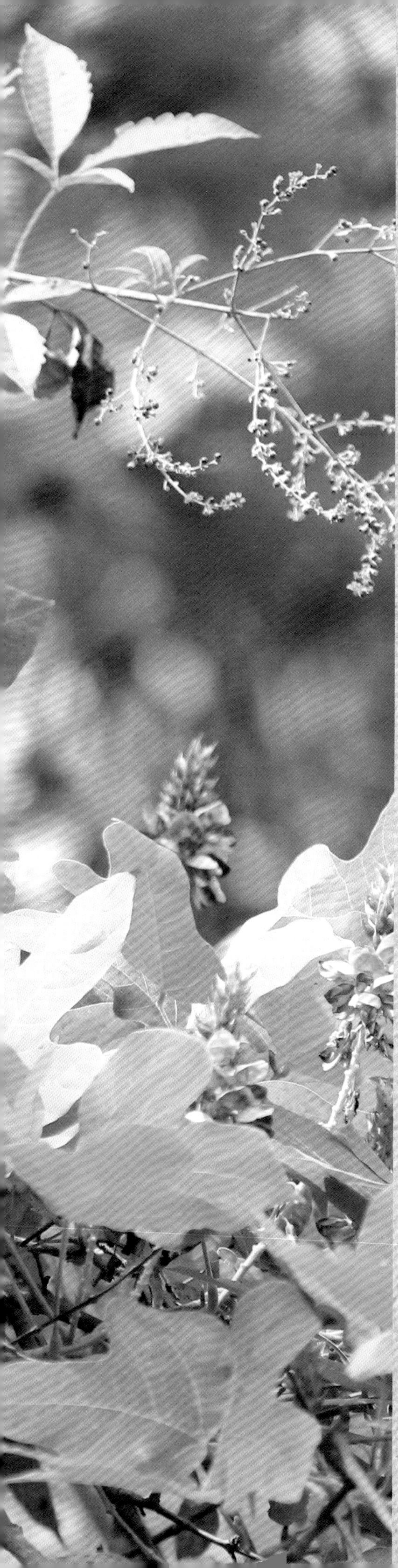

**校正**：并入《开宝》葛粉。

**‖释名‖**

**鸡齐**本经**鹿藿**别录**黄斤**别录。[时珍曰] 葛从曷，谐声也。鹿食九草，此其一种，故曰鹿藿。黄斤未详。

**‖集解‖**

[别录曰] 葛根生汶山山谷，五月采根，曝干。[弘景曰] 即今之葛根，人皆蒸食之。当取入土深大者，破而日干之。南康、庐陵间最胜，多肉而少筋，甘美，但为药不及耳。[恭曰] 葛虽除毒，其根入土五六寸已上者，名葛脰，脰者颈也。服之令人吐，以有微毒也。本经葛谷，即是其实也。[颂曰] 今处处有之，江浙尤多。春生苗，引藤蔓，长一二丈，紫色。叶颇似楸叶而小，色青。七月着花，粉紫色，似豌豆花，不结实。根形大如手臂，紫黑色，五月五日午时采根，曝干，以入土深者为佳，今人多作粉食。[宗奭曰] 沣、鼎之间，冬月取生葛，捣烂入水中，揉出粉，澄成垛，入沸汤中良久，色如胶，其体甚韧，以蜜拌食，擦入生姜少许尤妙。又切入茶中待宾，虽甘而无益。又将生葛根煮熟，作果实卖，吉州、南安亦然。[时珍曰] 葛有野生，有家种。其蔓延长，取治可作絺绤。其根外紫内白，长者七八尺。其叶有三尖，如枫叶而长，面青背淡。其花成穗，累累相缀，红紫色。其荚如小黄豆荚，亦有毛。其子绿色，扁扁如盐梅子核，生嚼腥气，八九月采之。本经所谓葛谷是也。唐·苏恭亦言葛谷是实，而宋·苏颂谓葛花不结实，误矣。其花晒干亦可炸食。

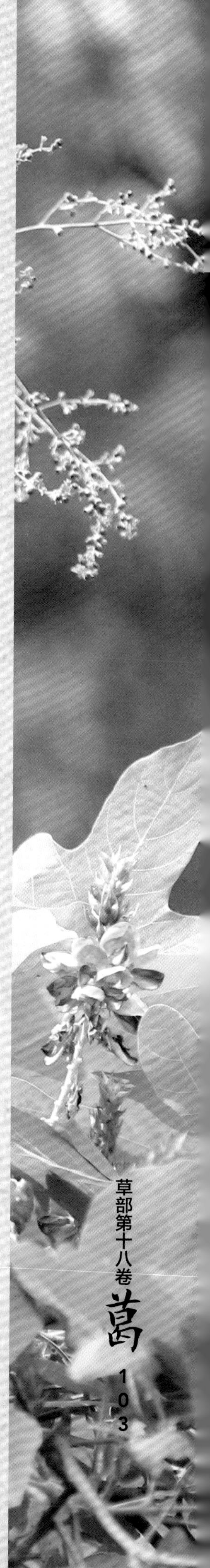

# 葛根

‖ **气味** ‖

**甘、辛，平，无毒。**[别录曰]生根汁：大寒。[好古曰]气平味甘，升也，阳也。阳明经行经的药也。

‖ **主治** ‖

**消渴，身大热，呕吐，诸痹，起阴气，解诸毒。**本经。**疗伤寒中风头痛，解肌发表出汗，开腠理，疗金疮，止胁风痛。**别录。**治天行上气呕逆，开胃下食，解酒毒。**甄权。**治胸膈烦热发狂，止血痢，通小肠，排脓破血。傅蛇蛊啮，罯毒箭伤。**大明。**杀野葛、巴豆、百药毒。**之才。**生者：堕胎。蒸食：消酒毒，可断谷不饥。作粉尤妙。**藏器。**作粉：止渴，利大小便，解酒，去烦热，压丹石，傅小儿热疮。捣汁饮，治小儿热痞。**开宝。**猘狗伤，捣汁饮，并末傅之。**苏恭。**散郁火。**时珍。

‖ **发明** ‖

[弘景曰]生葛捣汁饮，解温病发热。五月五日中时，取根为屑，疗金疮断血为要药，亦疗疟及疮，至良。[颂曰]张仲景治伤寒有葛根汤，以其主大热，解肌、发腠理故也。[元素曰]升阳生津。脾虚作渴者，非此不除。勿多用，恐伤胃气。张仲景治太阳阳明合病，桂枝汤内加麻黄、葛根，又有葛根黄芩黄连解肌汤，是用此以断太阳入阳明之路，非即太阳药也。头颅痛如破，乃阳明中风，可用葛根葱白汤，为阳明仙药。若太阳初病，未入阳明而头痛者，不可便服升麻、葛根发之，是反引邪气入阳明，为引贼破家也。[震亨曰]凡癍痘已见红点，不可用葛根升麻汤，恐表虚反增斑烂也。[杲曰]干葛其气轻浮，鼓舞胃气上行，生津液，又解肌热，治脾胃虚弱泄泻圣药也。[徐用诚曰]葛根气味俱薄，轻而上行，浮而微降，阳中阴也。其用有四：止渴一也，解酒二也，发散表邪三也，发疮疹难出四也。[时珍曰]本草十剂云：轻可去实，麻黄、葛根之属。盖麻黄乃太阳经药，兼入肺经，肺主皮毛；葛根乃阳明经药，兼入脾经，脾主肌肉。所以二味药皆轻扬发散，而所入迥然不同也。

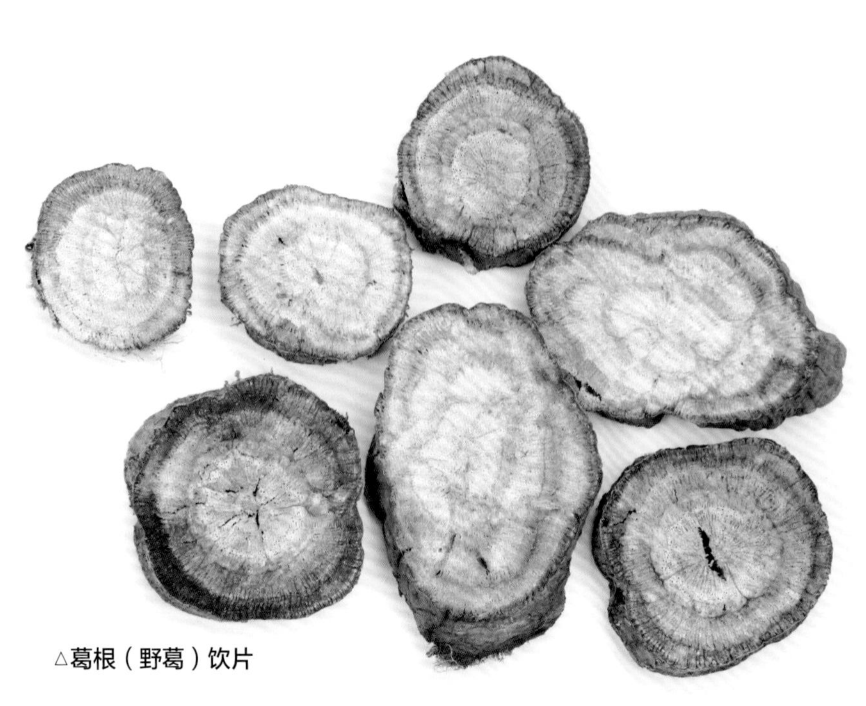

△葛根（野葛）饮片

**‖附方‖**

旧十五，新八。**数种伤寒**庸人不能分别，今取一药兼治。天行时气，初觉头痛，内热脉洪者。葛根四两，水二升，入豉一升，煮取半升服。生姜汁尤佳。伤寒类要。**时气头痛**壮热。生葛根洗净，捣汁一大盏，豉一合，煎六分，去滓分服，汗出即瘥。未汗再服。若心热，加栀子仁十枚。圣惠方。**伤寒头痛**二三日发热者。葛根五两，香豉一升，以童子小便八升，煎取二升，分三服。食葱粥取汗。梅师方。**妊娠热病**葛根汁二升，分三服。伤寒类要。**预防热病**急黄贼风。葛粉二升，生地黄一升，香豉半升，为散。每食后米饮服方寸匕，日三服。有病五服。庞安常伤寒论。**辟瘴不染**生葛捣汁一小盏服，去热毒气也。圣惠方。**烦躁热渴**葛粉四两，先以水浸粟米半升，一夜漉出，拌匀，煮熟以糜饮和食。食医心镜。**小儿热渴**久不止。葛根半两，水煎服。圣惠方。**干呕不息**葛根捣汁服一升，瘥。肘后方。**小儿呕吐**壮热食痫。葛粉二钱，水二合，调匀。倾入锡锣中，重汤烫熟，以糜饮和食。昝殷食医心镜。**心热吐血**不止。生葛捣汁半升，顿服，立瘥。广利方。**衄血不止**生葛，捣汁服。三服即止。圣惠方。**热毒下血**因食热物发者。生葛根二斤，捣汁一升，入藕一升，和服。梅师方。**伤筋出血**葛根捣汁饮。干者煎服。仍熬屑傅之。外台秘要。**臀腰疼痛**生葛根嚼之咽汁，取效乃止。肘后方。**金创中风**痉强欲死。生葛根四大两，以水三升，煮取一升，去滓分服。口噤者灌之。若干者，捣末调三指撮。仍以此及竹沥多服，取效。贞元广利方。**服药过剂**苦烦。生葛汁饮之。干者煎汁服。肘后方。**酒醉不醒**生葛汁，饮二升便愈。千金方。**诸药中毒**发狂烦闷，吐下欲死。葛根煮汁服。肘后方。**解中鸩毒**气欲绝者。葛粉三合，水三盏，调服。口噤者灌之。圣惠方。**虎伤人疮**生葛煮浓汁洗之。仍捣末，水服方寸匕，日夜五六服。梅师方。

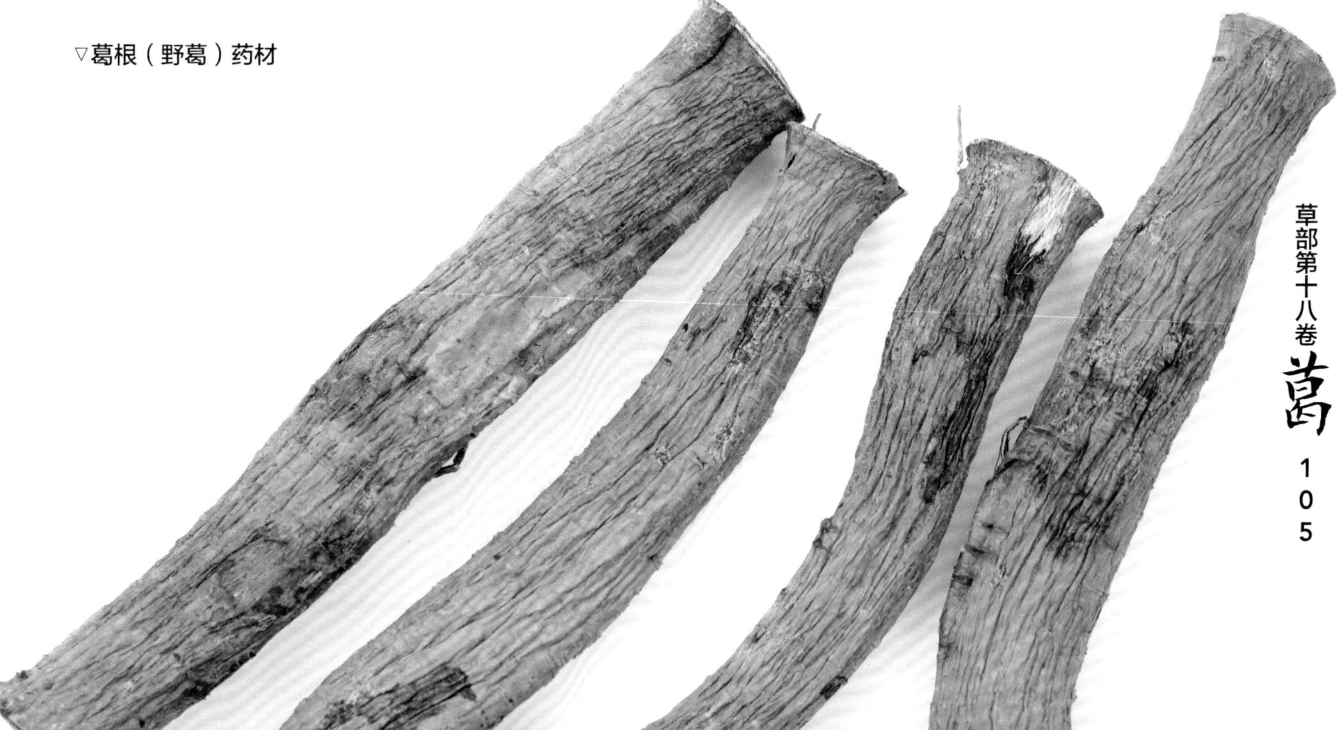

▽葛根（野葛）药材

# 葛谷

‖**气味**‖

**甘，平，无毒。**

‖**主治**‖

**下痢十岁已上。**本经。**解酒毒。**时珍。

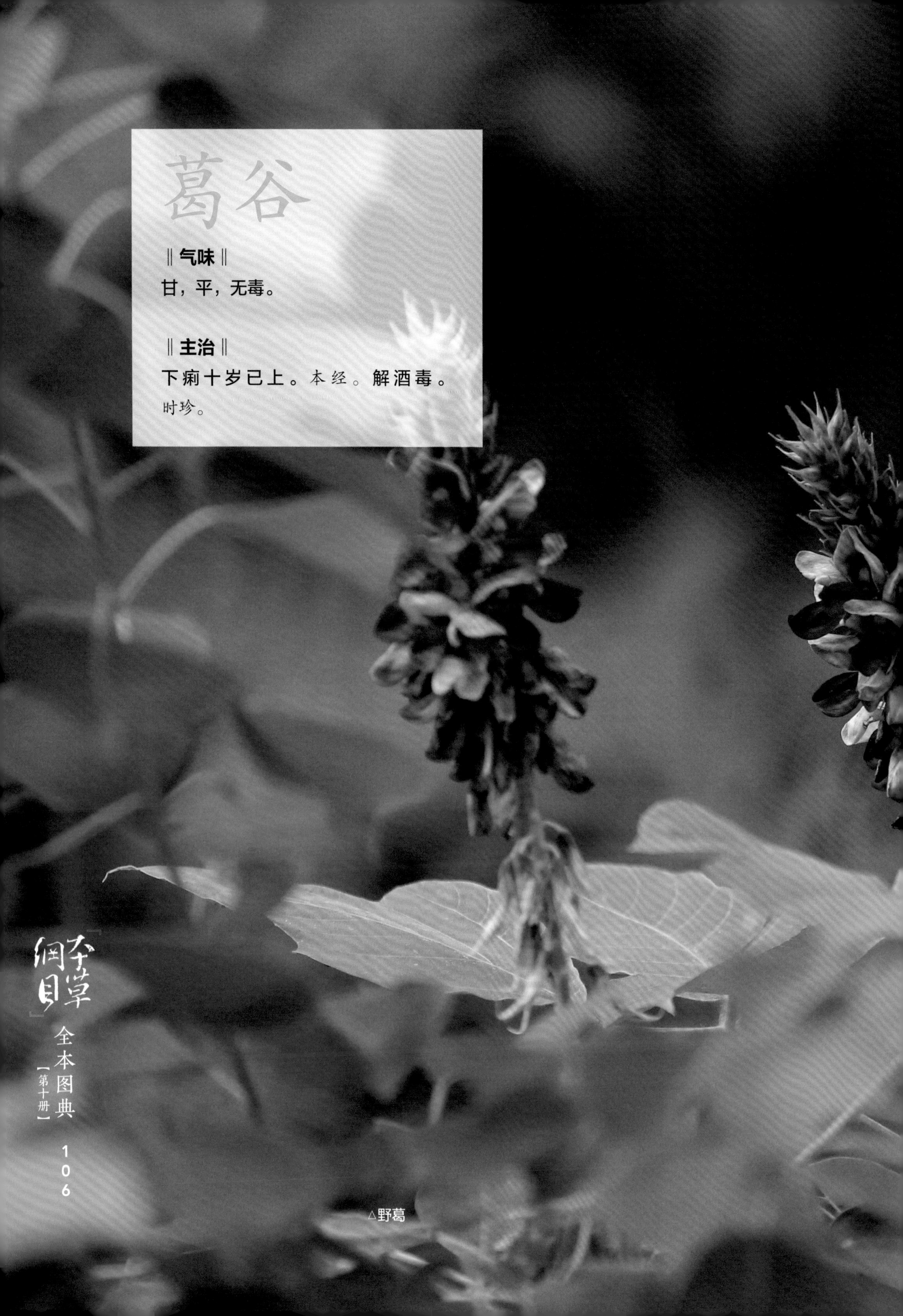

△野葛

# 葛花

‖ **气味** ‖

同谷。

‖ **主治** ‖

**消酒。**别录。[弘景曰] 同小豆花干末酒服，饮酒不醉也。**肠风下血。**时珍。

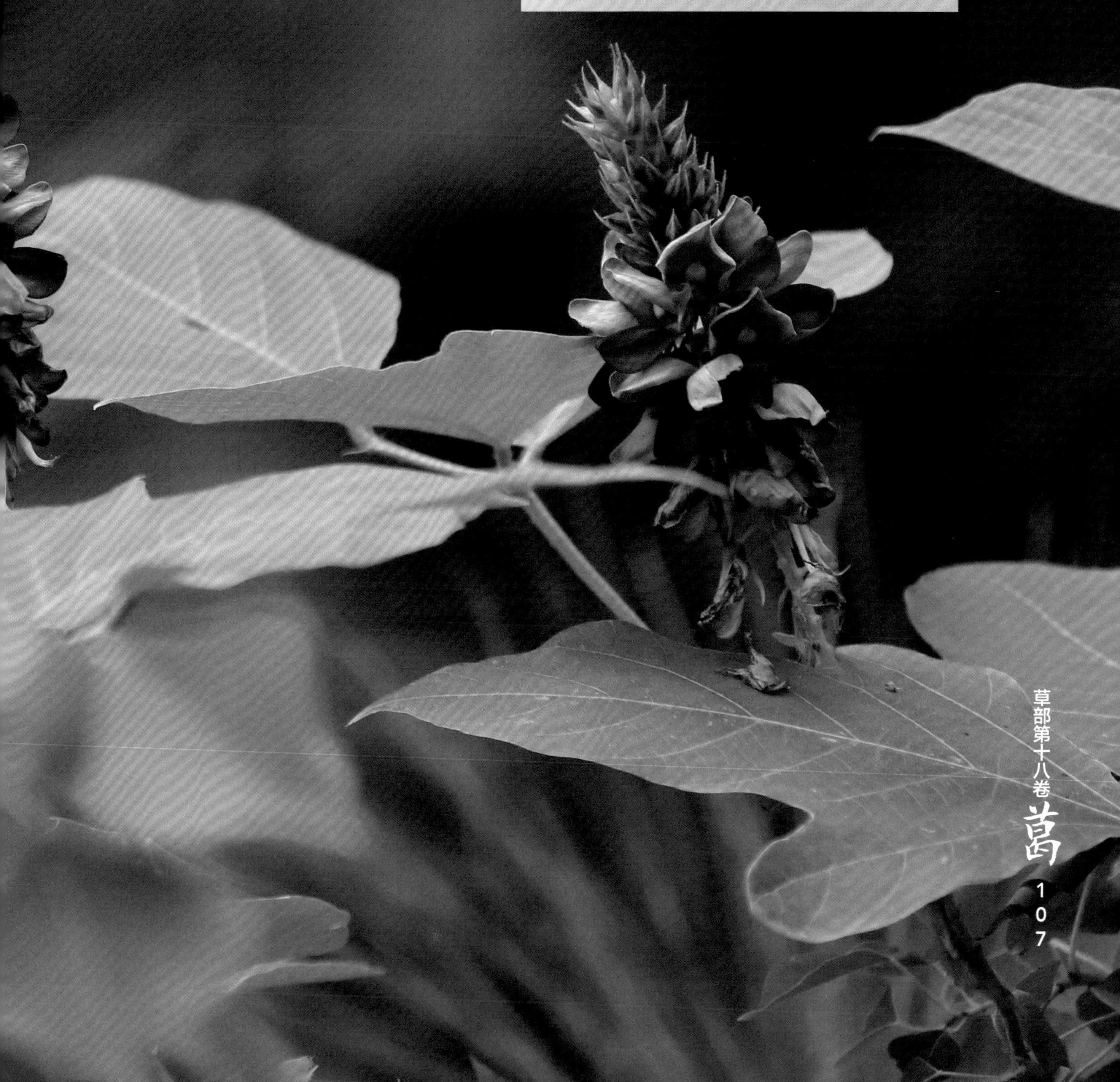

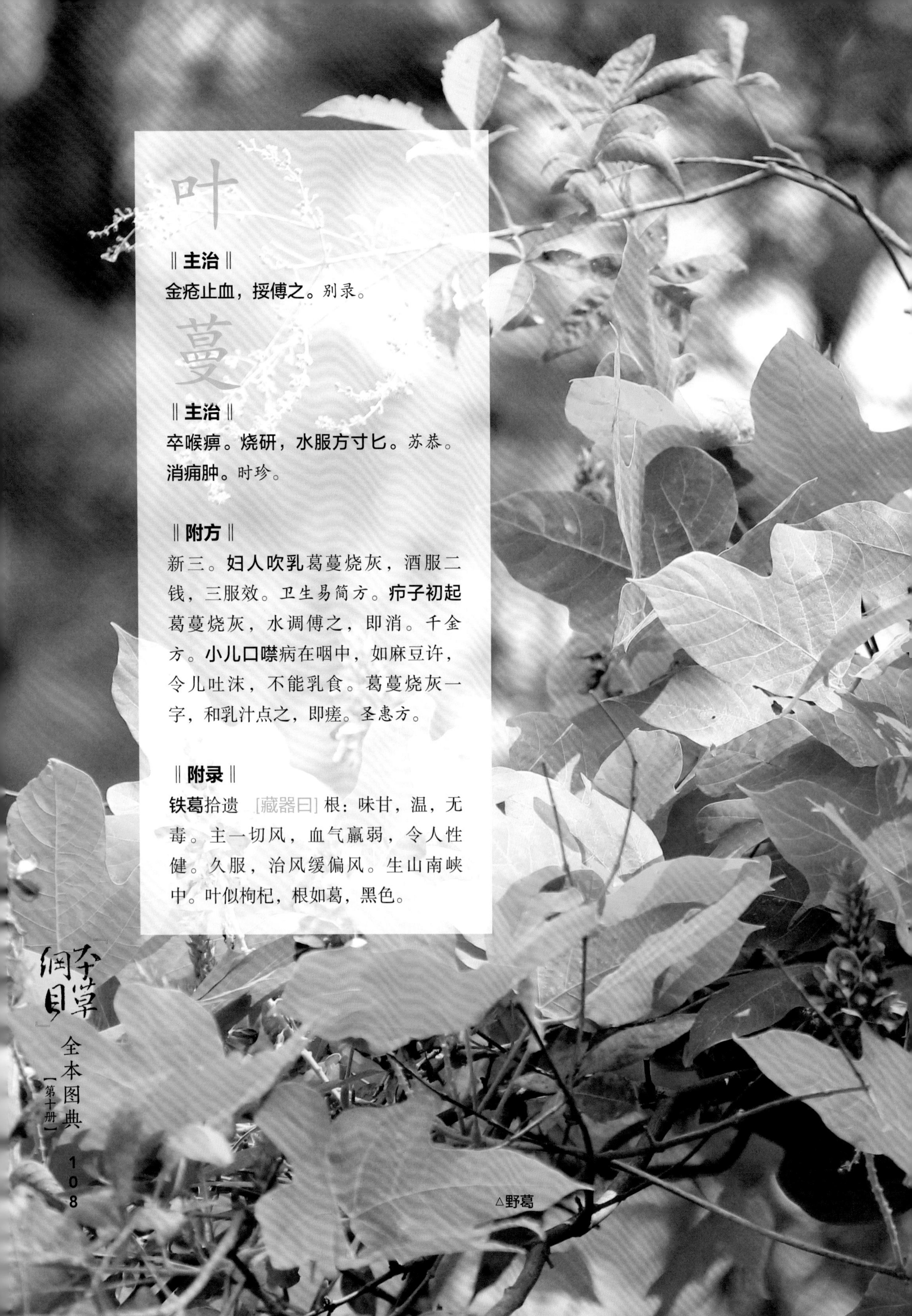

## 叶

‖ **主治** ‖

**金疮止血，挼傅之。**别录。

## 蔓

‖ **主治** ‖

**卒喉痹。烧研，水服方寸匕。**苏恭。**消痈肿。**时珍。

‖ **附方** ‖

新三。**妇人吹乳**葛蔓烧灰，酒服二钱，三服效。卫生易简方。**疖子初起**葛蔓烧灰，水调傅之，即消。千金方。**小儿口噤**病在咽中，如麻豆许，令儿吐沫，不能乳食。葛蔓烧灰一字，和乳汁点之，即瘥。圣惠方。

‖ **附录** ‖

**铁葛**拾遗 [藏器曰] 根：味甘，温，无毒。主一切风，血气羸弱，令人性健。久服，治风缓偏风。生山南峡中。叶似枸杞，根如葛，黑色。

△野葛

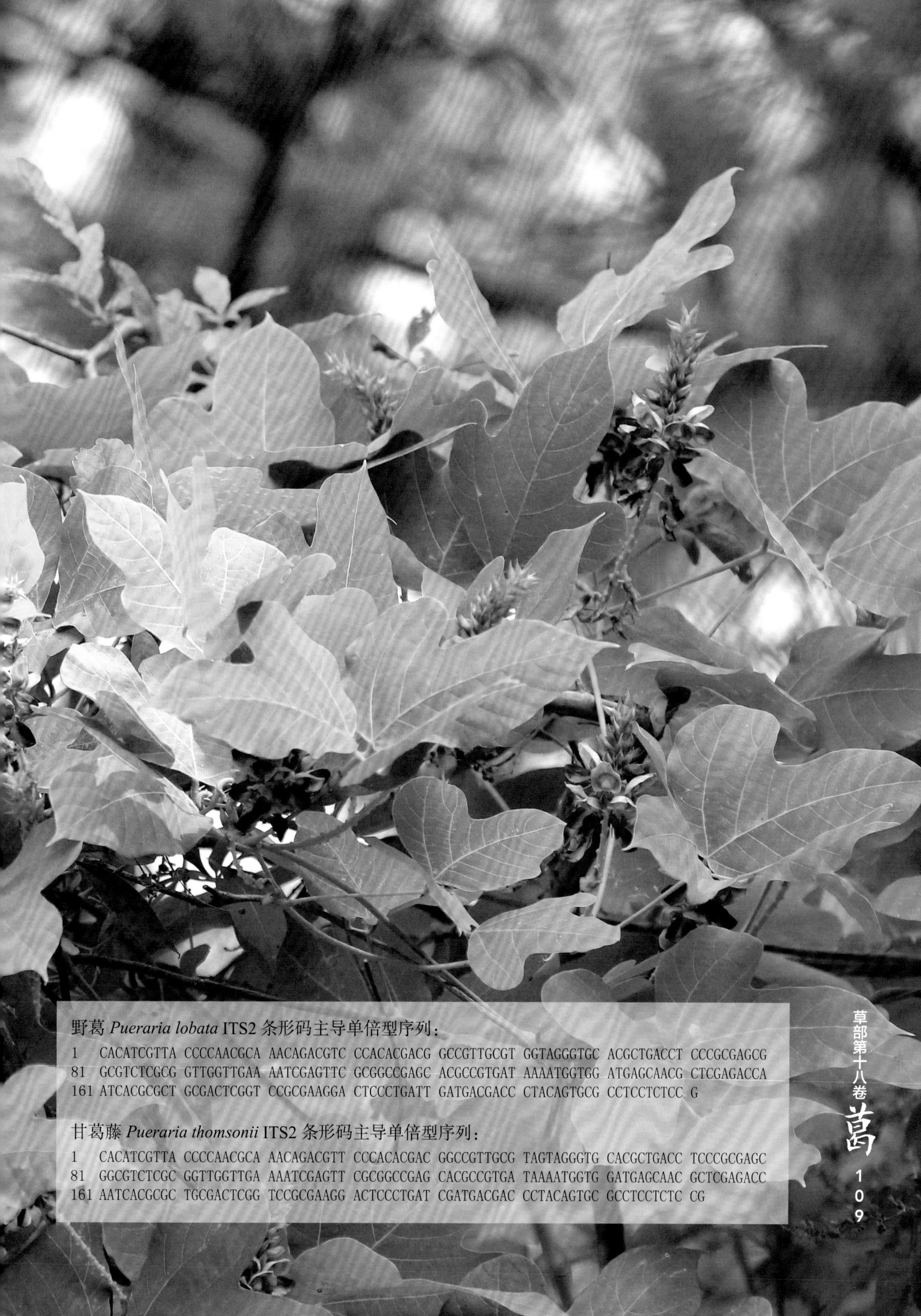

野葛 *Pueraria lobata* ITS2 条形码主导单倍型序列：

```
1   CACATCGTTA CCCCAACGCA AACAGACGTC CCACACGACG GCCGTTGCGT GGTAGGGTGC ACGCTGACCT CCCGCGAGCG
81  GCGTCTCGCG GTTGGTTGAA AATCGAGTTC GCGGCCGAGC ACGCCGTGAT AAAATGGTGG ATGAGCAACG CTCGAGACCA
161 ATCACGCGCT GCGACTCGGT CCGCGAAGGA CTCCCTGATT GATGACGACC CTACAGTGCG CCTCCTCTCC G
```

甘葛藤 *Pueraria thomsonii* ITS2 条形码主导单倍型序列：

```
1   CACATCGTTA CCCCAACGCA AACAGACGTT CCCACACGAC GGCCGTTGCG TAGTAGGGTG CACGCTGACC TCCCGCGAGC
81  GGCGTCTCGC GGTTGGTTGA AAATCGAGTT CGCGGCCGAG CACGCCGTGA TAAAATGGTG GATGAGCAAC GCTCGAGACC
161 AATCACGCGC TGCGACTCGG TCCGCGAAGG ACTCCCTGAT CGATGACGAC CCTACAGTGC GCCTCCTCTC CG
```

# 黄环—狼跋子

《本经》下品/《别录》下品

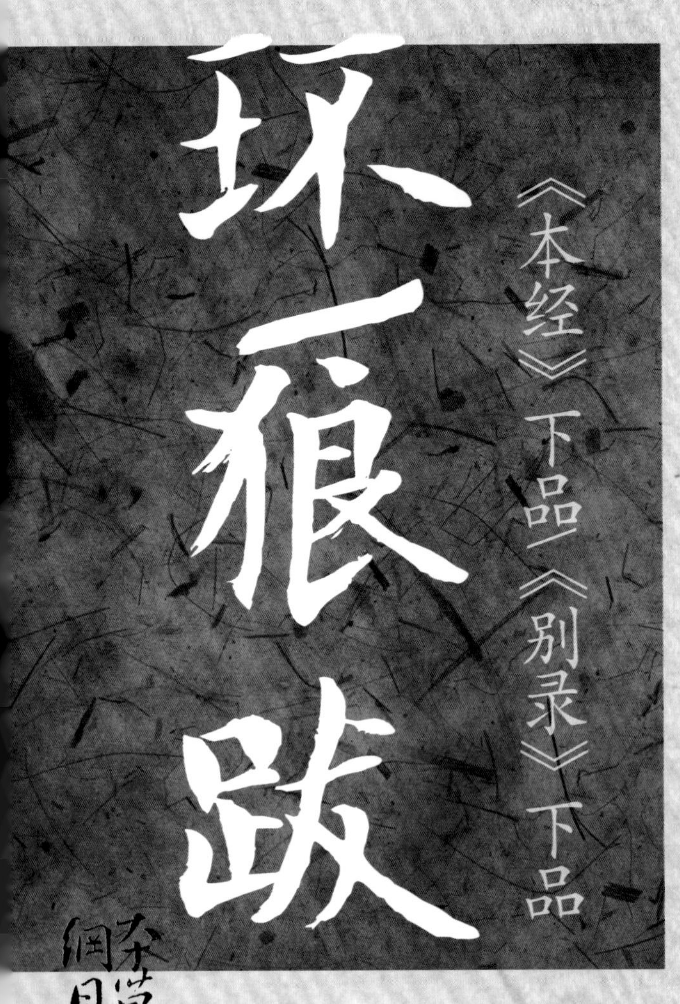

‖**释名**‖

**凌泉**本经**大就**本经**就葛**唐本**生刍**吴普**根韭**吴普**实名狼跋子**别录**度谷**唐本。[时珍曰] 此物叶黄而圆，故名黄环，如萝摩呼白环之义。亦是葛类，故名就葛，跋乃狼足名，其荚似之，故曰狼跋子。

‖**集解**‖

[别录曰] 黄环生蜀郡山谷。三月采根，阴干。[普曰] 蜀黄环一名生刍。二月生苗，正赤，高二尺。叶黄圆端大，茎叶有汁黄白。五月实圆。三月采根，黄色从理，如车辐解。[弘景曰] 似防己，亦作车辐理解。蜀都赋云，青珠黄环，即此。或云是大戟花，定非矣。用甚稀，市人鲜有识者。又曰：狼跋子出交广，形扁扁。制捣以杂米投水中，鱼无大小皆浮出而死。[恭曰] 黄环惟襄阳大有，余处虽有亦稀，巴西人谓之就葛，今园庭亦种之。作藤生，大者茎径六七寸，根亦葛类，陶云似防己者，近之。取葛根误食之，吐利不止，土浆解之。此真黄环也。今太常收剑南来者，乃鸡屎葛根，非黄环也。其花紫色，其子名狼跋子，角生似皂荚。交广送入太常者，正是黄环子也。花实与葛同时。[时珍曰] 吴普所说甚详，而唐宋本草不收何也？范子计然云：黄环出魏郡，以黄色者为善。

# 黄环根也。

‖**气味**‖

**苦，平，有毒。**[普曰] 神农、黄帝：有毒。桐君、扁鹊：苦。[权曰] 大寒，有小毒。[之才曰] 鸢尾为之使。恶茯苓、防己、干姜。

‖**主治**‖

**蛊毒鬼疰鬼魅，邪气在脏中，除咳逆寒热。**本经。**治上气急及百邪。**甄权。**治痰嗽，消水肿，利小便。**时珍。

‖**附方**‖

新一。**水肿**黄环根晒干。每服五钱，水煎服，小便利为效。儒门事亲。

# 狼跋子

‖**气味**‖

**苦，寒，有小毒。**

‖**主治**‖

**恶疮蜗疥。杀虫鱼。**别录。**苦酒摩，涂疮疥效。**弘景。

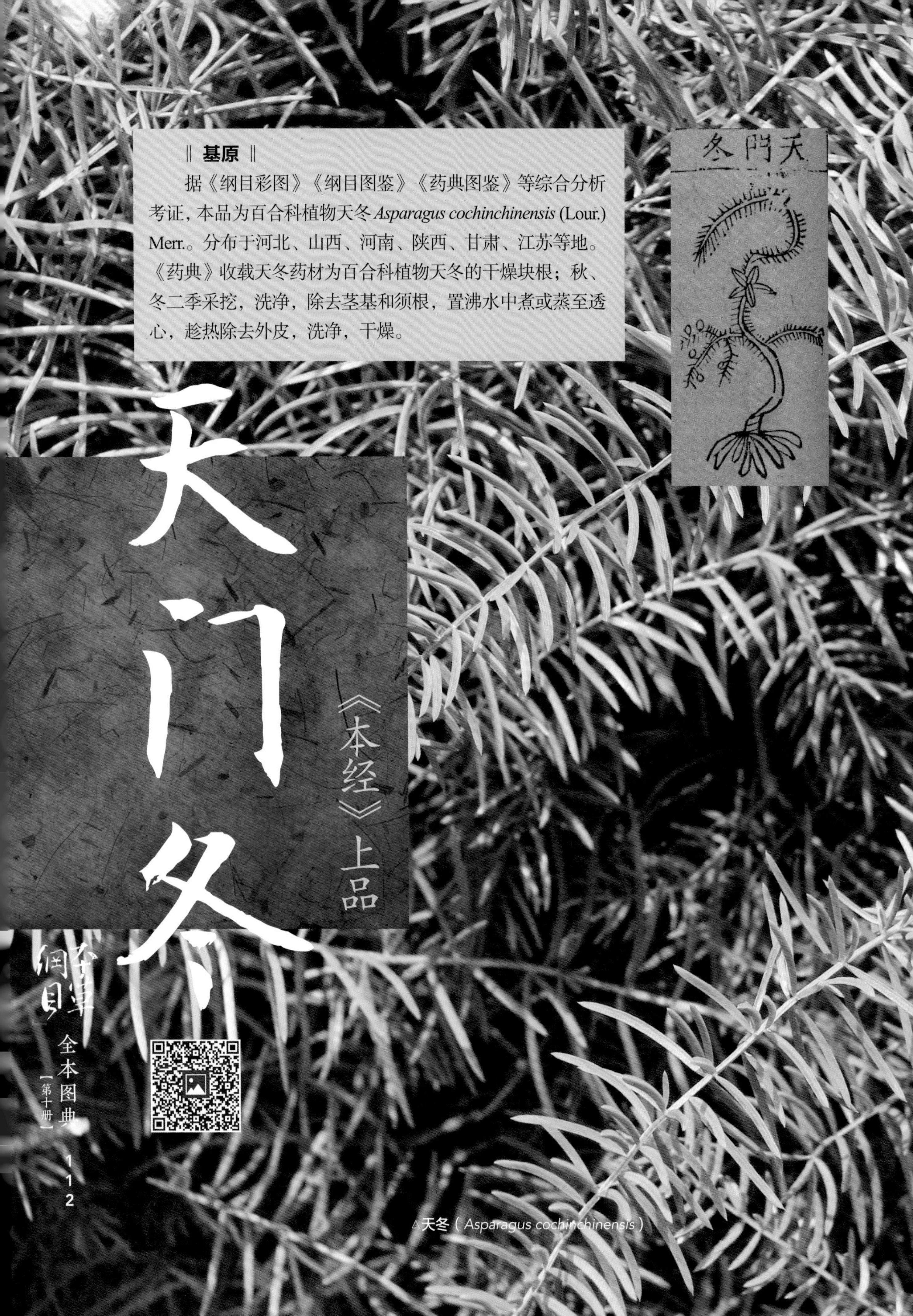


‖ **基原** ‖

据《纲目彩图》《纲目图鉴》《药典图鉴》等综合分析考证，本品为百合科植物天冬 *Asparagus cochinchinensis* (Lour.) Merr.。分布于河北、山西、河南、陕西、甘肃、江苏等地。《药典》收载天冬药材为百合科植物天冬的干燥块根；秋、冬二季采挖，洗净，除去茎基和须根，置沸水中煮或蒸至透心，趁热除去外皮，洗净，干燥。

# 天门冬

《本经》上品

△天冬（*Asparagus cochinchinensis*）

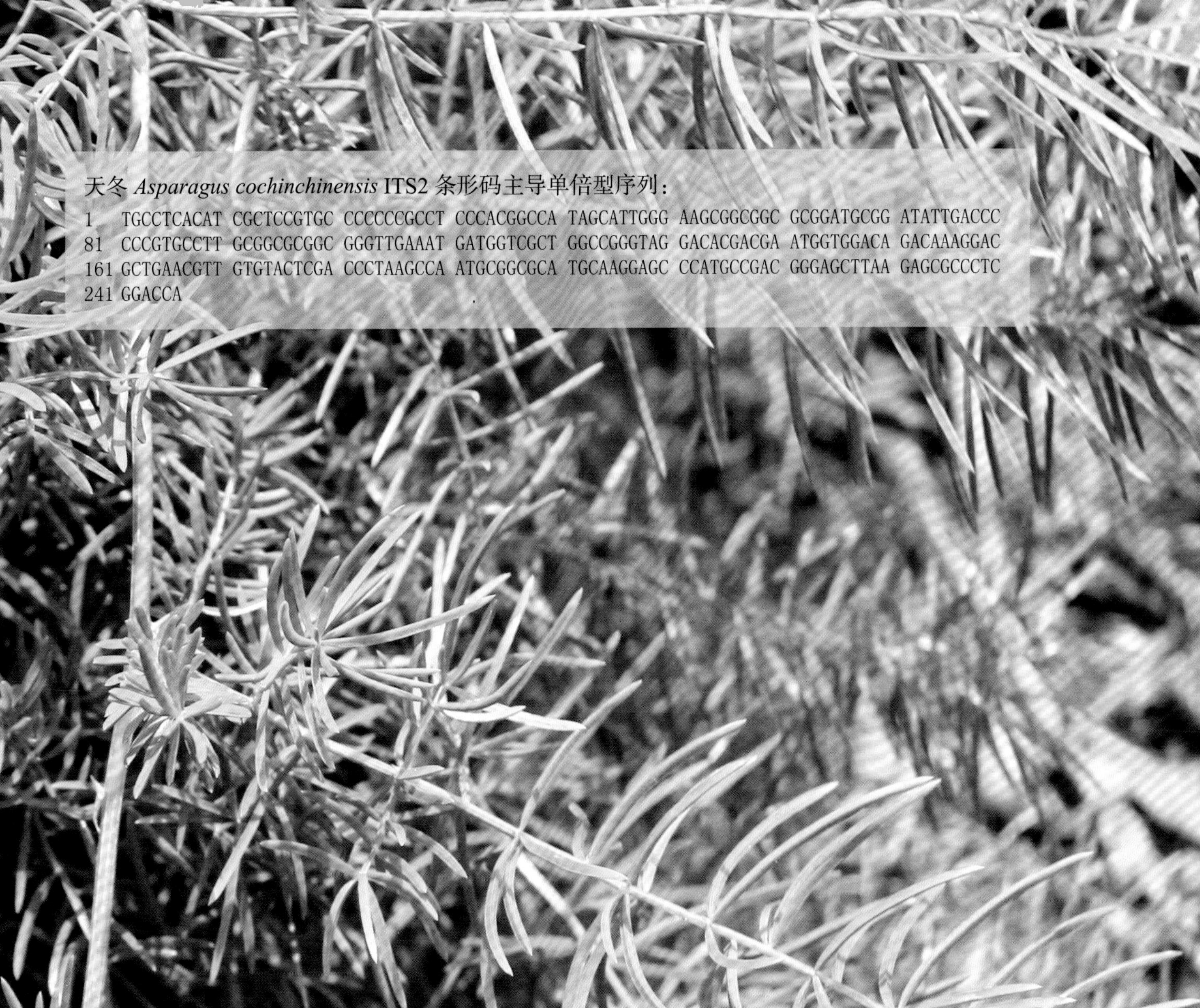

天冬 *Asparagus cochinchinensis* ITS2 条形码主导单倍型序列：

```
1   TGCCTCACAT CGCTCCGTGC CCCCCCGCCT CCCACGGCCA TAGCATTGGG AAGCGGCGGC GCGGATGCGG ATATTGACCC
81  CCCGTGCCTT GCGGCGCGGC GGGTTGAAAT GATGGTCGCT GGCCGGGTAG GACACGACGA ATGGTGGACA GACAAAGGAC
161 GCTGAACGTT GTGTACTCGA CCCTAAGCCA ATGCGGCGCA TGCAAGGAGC CCATGCCGAC GGGAGCTTAA GAGCGCCCTC
241 GGACCA
```

‖**释名**‖

**虋冬**音门**颠勒**本经**颠棘**尔雅**天棘**纲目**万岁藤**。[禹锡曰] 按尔雅云：蔷蘼，虋冬。注云：门冬也，一名满冬。抱朴子云：一名颠棘，或名地门冬，或名筵门冬。在东岳名淫羊藿，在中岳名天门冬，在西岳名管松，在北岳名无不愈，在南岳名百部，在京陆山阜名颠勒，在越人名浣草。虽处处有之，其名不同，其实一也。别有百部草，其根有百许如一，而苗小异，其苗似菝葜，惟可治咳，不中服食，须分别之。[时珍曰] 草之茂者为虋，俗作门。此草蔓茂，而功同麦门冬，故曰天门冬，或曰天棘。尔雅云：髦，颠棘也。因其细叶如髦，有细棘也。颠、天，音相近也。按救荒本草云：俗名万岁藤，又名婆萝树。其形与治肺之功颇同百部，故亦名百部也。蔷蘼乃营实苗，而尔雅指为虋冬，盖古书错简也。

‖ **集解** ‖

[别录曰] 天门冬生奉高山谷。二月、三月、七月、八月采根，曝干。[弘景曰] 奉高，泰山下县名也。今处处有之，以高地大根味甘者为好。桐君药录云：蔓生，叶有刺，五月花白，十月实黑，根数十枚。张华博物志云：天门冬茎间有逆刺。若叶滑者，名绨体，一名颠棘。挼根入汤，可以浣缣，素白如绒，纻类也。今越人名为浣草，胜于用灰。此非门冬，乃相似尔。按此说与桐君之说相乱。今人所采皆是有刺者，本名颠勒，亦粗相似，用此浣衣则净，不复更有门冬。恐门冬自一种，或即是浣草耶？又有百部，根亦相类，但苗异尔。[恭曰] 此有二种：一种苗有刺而涩，一种无刺而滑，皆是门冬。俗云颠棘、浣草者，形貌诺之。虽作数名，终是一物。二根浣垢俱净，门冬、浣草，互名也。诺音命，目之也。[颂曰] 处处有之。春生藤蔓，大如钗股，高至丈余。叶如茴香，极尖细而疏滑，有逆刺；亦有涩而无刺者，其叶如丝杉而细散，皆名天门冬。夏生细白花，亦有黄色及紫色者。秋结黑子，在其根枝旁。入伏后无花，暗结子。其根白或黄紫色，大如手指，圆实而长二三寸，大者为胜，一科一二十枚同撮，颇与百部根相类。洛中出者，大叶粗干，殊不相类。岭南者无花，余无他异。[禹锡曰] 抱朴子言：生高地，根短味甜气香者为上；生水侧下地，叶似细蕴而微黄，根长而味多苦气臭者次之，若以服食，令人下气，为益又迟也。入山便可蒸煮，啖之断谷。或为散，仍取汁作酒服散尤佳。[时珍曰] 生苗时，亦可以沃地栽种。子亦堪种，但晚成。

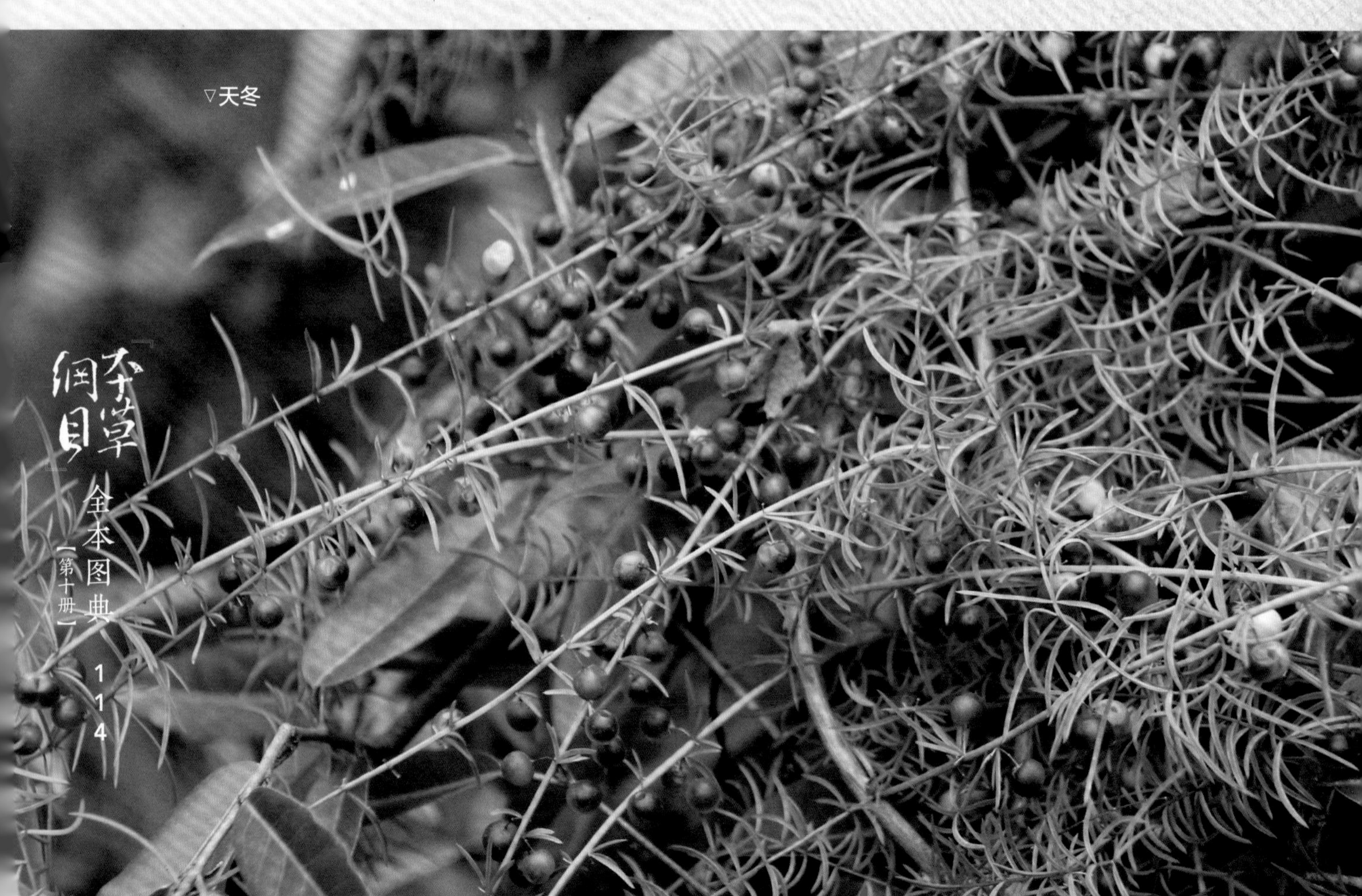

▽天冬

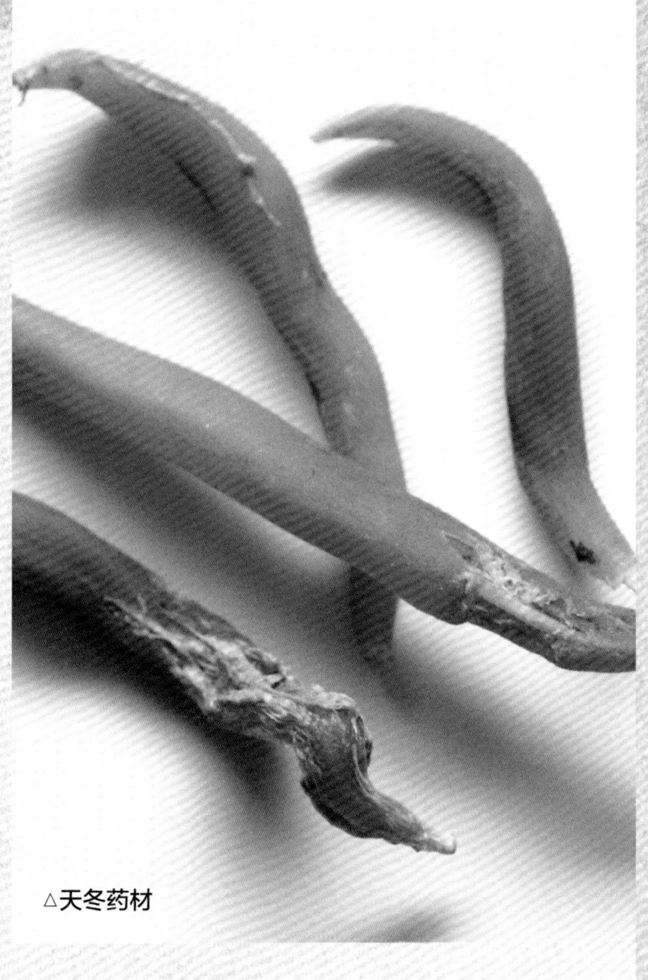
△天冬药材

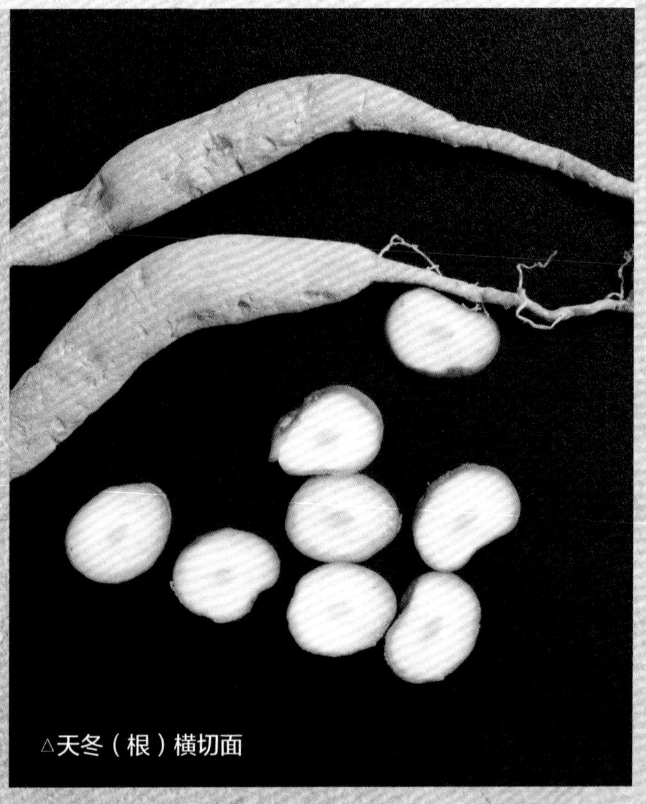
△天冬（根）横切面

# 根

**‖修治‖**

[弘景曰] 门冬采得蒸，剥去皮食之，甚甘美，止饥。虽曝干，尤脂润难捣，必须曝于日中或火烘之。今人呼苗为棘刺，煮作饮宜人，而终非真棘刺也。[颂曰] 二、三、七、八月采根，蒸剥去皮，四破去心，曝干用。[敩曰] 采得去皮心，用柳木甑及柳木柴蒸一伏时，洒酒令遍，更添火蒸。作小架去地二尺，摊于上，曝干用。

**‖气味‖**

**苦，平，无毒。**[别录曰] 甘，大寒。[好古曰] 气寒，味微苦而辛。气薄味厚，阳中之阴。入手太阴、足少阴经气分之药。[之才曰] 垣衣、地黄、贝母为之使。畏曾青。[损之曰] 服天门冬，禁食鲤鱼。误食中毒者，浮萍汁解之。捣汁，制雄黄、硇砂。

**‖主治‖**

**诸暴风湿偏痹，强骨髓，杀三虫，去伏尸。久服轻身益气，延年不饥。**本经。**保定肺气，去寒热，养肌肤，利小便，冷而能补。**别录。**肺气咳逆，喘息促急，肺萎生痈吐脓，除热，通肾气，止消渴，去热中风，治湿疥，宜久服。煮食之，令人肌体滑泽白净，除身上一切恶气不洁之疾。**甄权。**镇心，润五脏，补五劳七伤，吐血，治嗽消痰，去风热烦闷。**大明。**主心病，嗌干心痛，渴而欲饮，痿蹶嗜卧，足下热而痛。**好古。**润燥滋阴，清金降火。**时珍。**阳事不起，宜常服之。**思邈。

## ‖ 发明 ‖

[权曰] 天门冬冷而能补，患人五虚而热者，宜加用之。和地黄为使，服之耐老头不白。[宗奭曰] 治肺热之功为多。其味苦，专泄而不专收，寒多人禁服之。[元素曰] 苦以泄滞血，甘以助元气，及治血妄行，此天门冬之功也。保定肺气，治血热侵肺，上气喘促，宜加人参、黄芪为主，用之神效。[嘉谟曰] 天、麦门冬并入手太阴，驱烦解渴，止咳消痰。而麦门冬兼行手少阴，清心降火，使肺不犯邪，故止咳立效。天门冬复走足少阴，滋肾助元，全其母气，故清痰殊功。盖肾主津液，燥则凝而为痰，得润剂则化，所谓治痰之本也。[好古曰] 入手太阴，足少阴经。营卫枯涸，宜以湿剂润之。天门冬、人参、五味、枸杞子同为生脉之剂，此上焦独取寸口之意。[赵继宗曰] 五药虽为生脉之剂，然生地黄、贝母为天门冬之使，地黄、车前为麦门冬之使，茯苓为人参之使。若有君无使，是独行无功也。故张三丰与胡濙尚书长生不老方，用天门冬三斤，地黄一斤，乃有君而有使也。[禹锡曰] 抱朴子言：入山便可以天门冬蒸煮啖之，取足以断谷。若有力可饵之，或作散、酒服，或捣汁作液、膏服。至百日丁壮兼倍，快于术及黄精也。二百日强筋髓，驻颜色。与炼成松脂同蜜丸服，尤善。杜紫微服之，御八十妾，一百四十岁，日行三百里。[慎微曰] 列仙传云：赤须子食天门冬，齿落更生，细发复出。太原甘始服天门冬，在人间三百余年。圣化经云：以天门冬、茯苓等分，为末。日服方寸匕。则不畏寒，大寒时单衣汗出也。[时珍曰] 天门冬清金降火，益水之上源，故能下通肾气，入滋补方合群药用之有效。若脾胃虚寒人，单饵既久，必病肠滑，反成痼疾。此物性寒而润，能利大肠故也。

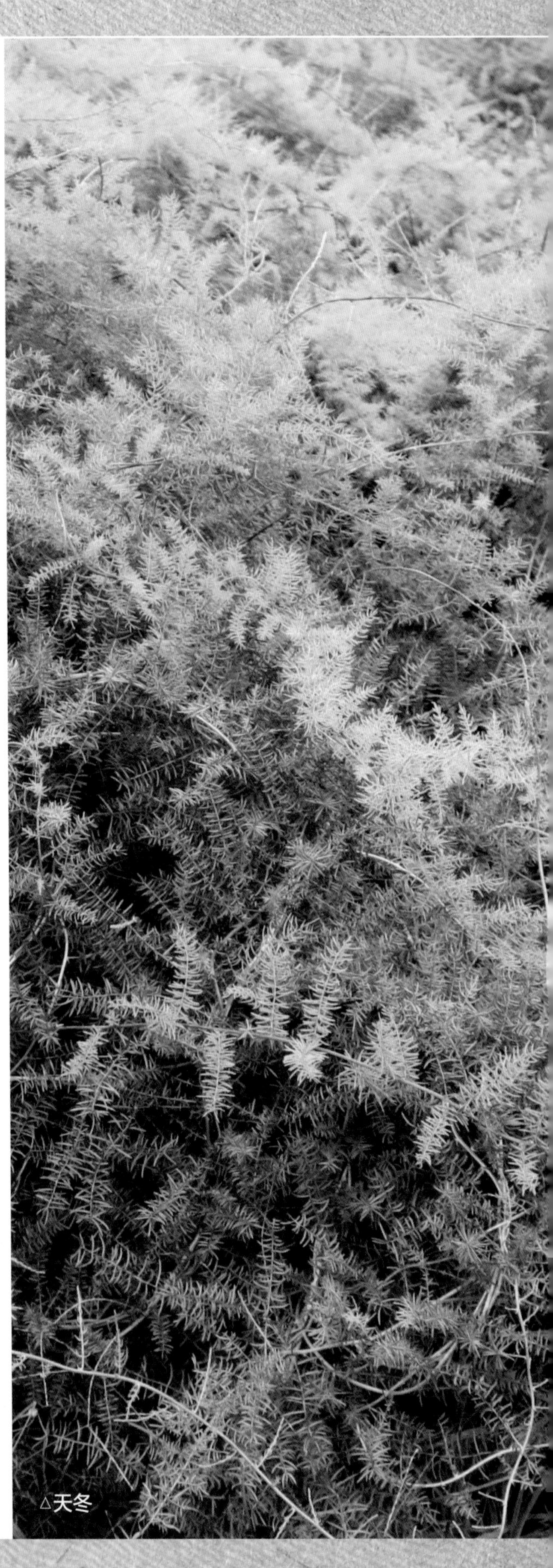
△天冬

‖ **附方** ‖

旧三，新十四。**服食法**孙真人枕中记云：八九月采天门冬根，曝干为末。每服方寸匕，日三服。无问山中人间，久服补中益气，治虚劳绝伤，年老衰损，偏枯不随，风湿不仁，冷痹恶疮，痈疽癞疾。鼻柱败烂者，服之皮脱虫出。酿酒服，去癥病积聚，风痰颠狂，三虫伏尸，除湿痹，轻身益气，令人不饥，百日还年耐老。酿酒初熟微酸，久停则香美，诸酒不及也。忌鲤鱼。臞仙神隐云用干天门冬十斤，杏仁一斤，捣末，蜜渍。每服方寸匕。名仙人粮。**辟谷不饥**天门冬二斤，熟地黄一斤，为末，炼蜜丸弹子大。每温酒化三丸，日三服。居山远行，辟谷良。服至十日，身轻目明；二十日，百病愈，颜色如花；三十日，发白更黑，齿落重生；五十日，行及奔马；百日，延年。又法：天门冬捣汁，微火煎取五斗，入白蜜一斗，胡麻炒末二升，合煎至可丸，即止火。下大豆黄末，和作饼，径三寸，厚半寸。一服一饼，一日三服，百日已上有益。又法：天门冬末一升，松脂末一升，蜡、蜜一升和煎，丸如梧子大。每日早午晚各服三十丸。**天门冬酒**补五脏、调六腑，令人无病。天门冬三十斤，去心捣碎，以水二石，煮汁一石，糯米一斗，细曲十斤，如常炊酿，酒熟，日饮三杯。**天门冬膏**去积聚风痰，补肺，疗咳嗽失血，润五脏，杀三虫伏尸，除瘟疫，轻身益气，令人不饥。以天门冬流水泡过，去皮心，捣烂取汁，砂锅文武炭火煮，勿令大沸。以十斤为率，熬至三斤，却入蜜四两，熬至滴水不散。瓶盛埋土中一七，去火毒。每日早晚白汤调服一匙。若动大便，以酒服之。医方摘要。**肺痿咳嗽**吐涎沫，心中温温，咽燥而不渴。生天门冬捣汁一斗，酒一斗，饴一升，紫苑四合，铜器煎至可丸。每服杏仁大一丸，日三服。肘后方。**阴虚火动**有痰，不堪用燥剂者。天门冬一斤，水浸洗去心，取肉十二两，石臼捣烂，五味子水洗去核，取肉四两，晒干，不见火，共捣丸梧子大。每服二十丸，茶下。日三服。简便方。**滋阴养血**温补下元。三才丸：用天门冬去心，生地黄二两，二味用柳甑箅，以酒洒之，九蒸九晒，待干秤之。人参一两为末，蒸枣肉捣和，丸梧子大。每服三十丸，食前温酒下，日三服。洁古活法机要。**虚劳体痛**天门冬末，酒服方寸匕，日三。忌鲤鱼。千金方。**肺劳风热**止渴去热。天门冬去皮心，煮食。或曝干为末，蜜丸服，尤佳。亦可洗面。孟诜食疗。**妇人骨蒸**烦热寝汗，口干引饮，气喘。天门冬十两，麦门冬八两，并去心为末，以生地黄三斤，取汁熬膏，和丸梧子大。每服五十丸，以逍遥散去甘草，煎汤下。活法机要。**风颠发作**则吐，耳如蝉鸣，引胁牵痛。天门冬去心皮，曝捣为末。酒服方寸匕，日三服，久服食。外台秘要。**小肠偏坠**天门冬三钱，乌药五钱，以水煎服。吴球活人心统。**面黑令白**天门冬曝干，同蜜捣作丸，日用洗面。圣济总录。**口疮连年**不愈者。天门冬、麦门冬并去心，玄参等分，为末，炼蜜丸弹子大。每噙一丸。乃僧居寮所传方也。齐德之外科精义。**诸般痈肿**新掘天门冬三五两，洗净，沙盆擂细，以好酒滤汁，顿服。未效，再服必愈。此祖传经验方也。虞抟医学正传。

‖ **基原** ‖

据《纲目彩图》《纲目图鉴》等综合分析考证，本品为百部科植物蔓生百部 *Stemona japonica* (Bl.) Miq.。《中华本草》《大辞典》《药典图鉴》认为还包括同属植物直立百部 *S. sessilifolia* (Miq.) Miq.、对叶百部 *S. tuberosa* Lour.。蔓生百部分布于陕西、山东、安徽、江西、湖南、四川等地，直立百部分布于华东及陕西、湖南、湖北、四川等地，对叶百部分布于华东、华南、华中、西南等地。《药典》收载百部药材为百部科植物直立百部、蔓生百部或对叶百部的干燥块根；春、秋二季采挖，除去须根，洗净，置沸水中略烫或蒸至无白心，取出，晒干。

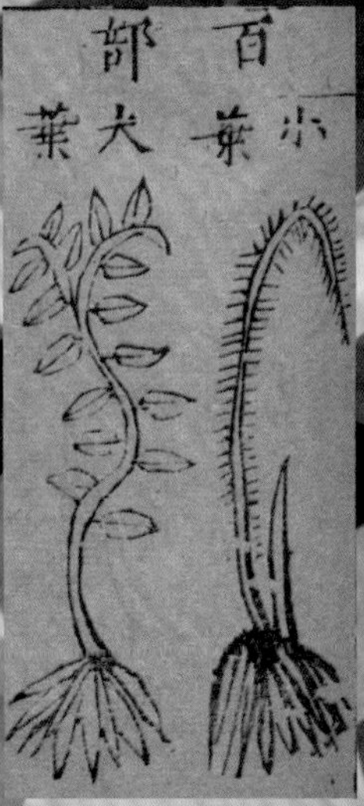

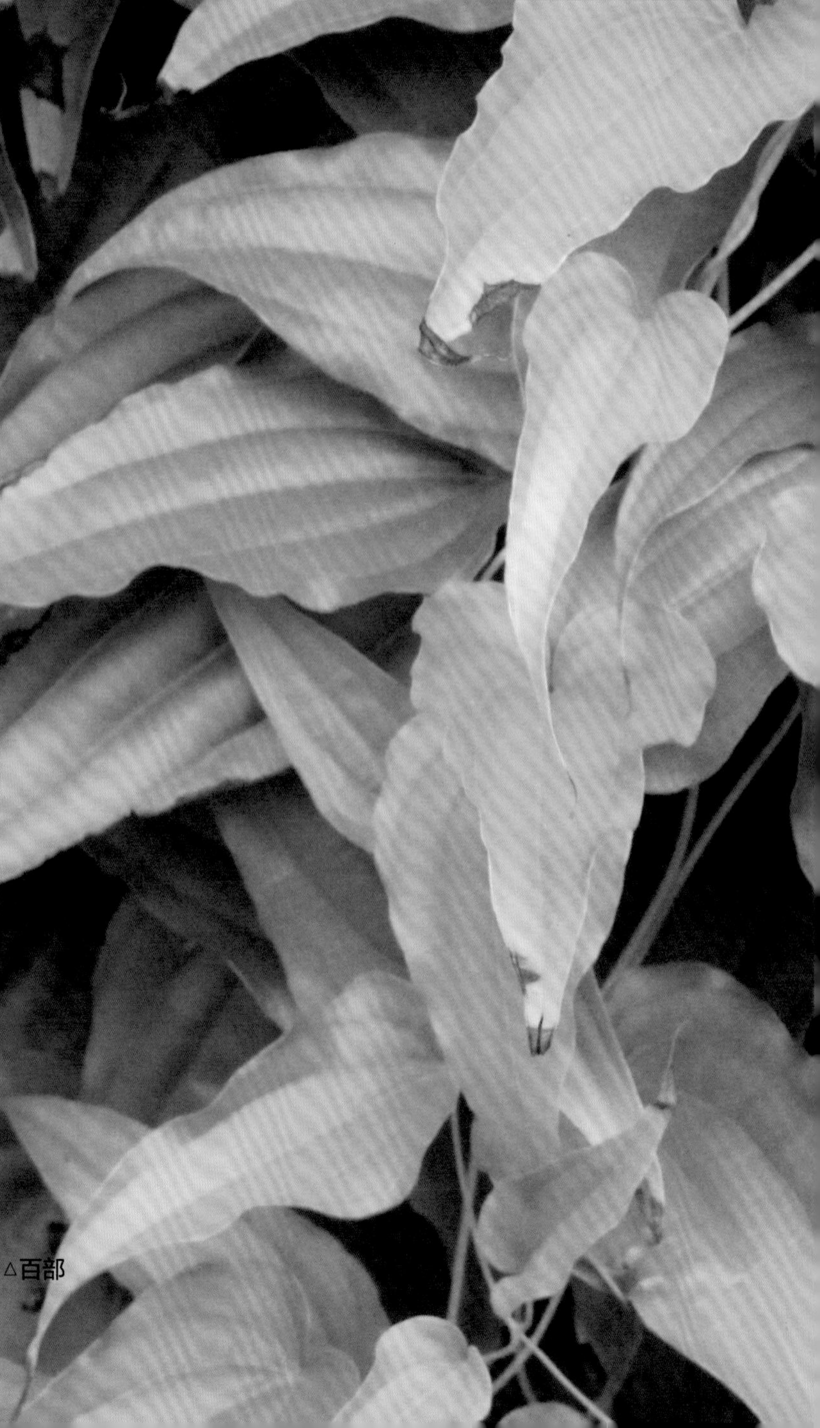

百部 小叶

百部 大叶

# 百部

《别录》中品

△百部

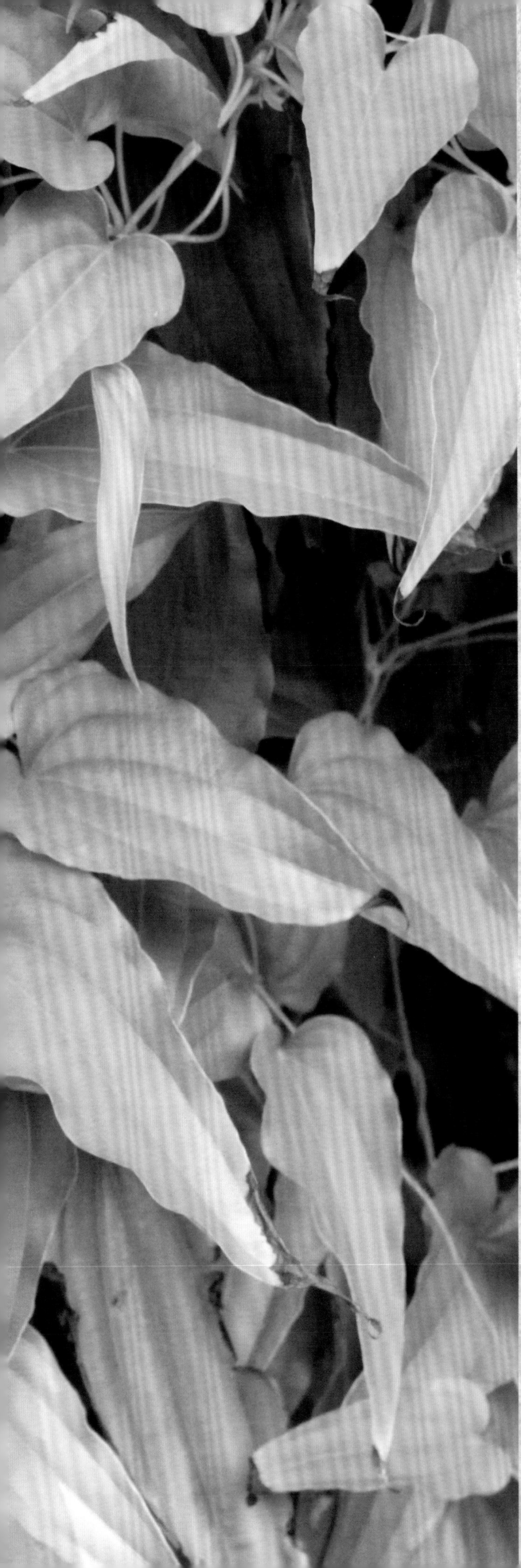

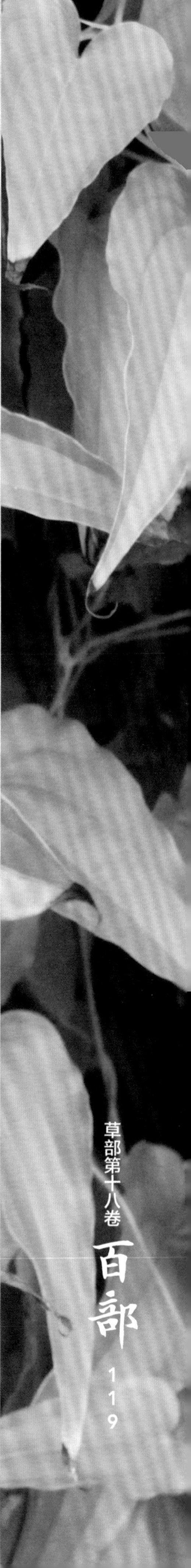

‖ **释名** ‖

**婆妇草** 日华 **野天门冬** 纲目。[时珍曰] 其根多者百十连属，如部伍然，故以名之。

‖ **集解** ‖

[弘景曰] 山野处处有之。其根数十相连，似天门冬而苦强，但苗异尔。博物志云：九真一种草似百部，但长大尔。悬火上令干，夜取四五寸切短，含咽汁，主暴嗽甚良，名为嗽药。疑此即百部也。其土肥润，是以长大也。[藏器曰] 天门冬根有十余茎，圆短，实润味甘；百部多者五六十茎，长尖内虚，味苦不同，苗蔓亦别。今人以门冬当百部，说不明也。[颂曰] 今江、湖、淮、陕、齐、鲁州郡皆有之。春生苗，作藤蔓。叶大而尖长，颇似竹叶，面青色而光。根下一撮十五六枚，黄白色，二、三、八月采，曝干用。[时珍曰] 百部亦有细叶如茴香者，其茎青，肥嫩时亦可煮食。其根长者近尺，新时亦肥实，但干则虚瘦无脂润尔。生时擘开去心曝之。郑樵通志言叶如薯蓣者，谬矣。

# 根

‖ **修治** ‖

[敩曰] 凡采得以竹刀劈，去心皮花，作数十条，悬檐下风干。却用酒浸一宿，漉出焙干，剉用。或一窠八十三条者，号曰地仙苗。若修事饵之，可千岁也。

‖ **气味** ‖

**甘，微温，无毒。**[权曰] 甘，无毒。[大明曰] 苦，无毒。[恭曰] 微寒，有小毒。[时珍曰] 苦、微甘，无毒。

‖ **主治** ‖

**咳嗽上气。火炙酒渍饮之。**别录。**治肺热，润肺。**甄权。**治传尸骨蒸劳，治疳，杀蛔虫、寸白、蛲虫，及一切树木蛀虫，烬之即死。杀虱及蝇蠓。**大明。[弘景曰] 作汤洗牛犬，去虱。**火炙酒浸空腹饮，治疥癣，去虫蚕咬毒。**藏器。

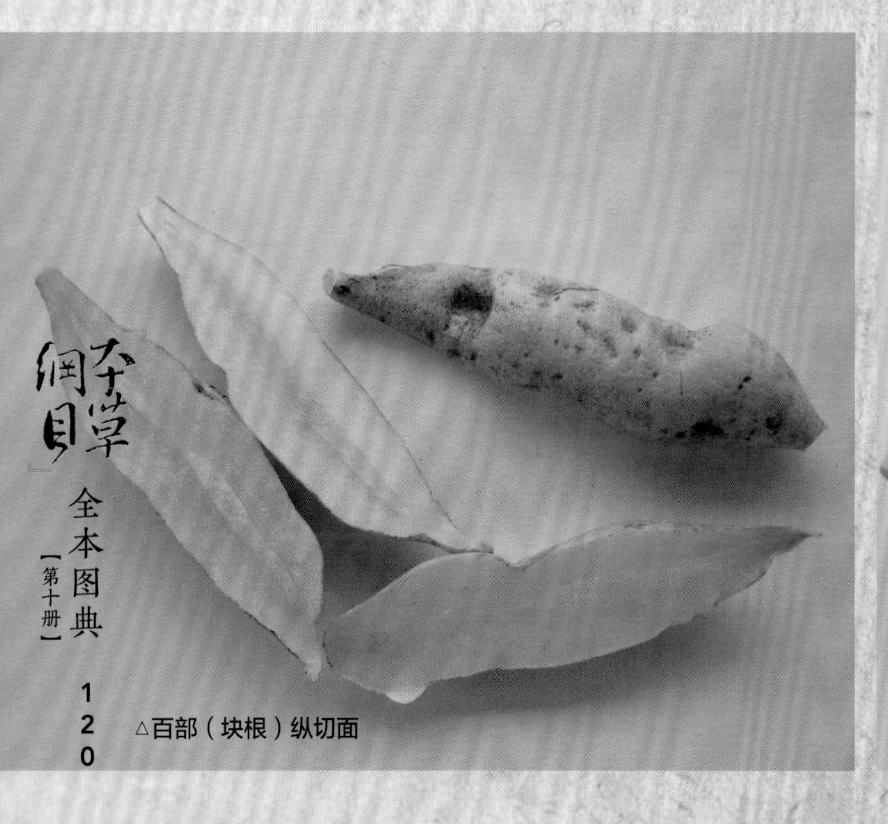

△百部（块根）纵切面

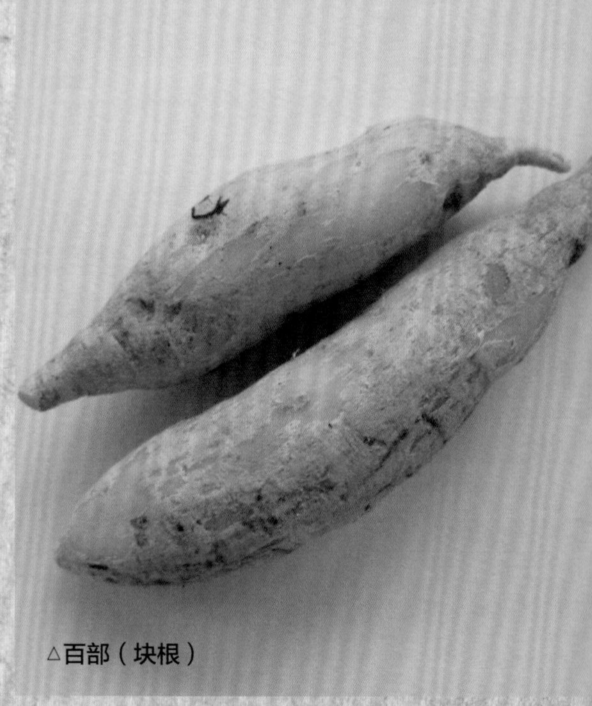

△百部（块根）

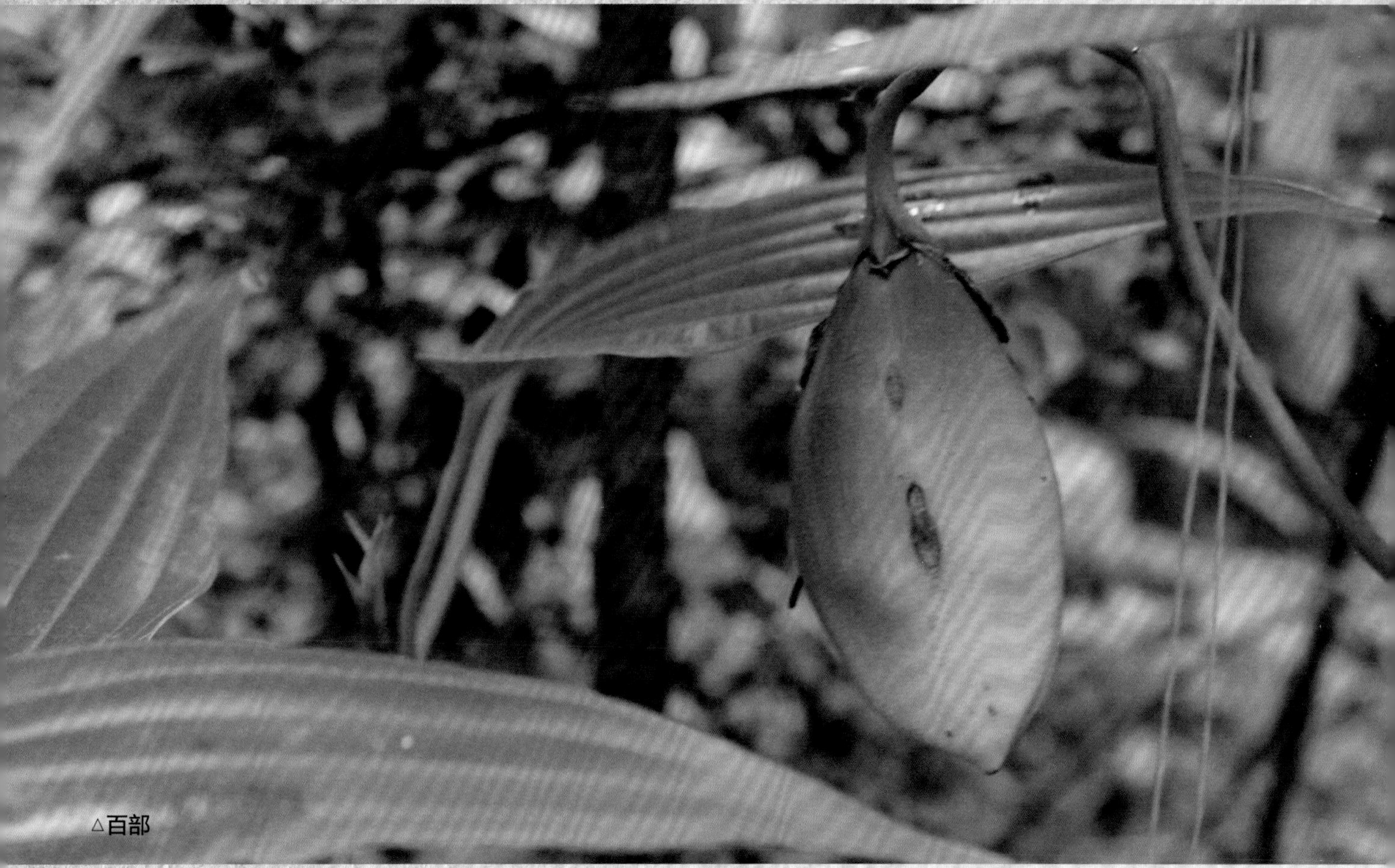

△百部

‖ **发明** ‖

[时珍曰] 百部亦天门冬之类。故皆治肺病杀虫。但百部气温而不寒，寒嗽宜之；天门冬性寒而不热，热嗽宜之，此为异耳。

‖ **附方** ‖

旧五，新五。**暴咳嗽**张文仲方用百部根渍酒。每温服一升，日三服。葛洪方用百部、生姜各捣汁等分，煎服二合。续十全方用百部藤根捣自然汁，和蜜等分，沸汤煎膏噙咽。普济方治卒咳不止，用百部根悬火上炙干，每含咽汁，勿令人知。**小儿寒嗽**百部丸：用百部炒，麻黄去节，各七钱半，为末。杏仁去皮尖炒，仍以水略煮三五沸，研泥。入熟蜜和丸皂子大。每服二三丸，温水下。钱乙小儿方。**三十年嗽**百部根二十斤，捣取汁，煎如饴。服方寸匕，日三服。深师加蜜二斤。外台加饴一斤。千金方。**遍身黄肿**掘新鲜百条根，洗捣，罨脐上。以糯米饭半升，拌水酒半合，揉软盖在药



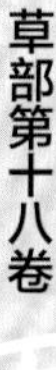

上，以帛包住。等一二日后，口内作酒气，则水从小便中出，肿自消也。百条根一名野天门冬，一名百奶，状如葱头，其苗叶柔细，一根下有百余个数。杨氏经验方。**误吞铜钱**百部根四两，酒一升，渍一宿，温服一升，日再服。外台秘要。**百虫入耳**百部炒研，生油调一字于耳门上。圣济录。**熏衣去虱**百部、秦艽为末，入竹笼烧烟熏之，自落。亦可煮汤洗衣。经验方。

‖ **附录** ‖

**白并**[别录曰] 味苦，无毒。主肺咳上气，行五藏，令百病不起。一名王富，一名箭杆。生山陵。叶如小竹，根黄皮白。三月、四月采根，曝干。[时珍曰] 此物气味主治俱近百部，故附之。

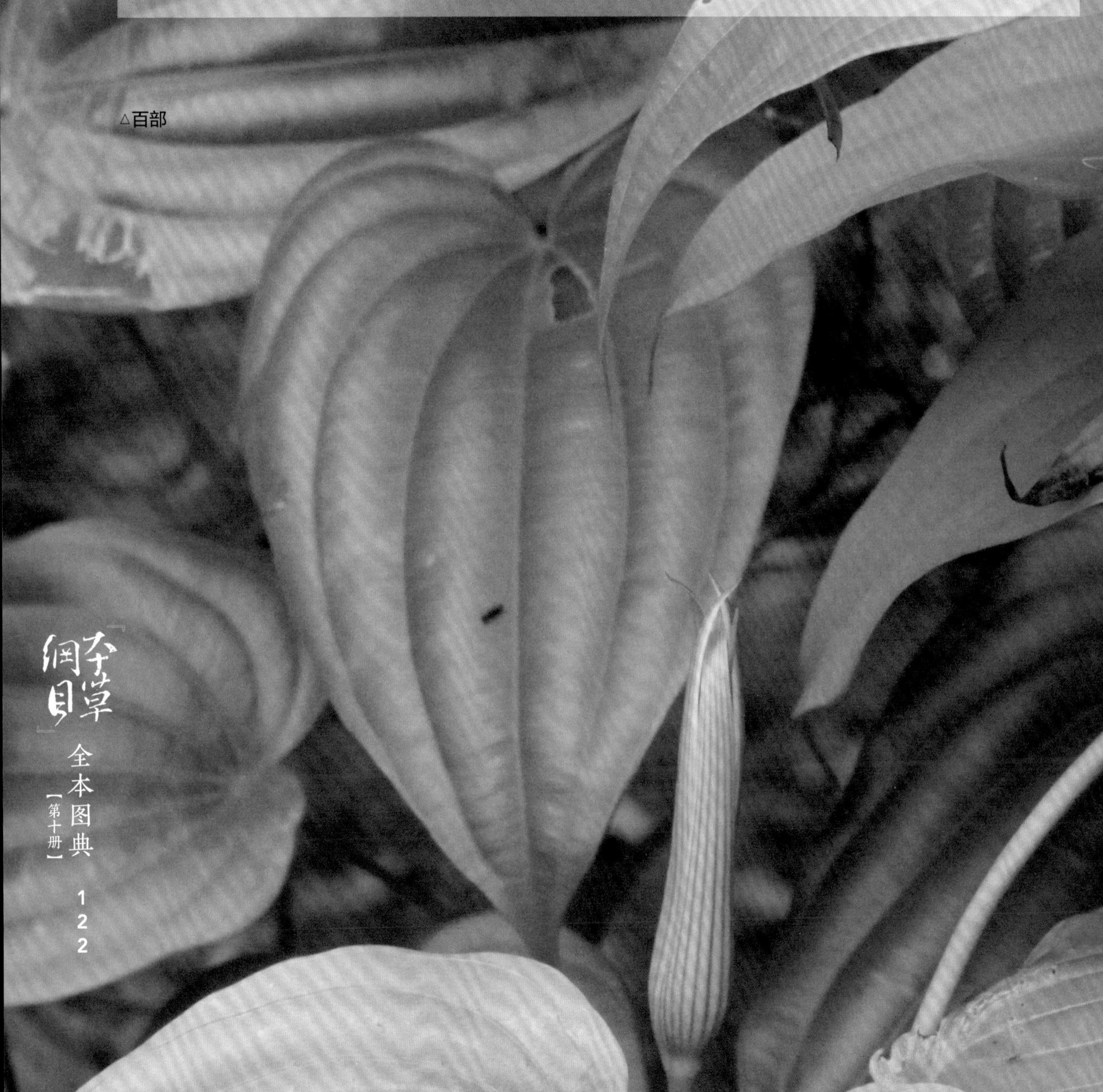

△百部

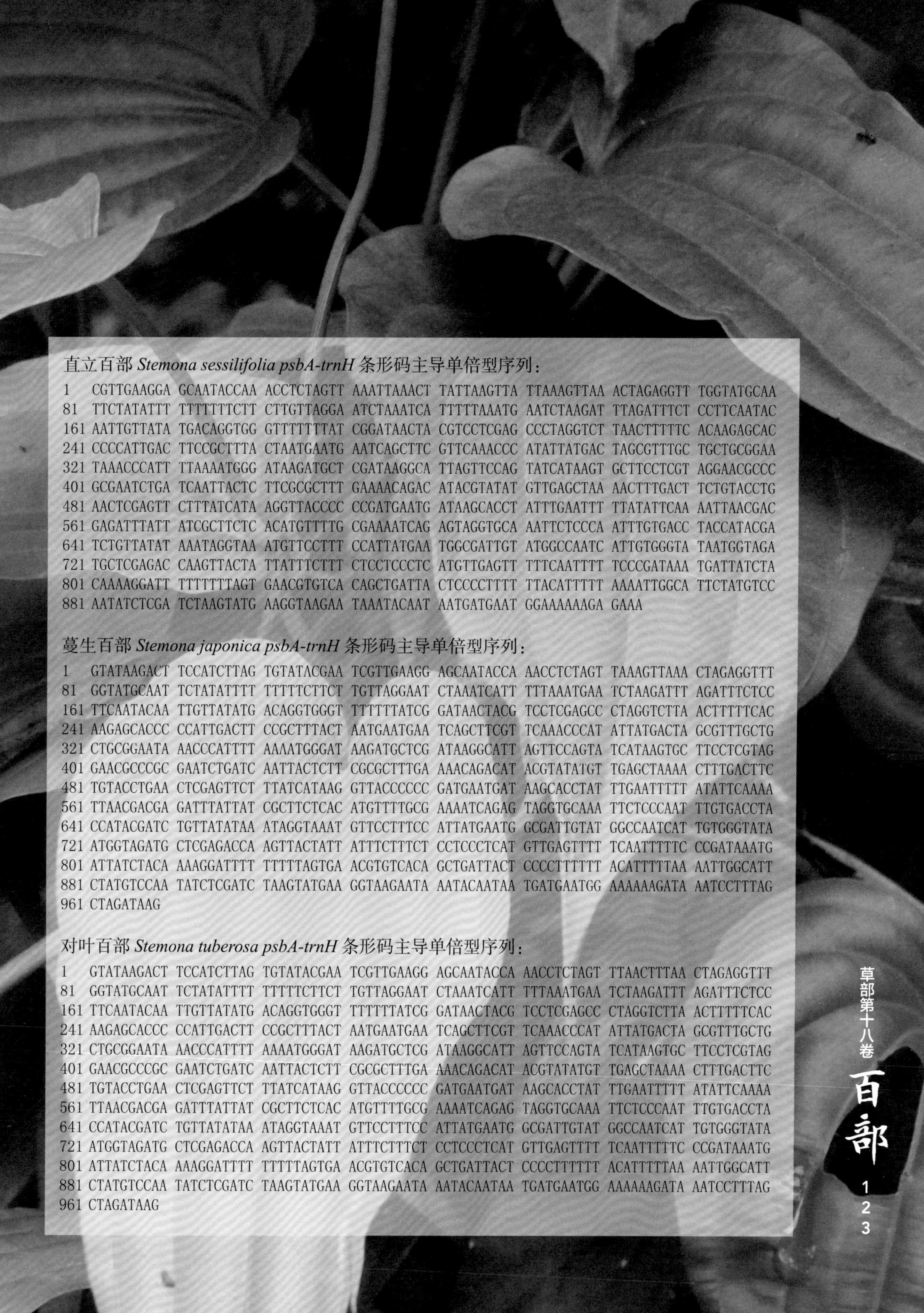

直立百部 *Stemona sessilifolia psbA-trnH* 条形码主导单倍型序列：

1 CGTTGAAGGA GCAATACCAA ACCTCTAGTT AAATTAAACT TATTAAGTTA TTAAAGTTAA ACTAGAGGTT TGGTATGCAA
81 TTCTATATTT TTTTTTTCTT CTTGTTAGGA ATCTAAATCA TTTTTAAATG AATCTAAGAT TTAGATTTCT CCTTCAATAC
161 AATTGTTATA TGACAGGTGG GTTTTTTTAT CGGATAACTA CGTCCTCGAG CCCTAGGTCT TAACTTTTTC ACAAGAGCAC
241 CCCCATTGAC TTCCGCTTTA CTAATGAATG AATCAGCTTC GTTCAAACCC ATATTATGAC TAGCGTTTGC TGCTGCGGAA
321 TAAACCCATT TTAAAATGGG ATAAGATGCT CGATAAGGCA TTAGTTCCAG TATCATAAGT GCTTCCTCGT AGGAACGCCC
401 GCGAATCTGA TCAATTACTC TTCGCGCTTT GAAAACAGAC ATACGTATAT GTTGAGCTAA AACTTTGACT TCTGTACCTG
481 AACTCGAGTT CTTTATCATA AGGTTACCCC CCGATGAATG ATAAGCACCT ATTTGAATTT TTATATTCAA AATTAACGAC
561 GAGATTTATT ATCGCTTCTC ACATGTTTTG CGAAAATCAG AGTAGGTGCA AATTCTCCCA ATTTGTGACC TACCATACGA
641 TCTGTTATAT AAATAGGTAA ATGTTCCTTT CCATTATGAA TGGCGATTGT ATGGCCAATC ATTGTGGGTA TAATGGTAGA
721 TGCTCGAGAC CAAGTTACTA TTATTTCTTT CTCCTCCCTC ATGTTGAGTT TTTCAATTTT TCCCGATAAA TGATTATCTA
801 CAAAAGGATT TTTTTTTAGT GAACGTGTCA CAGCTGATTA CTCCCCTTTT TTACATTTTT AAAATTGGCA TTCTATGTCC
881 AATATCTCGA TCTAAGTATG AAGGTAAGAA TAAATACAAT AATGATGAAT GGAAAAAAGA GAAA

蔓生百部 *Stemona japonica psbA-trnH* 条形码主导单倍型序列：

1 GTATAAGACT TCCATCTTAG TGTATACGAA TCGTTGAAGG AGCAATACCA AACCTCTAGT TAAAGTTAAA CTAGAGGTTT
81 GGTATGCAAT TCTATATTTT TTTTTCTTCT TGTTAGGAAT CTAAATCATT TTTAAATGAA TCTAAGATTT AGATTTCTCC
161 TTCAATACAA TTGTTATATG ACAGGTGGGT TTTTTTATCG GATAACTACG TCCTCGAGCC CTAGGTCTTA ACTTTTTCAC
241 AAGAGCACCC CCATTGACTT CCGCTTTACT AATGAATGAA TCAGCTTCGT TCAAACCCAT ATTATGACTA GCGTTTGCTG
321 CTGCGGAATA AACCCATTTT AAAATGGGAT AAGATGCTCG ATAAGGCATT AGTTCCAGTA TCATAAGTGC TTCCTCGTAG
401 GAACGCCCGC GAATCTGATC AATTACTCTT CGCGCTTTGA AAACAGACAT ACGTATATGT TGAGCTAAAA CTTTGACTTC
481 TGTACCTGAA CTCGAGTTCT TTATCATAAG GTTACCCCCC GATGAATGAT AAGCACCTAT TTGAATTTTT ATATTCAAAA
561 TTAACGACGA GATTTATTAT CGCTTCTCAC ATGTTTTGCG AAAATCAGAG TAGGTGCAAA TTCTCCCAAT TTGTGACCTA
641 CCATACGATC TGTTATATAA ATAGGTAAAT GTTCCTTTCC ATTATGAATG GCGATTGTAT GGCCAATCAT TGTGGGTATA
721 ATGGTAGATG CTCGAGACCA AGTTACTATT ATTTCTTTCT CCTCCCTCAT GTTGAGTTTT TCAATTTTTC CCGATAAATG
801 ATTATCTACA AAAGGATTTT TTTTTAGTGA ACGTGTCACA GCTGATTACT CCCCTTTTTT ACATTTTTAA AATTGGCATT
881 CTATGTCCAA TATCTCGATC TAAGTATGAA GGTAAGAATA AATACAATAA TGATGAATGG AAAAAAGATA AATCCTTTAG
961 CTAGATAAG

对叶百部 *Stemona tuberosa psbA-trnH* 条形码主导单倍型序列：

1 GTATAAGACT TCCATCTTAG TGTATACGAA TCGTTGAAGG AGCAATACCA AACCTCTAGT TTAACTTTAA CTAGAGGTTT
81 GGTATGCAAT TCTATATTTT TTTTTCTTCT TGTTAGGAAT CTAAATCATT TTTAAATGAA TCTAAGATTT AGATTTCTCC
161 TTCAATACAA TTGTTATATG ACAGGTGGGT TTTTTTATCG GATAACTACG TCCTCGAGCC CTAGGTCTTA ACTTTTTCAC
241 AAGAGCACCC CCATTGACTT CCGCTTTACT AATGAATGAA TCAGCTTCGT TCAAACCCAT ATTATGACTA GCGTTTGCTG
321 CTGCGGAATA AACCCATTTT AAAATGGGAT AAGATGCTCG ATAAGGCATT AGTTCCAGTA TCATAAGTGC TTCCTCGTAG
401 GAACGCCCGC GAATCTGATC AATTACTCTT CGCGCTTTGA AAACAGACAT ACGTATATGT TGAGCTAAAA CTTTGACTTC
481 TGTACCTGAA CTCGAGTTCT TTATCATAAG GTTACCCCCC GATGAATGAT AAGCACCTAT TTGAATTTTT ATATTCAAAA
561 TTAACGACGA GATTTATTAT CGCTTCTCAC ATGTTTTGCG AAAATCAGAG TAGGTGCAAA TTCTCCCAAT TTGTGACCTA
641 CCATACGATC TGTTATATAA ATAGGTAAAT GTTCCTTTCC ATTATGAATG GCGATTGTAT GGCCAATCAT TGTGGGTATA
721 ATGGTAGATG CTCGAGACCA AGTTACTATT ATTTCTTTCT CCTCCCTCAT GTTGAGTTTT TCAATTTTTC CCGATAAATG
801 ATTATCTACA AAAGGATTTT TTTTTAGTGA ACGTGTCACA GCTGATTACT CCCCTTTTTT ACATTTTTAA AATTGGCATT
881 CTATGTCCAA TATCTCGATC TAAGTATGAA GGTAAGAATA AATACAATAA TGATGAATGG AAAAAAGATA AATCCTTTAG
961 CTAGATAAG

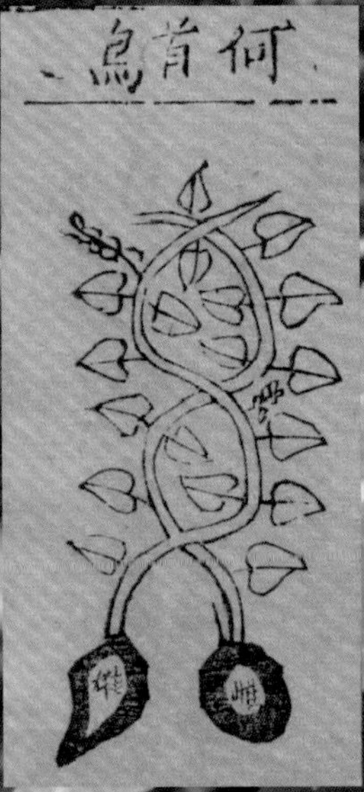

# 何首乌

宋《开宝》

‖ **基原** ‖

据《纲目彩图》《纲目图鉴》《药典图鉴》等综合分析考证，本品为蓼植物何首乌 *Polygonum multijiorum* Thunb.。分布于全国各地。《药典》收载何首乌药材为蓼科植物何首乌的干燥块根；秋、冬二季叶枯萎时采挖，削去两端，洗净，个大的切成块，干燥。

何首乌

△何首乌（*Polygonum multijiorum*）

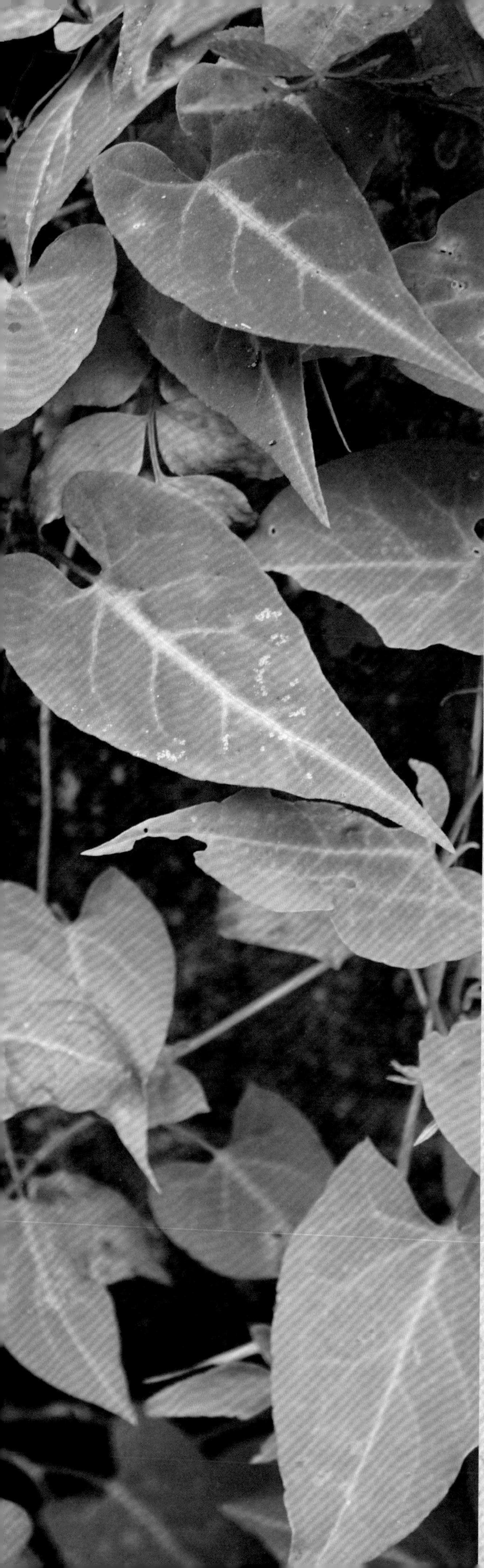

‖ **释名** ‖

**交藤**本传**夜合**本传**地精**本传**陈知白**开宝**马肝石**纲目**桃柳藤**日华**九真藤**纲目**赤葛**斗门**疮帚**纲目**红内消**。[大明曰]其药本草无名，因何首乌见藤夜交，便即采食有功，因以采人为名尔。[时珍曰]汉武时，有马肝石能乌人发，故后人隐此名，亦曰马肝石。赤者能消肿毒，外科呼为疮帚、红内消。斗门方云：取根若获九数者，服之乃仙。故名九真藤。

‖ **集解** ‖

[颂曰]何首乌本出顺州南河县，今在处有之，岭外、江南诸州皆有，以西洛、嵩山及河南柘城县者为胜。春生苗，蔓延竹木墙壁间，茎紫色。叶叶相对如薯蓣，而不光泽。夏秋开黄白花，如葛勒花。结子有棱，似荞麦而杂小，才如粟大。秋冬取根，大者如拳，各有五棱瓣，似小甜瓜。有赤白二种：赤者雄，白者雌。一云：春采根，秋采花。九蒸九曝，乃可服。此药本名交藤，因何首乌服而得名也。唐元和七年，僧文象遇茅山老人，遂传此事。李翱乃著何首乌传云：何首乌者，顺州南河县人。祖名能嗣，父名延秀。能嗣本名田儿，生而阉弱，年五十八，无妻子，常慕道术，随师在山。一日醉卧山野，忽见有藤二株，相去三尺余，苗蔓相交，久而方解，解了又交。田儿惊讶其异，至旦遂掘其根归。问诸人，无识者。后有山老忽来。示之。答曰：子既无嗣，其藤乃异，此恐是神仙之药，何不服之。遂杵为末，空心酒服一钱。七日

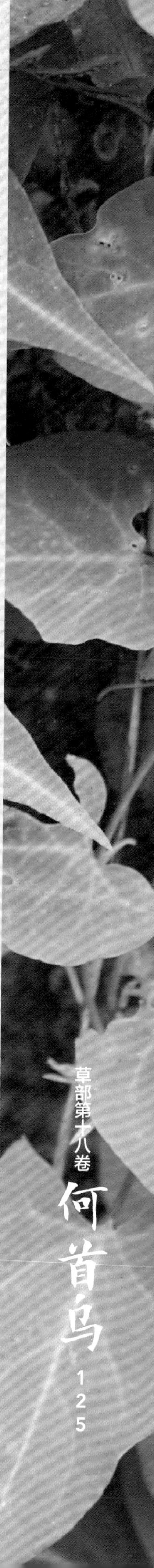

而思人道，数月似强健，因此常服，又加至二钱。经年旧疾皆痊，发乌容少。十年之内，即生数男，乃改名能嗣。又与其子延秀服，皆寿百六十岁。延秀生首乌。首乌服药，亦生数子，年百三十岁，发犹黑。有李安期者，与首乌乡里亲善，窃得方服，其寿亦长，遂叙其事传之云。何首乌，味甘性温无毒，茯苓为使。治五痔腰膝之病，冷气心痛，积年劳瘦痰癖，风虚败劣，长筋力，益精髓，壮气驻颜，黑发延年，妇人恶血痿黄，产后诸疾，赤白带下，毒气入腹，久痢不止，其功不可具述。一名野苗，二名交藤，三名夜合，四名地精，五名何首乌。本出处州，江南诸道皆有。苗如木藁，叶有光泽，形如桃柳，其背偏，皆单生不相对。有雌雄：雄者苗色黄白，雌者黄赤。根远不过三尺，夜则苗蔓相交，或隐化不见。春末、夏中、秋初三时，候晴明日兼雌雄采之。乘润以布帛拭去泥土，勿损皮，烈日曝干，密器贮之，每月再曝。用时去皮为末，酒下最良。遇有疾，即用茯苓汤下为使。凡服用偶日二、四、六、八日，服讫，以衣覆汗出，导引尤良。忌猪肉血、羊血、无鳞鱼，触药无力。其根形大如拳连珠，其有形如鸟兽山岳之状者，珍也。掘得去皮生吃，得味甘甜，可休粮。赞曰：神效胜道，著在仙书。雌雄相交，夜合昼疏。服之去谷，日居月诸。返老还少，变安病躯。有缘者遇，最尔自如。明州刺史李远附录云：何首乌以出南河县及岭南恩州、韶州、潮州、贺州、广州、潘州四会县者为上，邕州、桂州、康州、春州、高州、勒州、循州晋兴县出者次之，真仙草

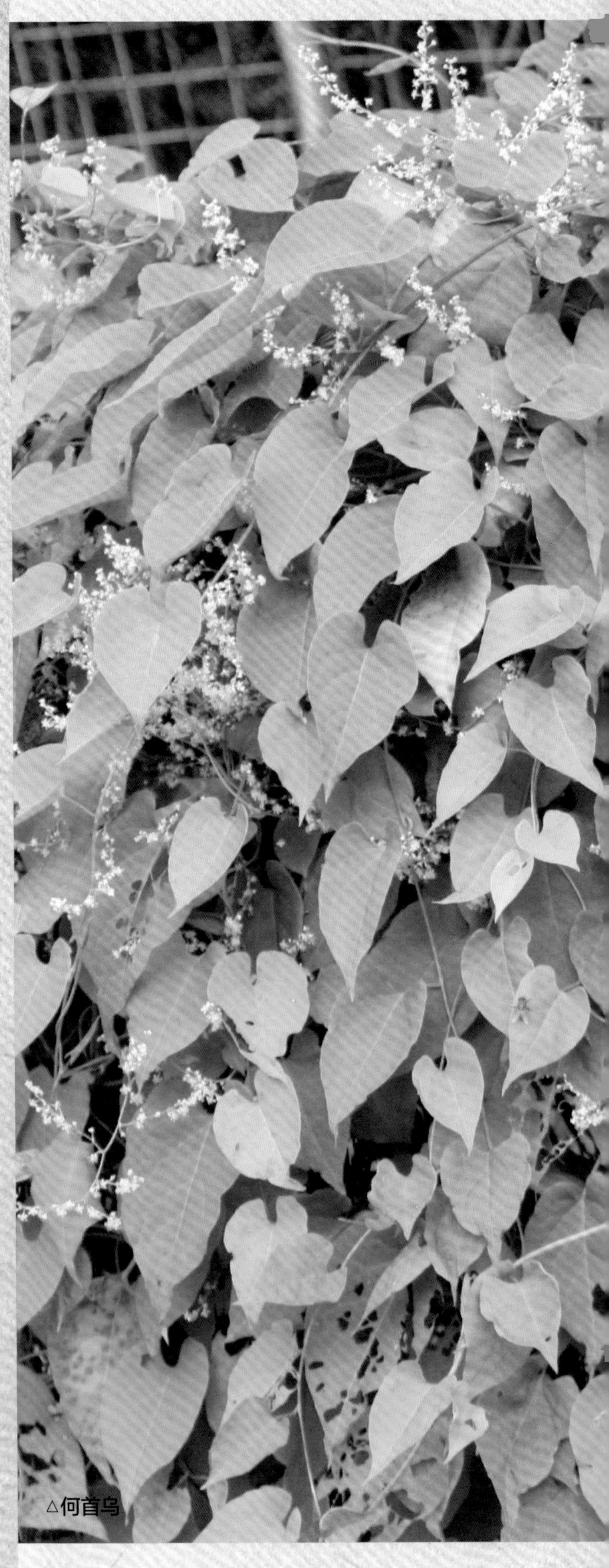
△何首乌

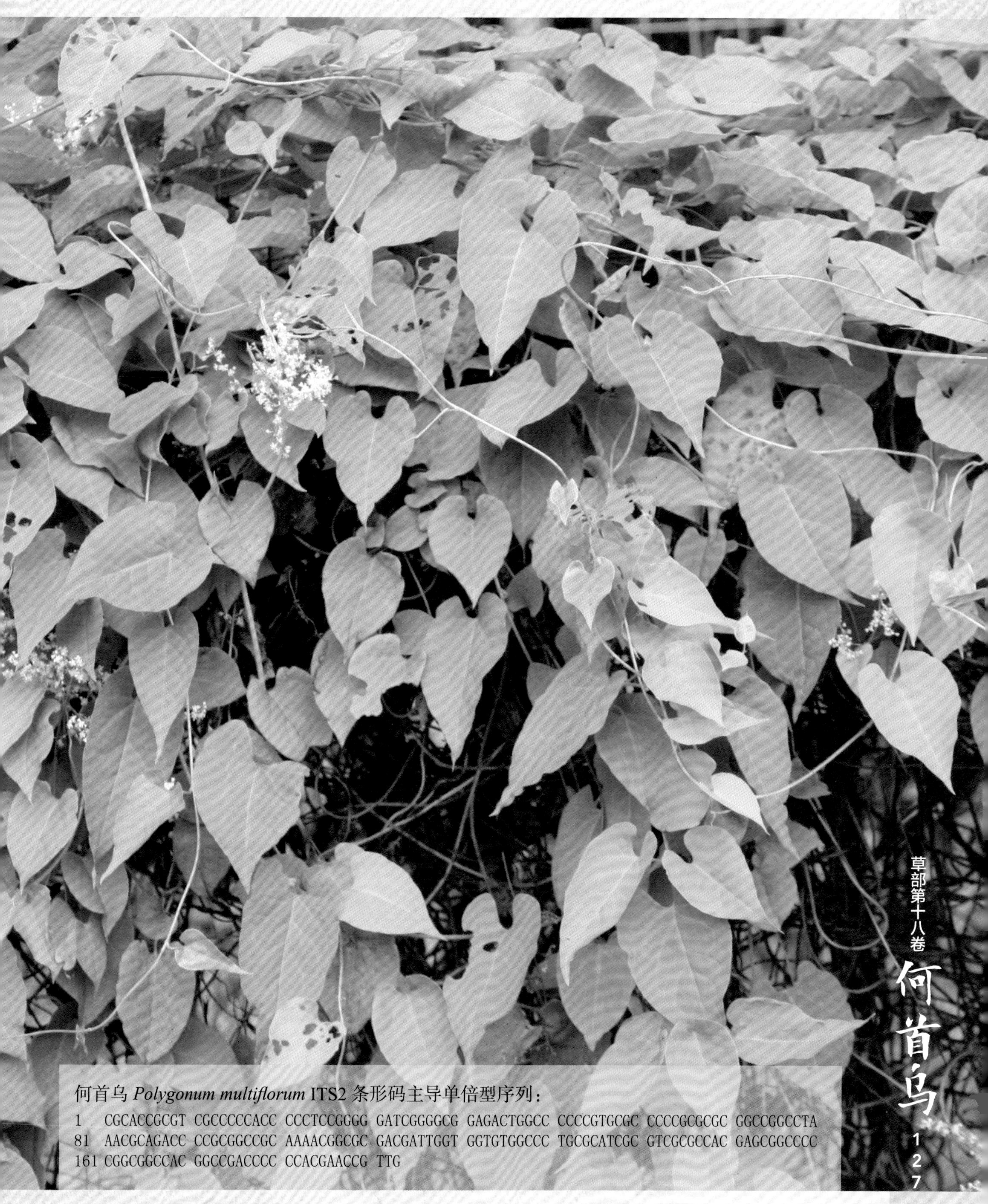

何首乌 *Polygonum multiflorum* ITS2 条形码主导单倍型序列：

1 CGCACCGCGT CGCCCCCACC CCCTCCGGGG GATCGGGGCG GAGACTGGCC CCCCGTGCGC CCCCGCGCGC GGCCGGCCTA
81 AACGCAGACC CCGCGGCCGC AAAACGGCGC GACGATTGGT GGTGTGGCCC TGCGCATCGC GTCGCGCCAC GAGCGGCCCC
161 CGGCGGCCAC GGCCGACCCC CCACGAACCG TTG

也。五十年者如拳大，号山奴，服之一年，发髭青黑；一百年者，如碗大，号山哥，服之一年，颜色红悦；一百五十年者，如盆大，号山伯，服之一年，齿落更生；二百年者，如斗栲栳大，号山翁，服之一年，颜如童子，行及奔马；三百年者，如三斗栲栳大，号山精，纯阳之体，久服成地仙也。[时珍曰] 凡诸名山、深山产者，即大而佳也。

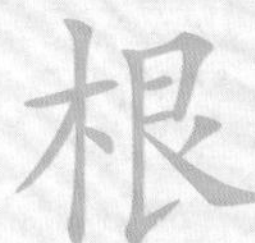

## 根

‖ **修治** ‖

[志曰] 春夏秋采其根，雌雄并用。乘湿以布拭去土，曝干。临时以苦竹刀切，米泔浸经宿，曝干，木杵臼捣之。忌铁器。[慎微曰] 方用新采者，去皮，铜刀切薄片，入甑内，以瓷锅蒸之。旋以热水从上淋下，勿令满溢，直候无气息，乃取出曝干用。[时珍曰] 近时治法：用何首乌赤白各一斤，竹刀

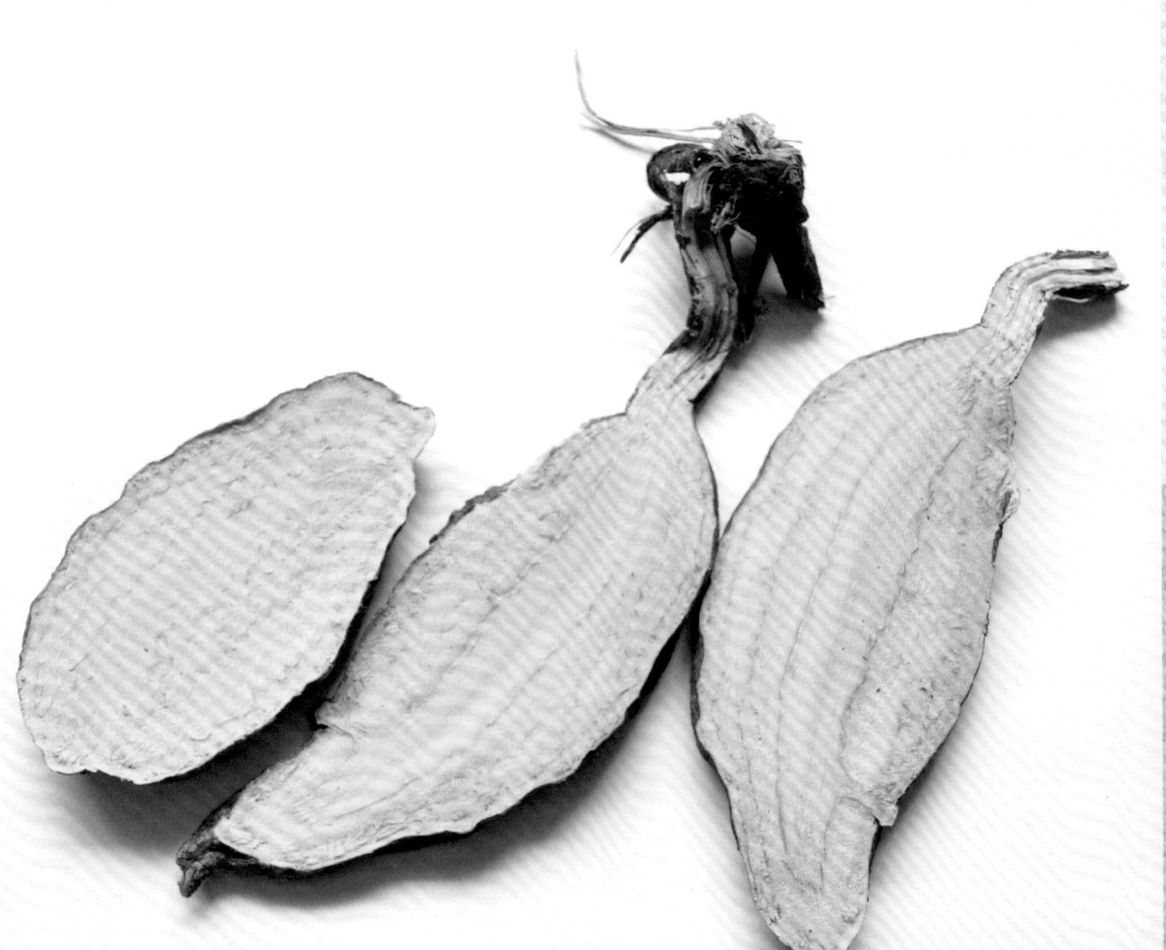

△何首乌（块根）纵切面

刮去粗皮，米泔浸一夜，切片。用黑豆三斗，每次用三升三合三勺，以水泡过。砂锅内铺豆一层，首乌一层，重重铺尽，蒸之。豆熟，取出去豆，将何首乌晒干，再以豆蒸。如此九蒸九晒，乃用。

‖ **气味** ‖

**苦、涩，微温，无毒。**[时珍曰] 茯苓为之使。忌诸血、无鳞鱼、萝卜、蒜、葱、铁器，同于地黄。能伏朱砂。

‖ **主治** ‖

**瘰疬，消痈肿，疗头面风疮，治五痔，止心痛，益血气，黑髭发，悦颜色。久服长筋骨，益精髓，延年不老。亦治妇人产后及带下诸疾。**开宝。**久服令人有子，治腹脏一切宿疾，冷气肠风。**大明。**泻肝风。**好古。

‖ **发明** ‖

[时珍曰] 何首乌，足厥阴、少阴药也。白者入气分，赤者入血分。肾主闭藏，肝主疏泄。此物气温，味苦涩。苦补肾，温补肝，涩能收敛精气。所以能养血益肝，固精益肾，健筋骨，乌髭发，为滋补良药。不寒不燥，功在地黄、天门冬诸药之上。气血太和，

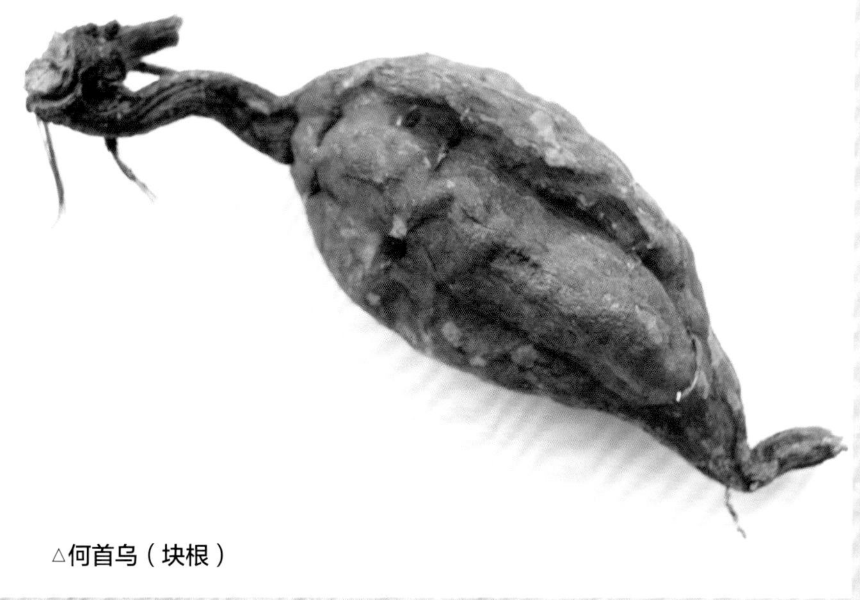

△何首乌（块根）

则风虚痈肿瘰疬诸疾可知矣。此药流传虽久，服者尚寡。嘉靖初，邵应节真人，以七宝美髯丹方上进。世宗肃皇帝服饵有效，连生皇嗣。于是何首乌之方，天下大行矣。宋怀州知州李治，与一武臣同官。怪其年七十余而轻健，面如渥丹，能饮食。叩其术，则服何首乌丸也。乃传其方。后治得病，盛暑中半体无汗，已二年，窃自忧之。造丸服至年余，汗遂浃体。其活血治风之功，大有补益。其方用赤白何首乌各半斤，米泔浸三夜，竹刀刮去皮，切焙，石臼为末，炼蜜丸梧子大。每空心温酒下五十丸。亦可末服。

‖ **附方** ‖

旧四，新十二。**七宝美髯丹**乌须发，壮筋骨，固精气，续嗣延年。用赤白何首乌各一斤，米泔水浸三四日，瓷片刮去皮，用淘净黑豆二升，以砂锅木甑，铺豆及首乌，重重铺盖蒸之。豆熟，取出去豆，曝干，换豆再蒸，如此九次，曝干为末。赤白茯苓各一斤，去皮研末，以水淘去筋膜及浮者，取沉者捻块，以人乳十碗浸匀，晒干研末。牛膝八两去苗，酒浸一日，同何首乌第七次蒸之，至第九次止，晒干。当归八两，酒浸晒。枸杞子八两，酒浸晒。菟丝子八两，酒浸生芽，研烂晒。补骨脂四两，以黑脂麻炒香。并忌铁器，石臼为末，炼蜜和丸弹子大，一百五十丸。每日三丸。侵晨温酒下，午时姜汤下，卧时盐汤下。其余并丸梧子大，每日空心酒服一百丸，久服极验。忌见前。积善堂方。**服食滋补**和剂局方：何首乌丸：专壮筋骨，长精髓，补血气。久服黑须发，坚阳道，令人多子，轻身延年。月计不足，岁计有余。用何首乌三斤，铜刀切片，干者以米泔水浸软切之。牛膝去苗一斤，切。以黑豆一斗，淘净。用木甑铺豆一层，铺药一层，重重铺尽，瓦锅蒸至豆熟。取出去豆曝干，换豆又蒸，如此三次。为末，蒸枣肉，和丸梧子大。每服三五十丸，空心温酒下。忌见前。郑岩山中丞方：只用赤白何首乌各半斤，去粗皮阴干，石臼杵末。每旦无灰酒服二钱。积善堂方用赤白何首乌各半，极大者，八月采，以竹刀削去皮，切片，用米泔水浸一宿，晒干。以壮妇乳男儿乳汁拌晒三度，候干，木臼舂为末。以密云枣肉和杵，为丸如梧子大。每服二十丸，每十日加十丸，至百丸止，空心温酒、盐汤任下。一方不用人乳。笔峰杂兴方用何首乌雌雄各半斤，分作四分：一分用当归汁浸，一分生地黄汁浸，一分旱莲汁浸，一分人乳浸。三日取出，各曝干，瓦焙，石臼为末，蒸枣肉，和丸梧子大。每服四十丸，空心百沸汤下。禁忌见前。**骨软风疾**腰膝疼，行步不得，遍身瘙痒。用何首乌大而有花纹者，同牛膝各一斤，以好酒一升，浸七宿，曝干，木臼杵末，枣肉和丸梧子大。每一服三十五丸，空心酒下。经验方。**宽筋治损**何首乌十斤，生黑豆半斤，同煎熟，皂荚一斤烧存性，牵牛十两炒取头末，薄荷十两，木香、牛膝各五两，川乌头炮二两，为末，酒糊丸梧子大。每服二十丸，茶汤下。永类方。**皮里作痛**不问何处。用何首乌末，姜汁调成膏涂之，以帛裹住，火炙鞋底熨之。经验方。

**自汗不止**何首乌末，津调，封脐中。集简方。**肠风脏毒**下血不止。何首乌二两，为末。食前米饮服二钱。圣惠方。**小儿龟背**龟尿调红内消，点背上骨节，久久自安。**破伤血出**何首乌末，傅之，即止，神效。笔峰杂兴方。**瘰疬结核**或破或不破，下至胸前者，皆治之。用九真藤，一名赤葛，即何首乌。其叶如杏，其根如鸡卵，亦类疬子。取根洗净，日日生嚼，并取叶捣涂之，数服即止。其药久服，延年黑发，用之神效。斗门方。**痈疽毒疮**红内消不限多少，瓶中文武火熬煎，临熟入好无灰酒相等，再煎数沸，时时饮之。其滓焙研为末，酒煮面糊丸梧子大。空心温酒下三十丸，疾退宜常服之。即赤何首乌也，建昌产者良。陈自明外科精要。**大风疠疾**何首乌大而有花纹者一斤，米浸一七，九蒸九晒，胡麻四两，九蒸九晒，为末。每酒服二钱，日二。圣惠方。**疥癣满身**不可治者。何首乌、艾叶等分，水煎浓汤洗浴。甚能解痛，生肌肉。王衮博济方。

# 茎、叶

‖**主治**‖

**风疮疥癣作痒，煎汤洗浴，甚效。**时珍。

△何首乌

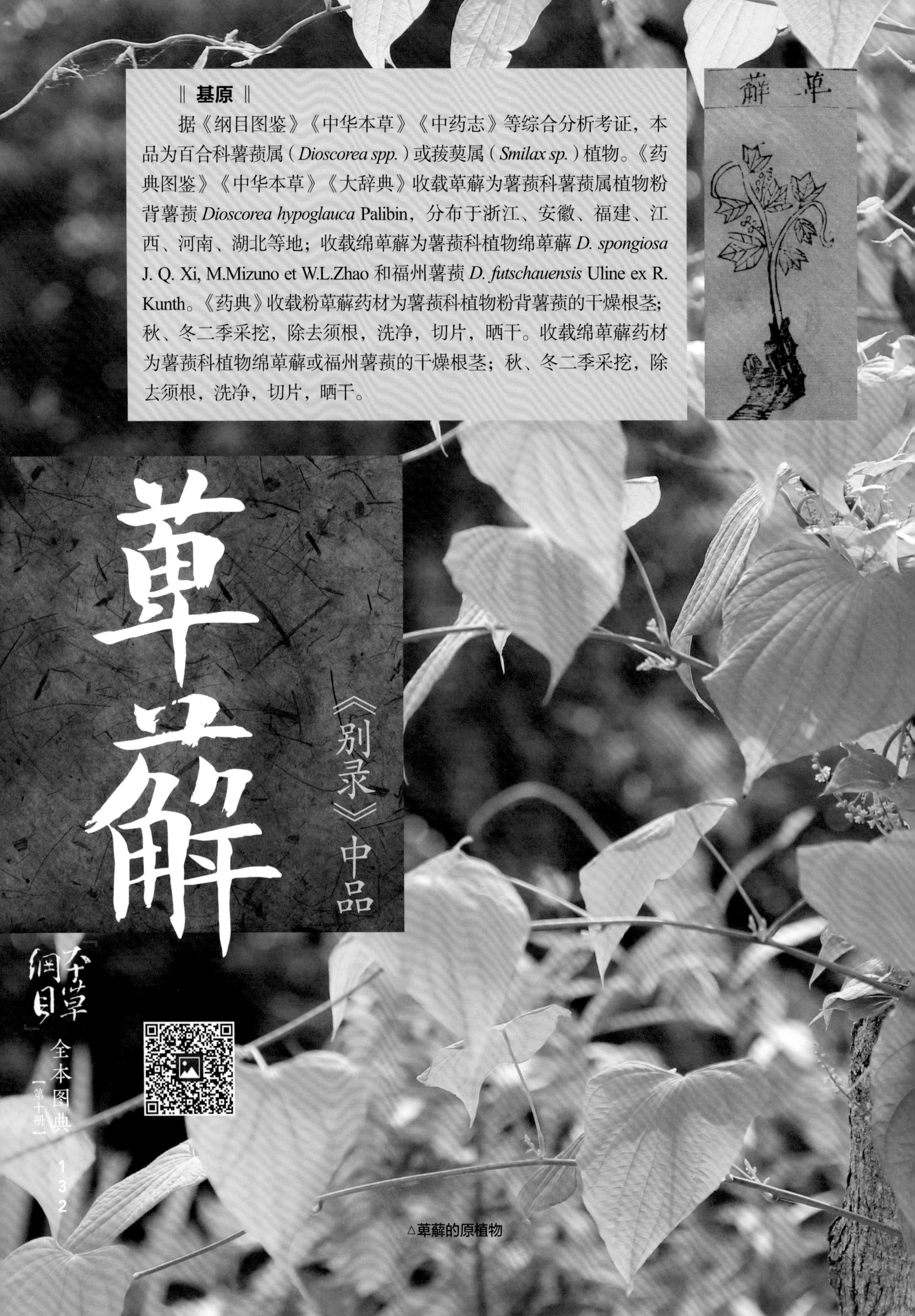

‖ **基原** ‖

据《纲目图鉴》《中华本草》《中药志》等综合分析考证，本品为百合科薯蓣属（*Dioscorea spp.*）或菝葜属（*Smilax sp.*）植物。《药典图鉴》《中华本草》《大辞典》收载萆薢为薯蓣科薯蓣属植物粉背薯蓣 *Dioscorea hypoglauca* Palibin，分布于浙江、安徽、福建、江西、河南、湖北等地；收载绵萆薢为薯蓣科植物绵萆薢 *D. spongiosa* J. Q. Xi, M.Mizuno et W.L.Zhao 和福州薯蓣 *D. futschauensis* Uline ex R. Kunth。《药典》收载粉萆薢药材为薯蓣科植物粉背薯蓣的干燥根茎；秋、冬二季采挖，除去须根，洗净，切片，晒干。收载绵萆薢药材为薯蓣科植物绵萆薢或福州薯蓣的干燥根茎；秋、冬二季采挖，除去须根，洗净，切片，晒干。



# 萆薢

《别录》中品

△萆薢的原植物

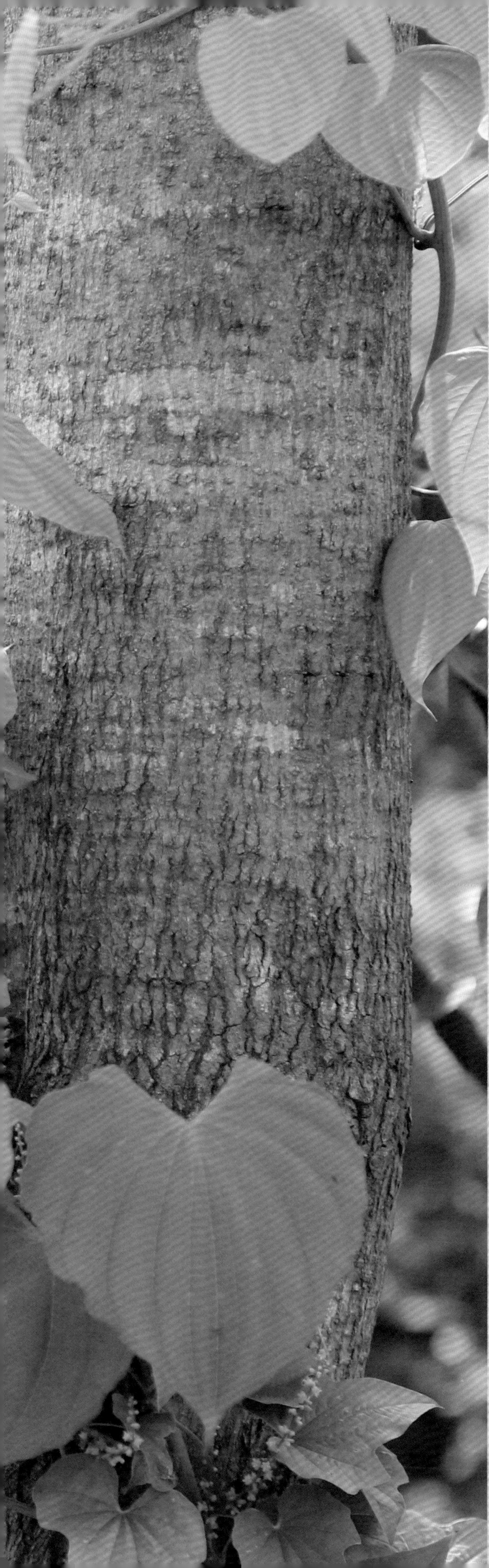

‖释名‖

**赤节**别录**百枝**吴普**竹木**炮炙论**白菝葜**。[时珍曰] 萆薢名义未详。日华本草言时人呼为白菝葜，象形也。赤节、百枝，与狗脊同名。

‖集解‖

[别录曰] 萆薢生真定山谷。二月、八月采根，曝干。[弘景曰] 今处处有之。根似菝葜而小异，根大，不甚有角节，色小浅。[恭曰] 此有二种：茎有刺者根白实，无刺者根虚软，软者为胜。蔓生，叶似薯蓣。[颂曰] 今河、陕、汴东、荆、蜀诸郡皆有之。作蔓生，苗叶俱青。叶作三叉，似山薯，又似绿豆叶。花有黄、红、白数种，亦有无花结白子者。根黄白色，多节，三指许大。春秋采根，曝干。今成德军所产者，根亦如山薯而体硬，其苗引蔓，叶似荞麦，子三棱，不拘时月采根，利刀切片，曝干用。[时珍曰] 萆薢蔓生，叶似菝葜而大如碗，其根长硬，大者如商陆而坚。今人皆以土茯苓为萆薢，误矣。茎叶根苗皆不同。吴普本草又以萆薢为狗脊，亦误矣。详狗脊下。宋史以怀庆萆薢充贡。

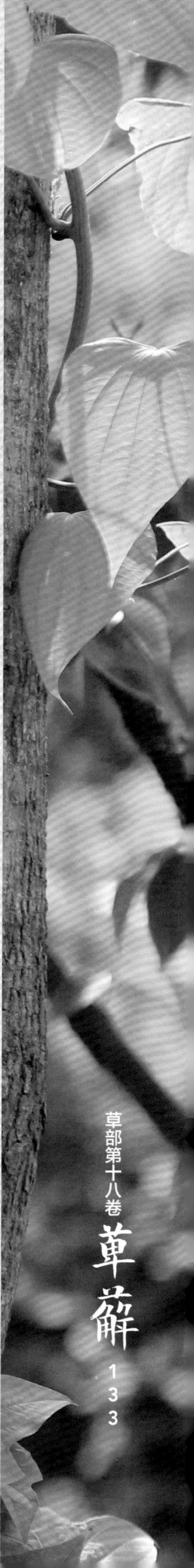

# 根

‖ **气味** ‖

**苦，平，无毒。**[别录曰] 甘。[之才曰] 薏苡为之使。畏葵根、大黄、柴胡、前胡。

‖ **主治** ‖

**腰脊痛强，骨节风寒湿周痹，恶疮不瘳，热气。**本经。**伤中恚怒，阴痿失溺，老人五缓，关节老血。**别录。**冷风㿏痹，腰脚瘫缓不遂，手足惊掣，男子臂腰痛，久冷，肾间有膀胱宿水。**甄权。**头旋痫疾，补水脏，坚筋骨，益精明目。中风失音。**大明。**补肝虚。**好古。**治白浊茎中痛，痔瘘坏疮。**时珍。

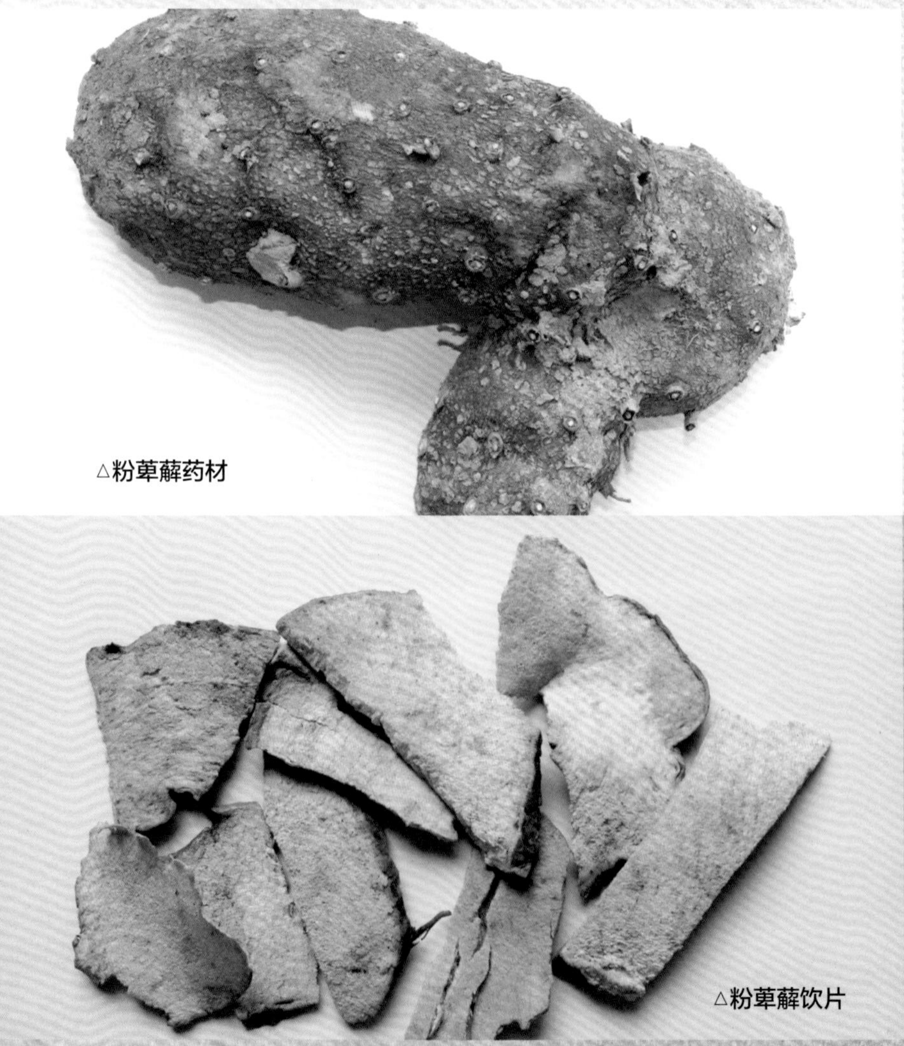

△粉萆薢药材

△粉萆薢饮片

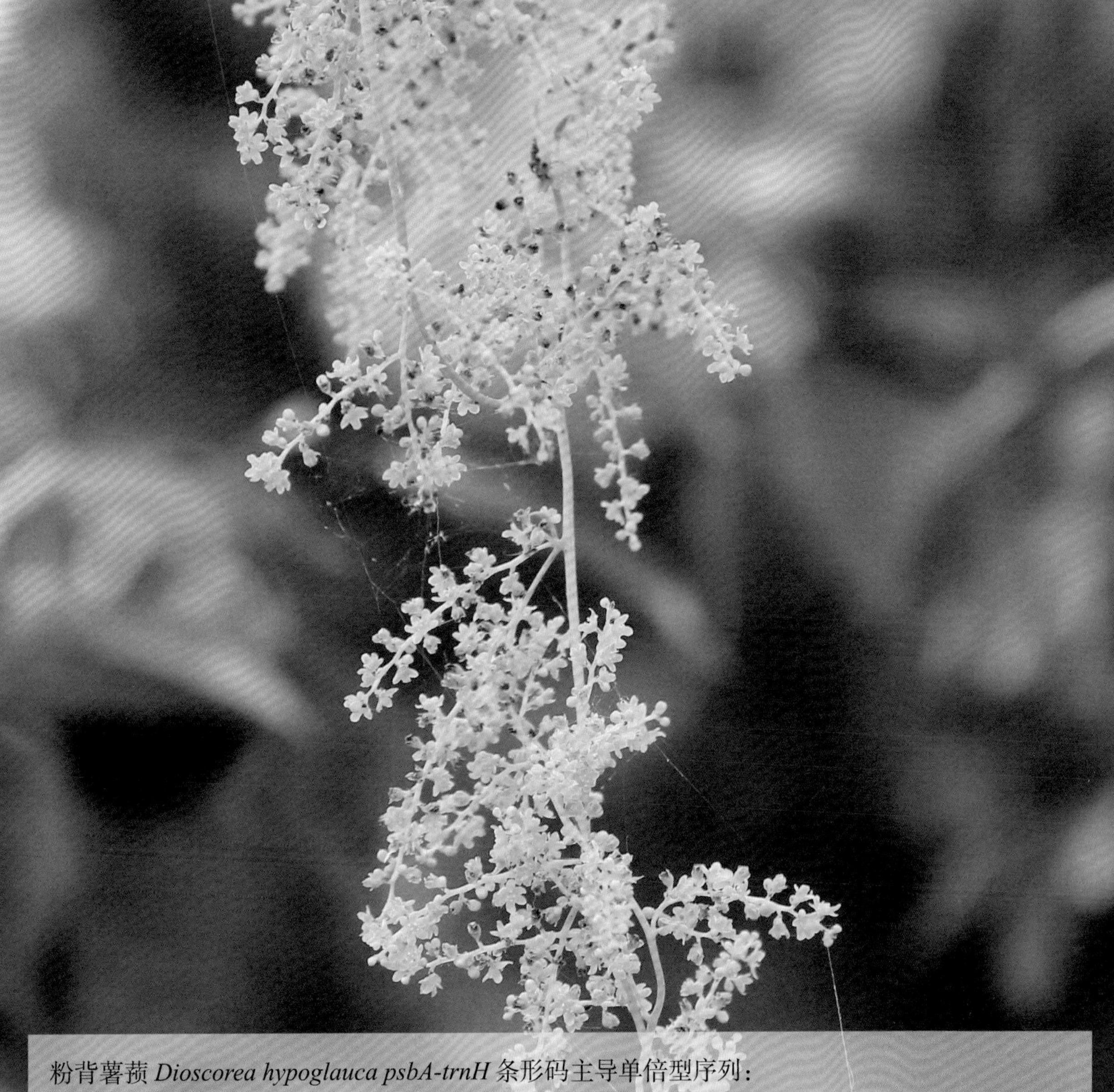

◁萆薢

粉背薯蓣 *Dioscorea hypoglauca psbA-trnH* 条形码主导单倍型序列：

1 GACTTTTGTC TTAATGTATA TGAATCGTTG AAGGAGCAAT ATCCAATATC TTGTTTGAGC AAGAAGTTTG GTATTGCTCC
81 CCCTTTTTTT TGTTTGTTTG ATTTTACTGT GTGTATTGTA TACCGCAAGA CAACAGTGGA TTACTCCTTT ATTTTTTACT
161 TACATTTTAA AGATTGGCAT TCTATGTTCA ATATCTCGAT CTAATAAGGT AAGAATAAAT ATAAATACAA TAATGATGAA
241 TGGAAAAAAG AGAAAATCCT

绵萆薢 *Dioscorea spongiosa psbA-trnH* 条形码主导单倍型序列：

1 CTACAAATGG ATAAGACTTT TGTCTTAATG TATATGAATC GTTGAAGGAG CAATATCCAA TATCTTGTTT GAGCAAGAAG
81 TTTGGTATTG CTCCCCCCTT TTTTTTGTTT GTTTGATTTA ACTGTGTGTA TTGTATACCG CAAGACAGAA GACAGTGGAT
161 TACTCCTTTA TTTTTTACTT ACATTTTAAA GATTGGCATT CTATGTTCAA TATCTCGATC TAATAAGGTA AGAATAAATA
241 TAAATACAAT AATGATGAAT GGAAAAAAGA GAAAATCCT

福州薯蓣 *Dioscorea futschauensis psbA-trnH* 条形码主导单倍型序列：

1 CCATCTACAA ATGGATAAGA CTTTTGTCTT AATGTATATG AATCGTTGAA GGAGCAATAT CCAATATCTT GTTTGAGCAA
81 GAAGTTTGGT ATTGCTCCCC CCTTTTTTTT GTTTGTTTGA TTTAACTGTG TGTATTGTAT ACCGCAAGAC AGAAGACAGT
161 GGATTACTCC TTTATTTTTT ACTTACATTT TAAAGATTGG CATTCTATGT TCAATATCTC GATCTAATAA GGTAAGAATA
241 AATATAAATA CAATAATGAT GAATGGAAAA AAGAGAAAAT CCT

‖ **发明** ‖

[时珍曰] 萆薢，足阳明、厥阴经药也。厥阴主筋属风，阳明主肉属湿。萆薢之功，长于去风湿。所以能治缓弱𤸷痹遗浊恶疮诸病之属风湿者。萆薢、菝葜、土茯苓三物，形虽不同，而主治之功不相远，岂亦一类数种乎？雷敩炮炙论序云：囊皱漩多，夜煎竹木。竹木，萆薢也。漩多白浊，皆是湿气下流。萆薢能除阳明之湿而固下焦，故能去浊分清。杨倓家藏方，治真元不足，下焦虚寒，小便频数，白浊如膏，有萆薢分清饮，正此意也。又杨子建万全护命方云：凡人小便频数，不计度数，便时茎内痛不可忍者，此疾必先大腑秘热不通，水液只就小肠，大腑愈加干竭，甚则浑身热，心躁思凉水，如此即重证也。此疾本因贪酒色，积有热毒腐物瘀血之类，随虚水入于小肠，故便时作痛也。不饮酒者，必平生过食辛热荤腻之物，又因色伤而然。此乃小便频数而痛，与淋证涩而痛者不同也。宜用萆薢一两，水浸少时，以盐半两同炒，去盐为末。每服二钱，水一盏，煎八分，和滓服之，使水道转入大肠。仍以葱汤频洗谷道，令气得通，则小便数及痛自减也。

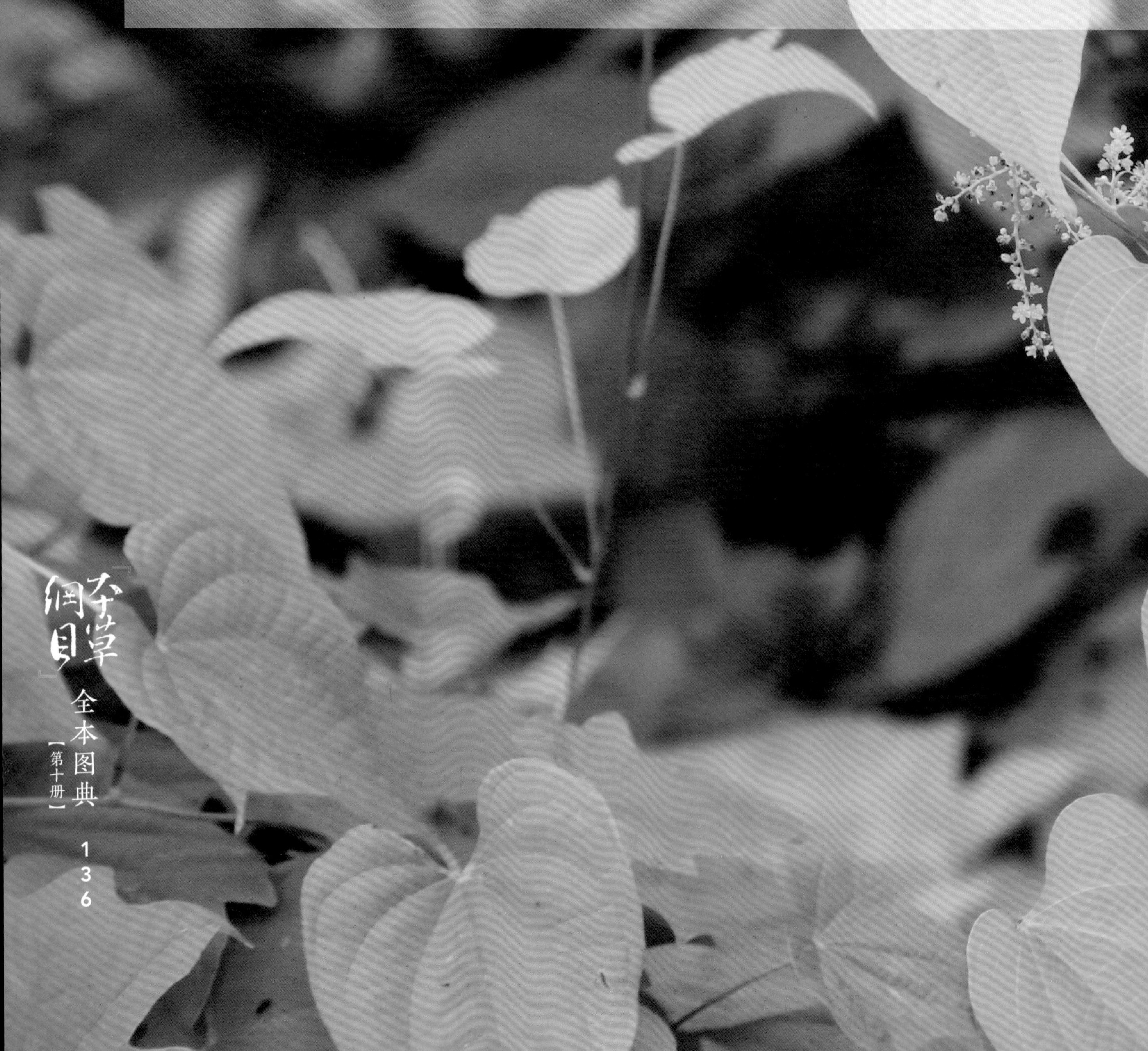

‖ **附方** ‖

旧二，新三。**腰脚痹软**行履不稳者。萆薢二十四分，杜仲八分，捣筛。每旦温酒服三钱匕。禁牛肉。唐德宗贞元广利方。**小便频数**川萆薢一斤，为末，酒糊丸梧子大。每盐酒下七十丸。集玄方。**白浊频数**漩面如油，澄下如膏，乃真元不足，下焦虚寒。萆薢分清饮：用萆薢、石菖蒲、益智仁、乌药等分。每服四钱，水一盏，入盐一捻，煎七分，食前温服，日一服，效乃止。**肠风痔漏**如圣散：用萆薢、贯众去土等分，为末。每服三钱，温酒空心服之。孙尚药传家秘宝方。**头痛发汗**萆薢、旋覆花、虎头骨酥炙等分，为散。欲发时，以温酒服二钱，暖卧取汗，立瘥。圣济录。

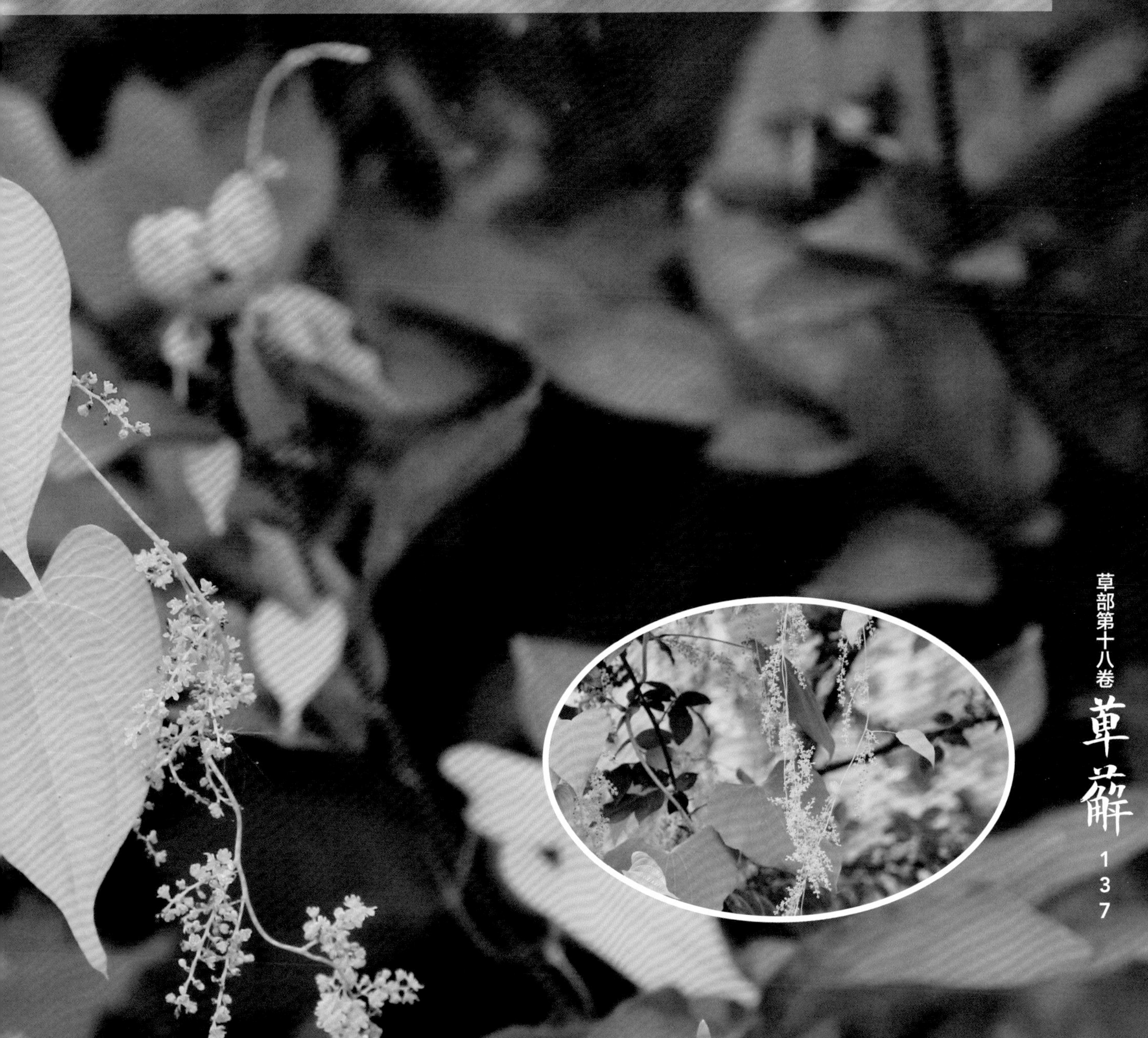

# 菝葜

上蒲八切，下弃八切。

《别录》中品

‖ **基原** ‖

据《纲目彩图》《纲目图鉴》《药典图鉴》等综合分析考证，本品为百合科植物菝葜 *Smilax china* L.。分布于华中、华东、西南等地。《药典》收载菝葜药材为百合科植物菝葜的干燥根茎；秋末至次年春采挖，除去须根，洗净，晒干或趁鲜切片，干燥。

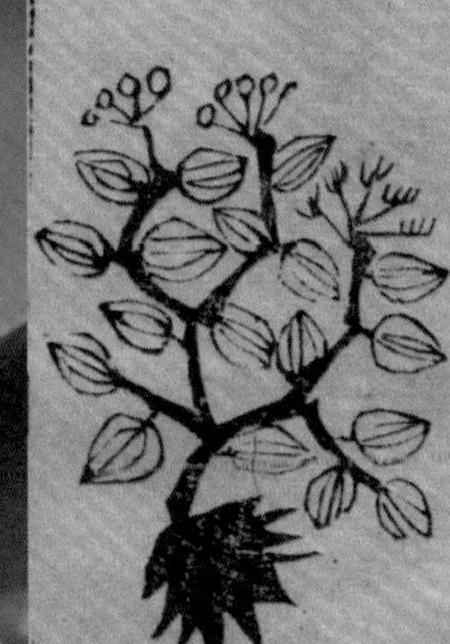

△菝葜（*Smilax china*）

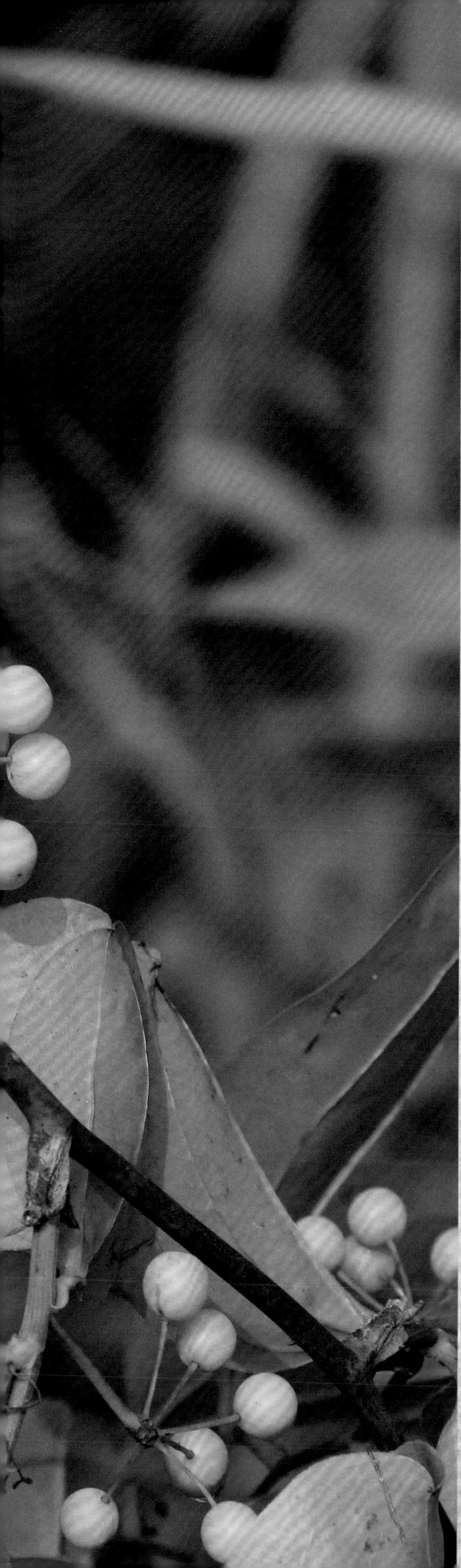

‖ **释名** ‖

**菝葜**同葜**金刚根**日华**铁菱角**纲目**王瓜草**日华。[时珍曰] 菝葜犹羐结也。羐结，短也。此草茎蔓强坚短小，故名菝葜。而江浙人谓之菝葜根，亦曰金刚根，楚人谓之铁菱角，皆状其坚而有尖刺也。郑樵通志云：其叶颇近王瓜，故名王瓜草。

‖ **集解** ‖

[别录曰] 生山野。二月、八月采根，曝干。[弘景曰] 此有三种，大略根苗并相类。菝葜茎紫而短小，多刺，小减萆薢而色深，人用作饮。[恭曰] 陶云三种，乃狗脊、菝葜、萆薢相类，非也。萆薢有刺者，叶粗相类，根不相类。萆薢细长而白色，菝葜根作块结，黄赤色，殊非狗脊之流。[颂曰] 今近道及江浙州郡多有之。苗茎成蔓，长二三尺，有刺。其叶如冬青、乌药叶而差大。秋生黄花，结黑子如樱桃大。其根作块，人呼金刚根。[时珍曰] 菝葜山野中甚多。其茎似蔓而坚强，植生有刺。其叶团大，状如马蹄，光泽似柿叶，不类冬青。秋开黄花，结红子。其根甚硬，有硬须如刺。其叶煎饮酸涩。野人采其根叶，入染家用，名铁菱角。吴普本草以菝葜为狗脊，非矣。详见狗脊下。

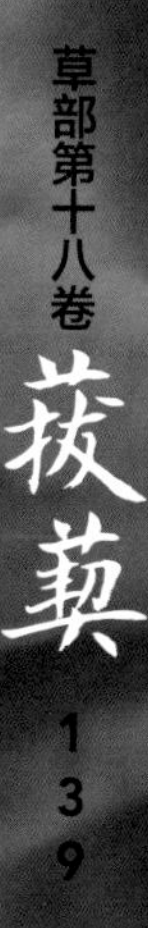

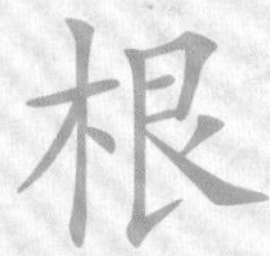

‖ **气味** ‖

**甘、酸，平、温，无毒。**

‖ **主治** ‖

**腰背寒痛，风痹，益血气，止小便利。**别录。**治时疾瘟瘴。**大明。**补肝经风虚。**好古。**治消渴，血崩，下痢。**时珍。

‖ **发明** ‖

[时珍曰] 菝葜，足厥阴、少阴药。气温味酸，性涩而收，与萆薢仿佛。孙真人元旦所饮辟邪屠苏酒中亦用之。[颂曰] 取根浸赤汁，煮粉食，辟瘴。

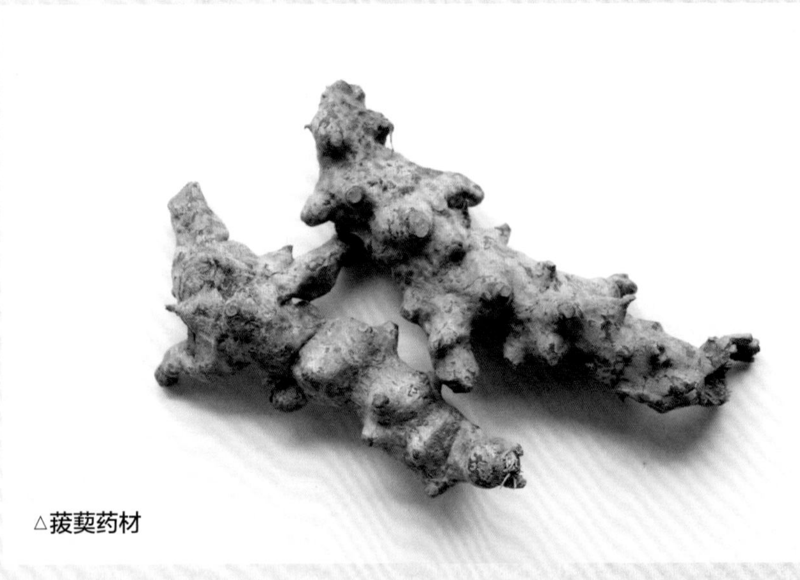

△菝葜药材

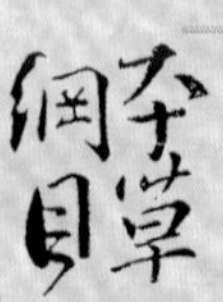



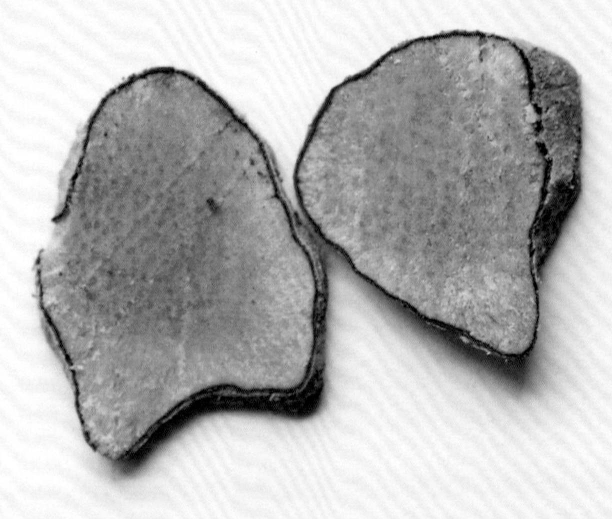

△菝葜饮片

‖**附方**‖

新五。**小便滑数**金刚骨为末。每服三钱，温酒下，睡时。儒门事亲方。**沙石淋疾**重者，取去根本。用菝葜二两，为末。每米饮服二钱，后以地椒煎汤浴腰腹，须臾即通也。圣济录。**消渴不止**菝谷即菝葜，㕮咀半两，水三盏，乌梅一个，煎一盏，温服。普济方。**下痢赤白**金刚根、蜡茶等分，为末。白梅肉捣丸芡子大。每服五七丸，小儿三丸，白痢甘草汤下，赤痢乌梅汤下。卫生易简方。**风毒脚弱**痹满上气，田舍贫家用此最良。菝葜洗剉一斛，以水三斛，煮取九斗，渍曲去滓，取一斛渍饮，如常酿酒。任意日饮之。肘后方。

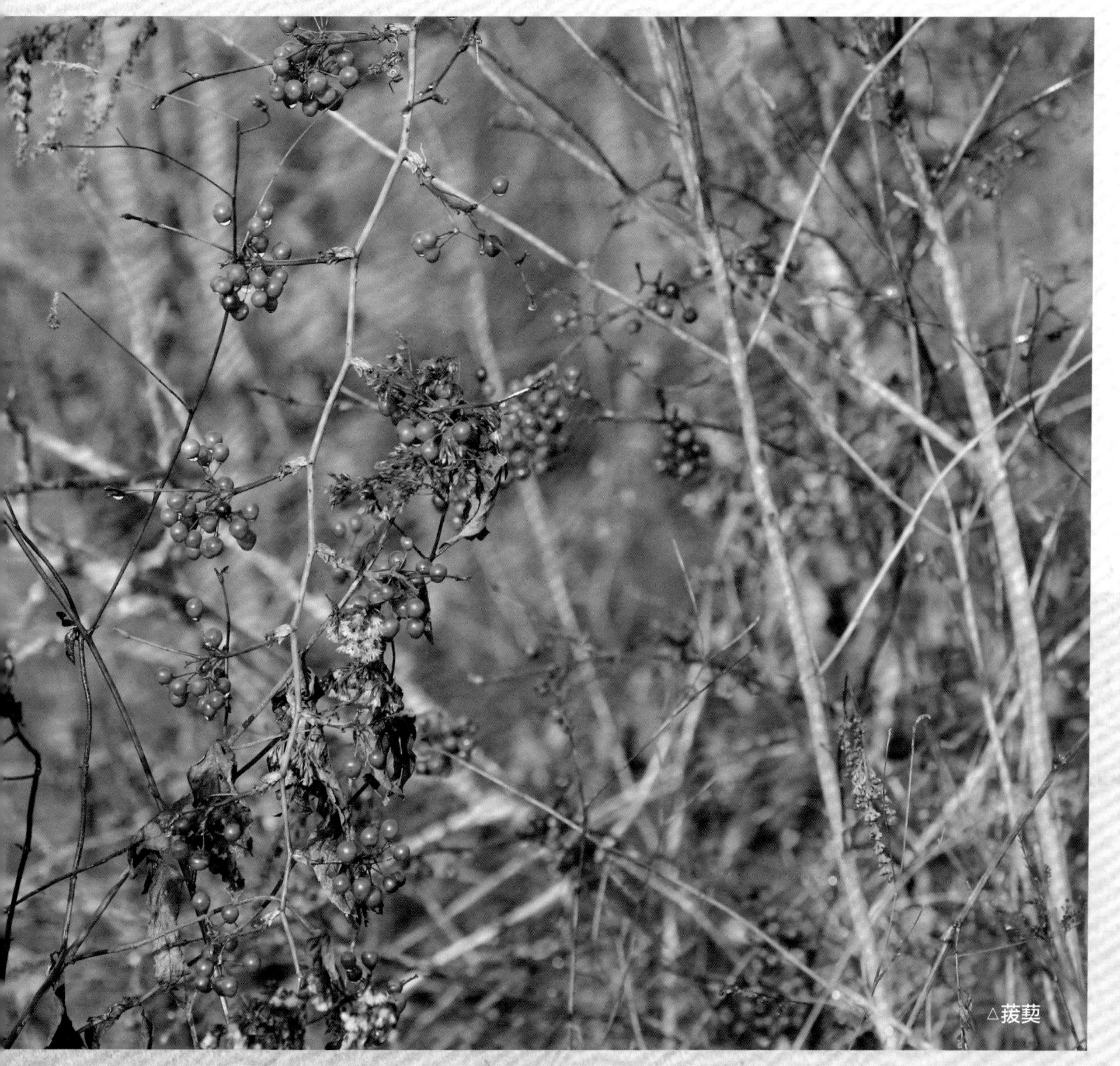

△菝葜

菝葜 *Smilax china psbA-trnH* 条形码主导单倍型序列：

1 ATAAGACTTA TGTCTTGATA AGACTTATGT CTTAGTGTAT ACGAATCATT AAAGGAGCAA TACCCCATAT CTTGTTCTAG
81 CAAGATATGG GGTATTGCTC TCTTGTCTGT ACTTGAACTT GAACGCAAGT TATTTCTCTT TATCATAAGG CTATCCCCTA
161 CCCATTAACA AATAAAACTG CTTAAAATAA AAATTTTCAA TTTATTTATA TTTTTATTTT ATTATTTATT ATTTTTATAA
241 TATATATATA ATATTAATAA TATATTAATA ATTAATATAT TAATTATTAA TTTAACATTA ACGACGAGAT TTATTATCGT
321 TTCTTGCATG TCTTGCGAAA GTTAGAGTAG GCGCGAATTC TCCCAATTTA TGACCTACCA TACGATCTGT TATATAAATA
401 GGTAAATGCT CCTTTCCATT ATGAATAGCG ATTGTATGGC CAATCATTGT GGGTATAATG GTAGATGCCC TAGACCAAGT
481 TACTATTATT TCTTTCTCCT CCCTCATGTT GAGTTTTTTA ATTTTTTCCG ATAAATGATT AGCTACAAAA GGATTTTTTT
561 TTATTGAACG TGTCACAGCG GATTACTCCT TTTTTTACAT TTTTAAAATT AGCATTCTAT GTTCAATATC TCGATCTAAG
641 TATAAAGGTA AGAAAAAATA CAATAATGAT GAATGGAAAA AGAAAAAAGA TCAAATCCTT TAGCTAGATA AGGGGCGGAT
721 GTAGCCAA

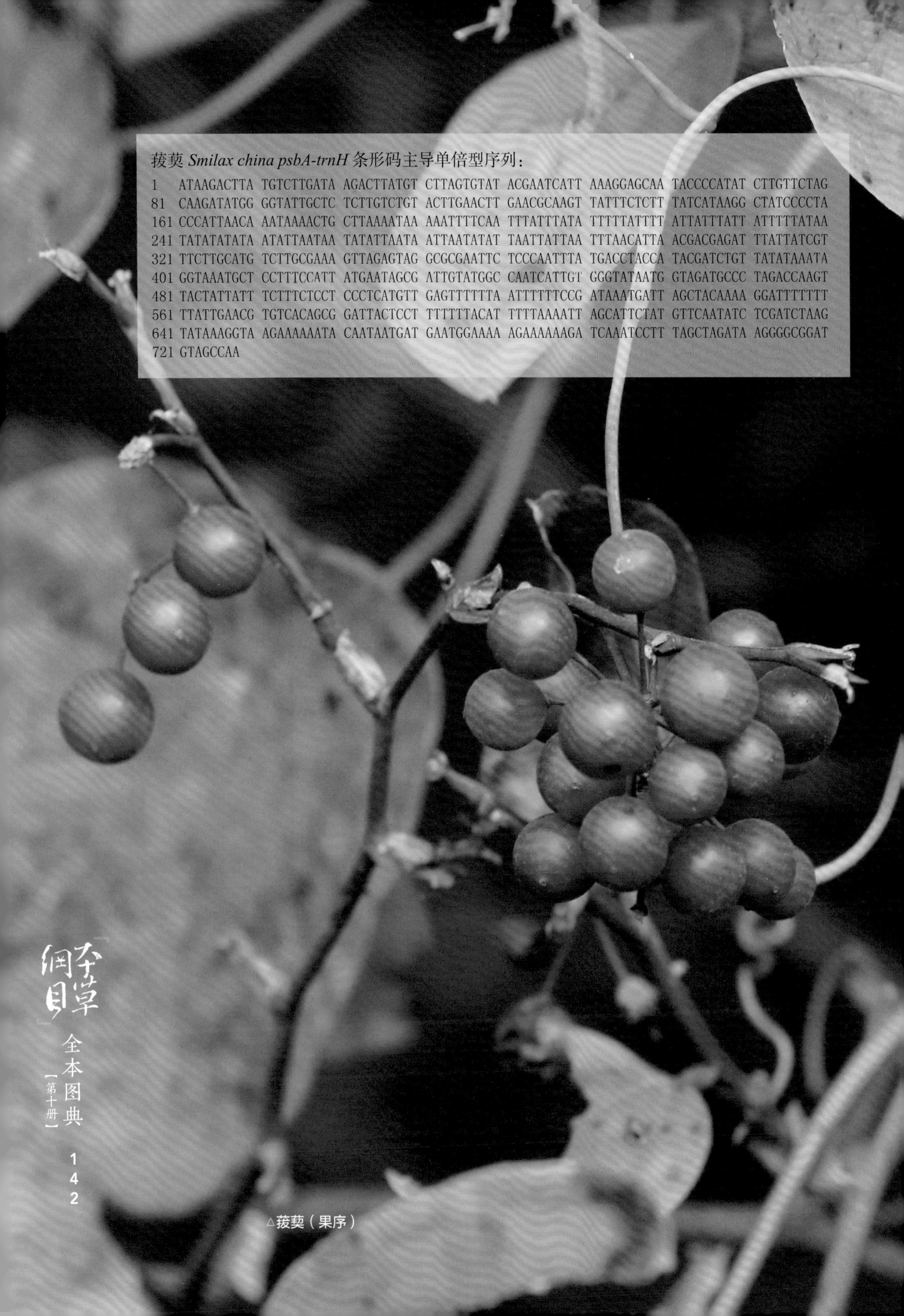

△菝葜（果序）

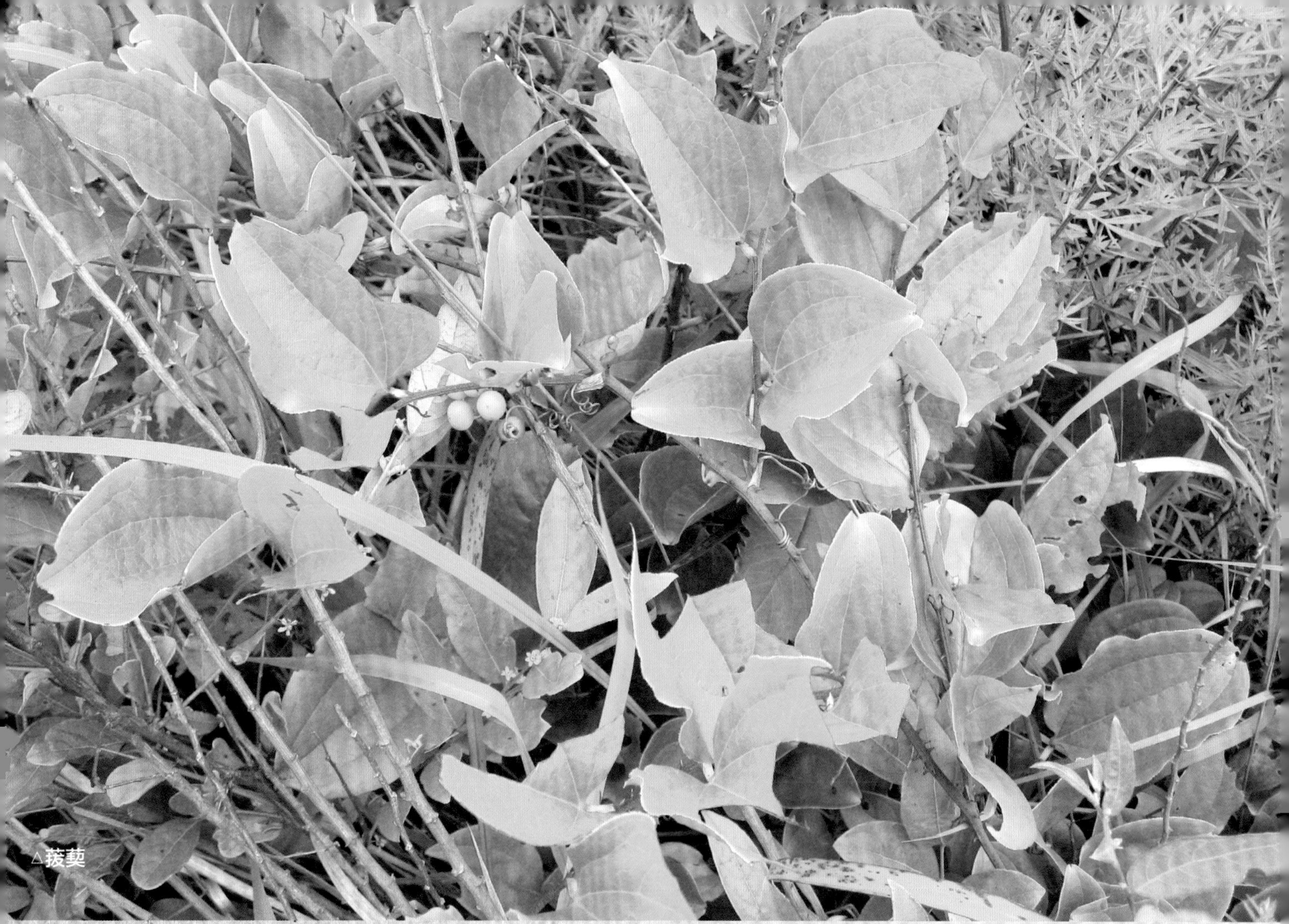

△菝葜

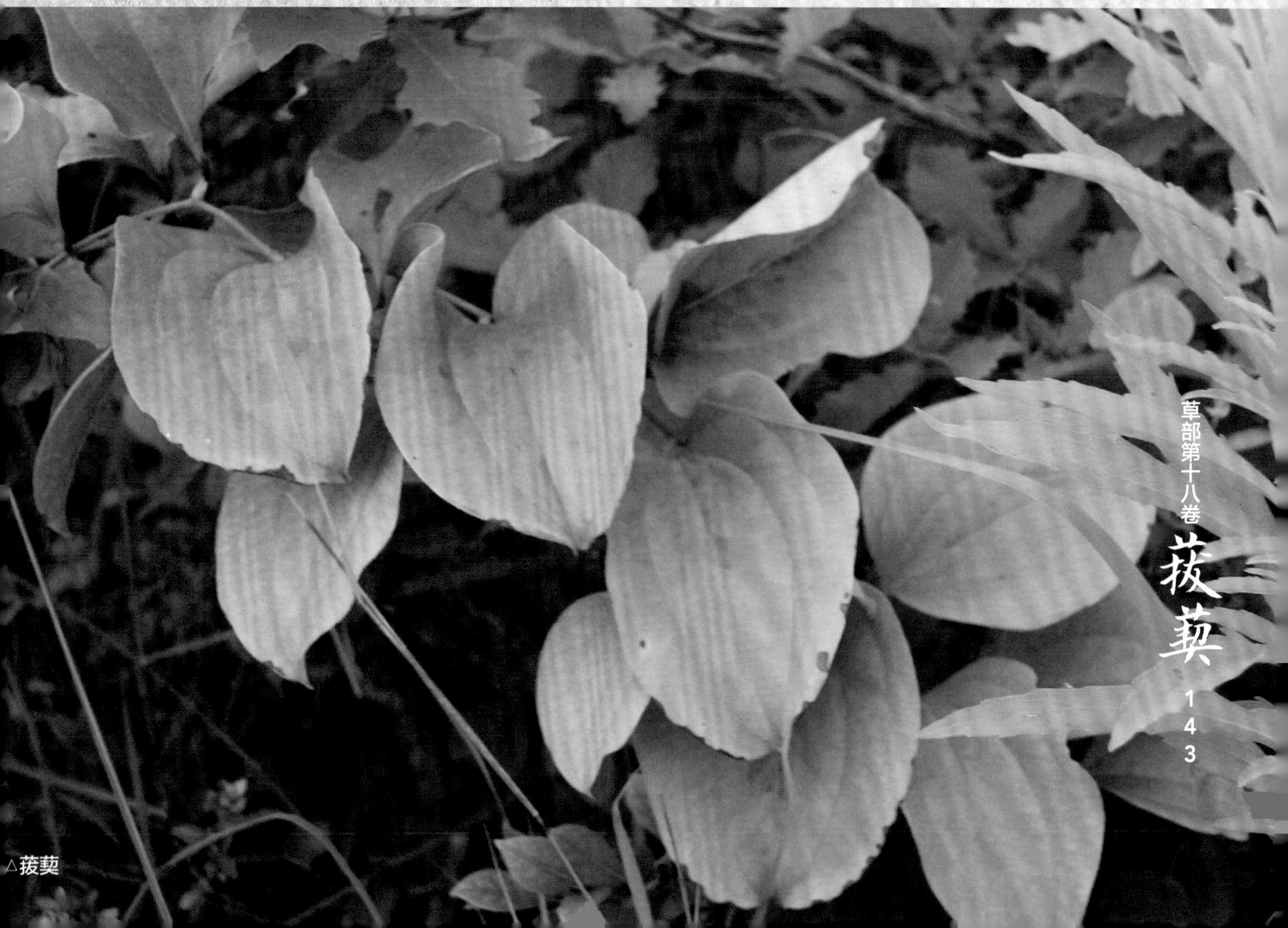

△菝葜

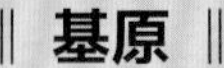

‖ **基原** ‖

据《纲目彩图》《纲目图鉴》《药典图鉴》等综合分析考证，本品为百合科植物光叶菝葜 *Smilax glabra* Roxb.。分布于华东、中南、西南及陕西等地。《药典》收载土茯苓药材为百合科植物光叶菝葜的干燥根茎；夏、秋二季采挖，除去须根，洗净，干燥；或趁鲜切成薄片，干燥。

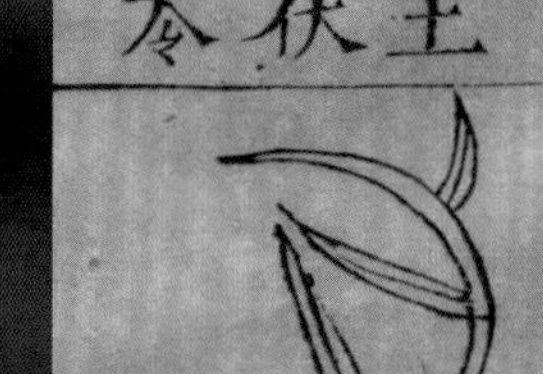


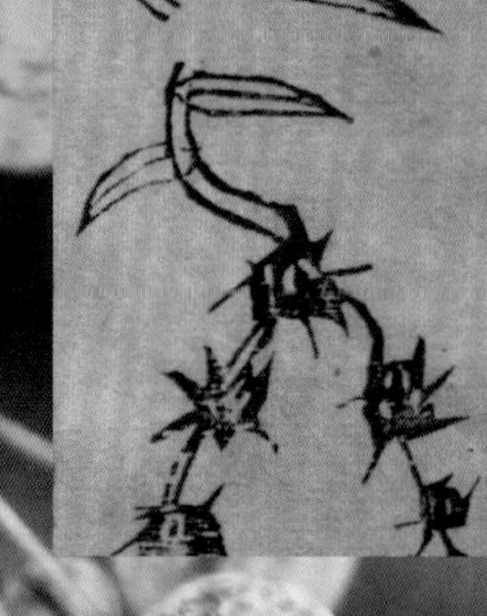

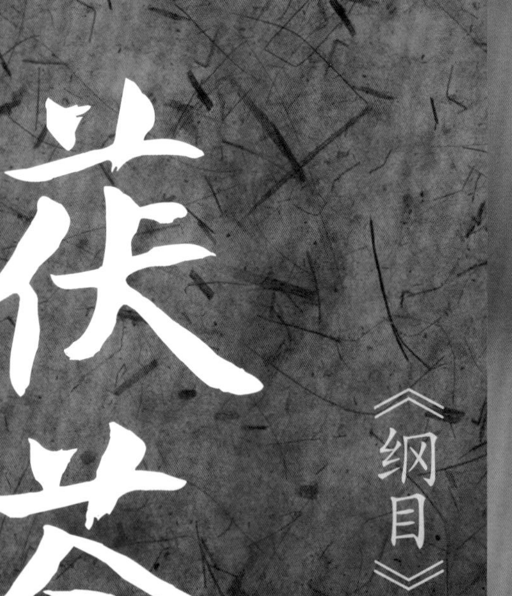

# 土茯苓

《纲目》

△光叶菝葜（*Smilax glabra*）

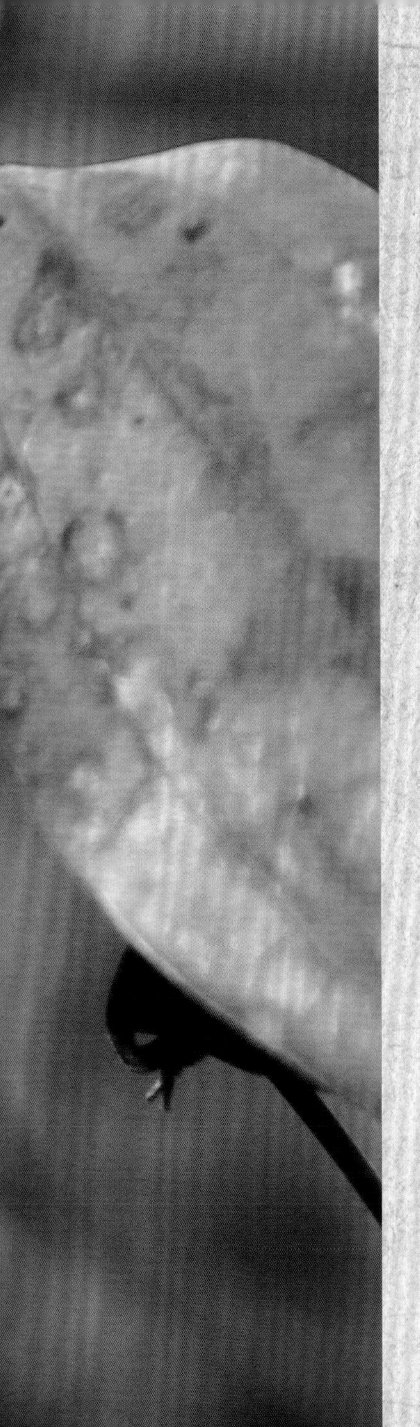

**校正：**并入拾遗禹余粮。

‖**释名**‖

**土萆薢**纲目**刺猪苓**图经**山猪粪**纲目**草禹余粮**拾遗**仙遗粮**纲目**冷饭团**纲目**硬饭**纲目**山地栗**纲目。[时珍曰] 按陶弘景注石部禹余粮云：南中平泽有一种藤生，叶如菝葜，根作块有节，似菝葜而色赤，味如薯蓣，亦名禹余粮。言昔禹行山乏食，采此充粮而弃其余，故有此名。观陶氏此说，即今土茯苓也。故今尚有仙遗粮、冷饭团之名，亦其遗意。陈藏器本草草禹余粮，苏颂图经猪苓下刺猪苓，皆此物也，今皆并之。茯苓、猪苓、山地栗，皆象形也。俗又名过冈龙，谬称也。

‖**集解**‖

[藏器曰] 草禹余粮生海畔山谷。根如盏连缀，半在土上，皮如茯苓，肉赤味涩。人取以当谷食，不饥。[颂曰] 施州一种刺猪苓，蔓生。春夏采根，削皮焙干。彼土人用傅疮毒，殊效。[时珍曰] 土茯苓，楚、蜀山箐中甚多。蔓生如莼，茎有细点。其叶不对，状颇类大竹叶而质厚滑，如瑞香叶而长五六寸。其根状如菝葜而圆，其大若鸡鸭子，连缀而生，远者离尺许，近或数寸，其肉软，可生啖。有赤白二种，入药用白者良。按东山经云：鼓镫之山有草焉，名曰荣草，其叶如柳，其本如鸡卵，食之已风。恐即此也。昔人不知用此。近时弘治、正德间，因杨梅疮盛行，率用轻粉药取效，毒留筋骨，溃烂终身，至人用此，遂为要药。诸医无从考证，往往指为萆薢及菝葜。然其根苗迥然不同，宜参考之。但其功用亦颇相近，盖亦萆薢、菝葜之类也。

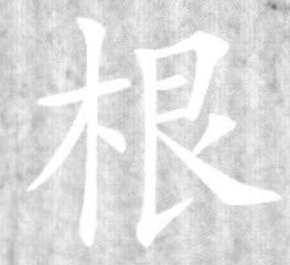

‖ **气味** ‖

**甘、淡，平，无毒。**[时珍曰] 忌茶茗。

‖ **主治** ‖

**食之当谷不饥，调中止泄，健行不睡。**藏器。**健脾胃，强筋骨，去风湿，利关节，止泄泻，治拘挛骨痛，恶疮痈肿。解汞粉、银朱毒。**时珍。

‖ **发明** ‖

[机曰] 近有好淫之人，多病杨梅毒疮，药用轻粉，愈而复发，久则肢体拘挛，变为痈漏，延绵岁月，竟致废笃。惟剉土萆薢三两，或加皂荚、牵牛各一钱，水六碗，煎三碗，分三服，不数剂，多瘥。盖此疾始由毒气干于阳明而发，加以轻粉燥烈，久而水衰，肝挟相火来凌脾土。土属湿，主肌肉，湿热郁蓄于肌腠，故发为痈肿，甚则拘挛，内经所谓湿气害人皮肉筋骨是也。土萆薢甘淡而平，能去脾湿，湿去则营卫从而筋脉柔，肌肉实而拘挛痈漏愈矣。初病服之不效者，火盛而湿未郁也。此药

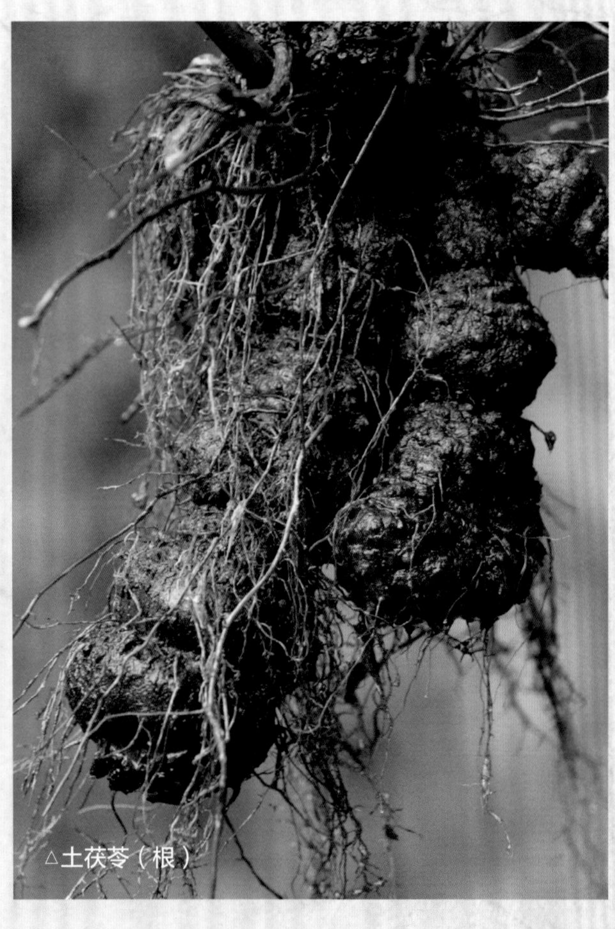

△土茯苓（根）

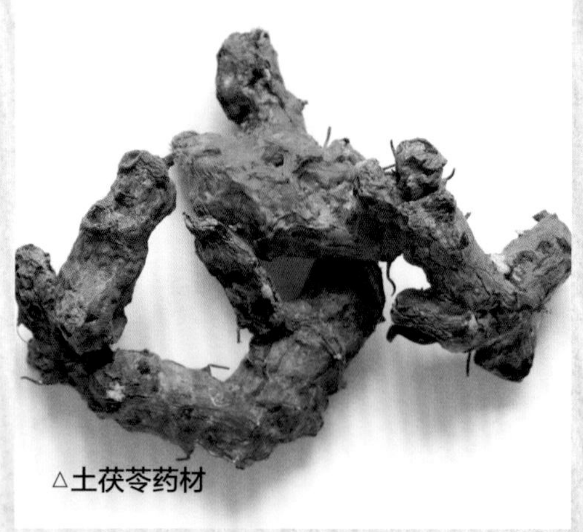

△土茯苓药材

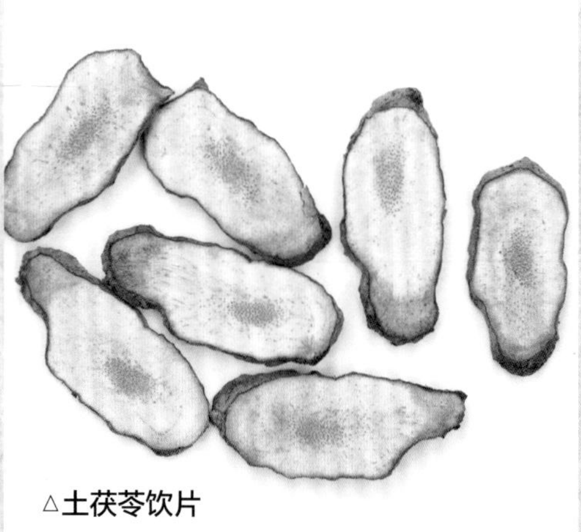

△土茯苓饮片

长于去湿，不能去热，病久则热衰气耗而湿郁为多故也。[时珍曰] 杨梅疮古方不载，亦无病者。近时起于岭表，传及四方。盖岭表风土卑炎，岚瘴熏蒸，饮啖辛热，男女淫猥。湿热之邪积畜既深，发为毒疮，遂致互相传染，自南而北，遍及海宇，然皆淫邪之人病之。其类有数种，治之则一也。其证多属厥阴、阳明二经，而兼乎他经。邪之所在，则先发出，如兼少阴、太阴则发于咽喉，兼太阳、少阳则发于头耳之类。盖相火寄于厥阴，肌肉属于阳明故也。医用轻粉、银朱劫剂，五七日即愈。盖水银性走而不守，加以盐、矾升为轻粉、银朱，其性燥烈，善逐痰涎。涎乃脾之液，此物入胃，气归阳明，故涎被劫，随火上升，从喉颊齿缝而出，故疮即干痿而愈。若服之过剂，及用不得法，则毒气窜入经络筋骨之间，莫之能出。痰涎既去，血液耗涸，筋失所养，营卫不从，变为筋骨挛痛，发为痈毒疳漏。久则生虫为癣，手足皴裂，遂成废痼。惟土茯苓气平味甘而淡，为阳明本药。能健脾胃，去风湿。脾胃健则营卫从，风湿去则筋骨利，故诸证多愈，此亦得古人未言之妙也。今医家有搜风解毒汤，治杨梅疮，不犯轻粉。病深者月余，浅者半月即愈。服轻粉药筋骨挛痛、瘫痪不能动覆者，服之亦效。其方用土茯苓一两，薏苡仁、金银花、防风、木瓜、木通、白鲜皮各五分，皂荚子四分，气虚加人参七分，血虚加当归七分，水二大碗煎饮，一日三服。惟忌饮茶及牛、羊、鸡、鹅、鱼肉、烧酒、法面、房劳。盖秘方也。

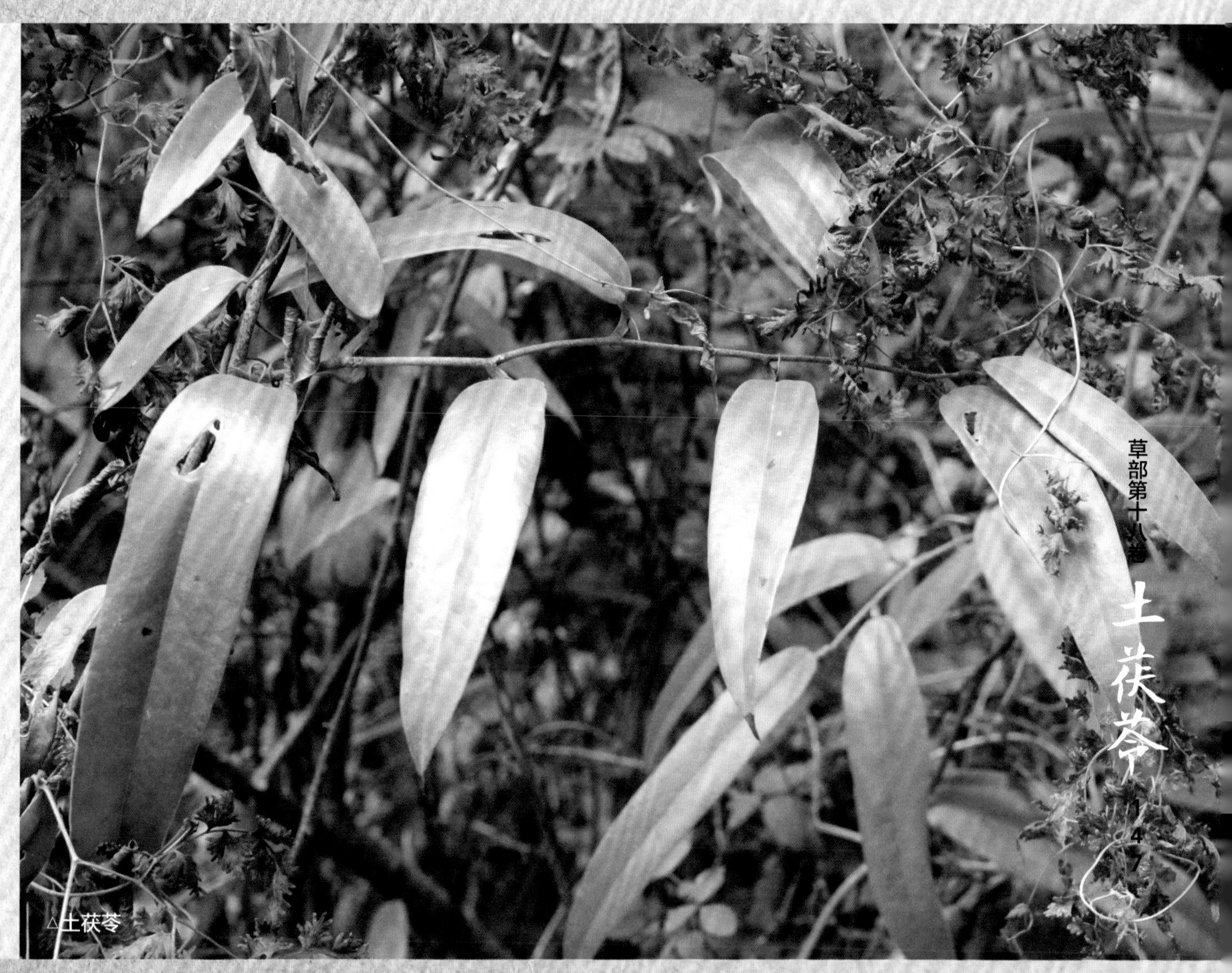
△土茯苓

‖ **附方** ‖

新六。**杨梅毒疮**邓笔峰杂兴方：用冷饭团四两，皂角子七个，水煎代茶饮。浅者二七，深者四七，见效。一方：冷饭团一两，五加皮、皂角子、苦参各三钱，金银花一钱，用好酒煎。日一服。**小儿杨梅**疮起于口内，延及遍身。以土萆薢末，乳汁调服。月余自愈。外科发挥。**骨挛痈漏**薛己外科发挥云：服轻粉致伤脾胃气血，筋骨疼痛，久而溃烂成痈，连年累月，至于终身成废疾者。土萆薢一两，有热加芩、连，气虚加四君子汤，血虚加四物汤，水煎代茶。月余即安。朱氏集验方用过山龙四两即硬饭，加四物汤一两，皂角子七个，川椒四十九粒，灯心七根，水煎日饮。**瘰疬溃烂**冷饭团切片或为末，水煎服或入粥内食之。须多食为妙。江西所出色白者良。忌铁器、发物。陆氏积德堂方。

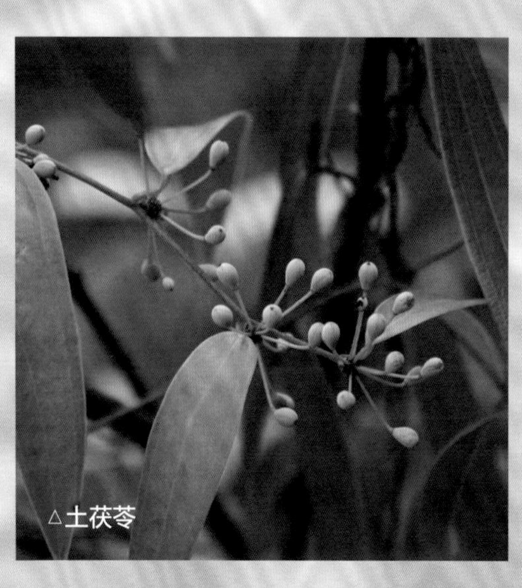

△土茯苓

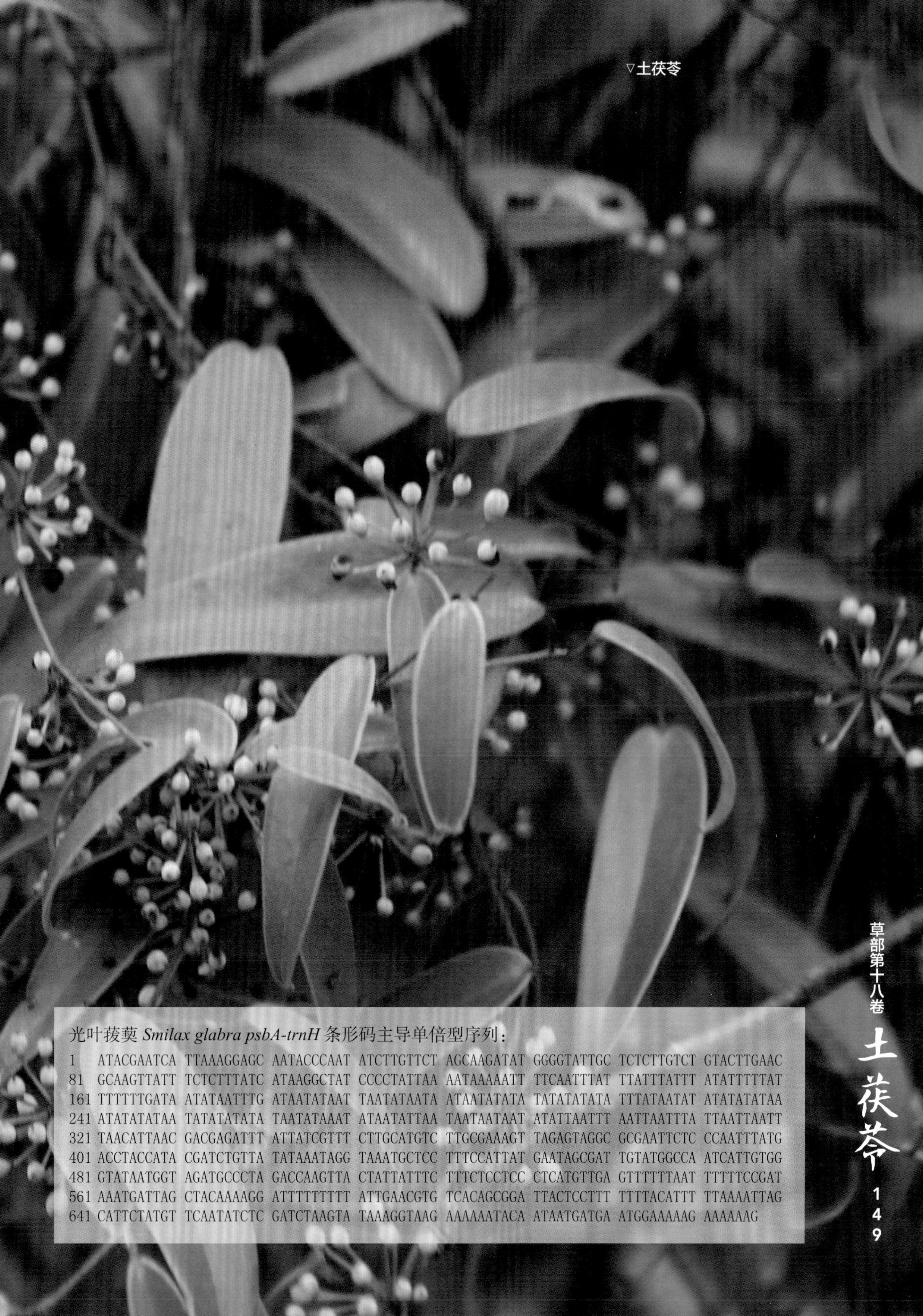

▽土茯苓

光叶菝葜 *Smilax glabra psbA-trnH* 条形码主导单倍型序列：

```
1   ATACGAATCA TTAAAGGAGC AATACCCAAT ATCTTGTTCT AGCAAGATAT GGGGTATTGC TCTCTTGTCT GTACTTGAAC
81  GCAAGTTATT TCTCTTTATC ATAAGGCTAT CCCCTATTAA AATAAAAATT TTCAATTTAT TTATTTATTT ATATTTTTAT
161 TTTTTTGATA ATATAATTTG ATAATATAAT TAATATAATA ATAATATATA TATATATATA TTTATAATAT ATATATATAA
241 ATATATATAA TATATATATA TAATATAAAT ATAATATTAA TAATAATAAT ATATTAATTT AATTAATTTA TTAATTAATT
321 TAACATTAAC GACGAGATTT ATTATCGTTT CTTGCATGTC TTGCGAAAGT TAGAGTAGGC GCGAATTCTC CCAATTTATG
401 ACCTACCATA CGATCTGTTA TATAAATAGG TAAATGCTCC TTTCCATTAT GAATAGCGAT TGTATGGCCA ATCATTGTGG
481 GTATAATGGT AGATGCCCTA GACCAAGTTA CTATTATTTC TTTCTCCTCC CTCATGTTGA GTTTTTTAAT TTTTTCCGAT
561 AAATGATTAG CTACAAAAGG ATTTTTTTTT ATTGAACGTG TCACAGCGGA TTACTCCTTT TTTTACATTT TTAAAATTAG
641 CATTCTATGT TCAATATCTC GATCTAAGTA TAAAGGTAAG AAAAAATACA ATAATGATGA ATGGAAAAAG AAAAAAG
```

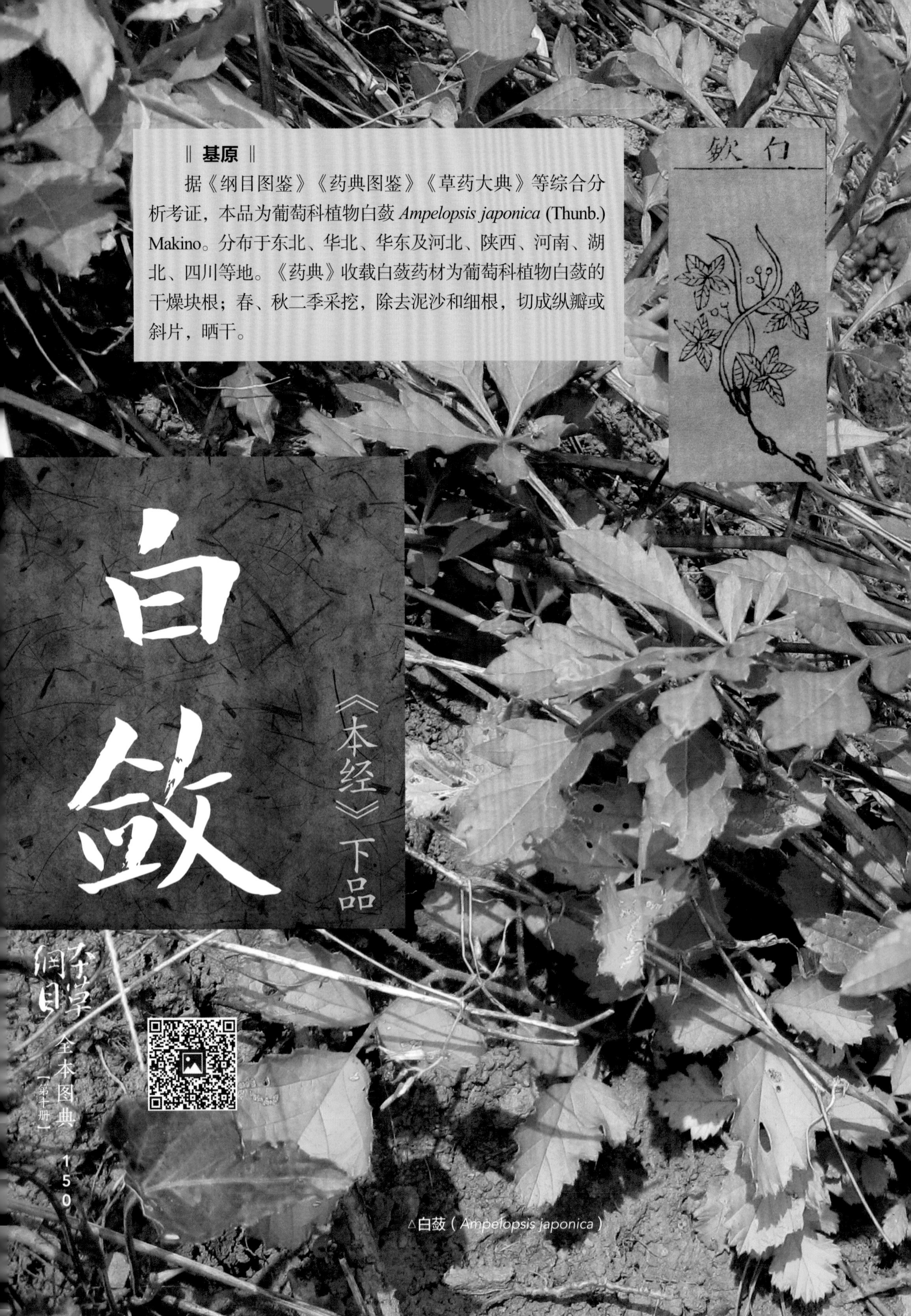

‖ **基原** ‖

据《纲目图鉴》《药典图鉴》《草药大典》等综合分析考证，本品为葡萄科植物白蔹 *Ampelopsis japonica* (Thunb.) Makino。分布于东北、华北、华东及河北、陕西、河南、湖北、四川等地。《药典》收载白蔹药材为葡萄科植物白蔹的干燥块根；春、秋二季采挖，除去泥沙和细根，切成纵瓣或斜片，晒干。



# 白蔹

《本经》下品

△白蔹（*Ampelopsis japonica*）

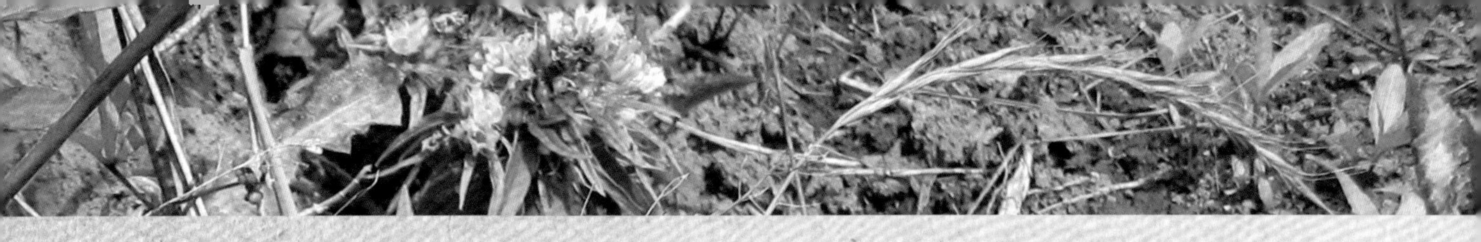

‖ **释名** ‖

**白草**本经**白根**别录**兔核**别录**猫儿卵**纲目**昆仑**别录。[宗奭曰] 白敛，服饵方少用，惟敛疮方多用之，故名白敛。[时珍曰] 兔核、猫儿卵，皆象形也。昆仑，言其皮黑也。

‖ **集解** ‖

[别录曰] 白敛生衡山山谷。二月、八月采根，曝干。[弘景曰] 近道处处有之。作藤生，根如白芷，破片竹穿，日干。[恭曰] 根似天门冬，一株下有十许根，皮赤黑，肉白，如芍药，不似白芷。蔓生，枝端有五叶，所在有之。[颂曰] 今江淮及荆、襄、怀、孟、商、齐诸州皆有之。二月生苗，多在林中作蔓，赤茎，叶如小桑。五月开花，七月结实。根如鸡鸭卵而长，三五枚同一窠，皮黑肉白。一种赤敛，花实功用皆同，但表里俱赤尔。

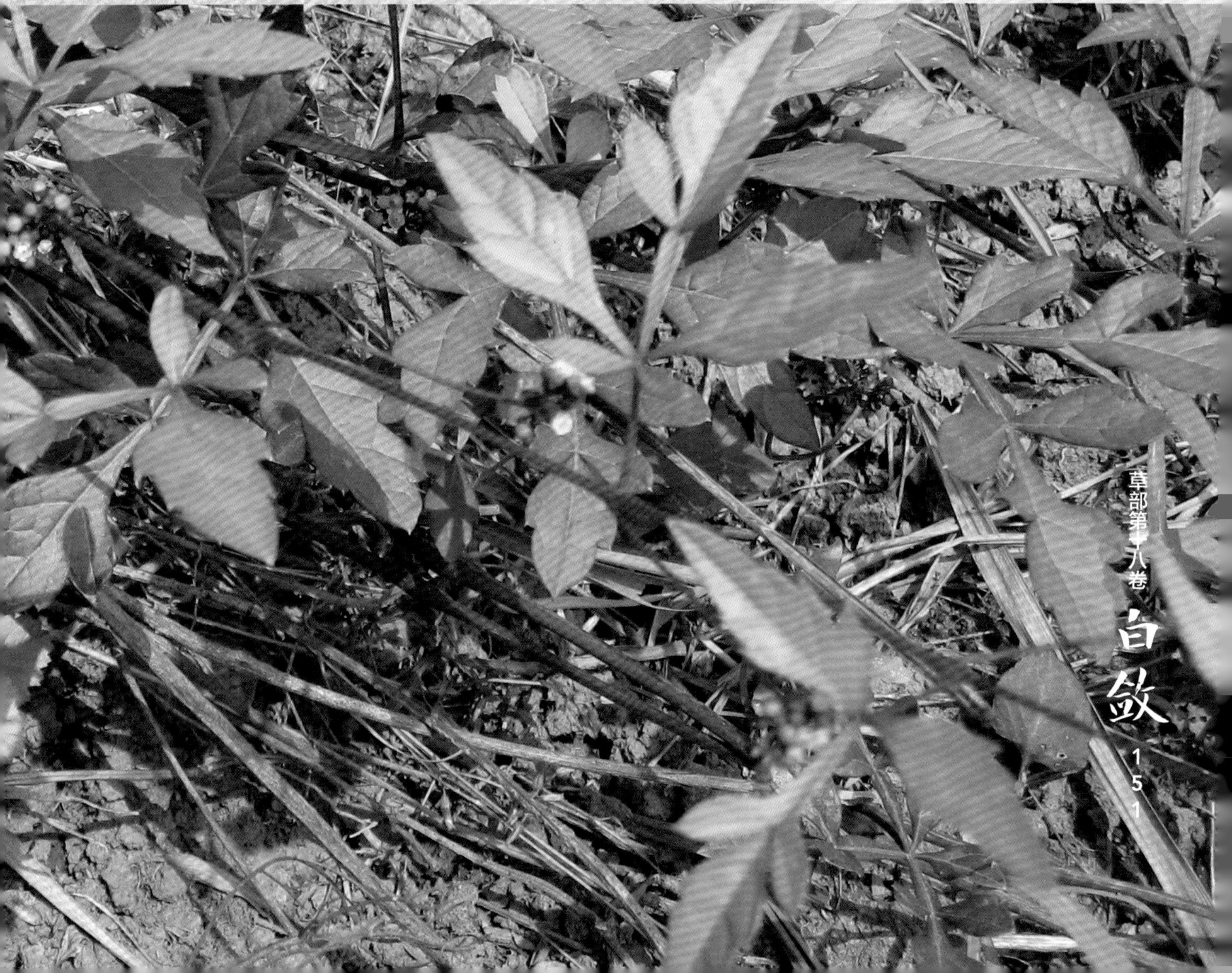

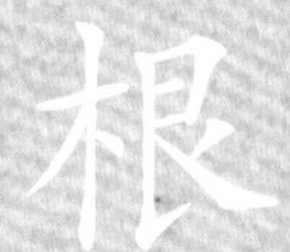

‖ **气味** ‖

**苦，平，无毒。**[别录曰] 甘，微寒。[权曰] 有毒。[之才曰] 代赭为之使。反乌头。

‖ **主治** ‖

**痈肿疽疮，散结气，止痛除热，目中赤，小儿惊痫温疟，女子阴中肿痛，带下赤白。**本经。**杀火毒。**别录。**治发背瘰疬，面上疱疮，肠风痔漏，血痢，刀箭疮，扑损，生肌止痛。**大明。**解狼毒毒。**时珍。

‖ **发明** ‖

[弘景曰] 生取根捣，傅痈肿，有效。[颂曰] 今医治风及金疮、面药方多用之。往往与白及相须而用。

‖ **附方** ‖

旧四，新十。**发背初起**水调白敛末，涂之。肘后方。**疔疮初起**方同上。圣惠方。**一切痈肿**[权曰] 白敛、赤小豆、莔草为末，鸡子白调，涂之。陶隐居方用白敛二分，藜芦一分，为末。酒和贴之，日三上。**面鼻酒皶**白敛、白石脂、杏仁各半两，为末，鸡子清调涂，旦洗。御药院方。**面生粉刺**白敛二分，杏仁半分，鸡屎白一分，为末，蜜和杂水拭面。肘后方。**冻耳成疮**白敛、黄檗等分，为末，生油调搽。谈野翁方。**汤火灼伤**白敛末傅之。外台方。**诸物哽咽**白敛、白芷等分，为末。水服二钱。圣惠方。**铁刺诸哽**及竹木哽在咽中。白敛、半夏泡等分，为末。酒服半钱，日二服。圣惠方。**刺在肉中**方同上。**胎孕不下**白敛、生半夏等分，为末，滴水丸梧子大。每榆皮汤下五十丸。保命集。**风痹筋急**肿痛，屈转易常处。白敛二分，熟附子一分，为末。每酒服半刀圭，日二服。以身中热行为候，十日便觉。忌猪肉、冷水。千金方。**诸疮不敛**白敛、赤敛、黄檗各三钱炒研，轻粉一钱，用葱白浆水洗净，傅之。瑞竹堂方。

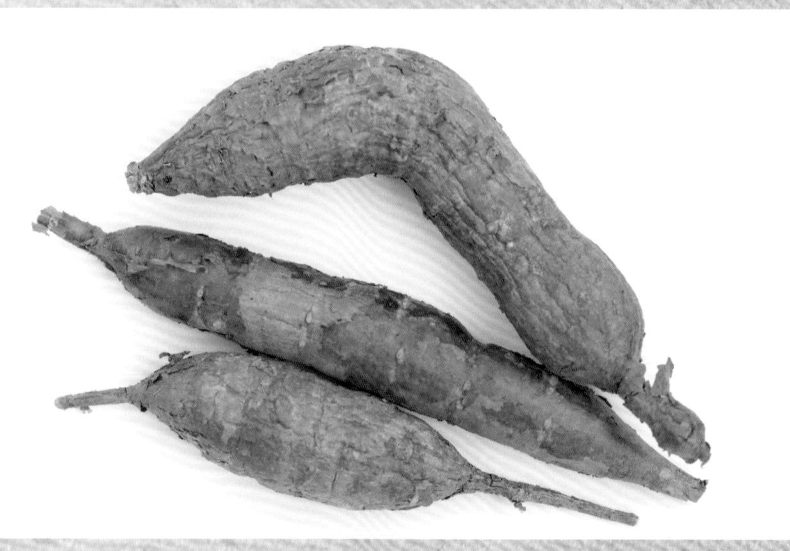

▷白敛（块根）

白蔹 *Ampelopsis japonica* ITS2 条形码主导单倍型序列：

1 CCCACTCGTC GCCCCCCTCC ACCCCAAAGC CGTGCGCTGG GGGATGCGGA GCGGGGGCGG ACATTGGCCT CCCGTGGACG
81 CCTTAGGTCC GCGGTTGGCC GAAAATCGGT CCCGCGGCGG CGTACGCCAC GACAAGCGGT GGTCTAACAA ACCCCTCCCC
161 CCATCGAGGA GGAGAAGCCC GGAGTCGTGC GCGCCGCGTC GCCTCGGGGG CCCCCCGATC GAAAGGCCCG ACACCCTCGA
241 TAG

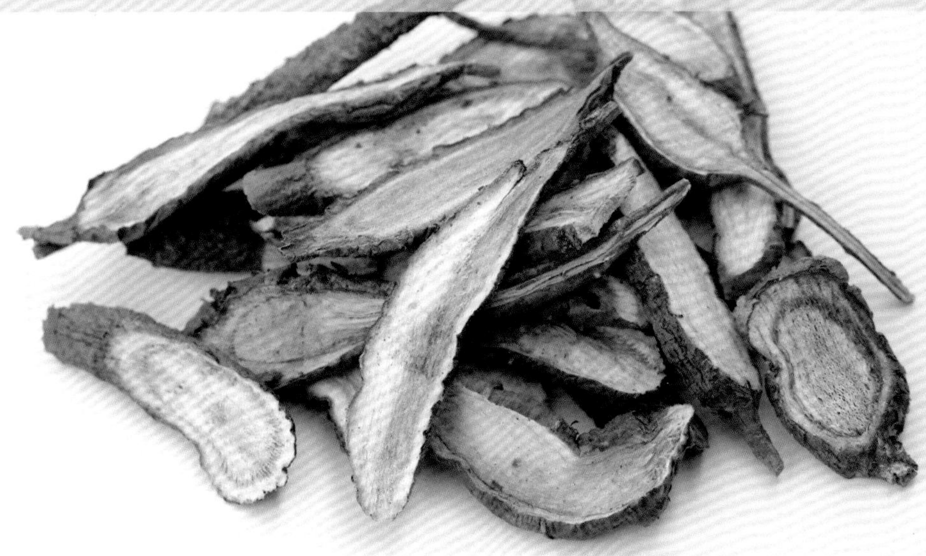

△白蔹饮片

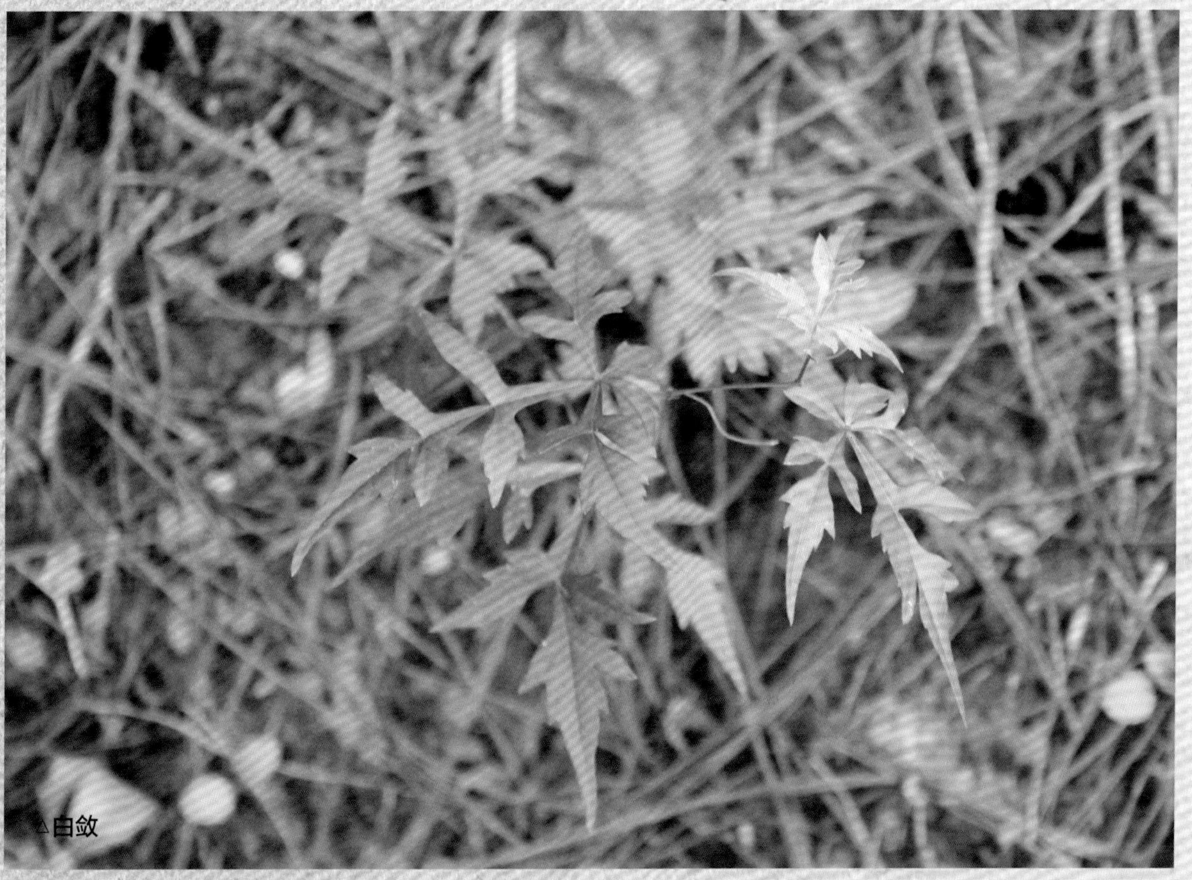

△白蔹

‖ **基原** ‖

据《纲目图鉴》《中华本草》《汇编》等综合分析考证，本品为毛茛科植物女萎 *Clematis apiifolia* DC.。分布于安徽、江苏、浙江、福建和台湾等地。

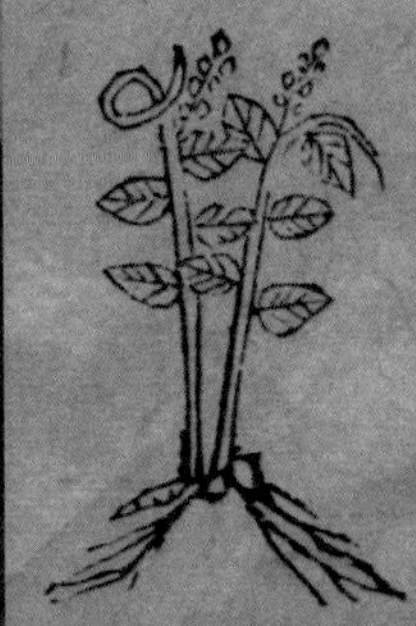


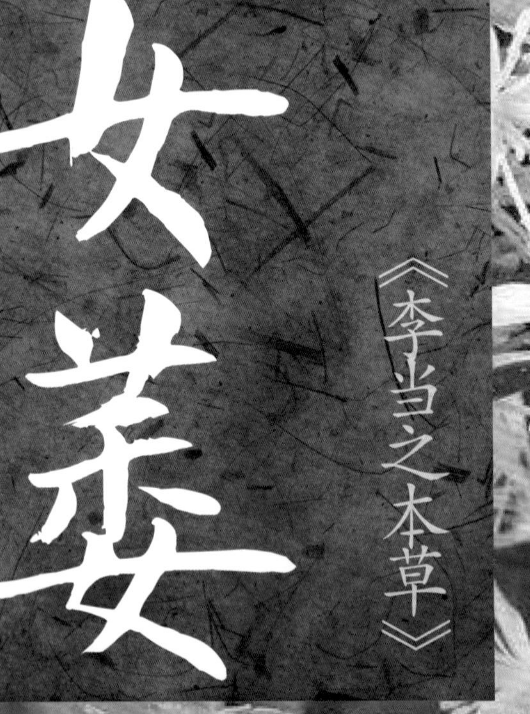

# 女萎

《李当之本草》

‖ **集解** ‖

[恭曰] 女萎叶似白敛，蔓生，花白子细。荆襄之间名为女萎，亦名蔓楚。用苗不用根。与萎蕤全别。今太常谬以为白头翁者是也。[时珍曰] 诸家误以女萎解葳蕤，正误见葳蕤下。

‖ **修治** ‖

[敩曰] 凡采得阴干。去头并白蕊，于槐砧上剉，拌豆淋酒蒸之。从巳至未出，晒干。

‖ **气味** ‖

**辛，温，无毒。**

‖ **主治** ‖

**止下痢，消食。**当之。**风寒洒洒，霍乱泄痢肠鸣，游气上下无常，惊痫寒热百病，出汗。**唐本。

‖ **附方** ‖

新三。**久痢脱肛**女萎切一升，烧熏之。杨氏产乳方。**䘌下不止**女萎、云实各一两，川乌头二两，桂心五钱，为末，蜜丸梧子大。每服五丸，水下，一日三服。肘后方。**身体疬疡斑驳。**女葳膏：用鲁国女葳、白芷各一分，附子一枚，鸡舌香、木香各二分，为末，腊猪脂七合，和煎，入麝香一钱。以浮石磨破，日擦之。古今录验。

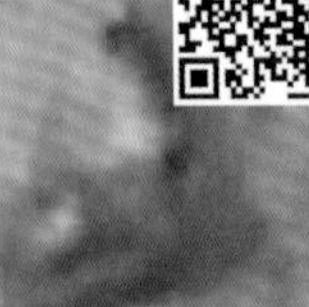

△女萎（*Clematis apiifolia*）

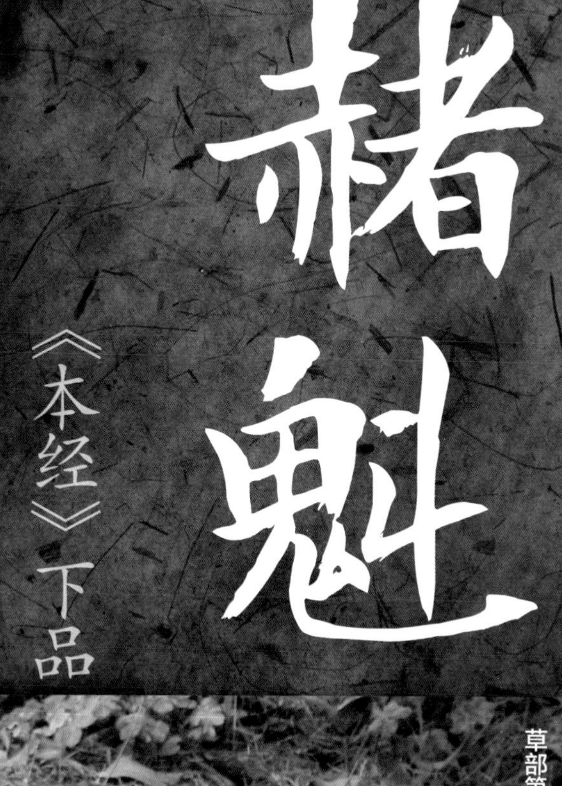

# 赭魁

《本经》下品

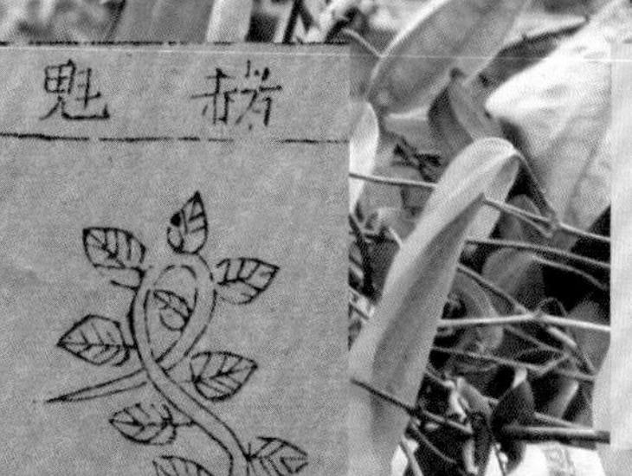


‖ **基原** ‖

据《纲目图鉴》《中华本草》《大辞典》等考证，本品为薯蓣科植物薯莨 *Dioscorea cirrhosa* Lour.。分布于华东、华南、西南等地。

‖ **释名** ‖

[时珍曰]其根如魁，有汁如赭，故名。魁乃酒器名。

‖ **集解** ‖

[别录曰]生山谷中。二月采。[弘景曰]状如小芋。肉白皮黄，近道亦有。[恭曰]赭魁大者如斗，小者如升。蔓生草木上，叶似杜衡。陶所说乃土卵也。土卵不堪药用，梁汉人蒸食之，名黄独，非赭魁也。[保升曰]苗蔓延生，叶似萝藦，根若菝葜，皮紫黑，肉黄赤，大者轮囷如升，小者如拳，所在有之。[时珍曰]赭魁闽人用入染青缸中，云易上色。沈括笔谈云：本草所谓赭魁，皆未详审。今南中极多，肤黑肌赤，似何首乌。切破中有赤理如槟榔，有汁赤如赭，彼人以染皮制靴。闽人谓之余粮。本草石部禹余粮陶氏所引，乃此物也。谨按沈氏所说赭魁甚明，但谓是禹余粮者，非矣。禹余粮乃今之土茯苓，可食，故得粮名；赭魁不可食，岂得称粮耶？土卵即土芋也，见菜部。

根

‖ **气味** ‖

甘，平，无毒。[恭曰]有小毒。

‖ **主治** ‖

心腹积聚，除三虫。本经。

▽薯莨 药材

△薯莨（*Dioscorea cirrhosa*）

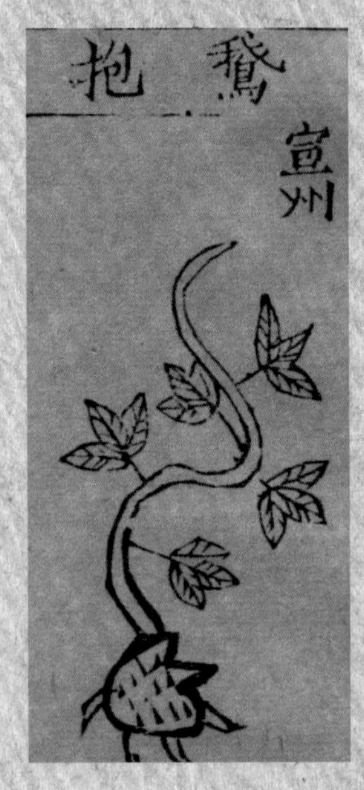


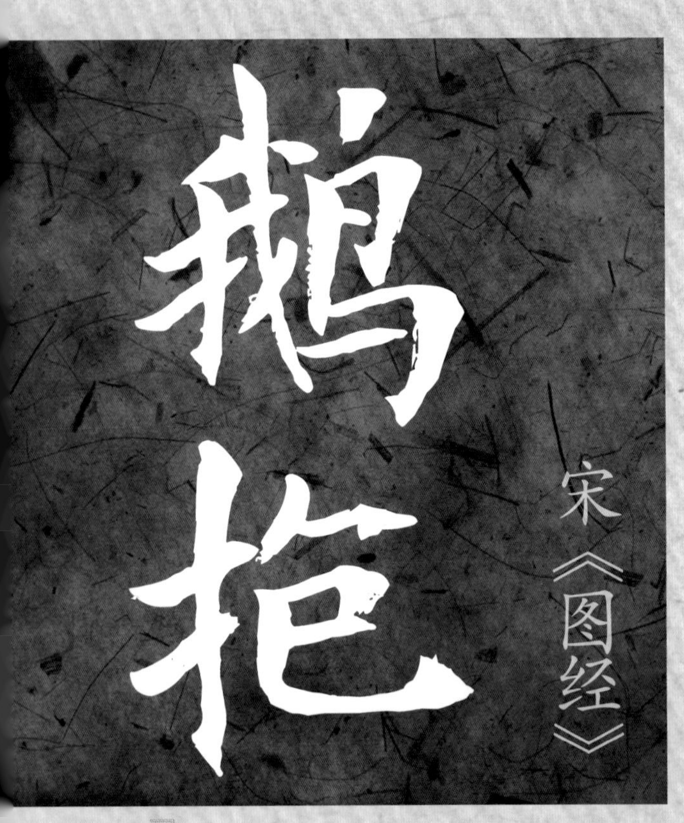


‖**集解**‖

[颂曰] 生宜州山林下，附石而生，作蔓，叶似大豆。其根形似莱菔，大者如三升器，小者如拳。二月、八月采根，切片阴干用。

‖**气味**‖

苦，寒，无毒。

‖**主治**‖

风热上壅，咽喉肿痛，及解蛮箭药毒，捣末酒服有效。亦消风热结毒，酒摩涂之，立愈。苏颂。

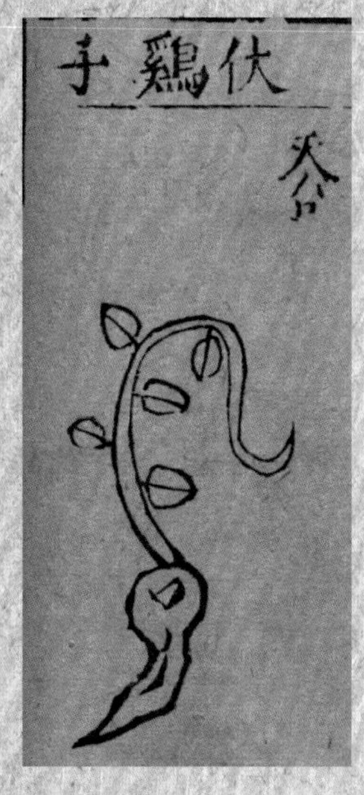


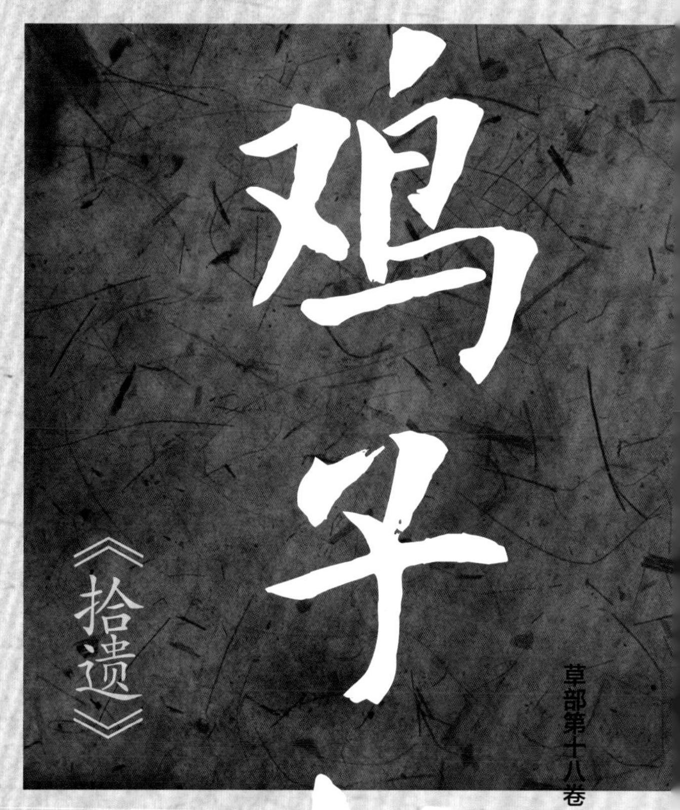

# 伏鸡子根

《拾遗》



‖**释名**‖

承露仙。

‖**集解**‖

[藏器曰] 生四明天台山。蔓延生，叶圆薄似钱，根似鸟形者良。

‖**气味**‖

苦，寒，无毒。

‖**主治**‖

解百药毒，诸热烦闷，急黄，天行黄疸，疟瘴中恶，寒热头痛，疽疮。马黄牛疫。水磨服之，新者尤佳。亦傅痈肿，与陈家白药同功。藏器。

‖**附录**‖

**仰盆**拾遗 [藏器曰] 味辛，温，有小毒。水磨服少许，治蛊飞尸喉痹，亦磨傅皮肤恶肿。生东阳山谷。苗似承露仙，根圆如仰盆状，大如鸡卵。

**人肝藤**拾遗 [藏器曰] 主解诸药毒游风，手脚软痹。并生研服之，涂之。生岭南山石间。引蔓而生，叶有三桠，花紫色。与伏鸡子同名承露仙，而伏鸡子叶圆。[时珍曰] 以根三两，磨汁或煎浓汁服。并解蛊毒。

# 千金藤

宋《开宝》

‖ **基原** ‖

据《纲目彩图》《纲目图鉴》《草药大典》等综合分析考证，本品为防已科植物千金藤 *Stephania japonica* (Thunb.) Miers。分布于华东、华中、西南和华南地区。

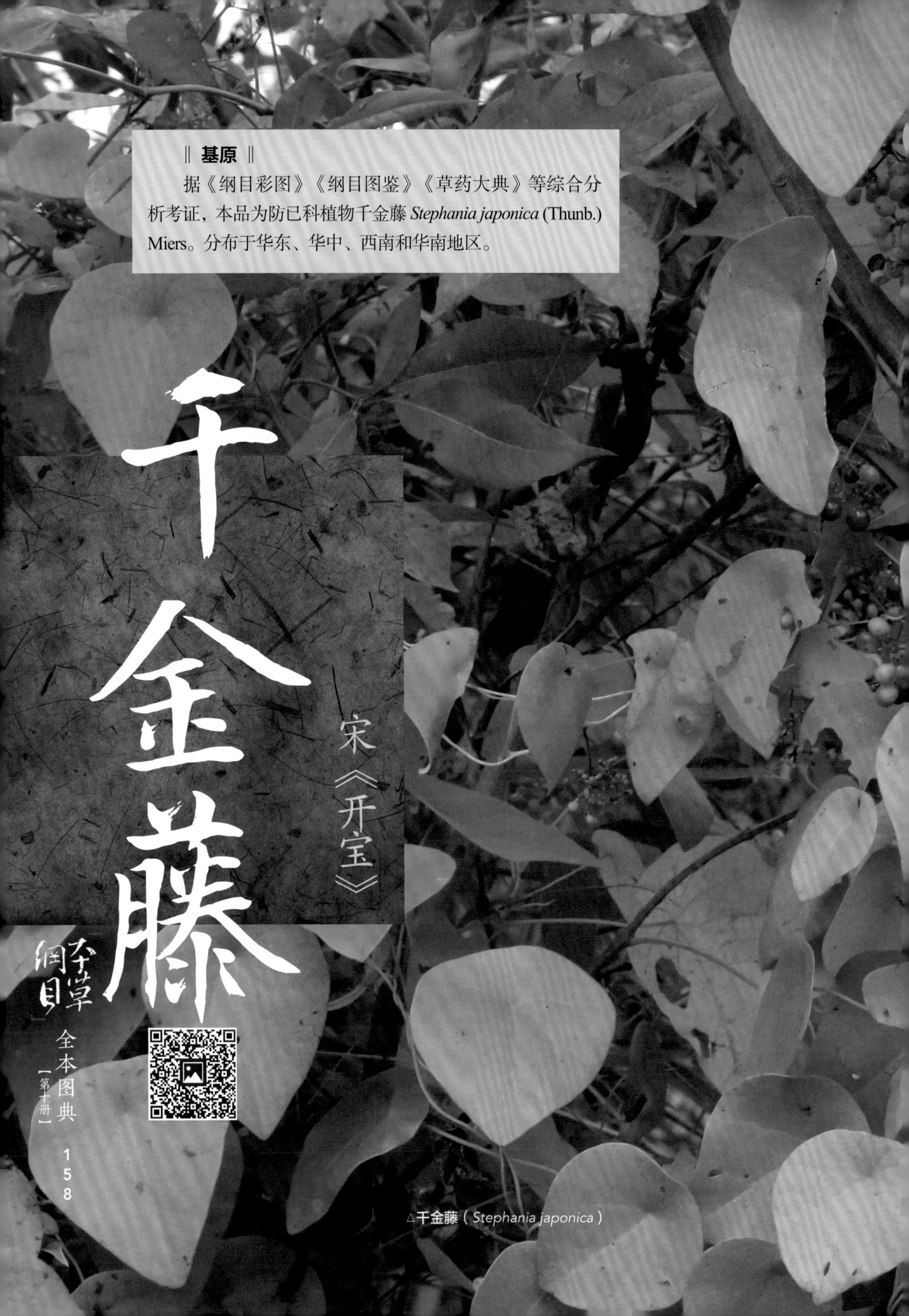

△千金藤（*Stephania japonica*）

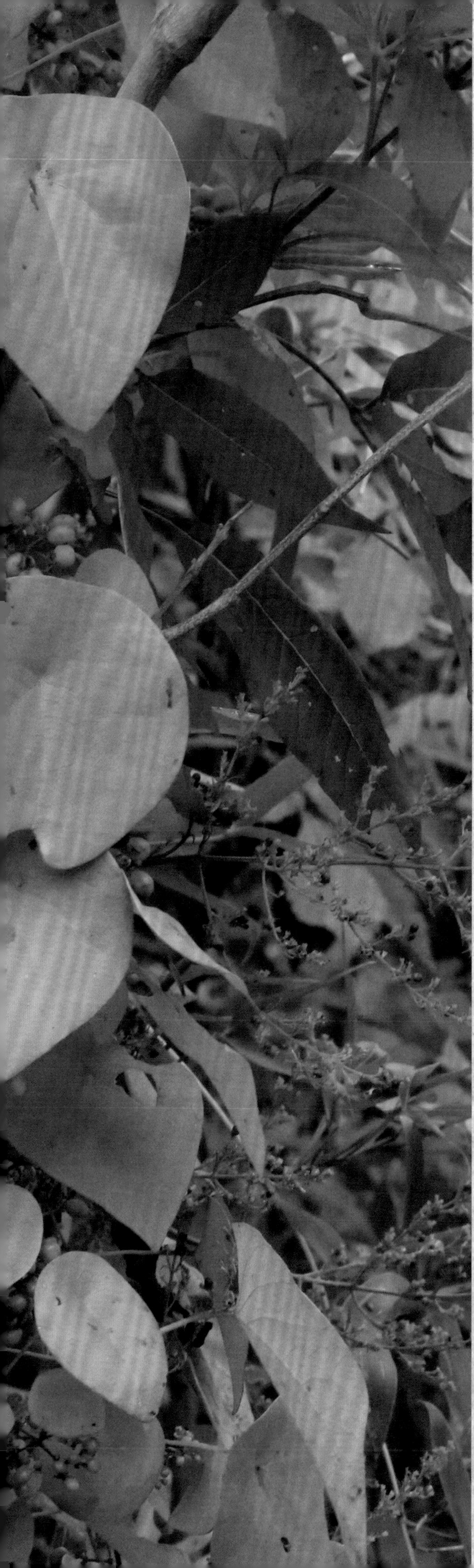

**校正：** 自木部移入此。

‖ **集解** ‖

[藏器曰] 千金藤有数种，南北名模不同，大略主疗相似，或是皆近于藤也。生北地者，根大如指，色似漆；生南土者，黄赤如细辛。舒、庐间有一种藤似木蓼，又有乌虎藤，绕树生，冬青，亦名千金藤。江西林间有草生叶，头有瘿子，似鹤膝，叶如柳，亦名千金藤。又一种似荷叶，只大如钱许，亦呼为千金藤，又名古藤，主痢及小儿大腹。千金者，以贵为名。岂俱一物，亦状异而名同耶？若取的称，未知孰是。又岭南有陈思岌，亦名千金藤。

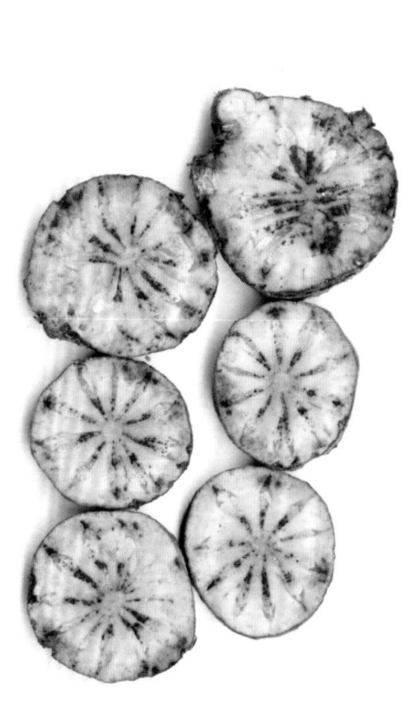

△千金藤（茎）横切面

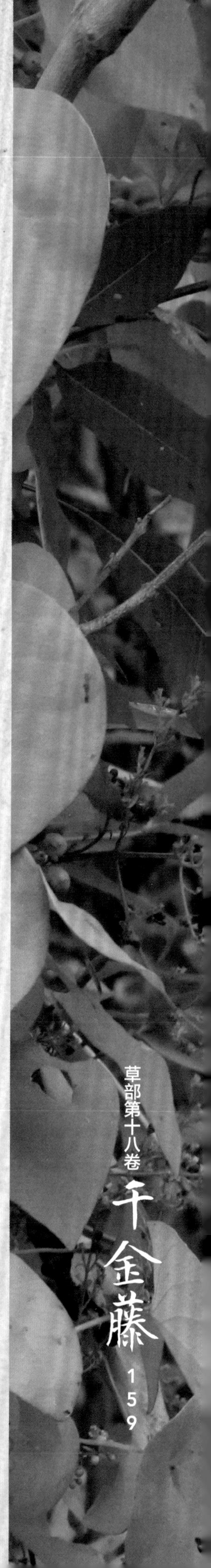

‖ **气味** ‖

缺。

‖ **主治** ‖

**一切血毒诸气，霍乱中恶，天行虚劳疟瘴，痰嗽不利，痈肿大毒，药石发，癫痫，悉主之。**藏器。

‖ **附录** ‖

**陈思岌**拾遗 [藏器曰] 出岭南山野。蔓生如小豆，根及叶辛香。一名石黄香，一名千金藤。其根味辛，平，无毒。解诸药毒热毒，丹毒痈肿，天行壮热，喉痹蛊毒，并煮汁服之。亦磨涂疮肿。[珣曰] 味苦，平。浸酒服，治风，补益轻身。

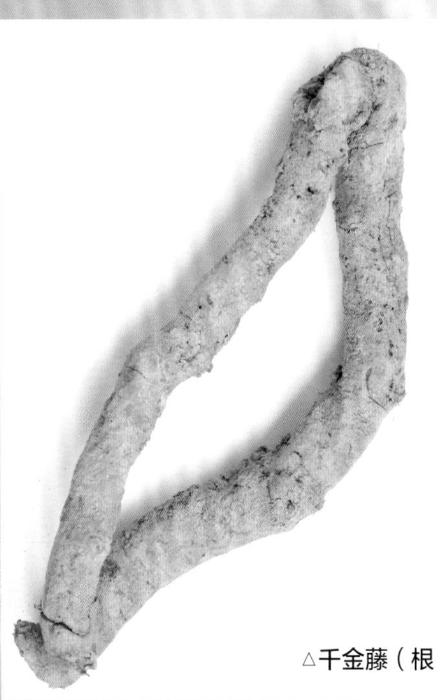

△千金藤（根）

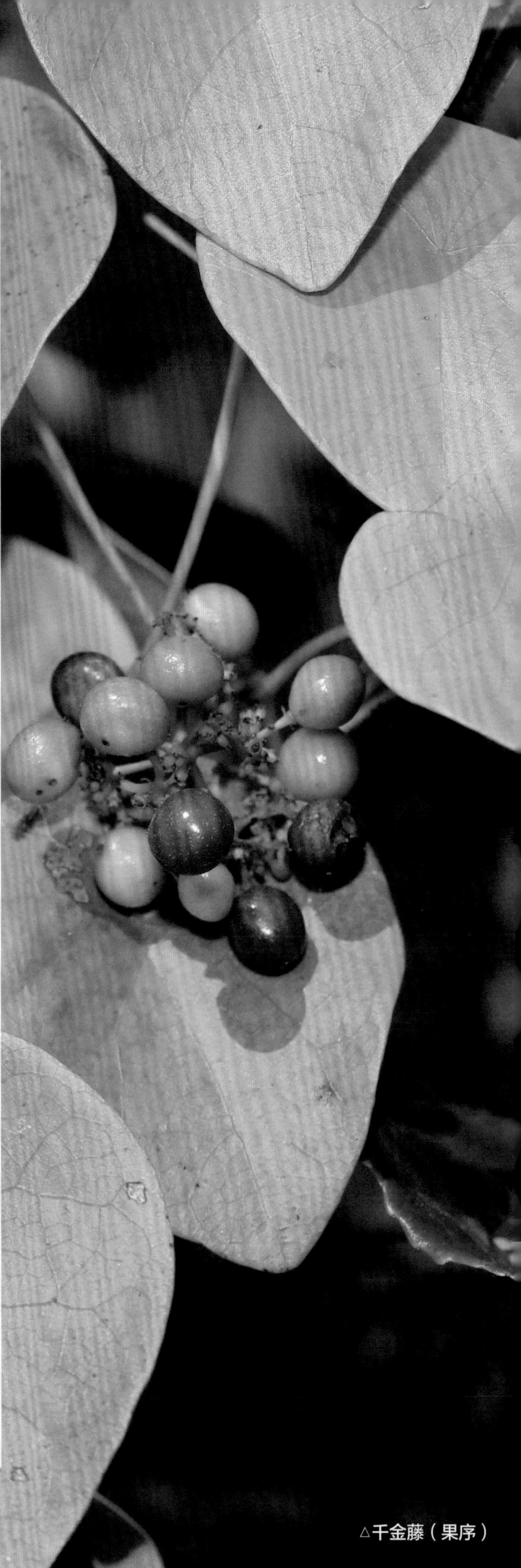

△千金藤（果序）

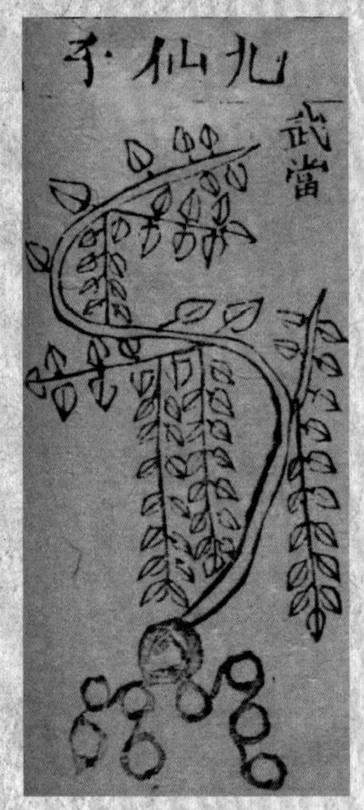


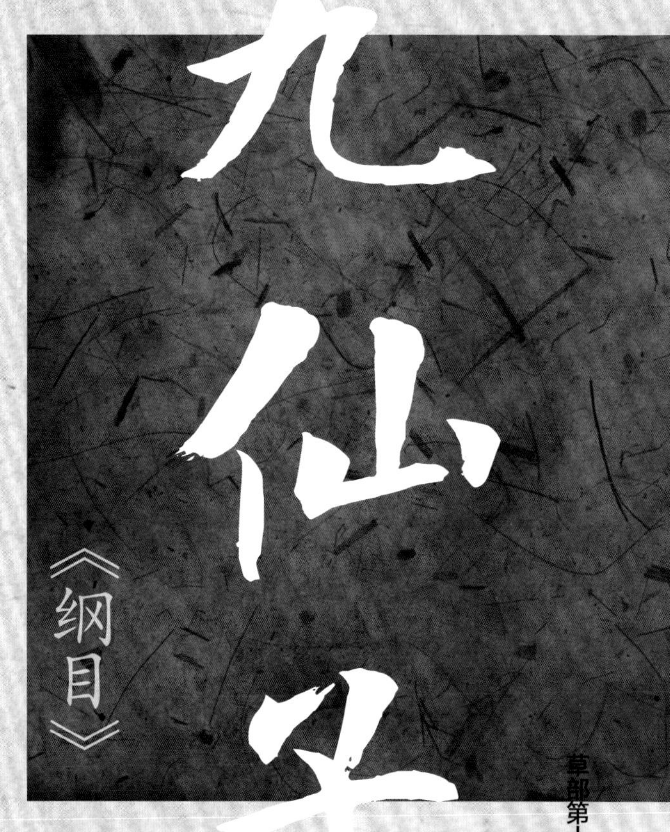


‖**释名**‖

**仙女娇。**

‖**集解**‖

[时珍曰] 九仙子，出均州太和山。一根连缀九枚，大者如鸡子，小者如半夏，白色。二月生苗，蔓高六七尺，茎细而光。叶如乌桕叶，而短扁不团。每叶桠生子枝，或一或二，袅袅下垂。六七月开碎青黄色花，随即结实。碎子丛簇，如谷精草子状。九月采根。

‖**气味**‖

**苦，凉，无毒。**

‖**主治**‖

**咽痛喉痹，散血。以新汲水或醋磨汁含咽，甚良。**时珍。

# 山豆根

宋《开宝》

‖ **基原** ‖

据《纲目彩图》《纲目图鉴》《药典图鉴》等综合分析考证，本品为豆科植物越南槐 *Sophora tonkinensis* Gagnep.。分布于江西、广西、广东和贵州等地。《药典》收载山豆根药材为豆科植物越南槐的干燥根和根茎；秋季采挖，除去杂质，洗净，干燥。

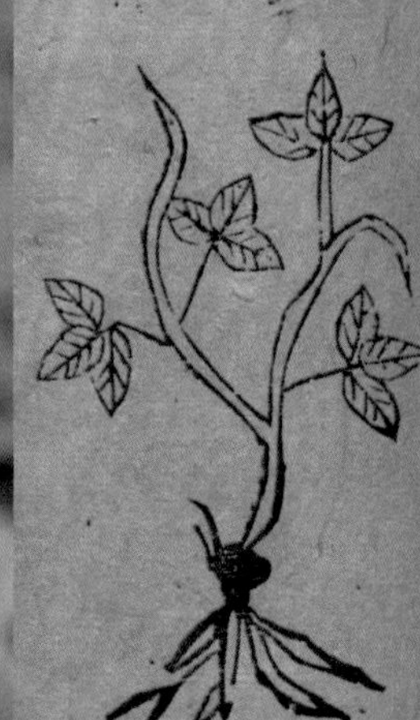

△越南槐（*Sophora tonkinensis*）

‖ **释名** ‖

**解毒**纲目**黄结**纲目**中药**。[颂曰] 其蔓如大豆，因以为名。

‖ **集解** ‖

[颂曰] 山豆根，生剑南及宜州、果州山谷，今广西亦有，以忠州、万州者为佳。苗蔓如豆，叶青，经冬不凋，八月采根。广南者如小槐，高尺余，石鼠食其根。故岭南人捕鼠，取肠胃曝干，解毒攻热效。

‖ **气味** ‖

**甘，寒，无毒。**[时珍曰] 按沈括笔谈云：山豆根味极苦，本草言味甘，大误矣。

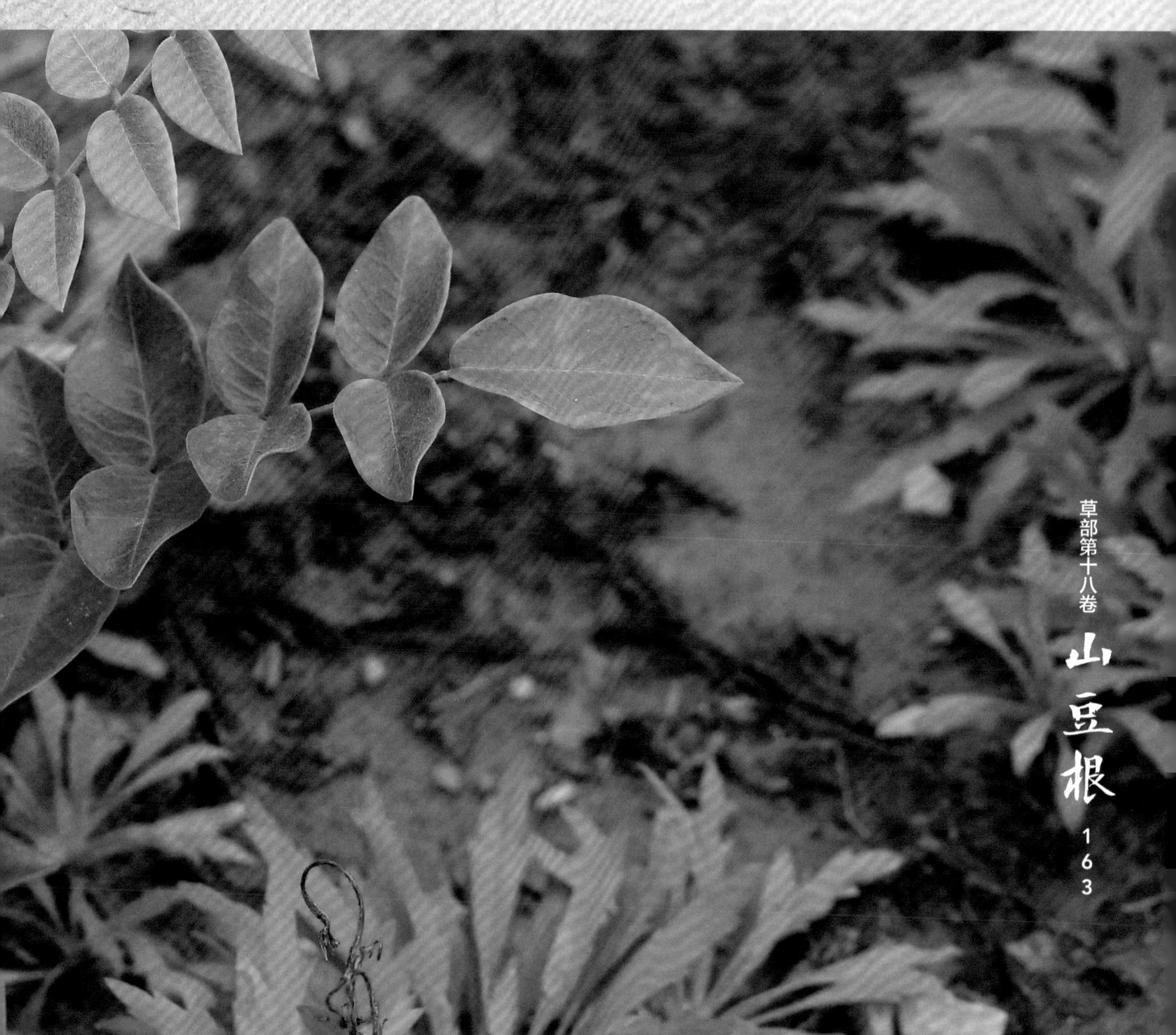

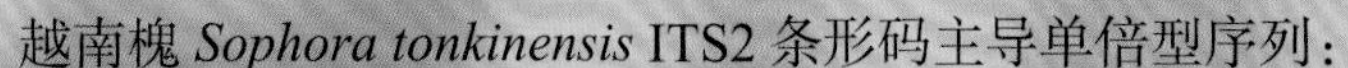

越南槐 *Sophora tonkinensis* ITS2 条形码主导单倍型序列：

```
1   CACATCGTTG CCCCAATGCC TCGGCCCTGT TGCTAGGCAT GGTAAAGGGG CGAATGTTGG CTTCCCGCGA GCGATGCCTC
81  ACGGTTGGCT GAAATTTGAG TCCGTGGTGG AGTGCGCCGC GATGGATGGT GGTTGAGTAA AAGCTCGAGA TCGATCGTGT
161 GTGTCACCCC TACCGGATCC GGGACTCTTT GACCCATGAG CGGCCGTTGG CTGCCC
```

△越南槐

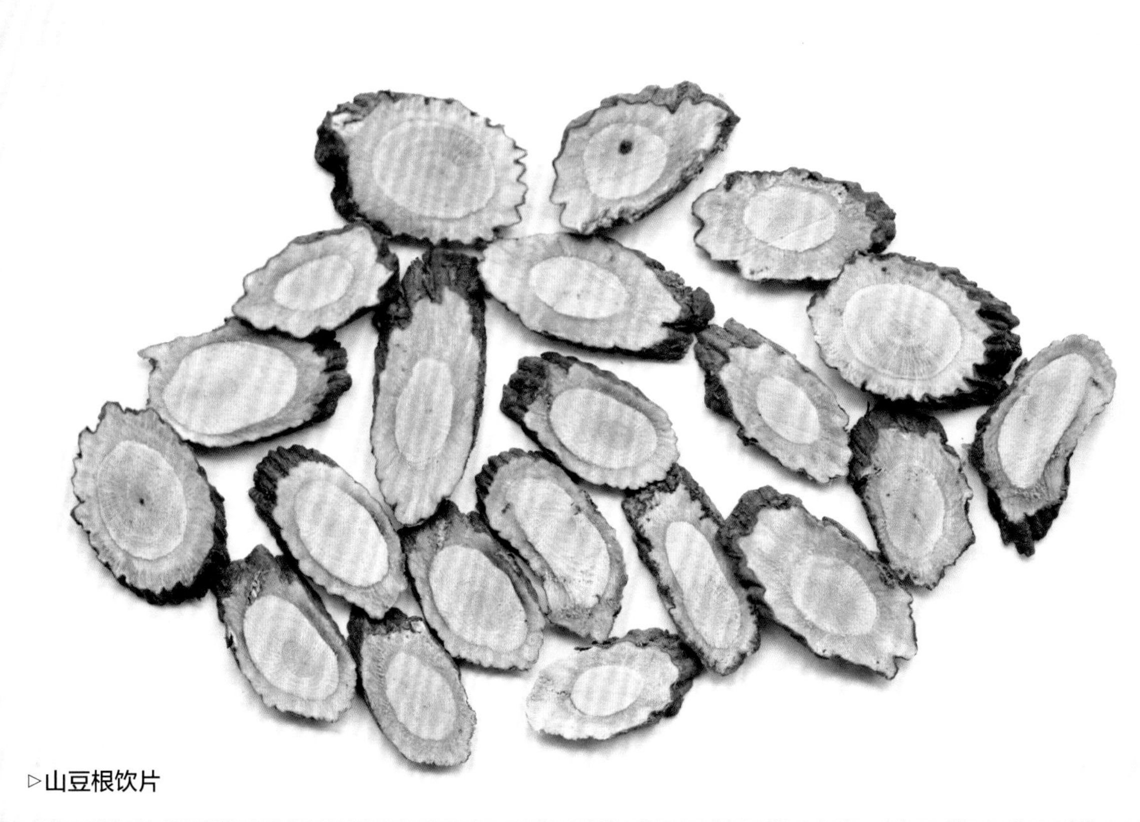

▷山豆根饮片

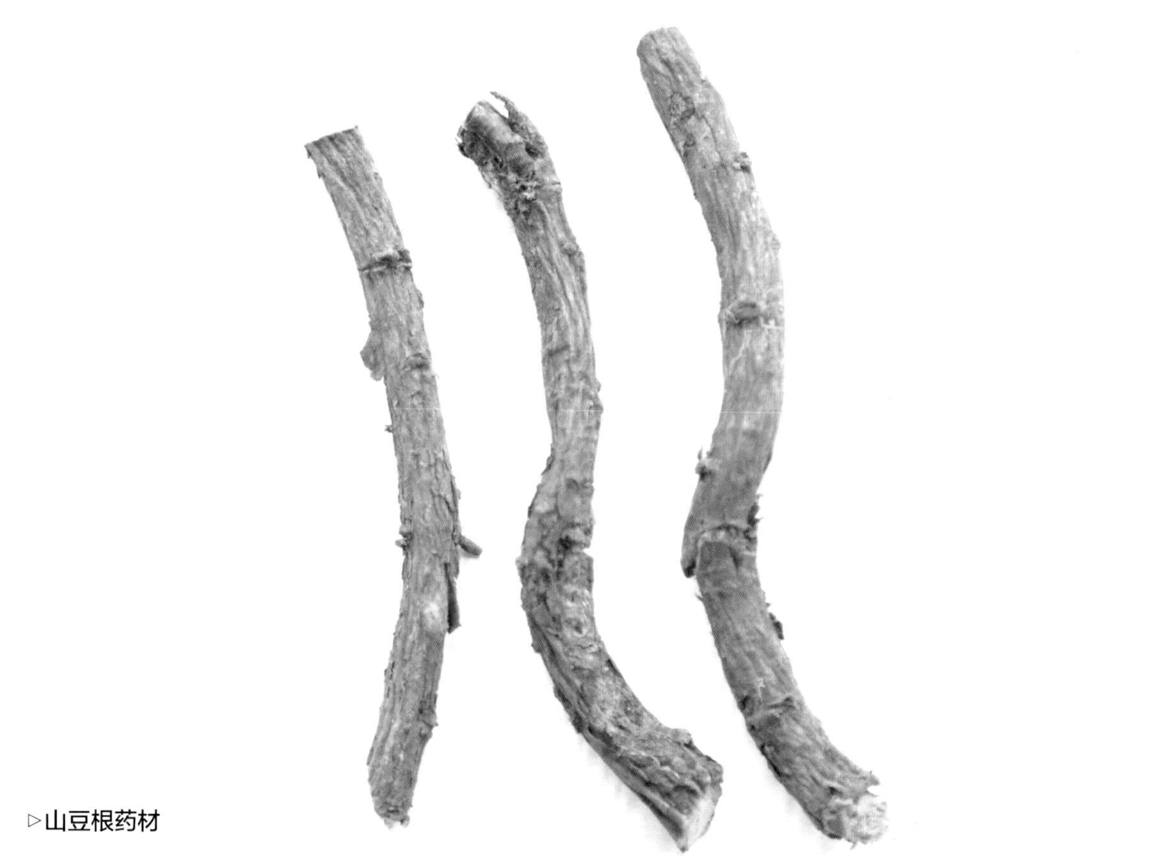

▷山豆根药材

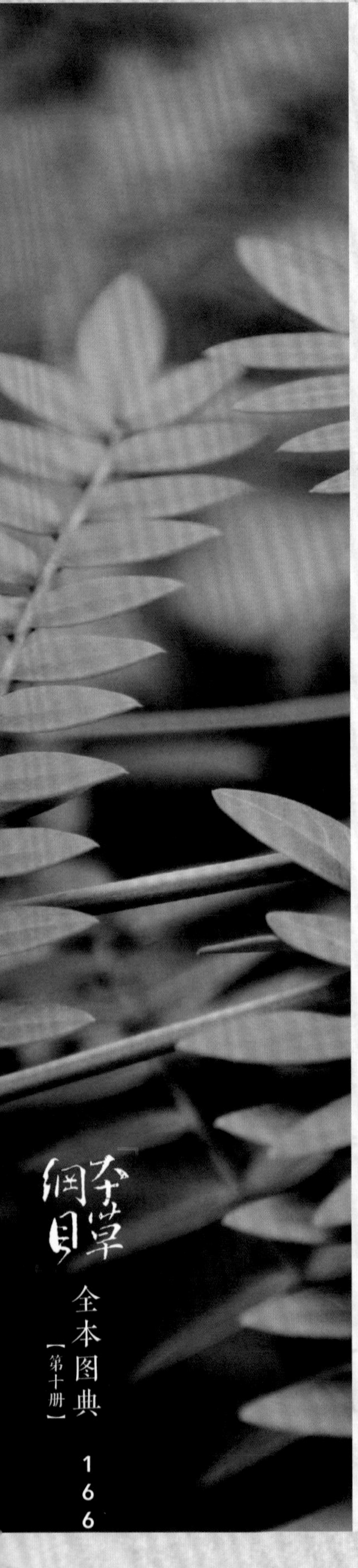

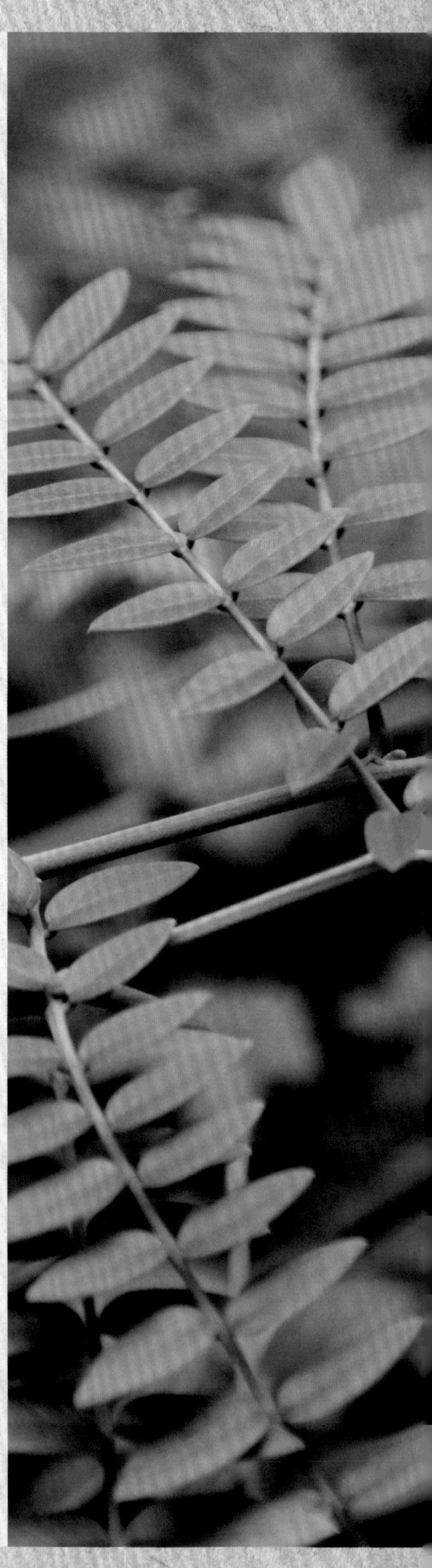

‖ **主治** ‖

**解诸药毒，止痛，消疮肿毒，发热咳嗽，治人及马急黄，杀小虫。**开宝。**含之咽汁，解咽喉肿毒，极妙。**苏颂。**研末汤服五分，治腹胀喘满。酒服三钱，治女人血气腹胀，又下寸白诸虫。丸服，止下痢。磨汁服，止卒患热厥心腹痛，五种痔痛。研汁涂诸热肿秃疮，蛇狗蜘蛛伤。**时珍。

‖ **附方** ‖

旧十，新三。**解中蛊毒**密取山豆根和水研，服少许，未定再服。已禁声者，亦愈。**五般急黄**山豆根末，水服二钱。若带蛊气，以酒下。**霍乱吐利**山豆根末，橘皮汤下三钱。**赤白下痢**山豆根末，蜜丸梧子大。每服二十丸，空腹白汤下，三服自止。已上并备急方。**水蛊腹大**有声，而皮色黑者。山豆根末，酒服二钱。圣惠方。**卒患腹痛**山豆根，水研半盏服，入口即定。**头风热痛**山豆根末，油调，涂两太阳。**头上白屑**山豆根末，浸油，日涂之。**牙龈肿痛**山豆根一片，含于痛所。已上并备急方。**喉中发痛**山豆根磨醋噙之，追涎即愈。势重不能言者，频以鸡翎扫入喉中，引涎出，就能言语。永类方。**麸豆诸疮**烦热甚者。水研山豆根汁，服少许。经验方。**疥癣虫疮**山豆根末，腊猪脂调涂。备急方。**喉风急证**牙关紧闭，水谷不下。山豆根、白药等分，水煎噙之，咽下，二三口即愈。杨清叟外科。

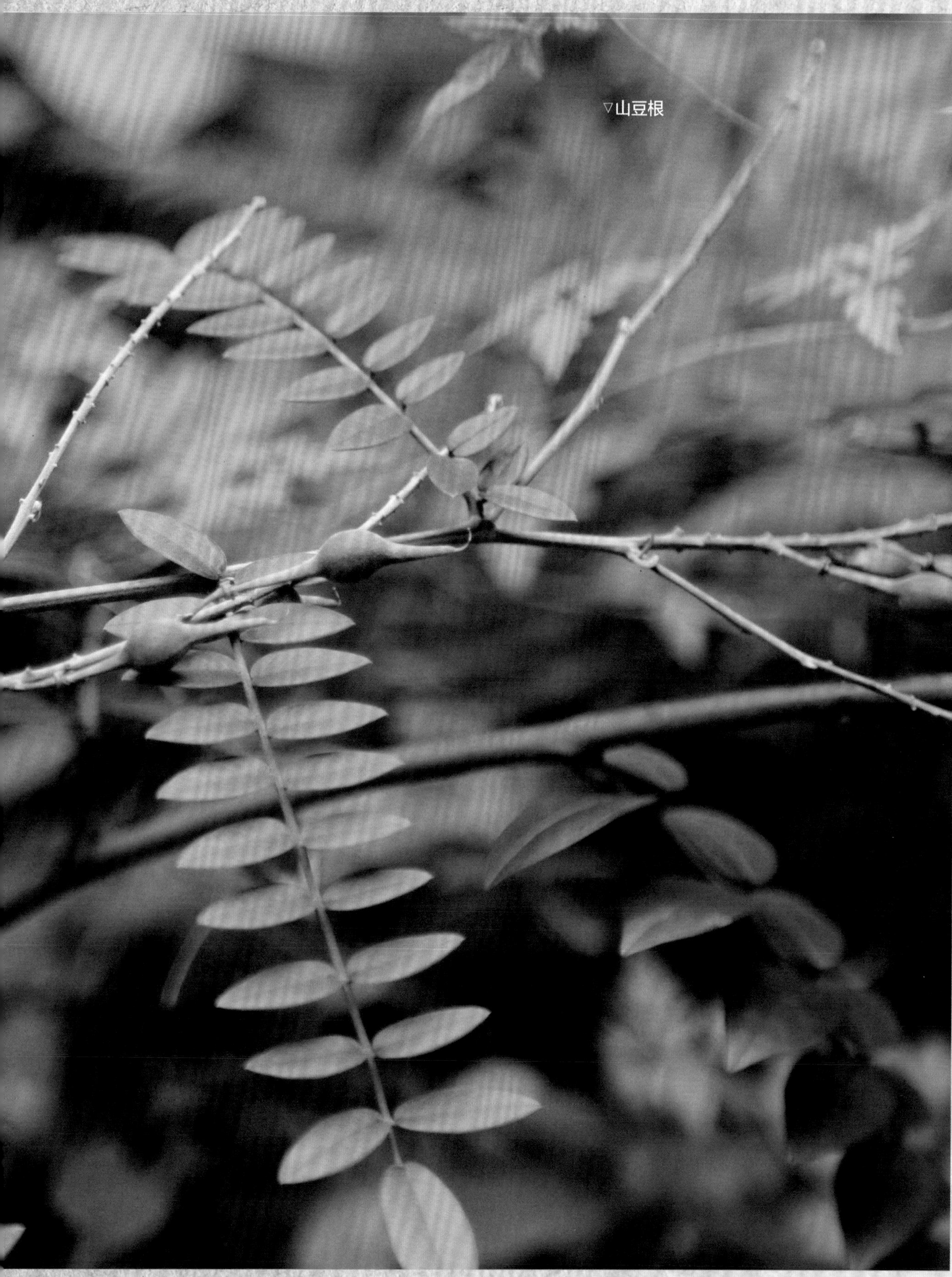
▽山豆根

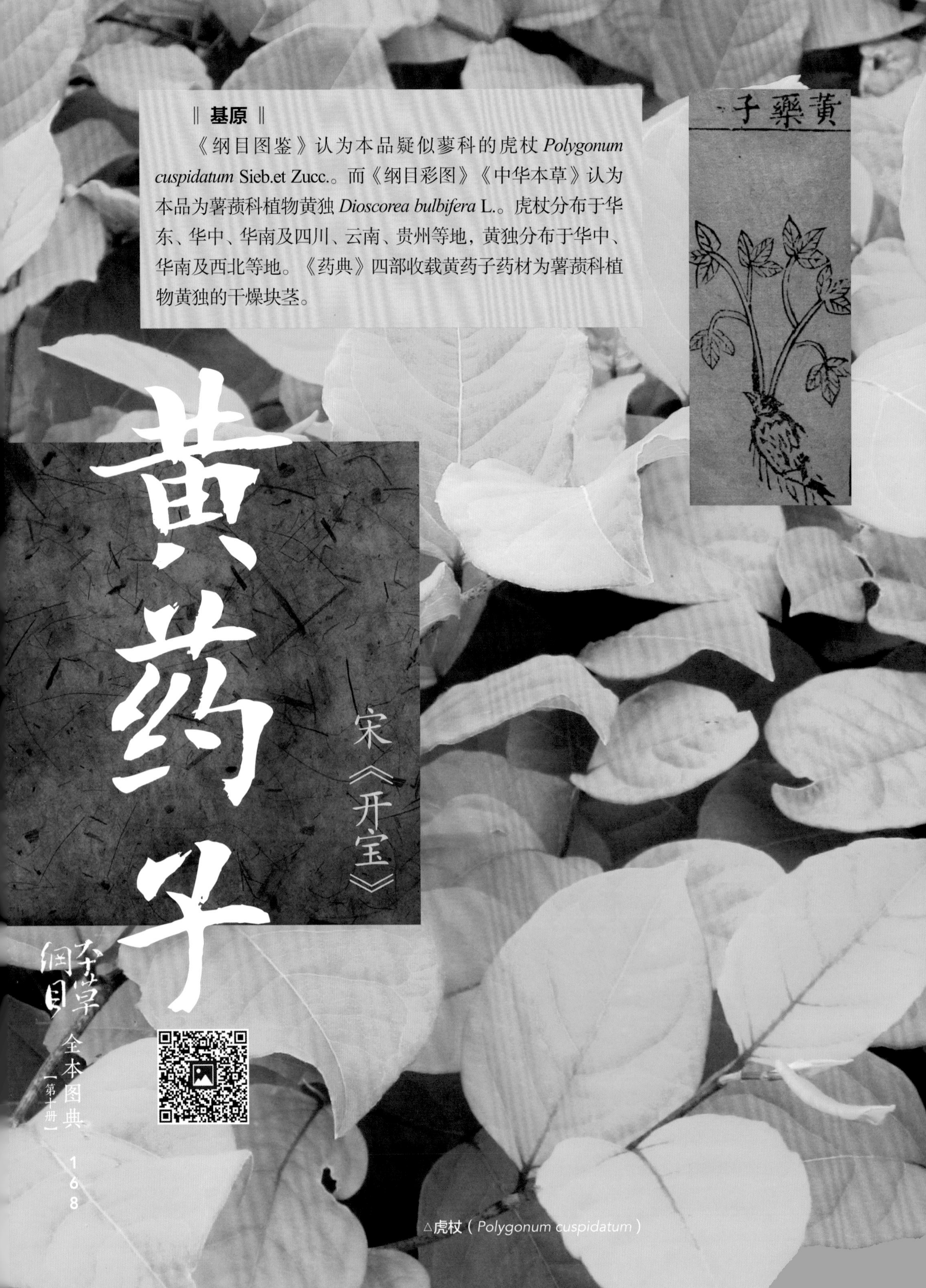


# 黄药子

宋《开宝》

‖ **基原** ‖

《纲目图鉴》认为本品疑似蓼科的虎杖 *Polygonum cuspidatum* Sieb.et Zucc.。而《纲目彩图》《中华本草》认为本品为薯蓣科植物黄独 *Dioscorea bulbifera* L.。虎杖分布于华东、华中、华南及四川、云南、贵州等地，黄独分布于华中、华南及西北等地。《药典》四部收载黄药子药材为薯蓣科植物黄独的干燥块茎。

△虎杖（*Polygonum cuspidatum*）

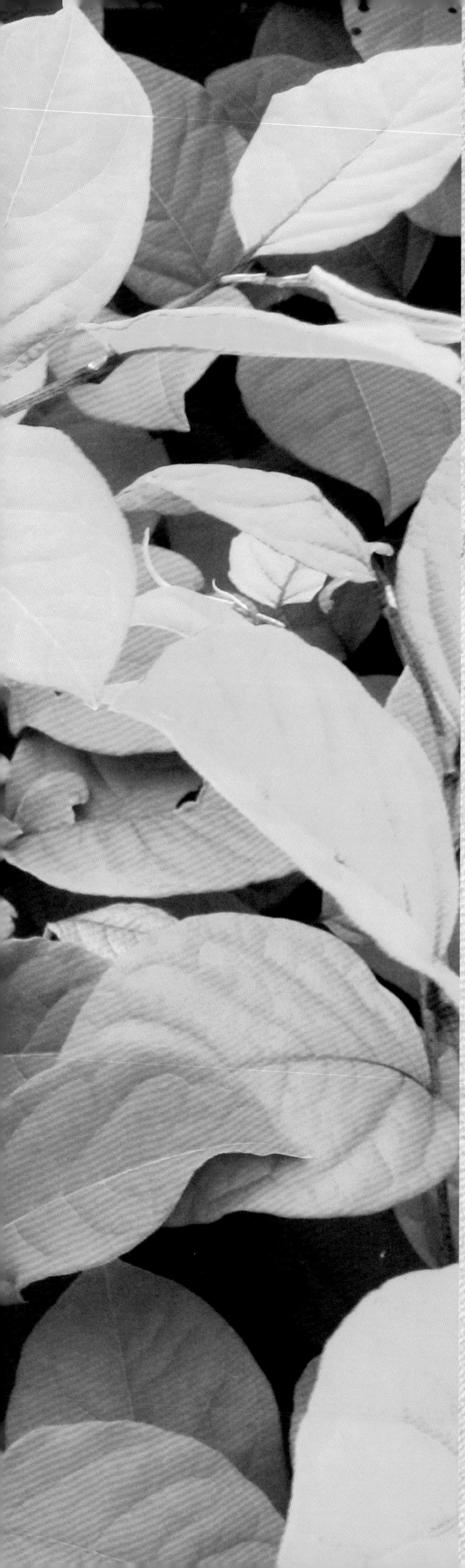

**校正**：自木部移入此。

## ‖ 释名 ‖

**木药子**纲目**大苦**纲目**赤药**图经**红药子**。[时珍曰] 按沈括笔谈云：本草甘草注，引郭璞注尔雅云，蘦大苦者，云即甘草也。蔓生，叶似薄荷而色青黄，茎赤有节，节有枝相当。此乃黄药也，其味极苦，故曰大苦，非甘草也。

## ‖ 集解 ‖

[颂曰] 黄药原出岭南，今夔、陕州郡及明、越、秦、陇山中亦有之，以忠州、万州者为胜。藤生，高三四尺，根及茎似小桑，十月采根。秦州出者谓之红药子，施州谓之赤药，叶似荞麦，枝梗赤色，七月开白花，其根湿时红赤色，曝干即黄。本经有药实根，云生蜀郡山谷。苏恭云：即药子也，用其核仁。疑即黄药之实，但言叶似杏，其花红白色，子肉味酸，此为不同。[时珍曰] 黄药子今处处人栽之。其茎高二三尺，柔而有节，似藤实非藤也。叶大如拳，长三寸许，亦不似桑。其根长者尺许，大者围二三寸，外褐内黄，亦有黄赤色者，肉色颇似羊蹄根。人皆捣其根入染蓝缸中，云易变色也。唐·苏恭言，药实根即药子，宋·苏颂遂以为黄药之实。然今黄药冬枯春生，开碎花无实。苏恭所谓药子，亦不专指黄药。则苏颂所以言，亦未可凭信也。

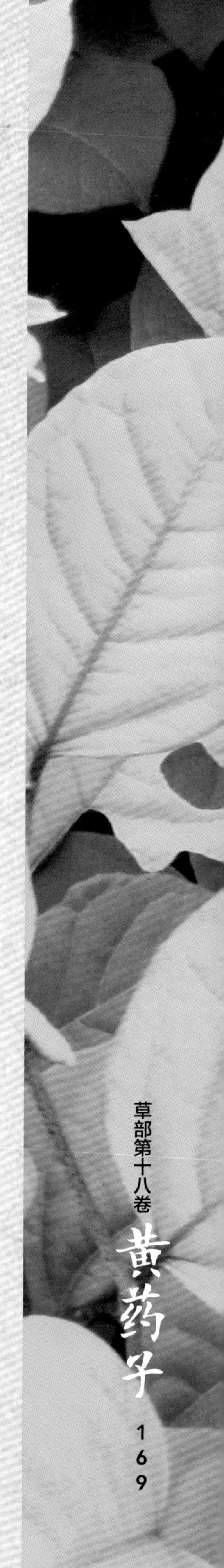

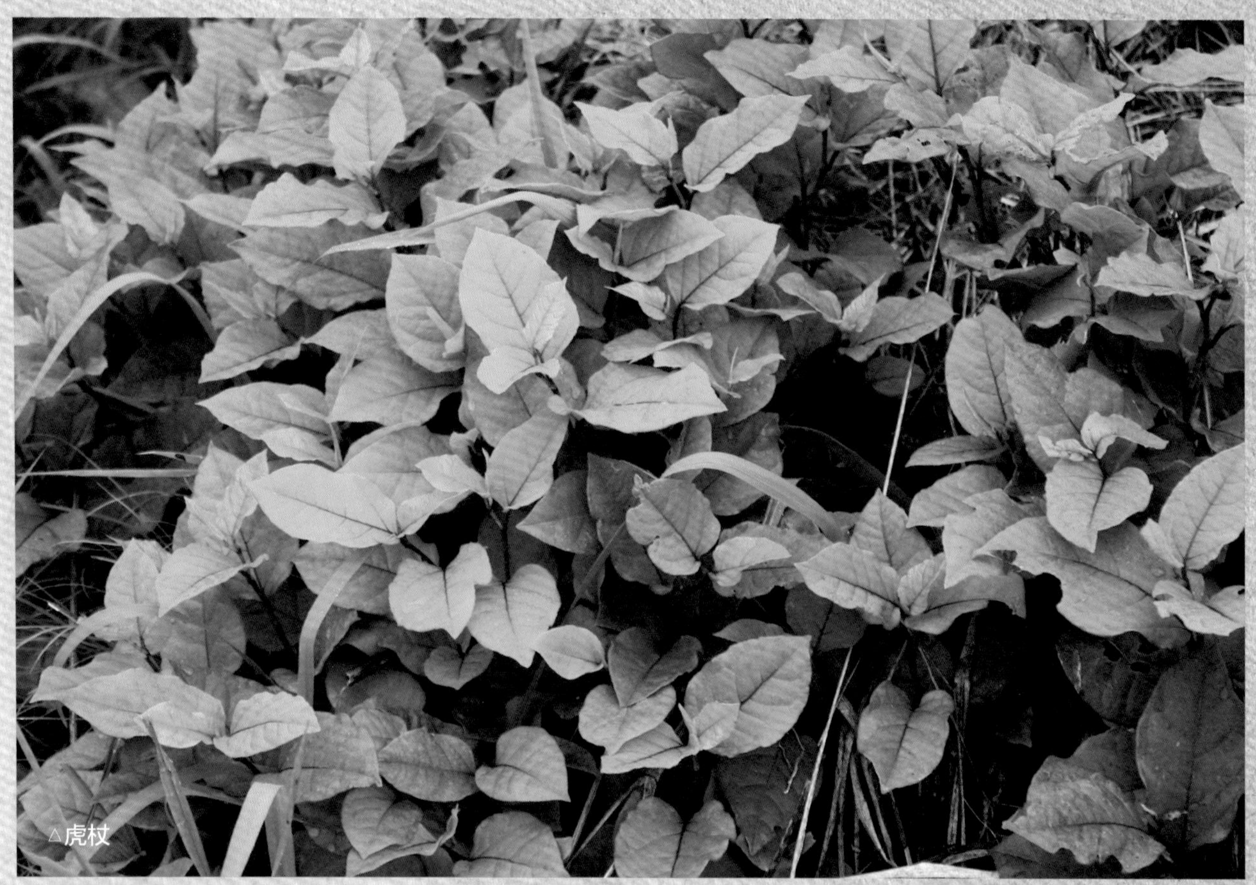

△虎杖

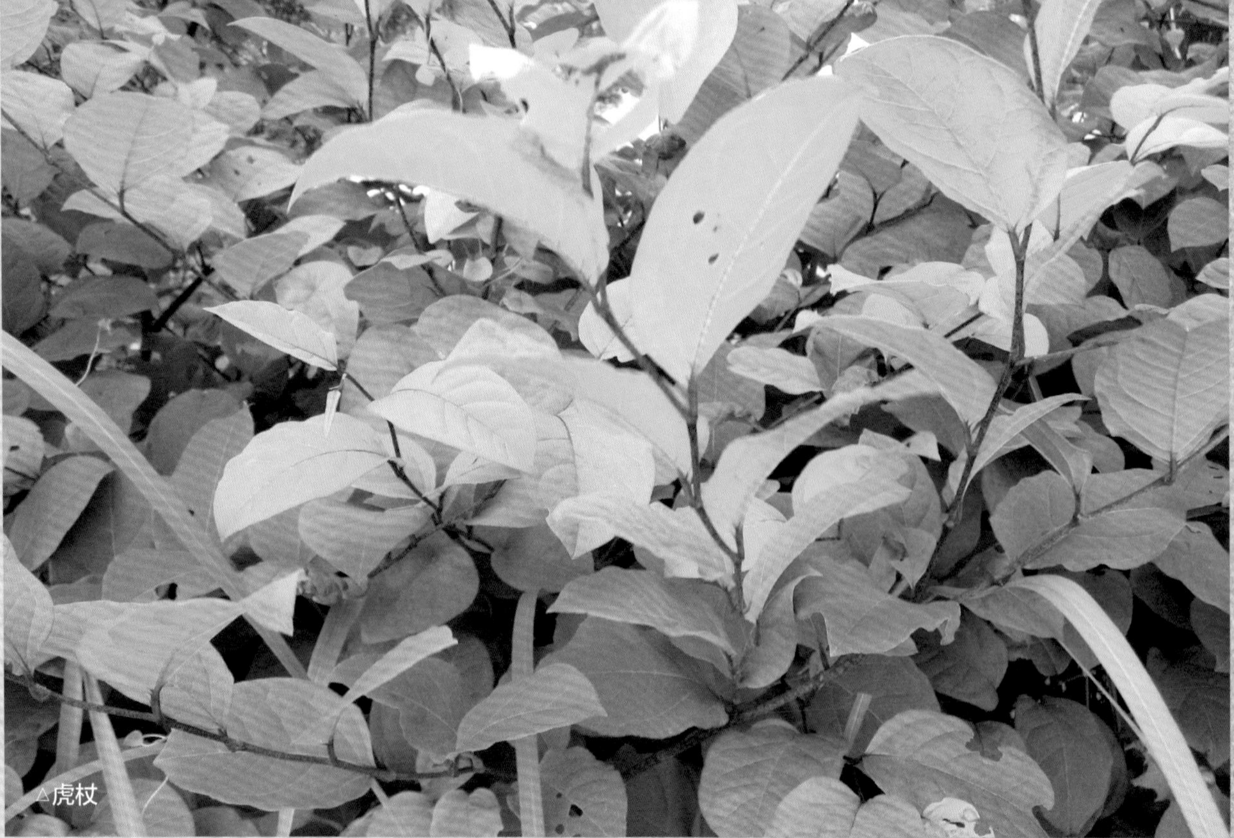

△虎杖

虎杖 *Polygonum cuspidatum psbA-trnH* 条形码主导单倍型序列：

```
1   ATAAGATTTG GGTCTTAGTG TAGTCGAGTT TTTGAAATTA AAGGAGCAAT AACCAATTTC TTGTTCTATC GAGCGGGTTG
81  GTATTGCTCC TTTAATTTTA ATTATTATTA GATTCTATTA TAATTCTATT ATATGGATCT ATTATATGGA TTATTATGAG
161 TCATAAGTTT TCCTTACCTT CCCCATTTAA AAAAAAGAAA AAGTTGTTTA AGCGATGATT GGATGTTGTA TTTTCTGTAT
241 GGCCCCATTC GCATTTTTTT CTACCCTATA TGGCCTCTTT GGTATTTTGG TTGGGGGGAC CTTTTTTTTA TTCATTTATA
321 TTCAATACAA TATTAAAAAA AAGAATCATT TTTTTTATTA AAGTAAAAAA ATGATAAAAT TGATAAGTGT AATTTGGACC
401 ATTTTCAAGT AAGGAACGAA ATAGGGGCGG ATG
```

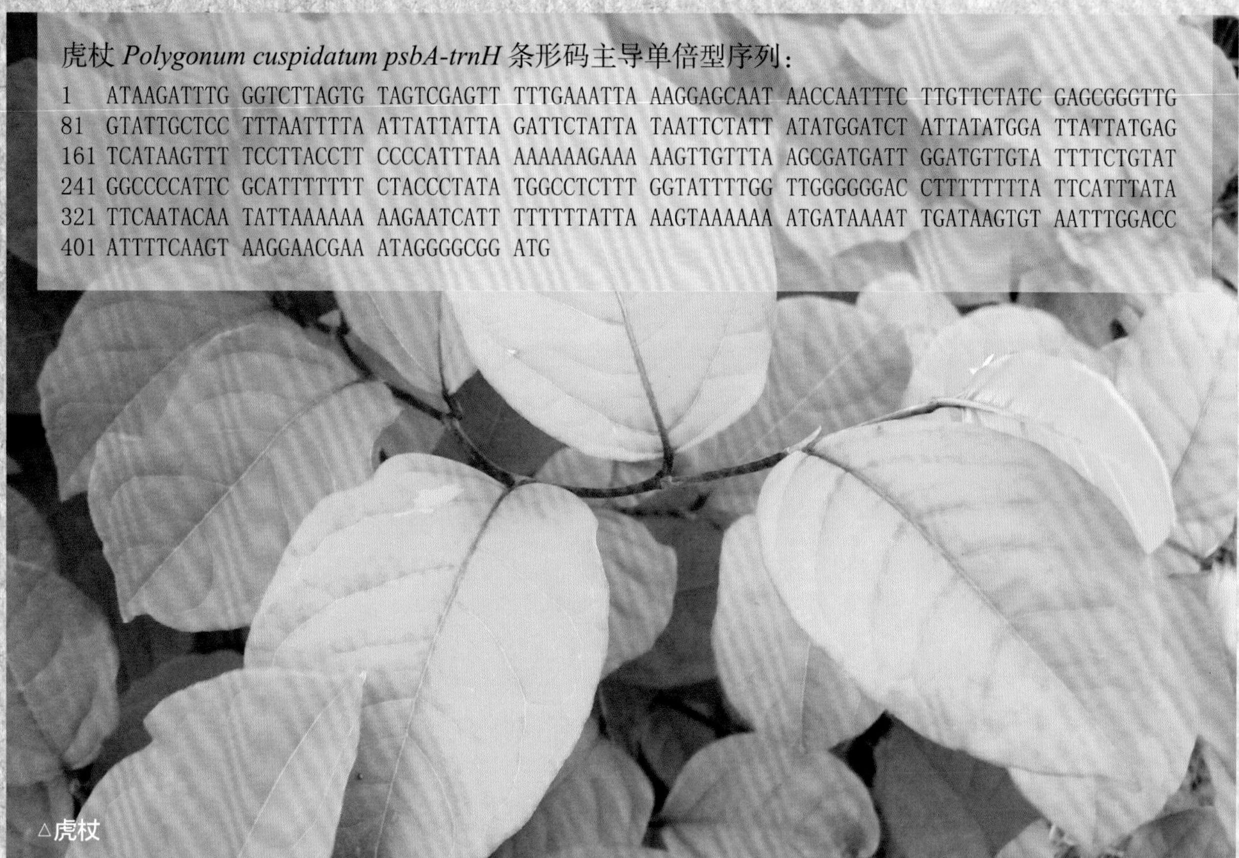

△虎杖

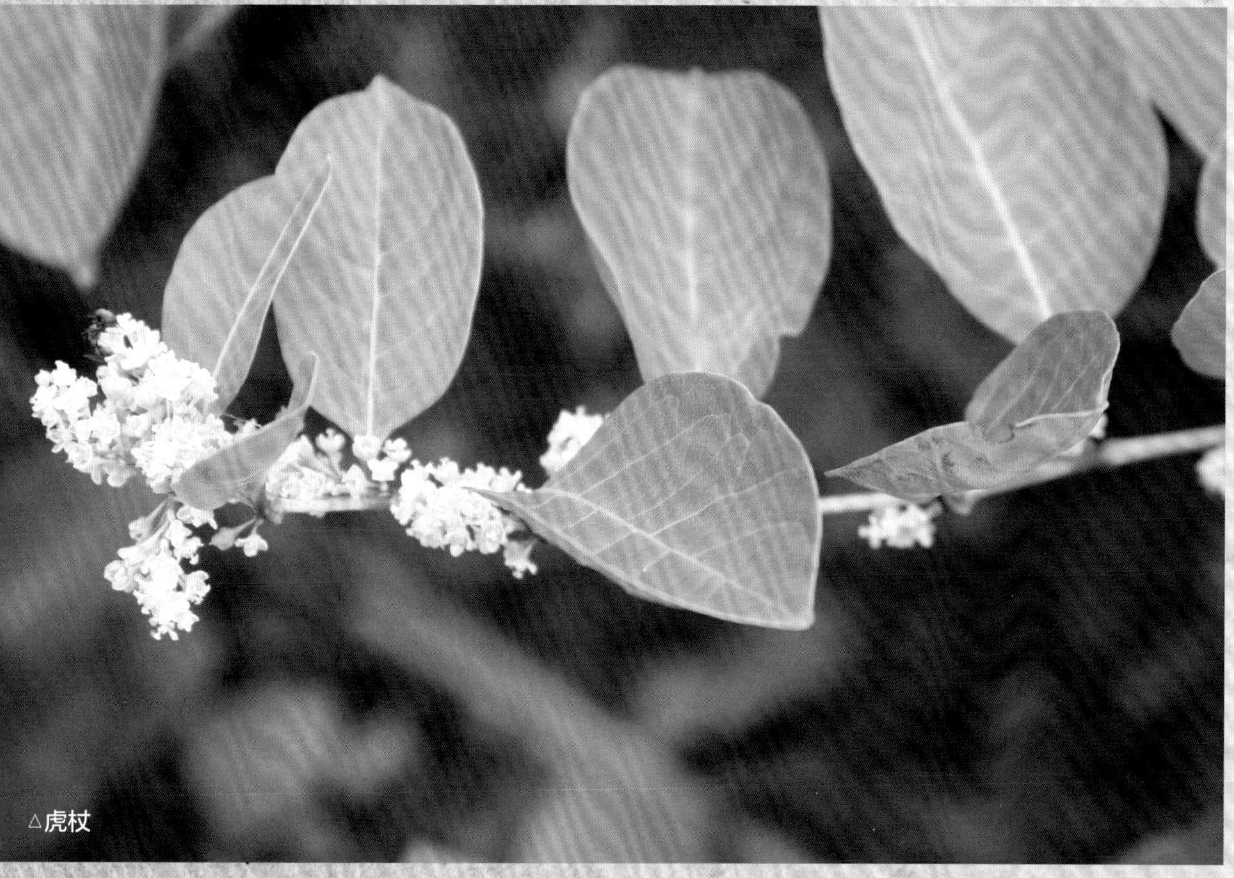

△虎杖

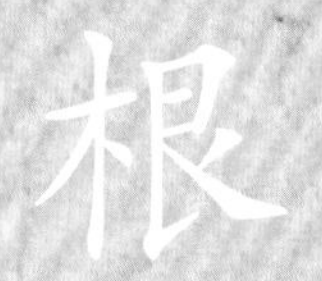

‖ **气味** ‖

**苦，平，无毒。**[大明曰] 凉。治马心肺热疾。

‖ **主治** ‖

**诸恶肿疮瘘喉痹，蛇犬咬毒。研水服之，亦含亦涂。**开宝。**凉血降火，消瘿解毒。**时珍。

‖ **发明** ‖

[颂曰] 孙思邈千金月令方：疗忽生瘿疾一二年者。以万州黄药子半斤，须紧重者为上。如轻虚，即是他州者，力慢，须用加倍。取无灰酒一斗，投药入中，固济瓶口。以糠火烧一复时，待酒冷乃开。时时饮一杯，不令绝酒气。经三五日后，常把镜自照，觉消即停饮，不尔便令人项细也。刘禹锡传信方亦著其效，云得之邕州从事张岧。岧目击有效，复试其验如神。其方并同，惟小有异处，是烧酒候香出外，瓶头有津出即止，不待一宿，火不可过猛耳。

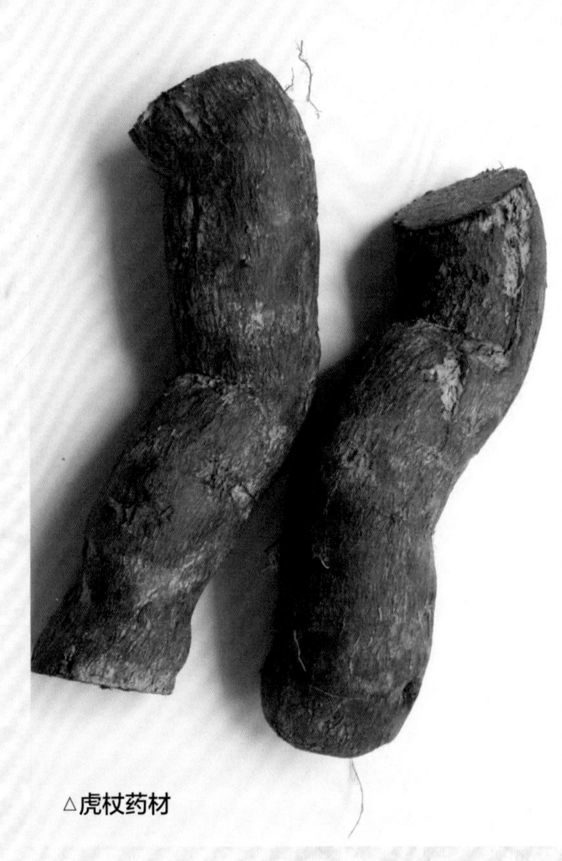

△虎杖药材

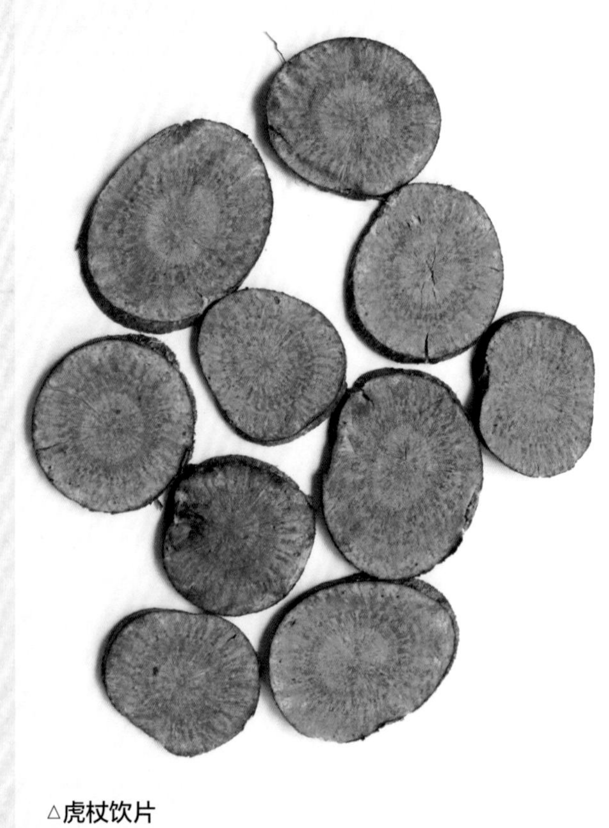

△虎杖饮片

‖ **附方** ‖

旧三，新三。**项下瘿气**黄药子一斤洗剉，酒一斗浸之。每日早晚常服一盏。忌一切毒物，及戒怒。仍以线逐日度之，乃知其效也。斗门方。**吐血不止**药子一两，水煎服。圣惠方。**咯血吐血**百一选方：用蒲黄、黄药子等分，为末，掌中舐之。王衮博济方用黄药子、汉防己各一两，为末。每服一钱，小麦汤食后调服，一日二服。**鼻衄不止**黄药子为末。每服二钱，煎淡胶汤下。良久，以新水调面一匙头服之。兵部手集方，只以新汲水磨汁一碗，顿服。简要济众方。**产后血运**恶物冲心，四肢冰冷，唇青腹胀，昏迷。红药子一两，头红花一钱，水二盏，妇人油钗二只，同煎一盏服。大小便俱利，血自下也。禹讲师经验方。**天泡水疮**黄药子末，搽之。集简方。

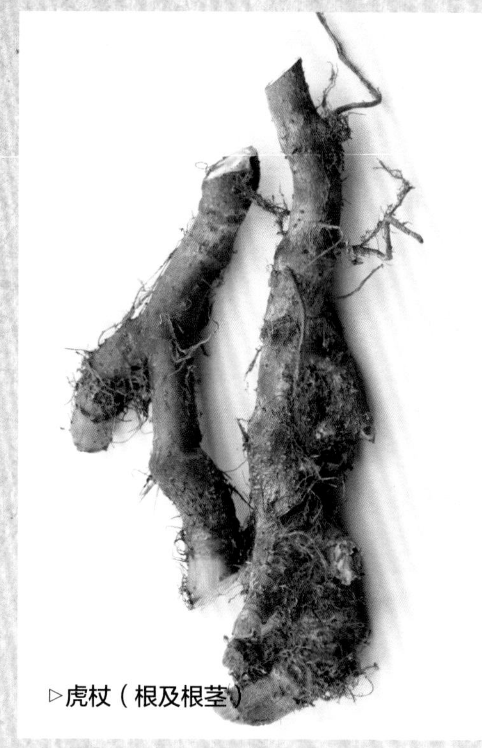

▷虎杖（根及根茎）

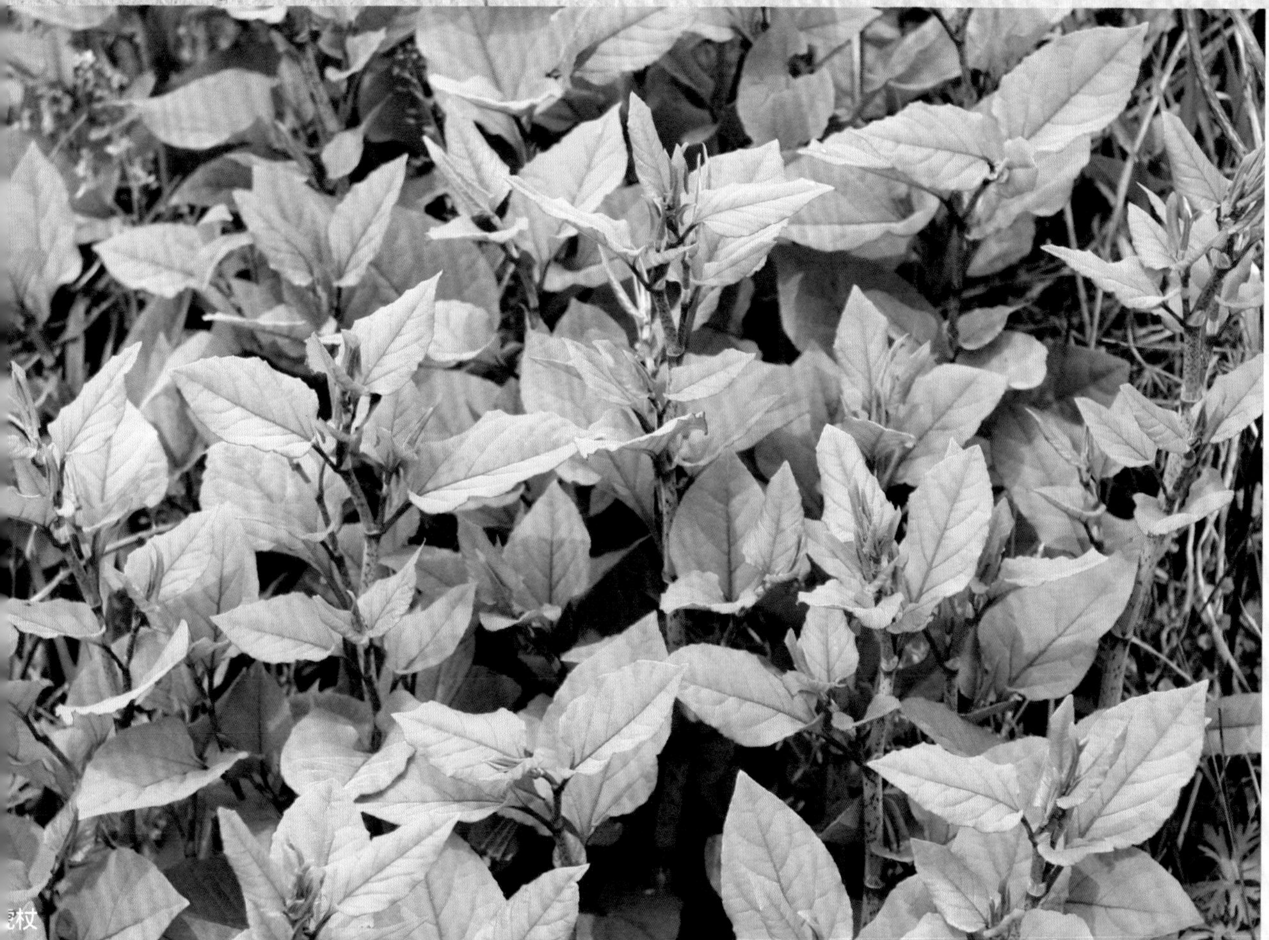

# 解毒子

《唐本草》

‖ **基原** ‖

据《纲目彩图》《纲目图鉴》《大辞典》等综合分析考证，本品为防己科植物地不容 *Stephania epigaea* H. S. Lo。分布于四川、云南等地。

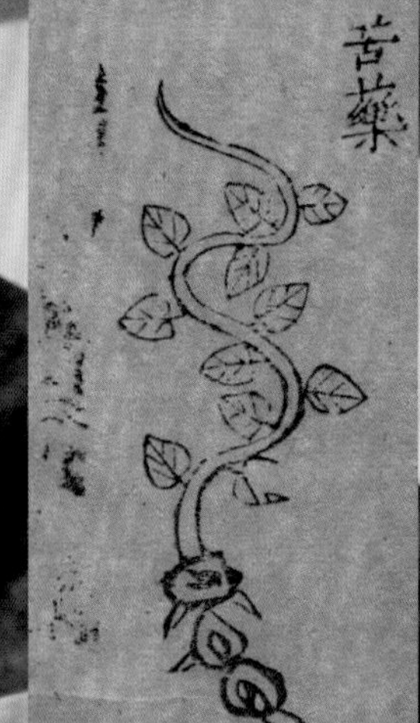


‖ **释名** ‖

**地不容**唐本**苦药子**图经。

‖ **集解** ‖

[恭曰] 地不容生川西山谷，采无时，乡人呼为解毒子也。[颂曰] 出戎州。蔓生，叶青如杏叶而大，厚硬，凌冬不凋，无花实。根黄白色，外皮微粗褐，累累相连，如药实而圆大，采无时。又开州、兴元府出苦药子，大抵与黄药相类，春采根，曝干，亦入马药用。[时珍曰] 四川志云：苦

△地不容（*Stephania epigaea*）

药子出忠州。性寒，解一切毒。川蜀诸处皆有。即解毒子也。或云印州苦药子即黄药子，方言称呼不同耳，理亦近之。

## 根

‖ **气味** ‖

**苦，大寒，无毒。**

‖ **主治** ‖

**解蛊毒，止烦热，辟瘴疠，利喉闭及痰毒。**唐本。**治五脏邪气，清肺压热。**苏颂。**消痰降火，利咽喉，退目赤。**时珍。

‖ **附方** ‖

新二。**咽喉肿痛**水浆不下。苦药、山豆根、甘草、消石各一分，射干、柑皮、升麻各半两，为末，蜜丸，噙之。圣惠方。**眉棱骨痛**热毒攻眼，头痛眉痛，壮热不止。解毒子、木香、川大黄各三分，为末，浆水调膏摊贴，干即易之。普济方。

‖ **附录** ‖

**奴会子**海药 [珣曰] 味辛，平，无毒。主小儿无辜冷疳，虚渴脱肛，骨立瘦损，脾胃不磨。刘五娘方，用为煎服。生西国诸戎，大小如苦药子。**药实根** [本经曰] 味辛、温，无毒。主邪气诸痹疼酸，续绝伤，补骨髓。一名连木。[别录曰] 生蜀郡山谷。采无时。[恭曰] 此药子也，当今盛用，胡名那疏，出通州、渝州。其子味辛，平，无毒。主破血止痢消肿，除蛊疰蛇毒。树生，叶似杏，花红白色，子肉味酸，止用其仁，本经误载根字。[时珍曰] 此药子虽似黄药、苦药子，而稍有不同。二药子不结子，此则树之子也。葛洪肘后方云：婆罗门名那疏树子，中国人名药子。去皮取中仁，细研服，治诸病也。

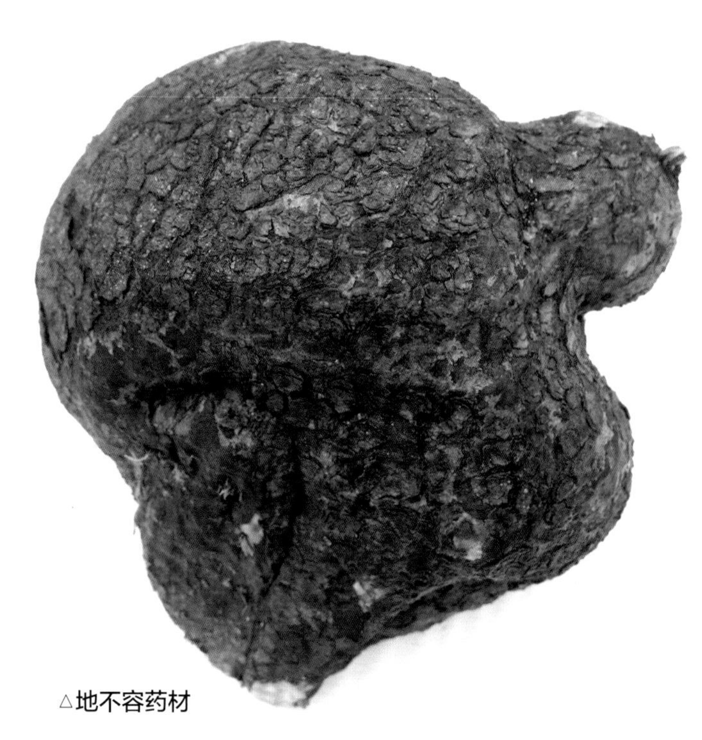

△地不容药材

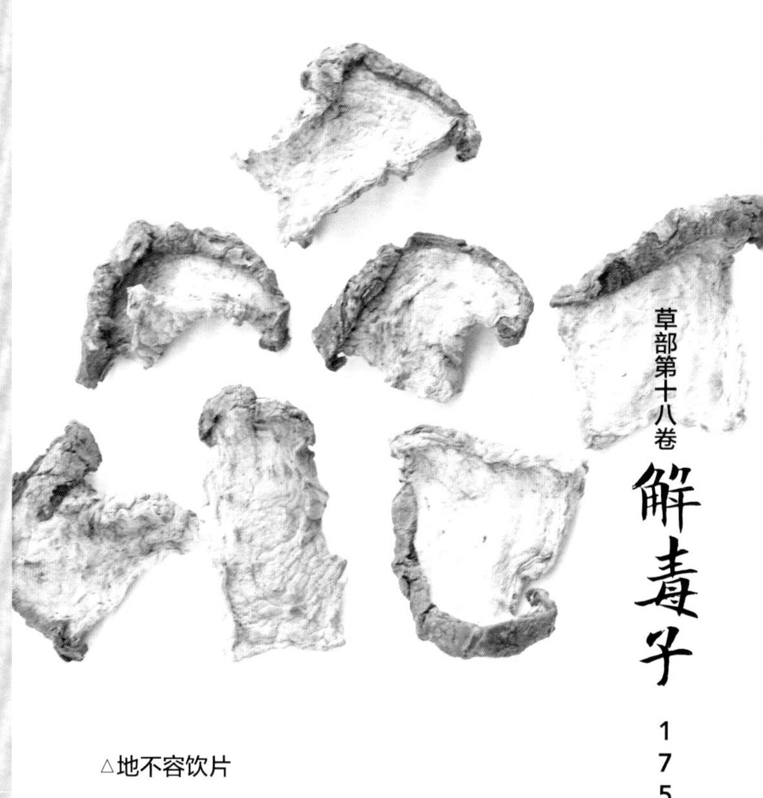

△地不容饮片

‖ **基原** ‖

据《纲目彩图》《汇编》《中华本草》等综合分析考证，本品为防己科千金藤属植物头花千金藤（金线吊乌龟）*Stephania cepharantha* Hayata。分布于陕西、浙江、台湾、江西、湖南等地。《纲目图鉴》认为还包括中华栝楼 *Trichosanthes rosthornii* Harms、大苞栝楼 *T. bracteata* (Lam.) Voigt。中华栝楼分布于四川、湖北、陕西等地，大苞栝楼分布于贵州、云南、广西、广东等地。

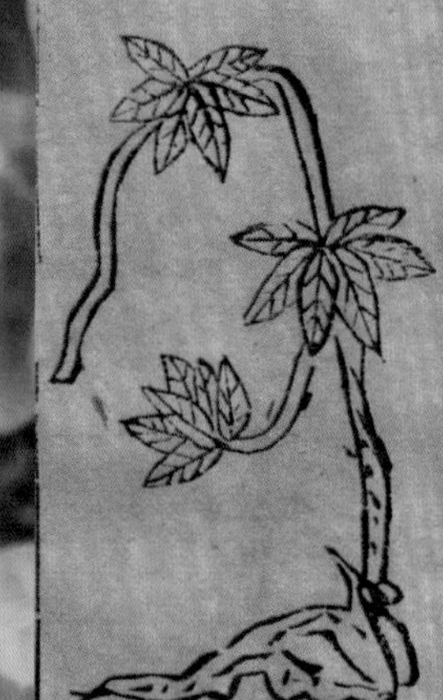


# 白药子

《唐本草》

△头花千金藤（金线吊乌龟）（*Stephania cepharantha*）

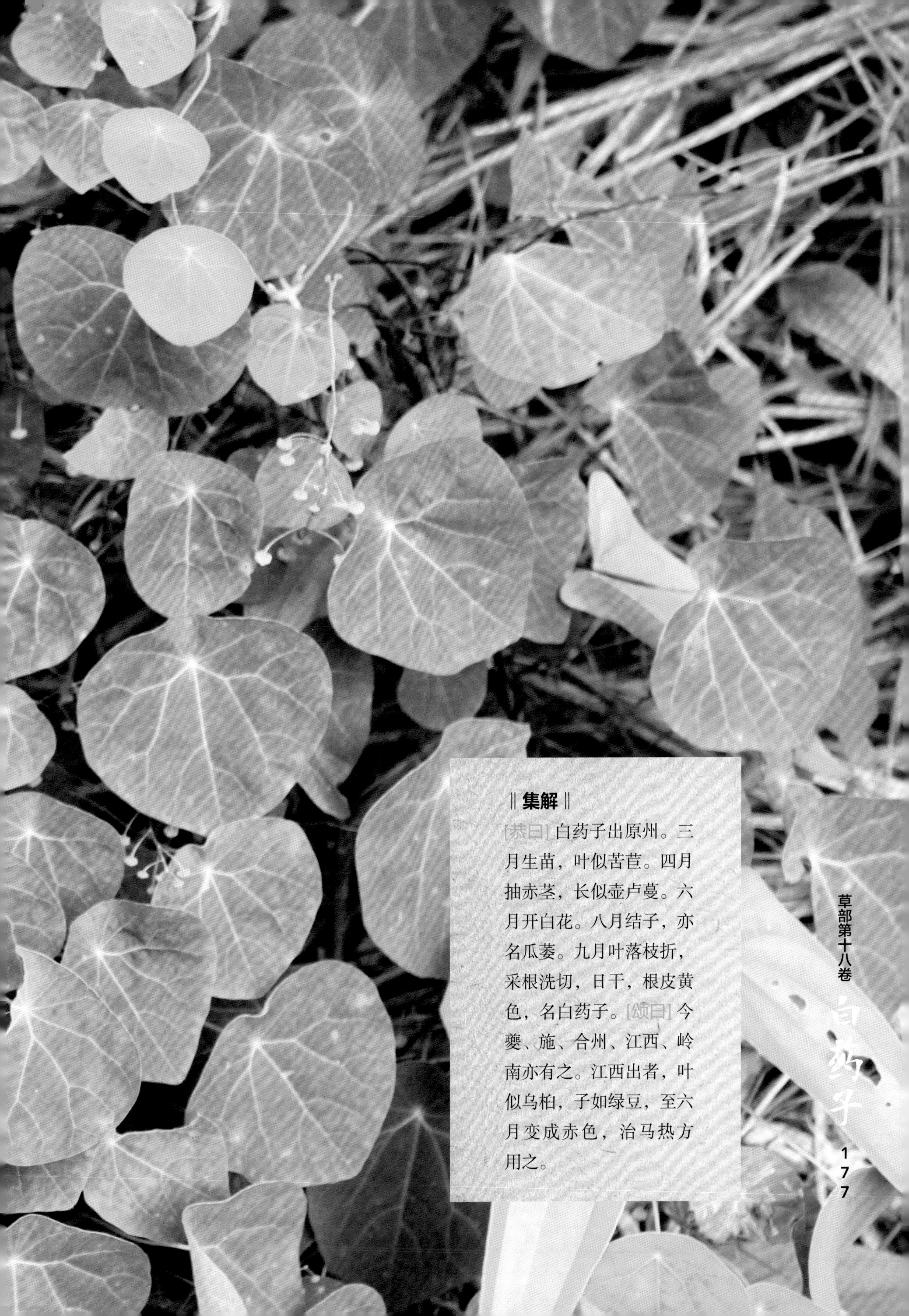

‖ **集解** ‖

[恭曰] 白药子出原州。三月生苗，叶似苦苣。四月抽赤茎，长似壶卢蔓。六月开白花。八月结子，亦名瓜蒌。九月叶落枝折，采根洗切，日干，根皮黄色，名白药子。[颂曰] 今夔、施、合州、江西、岭南亦有之。江西出者，叶似乌桕，子如绿豆，至六月变成赤色，治马热方用之。

# 根

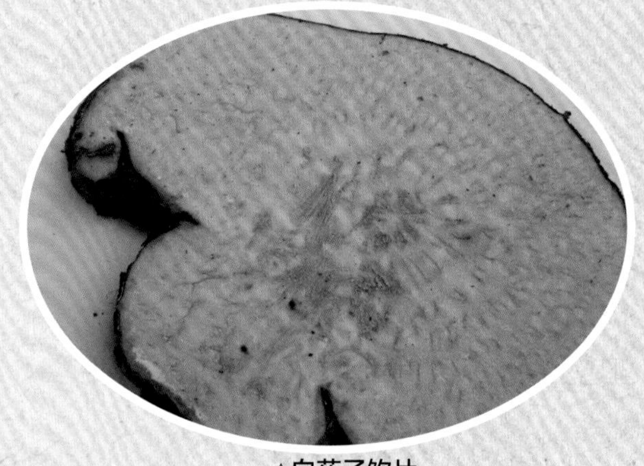
△白药子饮片

‖ **气味** ‖

**辛，温，无毒。**[权曰] 苦、冷。

‖ **主治** ‖

**金疮生肌。**唐本。**消肿毒喉痹，消痰止嗽，治渴并吐血。**大明。**治喉中热塞不通，咽中常痛肿。**甄权。**解野葛、生金、巴豆、药毒。刀斧折伤，干末傅之，能止血、痛。**马志。**散血降火，消痰解毒。**时珍。

‖ **附方** ‖

旧四，新八。**天行热病**白药为末，浆水一盏，冷调二钱服，仰卧少顷，心闷或腹鸣疞痛，当吐利数行。如不止，吃冷粥一碗止之。圣济录。**心痛解热**白药根、野猪尾二味，洗去粗皮焙干等

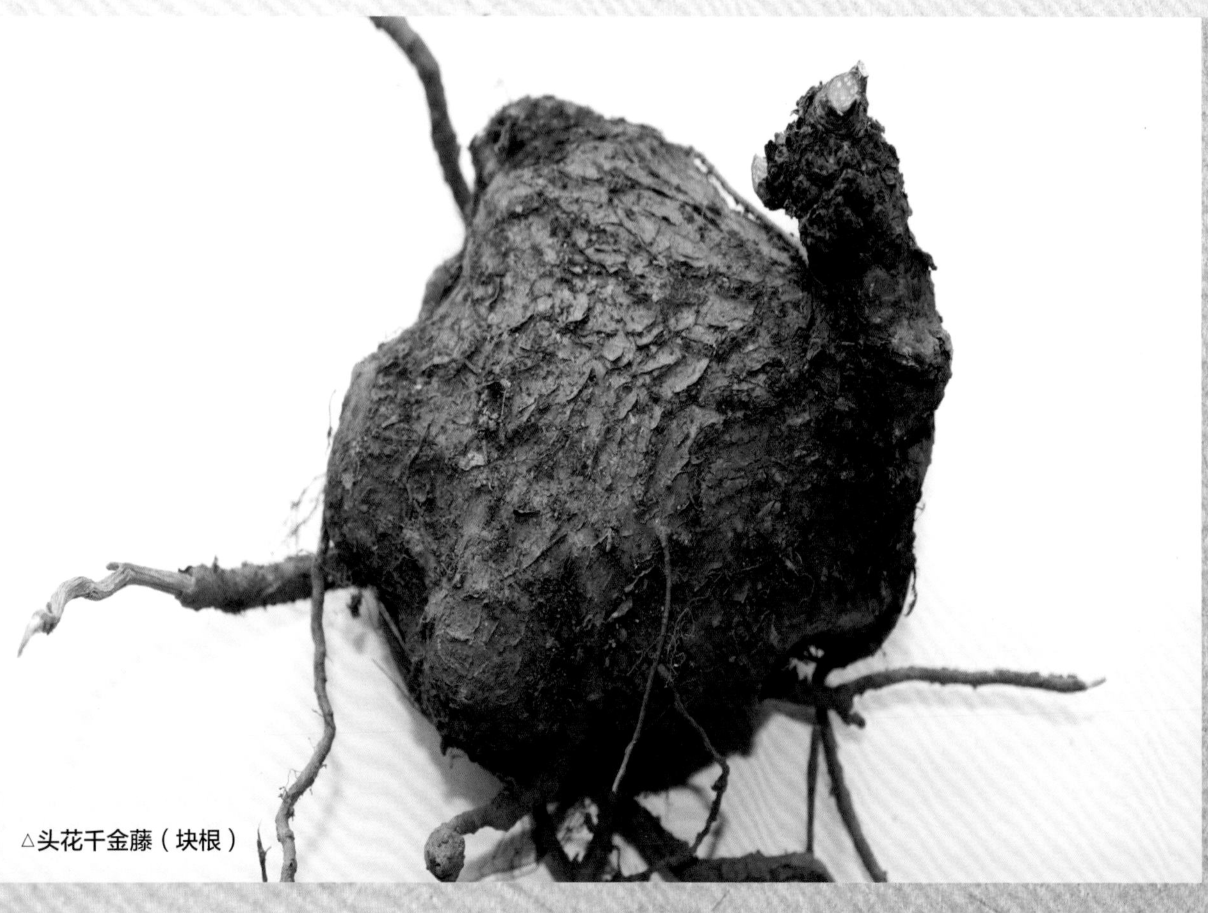
△头花千金藤（块根）

分，捣筛。酒服一钱甚效。黔人用之。苏颂图经。**风热上壅**咽喉不利。白药三两，黑牵牛半两，同炒香，去牵牛一半为末，防风末三两，和匀。每茶服一钱。圣惠方。**喉中热塞**肿痛，散血消痰。白药、朴消等分，为末。吹之，日四五次。直指方。**咽喉肿痛**白药末一两，龙脑一分，蜜和丸芡子大。每含咽一丸。圣惠方。**吐血不止**白药烧存性，糯米饮服三钱。圣惠方。**衄血不止**红枣、白药各烧存性，等分为末，糯米饮服。或煎汤洗鼻，频频缩药令入。经验良方。**胎热不安**铁罩散：用白药子一两，白芷半两，为末。每服二钱，紫苏汤下。心烦热，入砂糖少许。圣惠方。**一切疳眼**赤烂生翳。白药子一两，甘草半两，为末。猪肝一具，批开掺末五钱，煮熟食之。直指方。**小儿疳泻**吐利。方同上。**诸骨哽咽**白药煎米醋细咽。在上即吐出，在下即下出。普济方。**痈肿不散**生白药根捣贴，干则易之。无生者，研末水和贴。图经。

‖**附录**‖

**陈家白药**拾遗[藏器曰] 味苦，寒，无毒。主解诸药毒，水研服之。入腹与毒相攻，必吐出。未尽更服。亦去心胸烦热，天行瘟瘴。出苍梧陈家，故有陈家之号。明山有之，蔓及根并似土瓜，叶如钱，根似防己，紧小者良，人亦采食之。与婆罗门白药及赤药，功用并相似。[时珍曰] 按刘恂岭表录异云：陈家白药善解毒，诸药皆不及之，救人甚多。封州、康州有种之者。广府每岁充土贡。按此药当时充贡，今无复有。或有之，古今名谓不同耳。

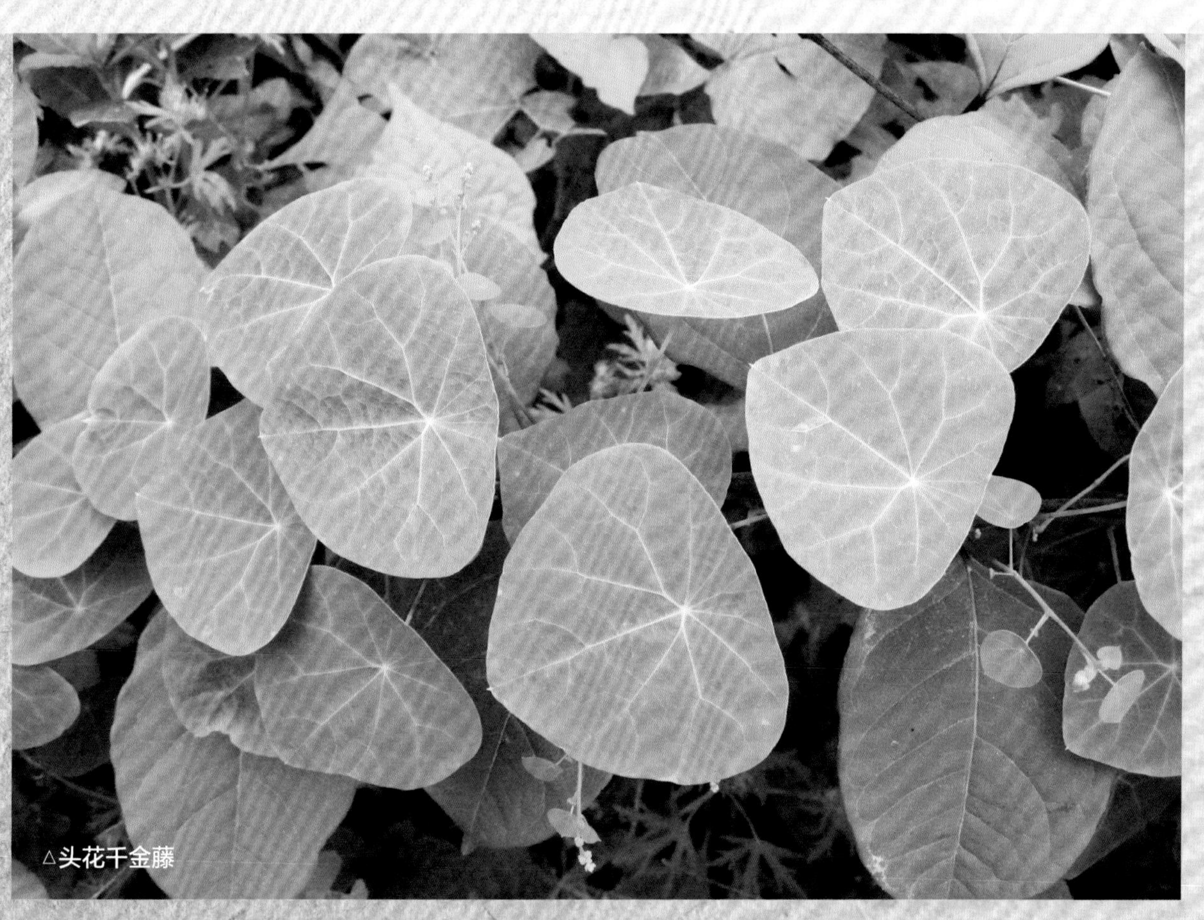

△头花千金藤

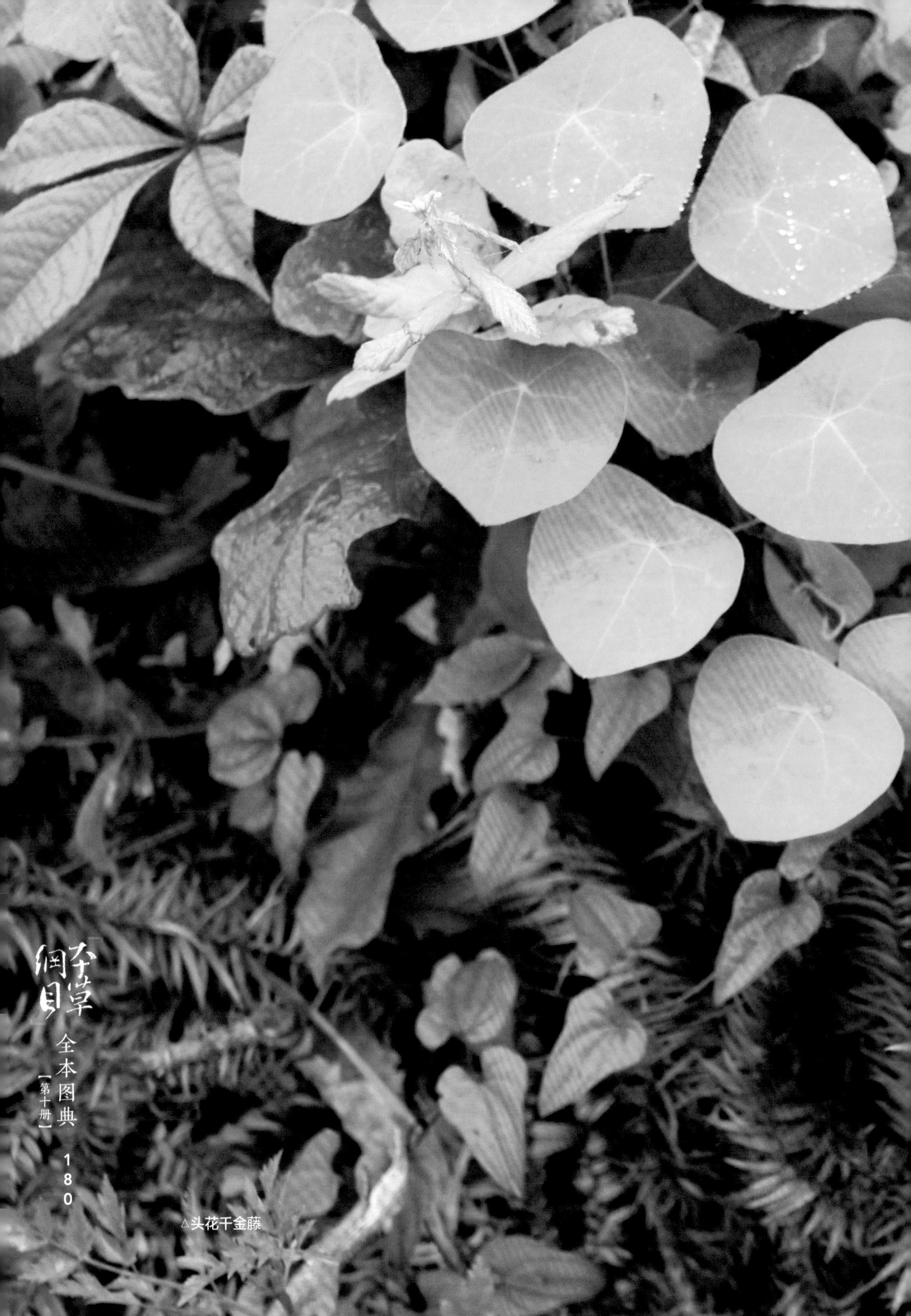

△头花千金藤

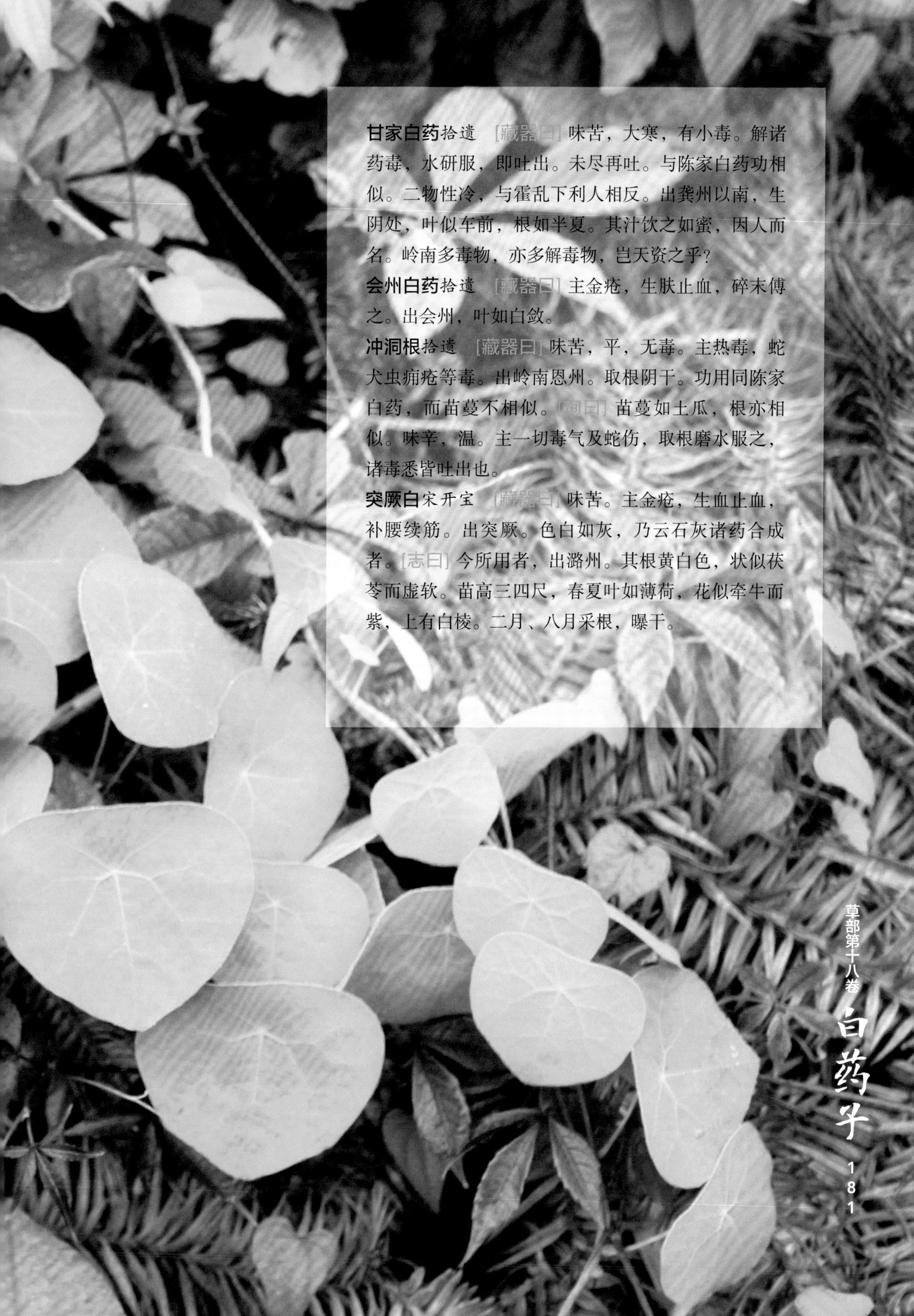

**甘家白药**拾遗 [藏器曰] 味苦，大寒，有小毒。解诸药毒，水研服，即吐出。未尽再吐。与陈家白药功相似。二物性冷，与霍乱下利人相反。出龚州以南，生阴处，叶似车前，根如半夏。其汁饮之如蜜，因人而名。岭南多毒物，亦多解毒物，岂天资之乎？

**会州白药**拾遗 [藏器曰] 主金疮，生肤止血，碎末傅之。出会州，叶如白敛。

**冲洞根**拾遗 [藏器曰] 味苦，平，无毒。主热毒，蛇犬虫痈疮等毒。出岭南恩州。取根阴干。功用同陈家白药，而苗蔓不相似。[珣曰] 苗蔓如土瓜，根亦相似。味辛，温。主一切毒气及蛇伤，取根磨水服之，诸毒悉皆吐出也。

**突厥白**宋开宝 [藏器曰] 味苦。主金疮，生血止血，补腰续筋。出突厥。色白如灰，乃云石灰诸药合成者。[志曰] 今所用者，出潞州。其根黄白色，状似茯苓而虚软。苗高三四尺，春夏叶如薄荷，花似牵牛而紫，上有白棱。二月、八月采根，曝干。

# 威灵仙

宋《开宝》

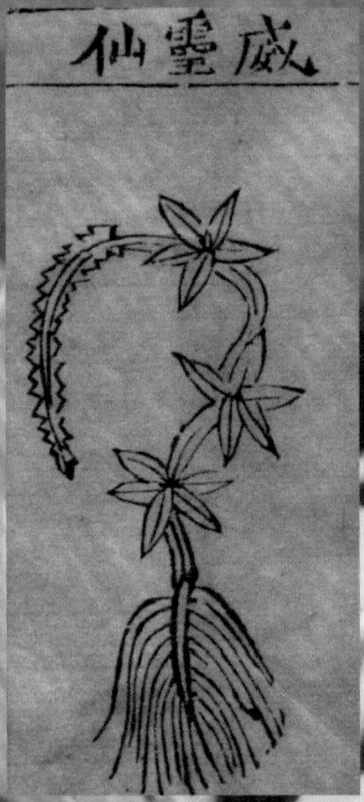

‖ **基原** ‖

据《纲目图鉴》等综合分析考证，本品为毛茛科植物威灵仙 *Clematis chinensis* Osbeck。《纲目彩图》《药典图鉴》认为还包括同属植物棉团铁线莲 *C. hexapetala* Pall.、东北铁线莲 *C. manshurica* Rupr.。威灵仙分布于华东、中南、西南及陕西等地，棉团铁线莲分布于东北及甘肃东部、陕西等地，东北铁线莲分布于东北、内蒙古等地。另外，《纲目图鉴》《中华本草》认为《本草图经》所载威灵仙为玄参科植物草本威灵仙 *Veronicastrum sibiricum* (L.) Pennell，分布于东北、华北及甘肃、陕西、山东等地。《药典》收载威灵仙药材为毛茛科植物威灵仙、棉团铁线莲或东北铁线莲的干燥根和根茎；秋季采挖，除去泥沙，晒干。

威靈仙

△威灵仙（*Clematis chinensis*）

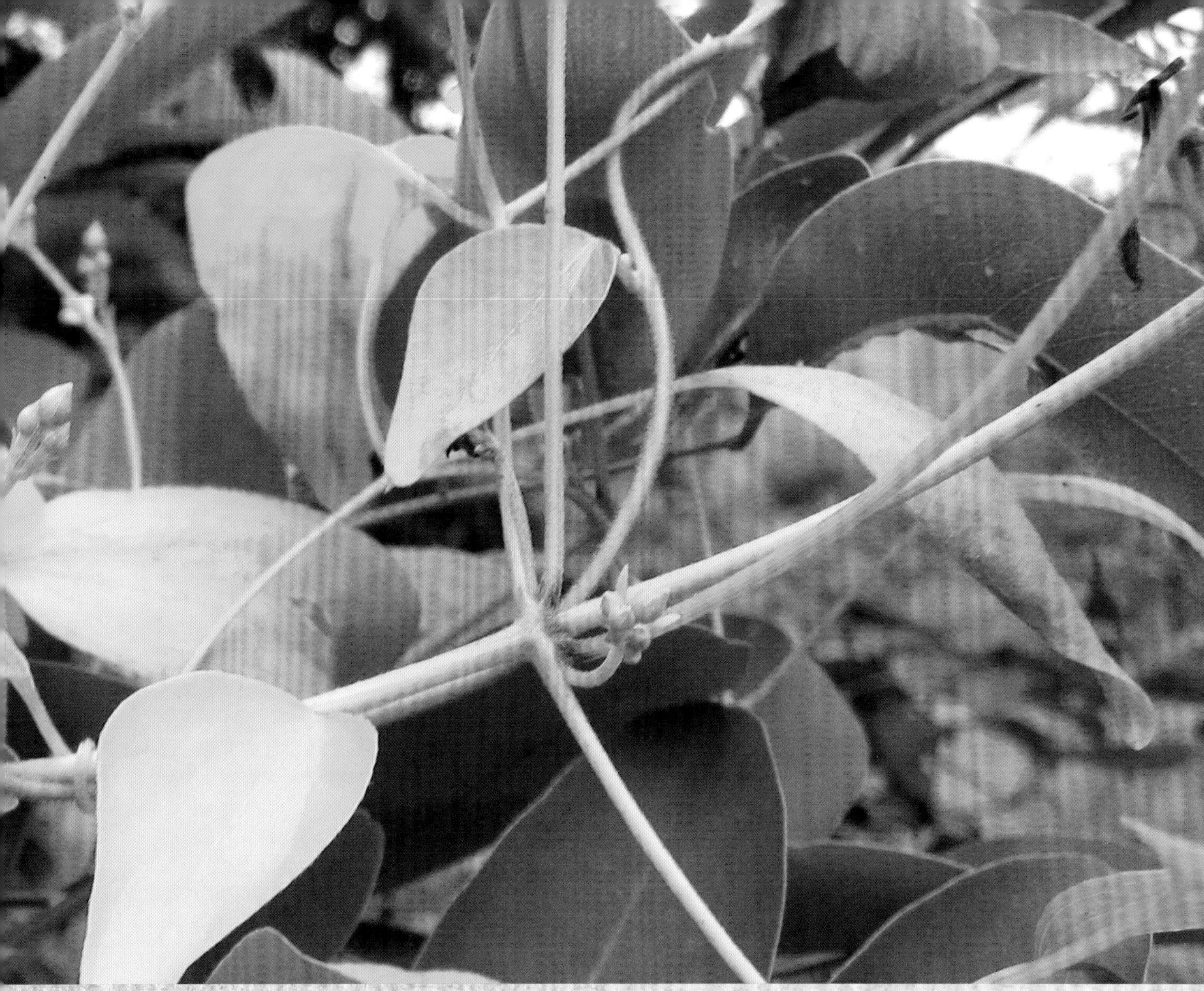

‖ **释名** ‖

[时珍曰] 威，言其性猛也。灵仙，言其功神也。

‖ **集解** ‖

[志曰] 出商州上洛山及华山并平泽，以不闻水声者良。生先于众草，方茎，数叶相对。冬月丙丁戊己日采根用。[恭曰] 九月末至十二月，采根阴干。余月并不堪采。[颂曰] 今陕西及河东、河北、汴东、江湖州郡皆有之。初生作蔓，茎如钗股，四棱。叶如柳叶，作层，每层六七叶，如车轮，有六层至七层者。七月内生花六出，浅紫或碧白色，作穗似莆台子，亦有似菊花头者。实青色。根稠密多须似谷，每年朽败。九月采根。[时珍曰] 其根每年旁引，年深转茂。一根丛须数百条，长者二尺许。初时黄黑色，干则深黑，俗称铁脚威灵仙以此。别有数种，根须一样，但色或黄或白，皆不可用。

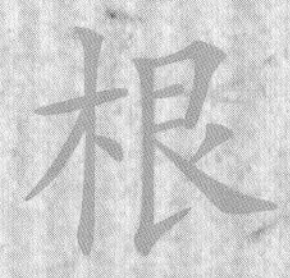

‖ **气味** ‖

**苦，温，无毒。**[元素曰] 味甘纯阳，入太阳经。[杲曰] 可升可降，阴中阳也。[时珍曰] 味微辛、咸，不苦。忌茗、面汤。

‖ **主治** ‖

**诸风，宣通五脏，去腹内冷滞，心膈痰水，久积癥瘕，痃癖气块，膀胱宿脓恶水，腰膝冷疼，疗折伤。久服无有温疾疟。**开宝。**推新旧积滞，消胸中痰唾，散皮肤大肠风邪。**李杲。

‖ **发明** ‖

[颂曰] 唐贞元中，嵩阳子周君巢作威灵仙传云：威灵仙去众风，通十二经脉，朝服暮效。疏宣五脏冷脓宿水变病，微利，不泻人。服此四肢轻健，手

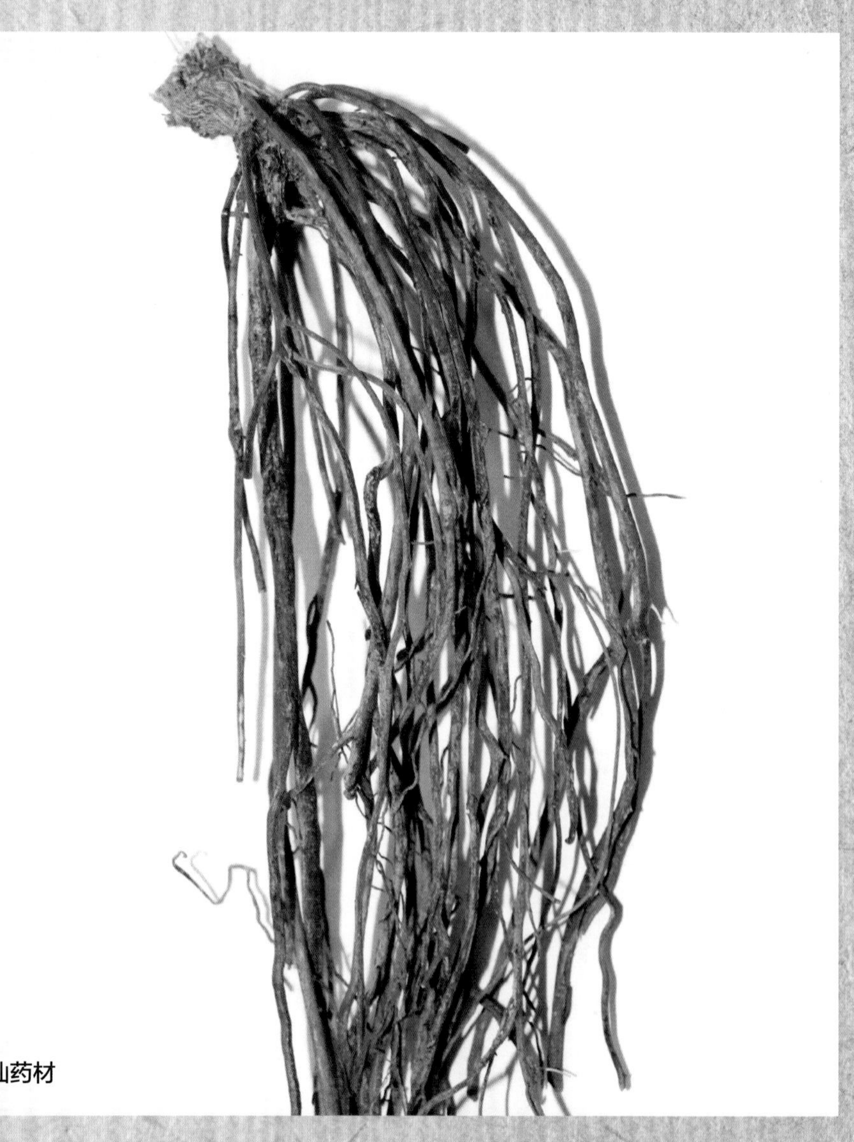

▷威灵仙药材

足微暖，并得清凉。先时，商州有人病手足不遂、不履地者数十年。良医殚技莫能疗。所亲置之道旁，以求救者。遇一新罗僧见之，告曰：此疾一药可活，但不知此土有否？因为之入山求索，果得，乃威灵仙也。使服之，数日能步履。其后山人邓思齐知之，遂传其事。此药治丈夫妇人中风不语，手足不遂，口眼㖞斜，言语蹇滞，筋骨节风，绕脐风，胎风头风，暗风心风，风狂大风，皮肤风痒，白癜风，热毒风疮，头旋目眩，手足顽痹，腰膝疼痛，久立不得，曾经损坠，臂腰痛，肾脏风壅，伤寒瘴气，憎寒壮热，头痛流涕，黄疸黑疸，头面浮肿，腹内宿滞，心头痰水，膀胱宿脓，口中涎水，冷热气壅，肚腹胀满，好吃茶滓，心痛，注气膈气，冷气攻冲，脾肺诸气，痰热咳嗽气急，坐卧不安，气冲眼赤，攻耳成脓，阴汗盗汗，大小肠秘，服此立通，气痢痔疾，瘰疬疥癣，妇人月水不来，动经多日，气血冲心，产后秘塞，孩子无辜，并皆治之。其法：采得根阴干，月余捣末。温酒调一钱匕，空腹服之。如人本性杀药，可加及六钱。利过两行则减之，病除乃停服。其性甚善，不触诸药，但恶茶及面汤，以甘草、栀子代饮可也。又以一味洗，焙为末，以好酒和令微湿，入在竹筒内紧塞，九蒸九曝。如干，添酒洒之。以白蜜和丸梧子大。每服二十至三十丸，温酒下。崔元亮海上集验方著其详如此。[恭曰] 腰肾脚膝积聚，肠内诸冷病，积年不瘥者，服之无不立效。[宗奭曰] 其性快，多服疏人五脏真气。[震亨曰] 威灵仙属木，治痛风之要药也，在上下者皆宜，服之尤效。其性好走，亦可横行，故崔元亮言其去众风，通十二经脉，朝服暮效。凡采得闻流水声者，知其性好走也，须不闻水声者乃佳。[时珍曰] 威灵仙气温，味微辛咸。辛泄气，咸泄水。故风湿痰饮之病，气壮者服之有捷效。其性大抵疏利，久服恐损真气，气弱者亦不可服之。

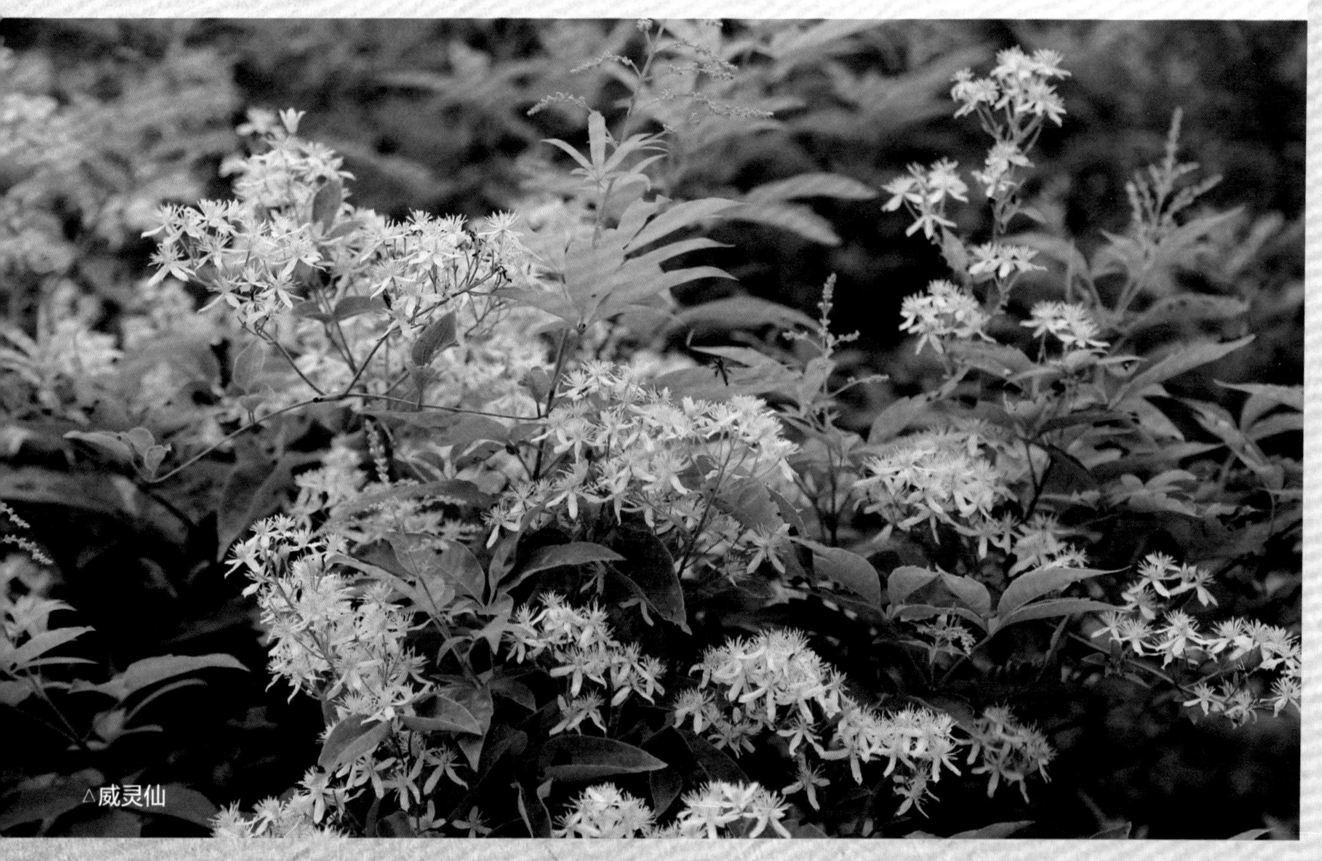
△威灵仙

‖ **附方** ‖

旧四，新一十六。**脚气入腹**胀闷喘急。用威灵仙末，每服二钱，酒下。痛减一分，则药亦减一分。简便方。**腰脚诸痛**千金方用威灵仙末，空心温酒服一钱。逐日以微利为度。经验方用威灵仙一斤，洗干，好酒浸七日，为末，面糊丸梧子大。以浸药酒，每服二十丸。**肾脏风壅**腰膝沉重。威灵仙末，蜜丸梧子大。温酒服八十丸。平明微利恶物，如青脓胶，即是风毒积滞。如未利，再服一百丸。取下后，食粥补之。一月仍常服温补药。孙兆方名放杖丸。集验。**筋骨毒痛**因患杨梅疮，服轻粉毒药，年久不愈者。威灵仙三斤，水酒十瓶，封煮一炷香，出火毒。逐日饮之，以愈为度。集简方。**破伤风病**威灵仙半两，独头蒜一个，香油一钱，同捣烂，热酒冲服。汗出即愈。卫生易简方。**手足麻痹**时发疼痛，或打扑伤损，痛不可忍，或瘫痪等证。威灵仙炒五两，生川乌头、五灵脂各四两，为末，醋糊丸梧子大。每服七丸，用盐汤下。忌茶。普济方。**男妇气痛**不拘久近。威灵仙五两，生韭根二钱半，乌药五分，好酒一盏，鸡子一个，灰火煨一宿，五更视鸡子壳软为度。去渣温服，以干物压之，侧睡向块边。渣再煎，次日服。觉块刺痛，是其验也。摘玄方。**噎塞膈气**威灵仙一把，醋、蜜各半碗，

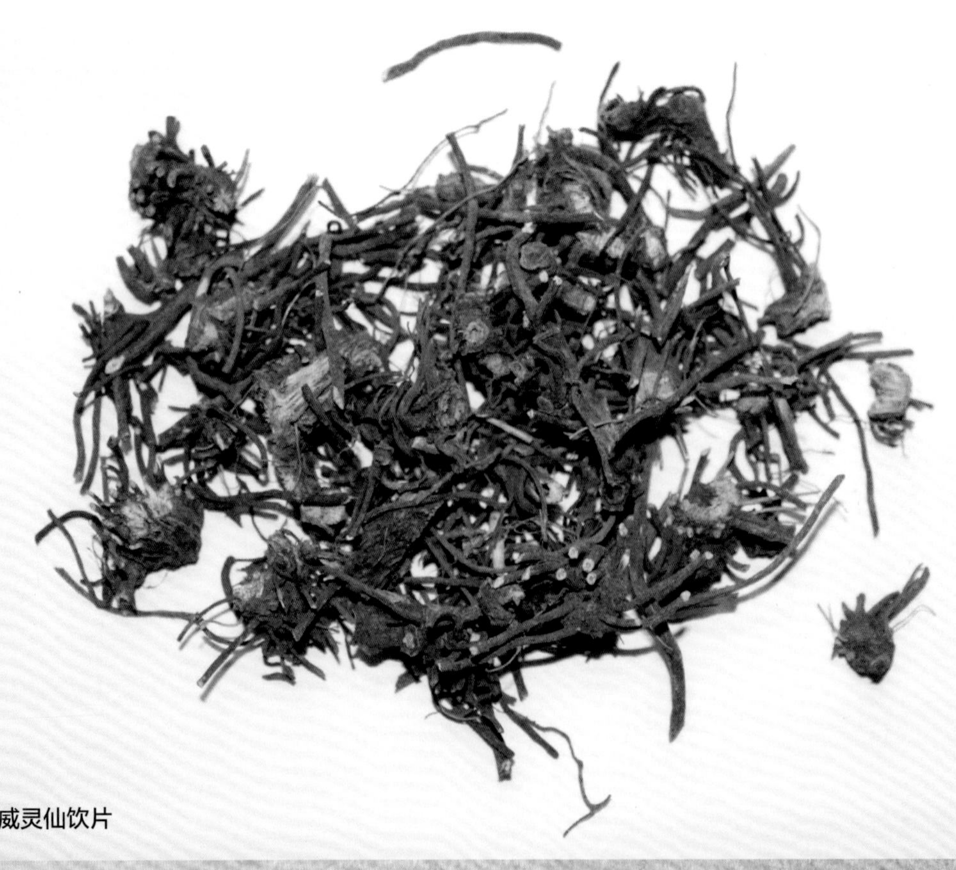

△威灵仙饮片

煎五分，服之。吐出宿痰，愈。唐瑶经验方。**停痰宿饮**喘咳呕逆，全不入食。威灵仙焙，半夏姜汁浸焙，为末，用皂角水熬膏，丸绿豆大。每服七丸至十丸，姜汤下，一日三服，一月为验。忌茶、面。**腹中痞积**威灵仙、楮桃儿各一两，为末。每温酒服三钱。名化铁丸。普济。**大肠冷积**威灵仙末，蜜丸梧子大。一更时，生姜汤下十丸至二十丸。经验良方。**肠风泻血**久者。威灵仙、鸡冠花各二两，米醋二升，煮干，炒为末，以鸡子白和作小饼，炙干再研。每服二钱，陈米饮下，日二服。圣济。**痔疮肿痛**威灵仙三两，水一斗，煎汤，先熏后洗，冷再温之。外科精义。**诸骨哽咽**威灵仙一两二钱，砂仁一两，沙糖一盏，水二钟，煎一钟。温服。乾坤生意用威灵仙米醋浸二日，晒研末，醋糊丸梧子大。每服二三丸，半茶半汤下。如欲吐，以铜青末半匙，入油一二点，茶服，探吐。圣济录：治鸡鹅骨哽。赤茎威灵仙五钱，井华水煎服，即软如绵吞下也，甚效。**飞丝缠阴**肿痛欲断。以威灵仙捣汁，浸洗。一人病此得效。李楼怪证方。**痘疮黑陷**铁脚威灵仙炒研一钱，脑子一分，温水调服，取下疮痂为效。意同百祥丸。儒门事亲。

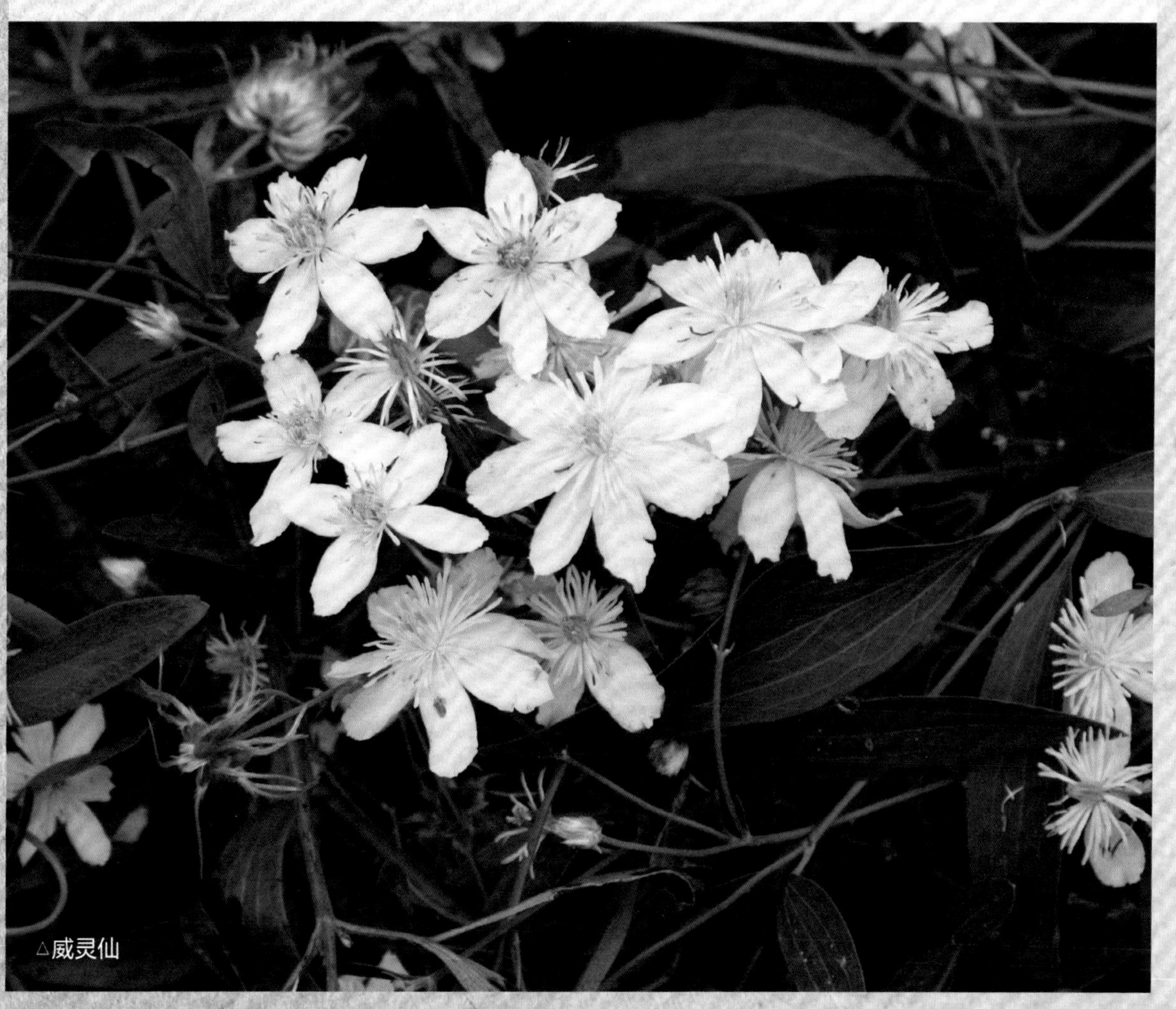
△威灵仙

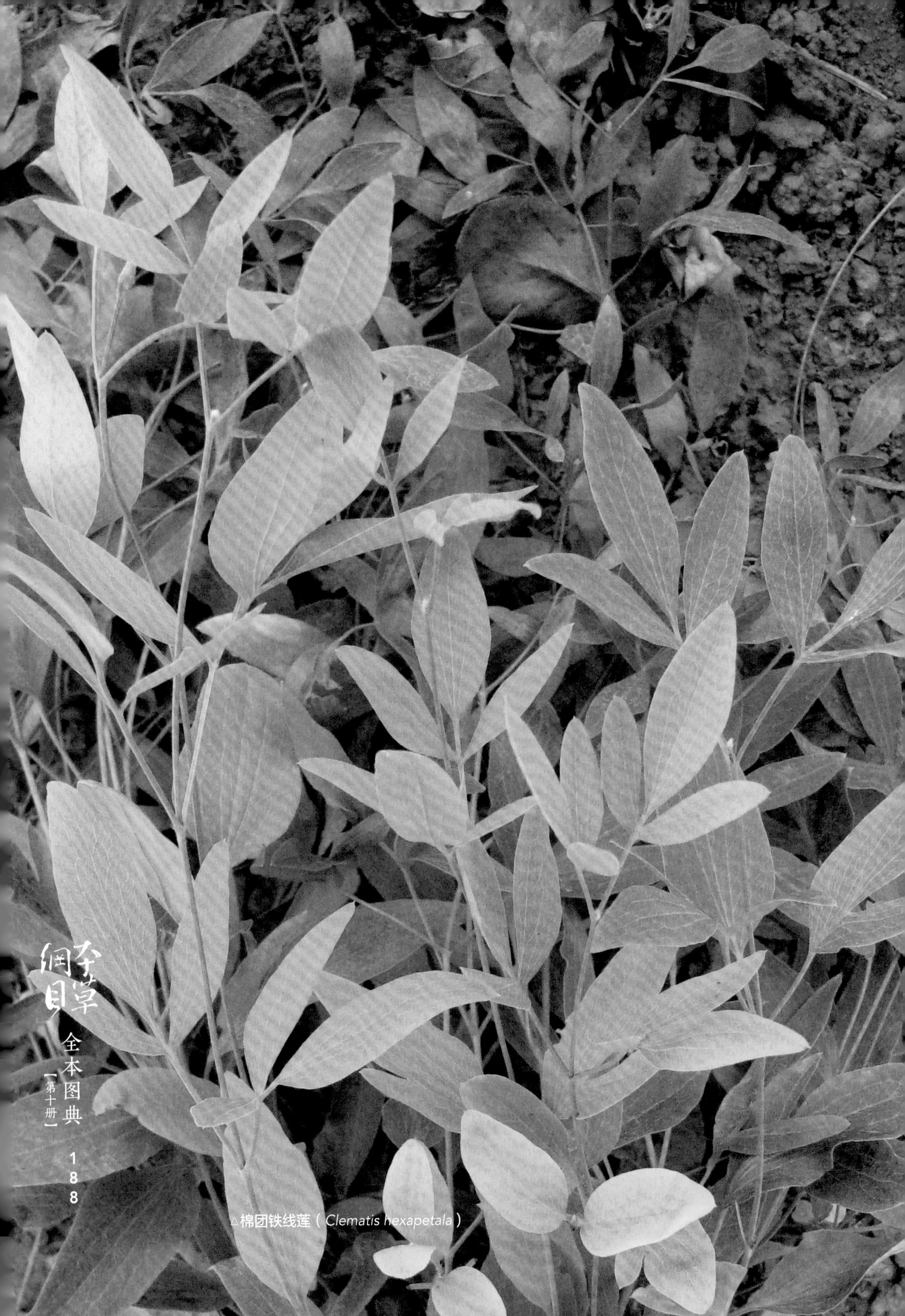

△棉团铁线莲（*Clematis hexapetala*）

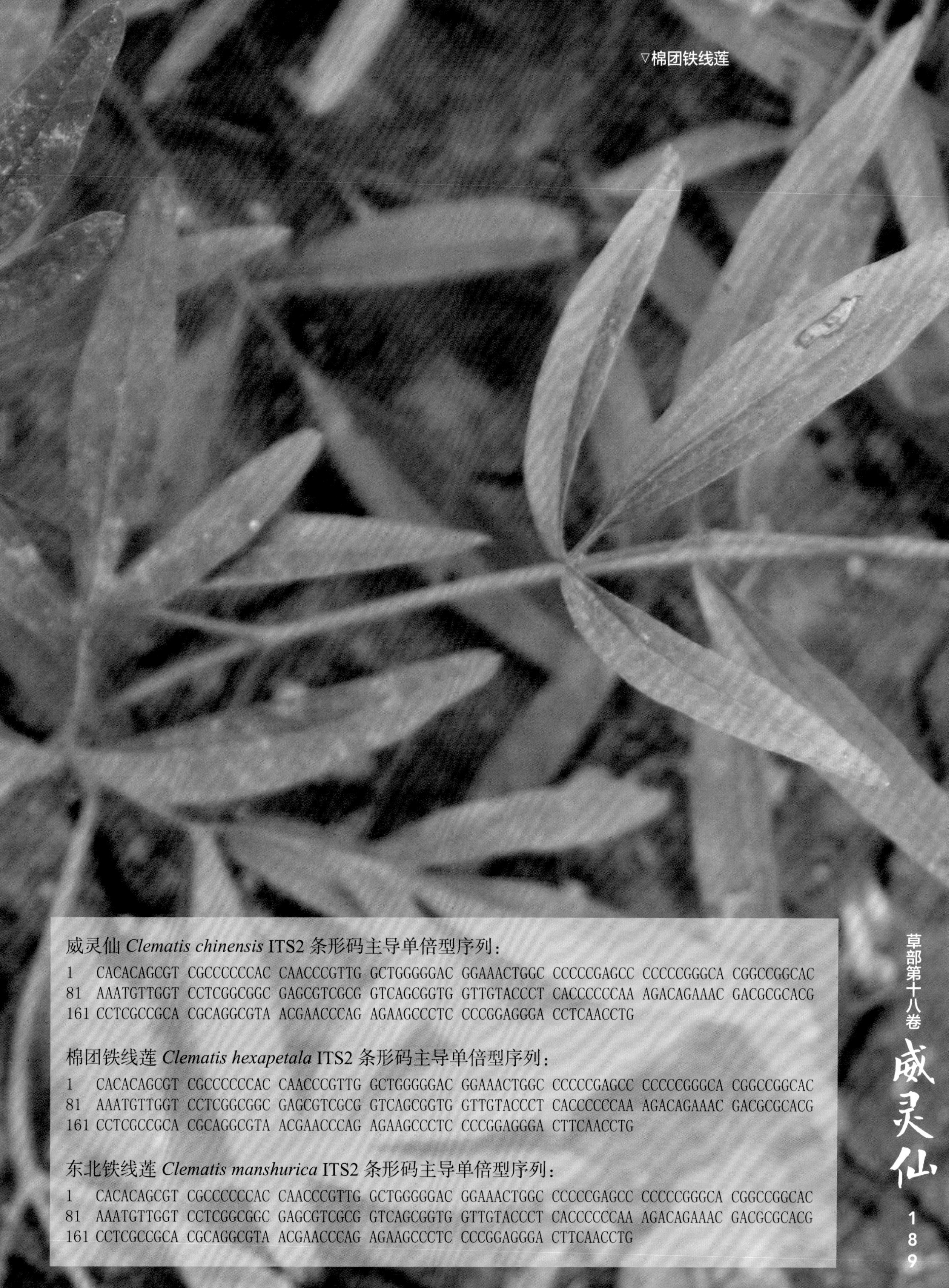

▽棉团铁线莲

威灵仙 *Clematis chinensis* ITS2 条形码主导单倍型序列：

```
1   CACACAGCGT CGCCCCCCAC CAACCCGTTG GCTGGGGGAC GGAAACTGGC CCCCCGAGCC CCCCCGGGCA CGGCCGGCAC
81  AAATGTTGGT CCTCGGCGGC GAGCGTCGCG GTCAGCGGTG GTTGTACCCT CACCCCCCAA AGACAGAAAC GACGCGCACG
161 CCTCGCCGCA CGCAGGCGTA ACGAACCCAG AGAAGCCCTC CCCGGAGGGA CCTCAACCTG
```

棉团铁线莲 *Clematis hexapetala* ITS2 条形码主导单倍型序列：

```
1   CACACAGCGT CGCCCCCCAC CAACCCGTTG GCTGGGGGAC GGAAACTGGC CCCCCGAGCC CCCCCGGGCA CGGCCGGCAC
81  AAATGTTGGT CCTCGGCGGC GAGCGTCGCG GTCAGCGGTG GTTGTACCCT CACCCCCCAA AGACAGAAAC GACGCGCACG
161 CCTCGCCGCA CGCAGGCGTA ACGAACCCAG AGAAGCCCTC CCCGGAGGGA CTTCAACCTG
```

东北铁线莲 *Clematis manshurica* ITS2 条形码主导单倍型序列：

```
1   CACACAGCGT CGCCCCCCAC CAACCCGTTG GCTGGGGGAC GGAAACTGGC CCCCCGAGCC CCCCCGGGCA CGGCCGGCAC
81  AAATGTTGGT CCTCGGCGGC GAGCGTCGCG GTCAGCGGTG GTTGTACCCT CACCCCCCAA AGACAGAAAC GACGCGCACG
161 CCTCGCCGCA CGCAGGCGTA ACGAACCCAG AGAAGCCCTC CCCGGAGGGA CTTCAACCTG
```

# 茜草

《本经》上品

‖ **基原** ‖

据《纲目图鉴》《纲目彩图》《草药大典》等综合分析考证，本品为茜草科植物茜草 *Rubia cordifolia* L.。分布于全国各地。《药典》收载茜草药材为茜草科植物茜草的干燥根和根茎；春、秋二季采挖，除去泥沙，干燥。

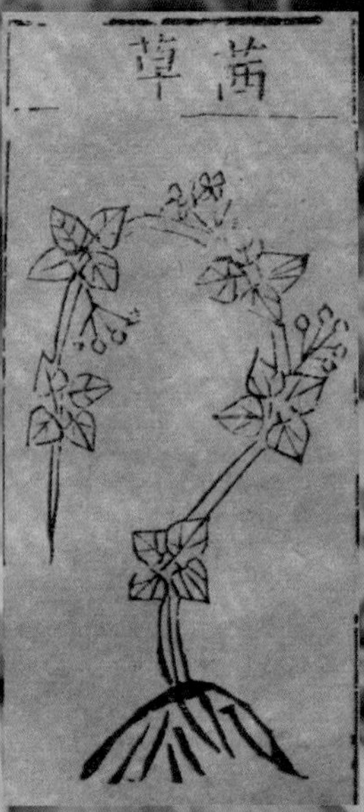

茜草

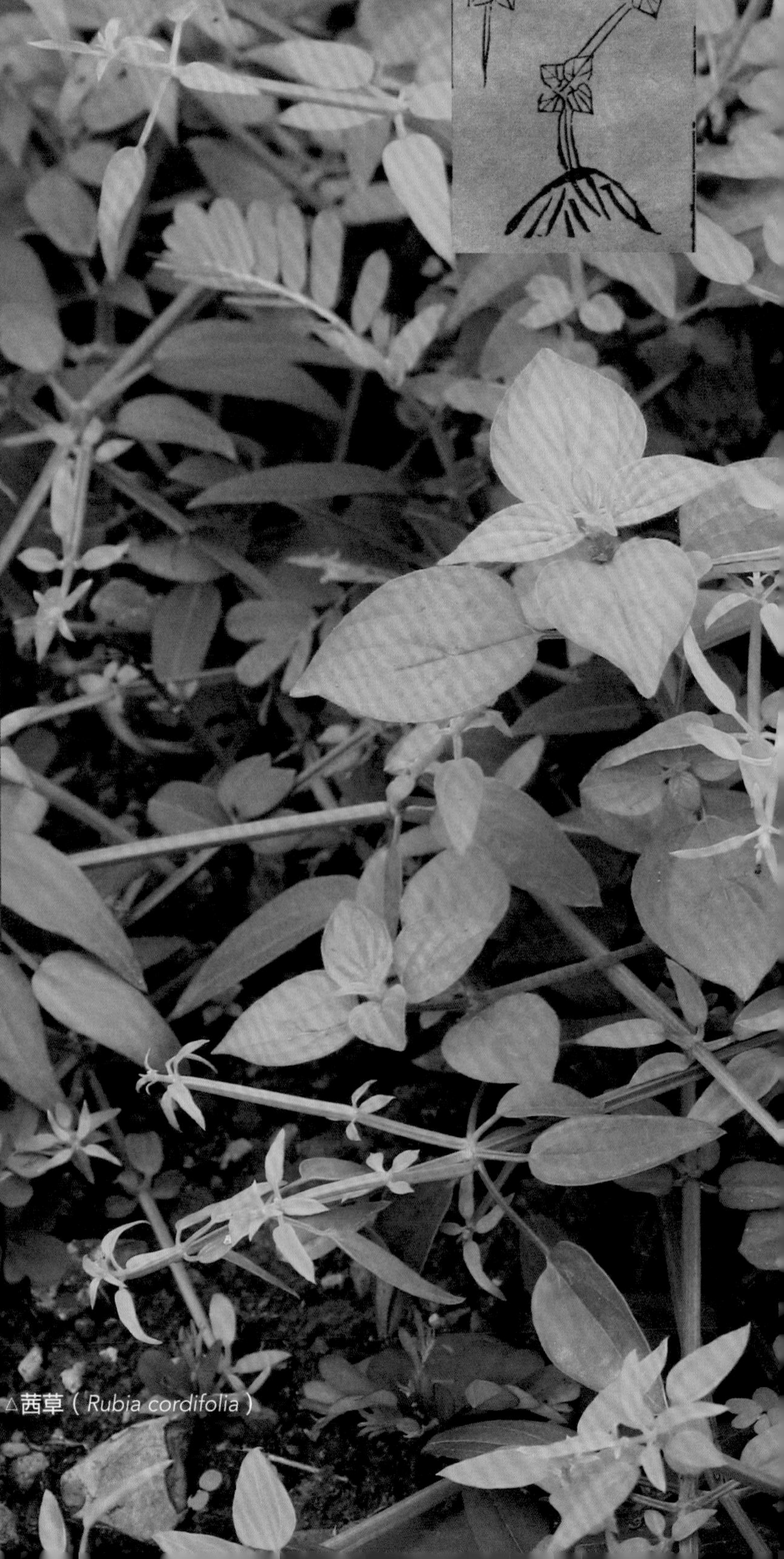

△茜草（*Rubia cordifolia*）

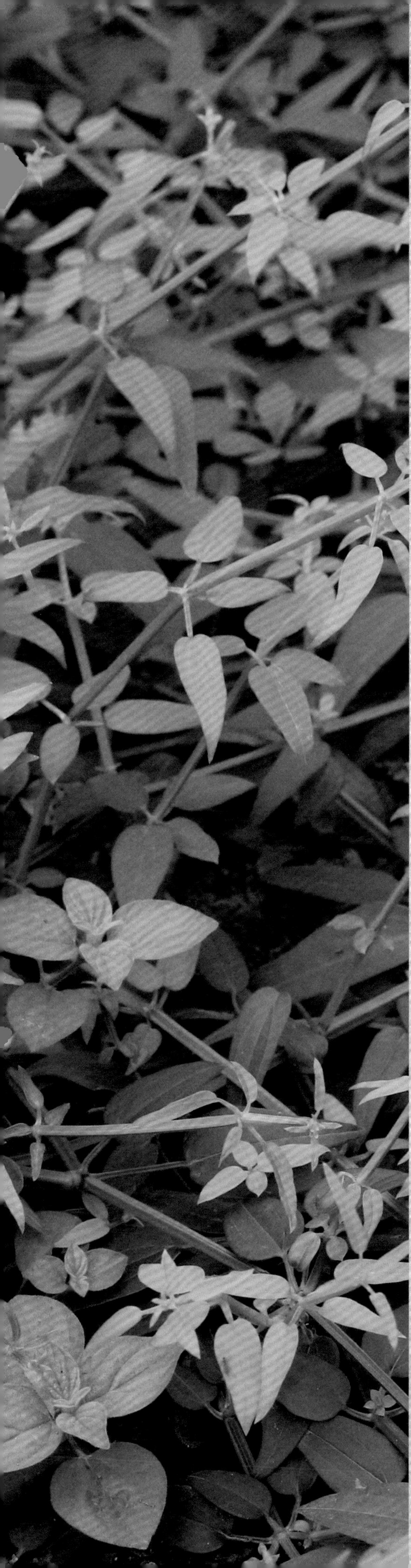

**校正：**并入有名未用别录苗根。

‖ **释名** ‖

**蒨**音茜　**茅蒐**音搜　**茹藘**音如闾　**地血**别录**染绯草**蜀本**血见愁**土宿**风车草**土宿**过山龙**补遗**牛蔓。**[时珍曰] 按陆佃云：许氏说文言：蒐乃人血所化，则草鬼为蒐，以此也。陶隐居本草言东方有而少，不如西方多，则西草为茜，又以此也。陆玑云：齐人谓之茜，徐人谓之牛蔓。又草之盛者为蒨，牵引为茹，连覆为藘，则蒨、藘之名，又取此义也。人血所化之说，恐亦俗传耳。土宿真君本草云：四补草，其根茜草也。一名西天王草，一名四岳近阳草，一名铁塔草、风车儿草。[藏器曰] 有名未用，苗根，即茜根也。茜、苗二字相似，传写之误尔。宜并之。

‖ **集解** ‖

[别录曰] 茜根生乔山山谷。二月、三月采根曝干。又曰：苗根生山阴谷中，蔓草木上，茎有刺，实如椒。[弘景曰] 此即今染绛茜草也。东间诸处乃有而少，不如西多。诗云茹藘在阪者是也。[保升曰] 染绯草，叶似枣叶，头尖下阔，茎叶俱涩，四五叶对生节间，蔓延草木上。根紫赤色，所在皆有，八月采。[颂曰] 今圃人亦作畦种莳。故史记云，千亩卮、茜，其人与千户侯等，言其利厚也。[时珍曰] 茜草十二月生苗，蔓延数尺。方茎中空有筋，外有细刺，数寸一节。每节五叶，叶如乌药叶而糙涩，面青背绿。七八月开花，结实如小椒大，中有细子。

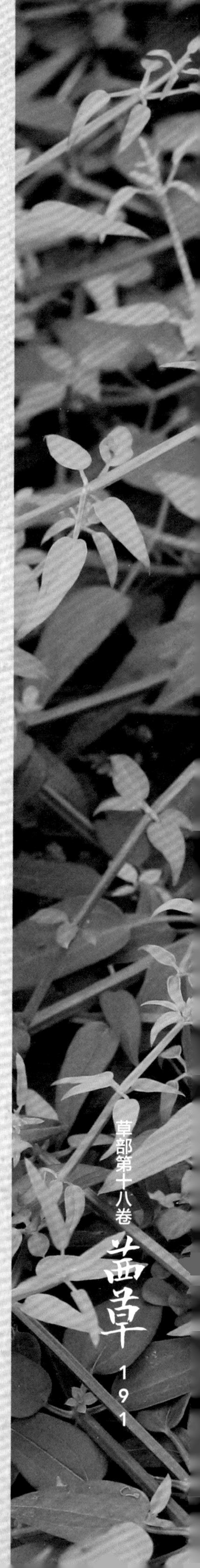

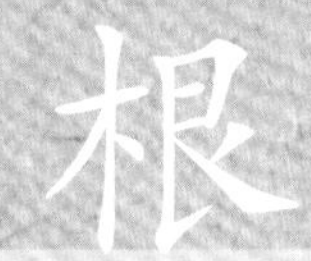

# 根

‖ **修治** ‖

[敩曰] 凡使，用铜刀于槐砧上剉，日干，勿犯铅铁器。勿用赤柳草根，真相似，只是味酸涩。误服令人患内障眼，速服甘草水止之，即毒气散。

‖ **气味** ‖

**苦，寒，无毒。**[权曰] 甘。[大明曰] 酸。入药炒用。[震亨曰] 热。[元素曰] 微酸、咸，温。阴中之阴。[别录曰] 苗根：咸，平，无毒。[之才曰] 畏鼠姑。汁，制雄黄。

‖ **主治** ‖

**寒湿风痹，黄疸，补中。**本经。**止血，内崩下血，膀胱不足，踒跌蛊毒。久服益精气，轻身。可以染绛。又苗根：主痹及热中伤跌折。**别录。**治六极伤心肺，吐血泻血。**甄权。**止鼻洪尿血，产后血运，月经不止，带下，扑损淤血，泄精，痔瘘疮疖排脓。酒煎服。**大明。**通经脉，治骨节风痛，活血行血。**时珍。

‖ **发明** ‖

[藏器曰] 茜草主蛊毒，煮汁服。周礼：庶氏掌除蛊毒，以嘉草攻之。嘉草者，蘘荷与茜也。主蛊为最。[震亨曰] 俗人治痛风，用草药取速效。如石丝为君，过山龙等佐之。皆性热而燥，不能养阴，却能燥湿病之浅者。湿痰得燥而开，淤血得热而行，故亦暂效。若病深而血少者，则

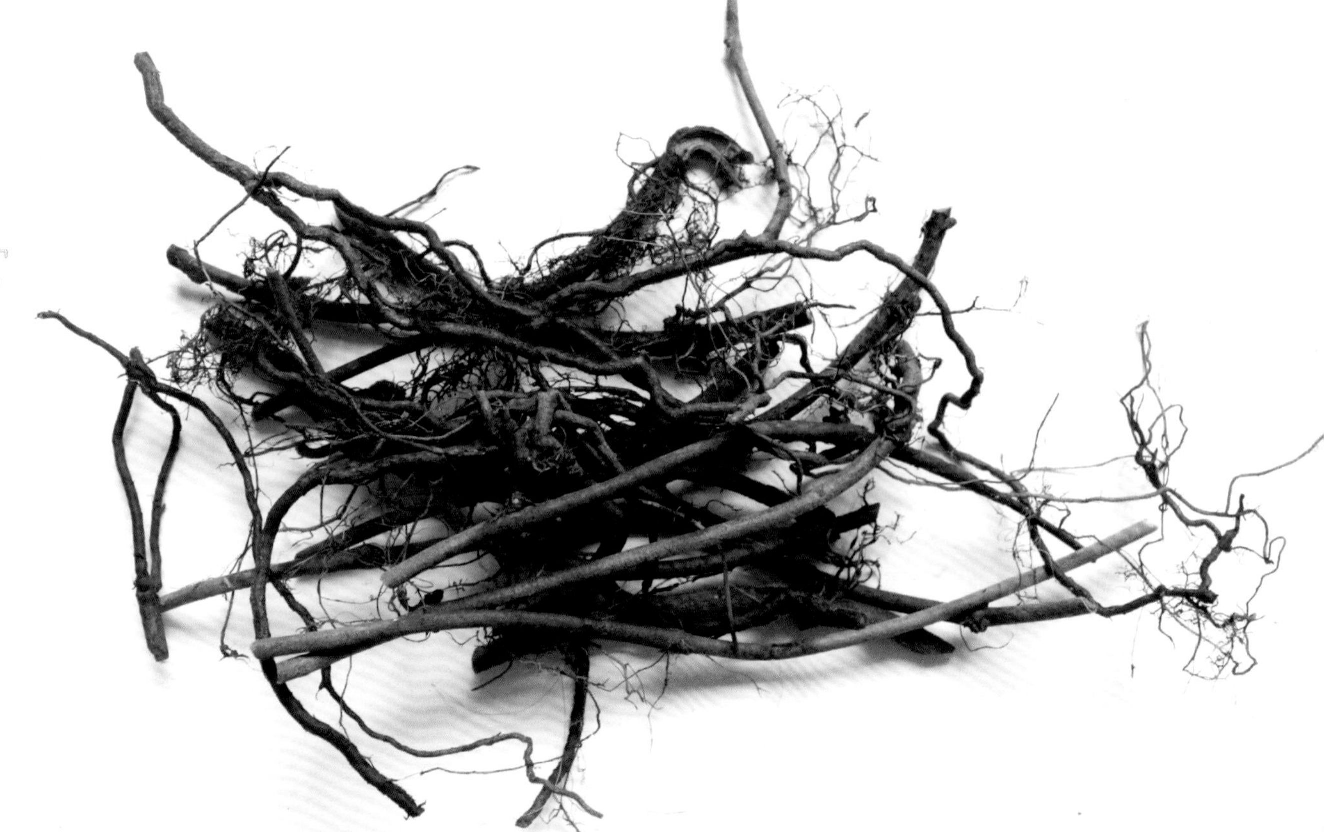

愈劫愈虚而病愈深矣。【时珍曰】茜根赤色而气温，味微酸而带咸。色赤入营，气温行滞，味酸入肝而咸走血，手足厥阴血分之药也，专于行血活血。俗方用治女子经水不通，以一两煎酒服之，一日即通，甚效。名医别录言其久服益精气轻身，日华子言其泄精，殊不相合。恐未可凭。

‖ **附方** ‖

旧三，新八。**吐血不定**茜根一两，捣末。每服二钱，水煎冷服。亦可水和二钱服。周应简要济众方。**吐血燥渴**及解毒。用茜根、雄黑豆去皮、甘草炙等分，为末，井水丸弹子大。每温水化服一丸。圣济录。**鼻血不止**茜根、艾叶各一两，乌梅肉二钱半，为末，炼蜜丸梧子大。每乌梅汤下五十丸。本事方。**五旬行经**妇人五十后，经水不止者，作败血论。用茜根一名过山姜一两，阿胶、侧柏叶、炙黄芩各五钱，生地黄一两，小儿胎发一枚烧灰，分作六贴。每贴水一盏半，煎七分，入发灰服之。唐瑶经验方。**女子经闭**方见前发明。**心痹心烦**内热。茜根煮汁服。伤寒类要。**解中蛊毒**吐下血如猪肝。茜草根、蘘荷叶各三分，水四升，煮二升，服即愈。自当呼蛊主姓名也。陈延之小品方。**黑髭乌发**茜草一斤，生地黄三斤，取汁。以水五大碗，煎茜绞汁，将滓再煎三度。以汁同地黄汁，微火煎如膏，以瓶盛之。每日空心温酒服半匙，一月髭发如漆也。忌萝卜、五辛。圣济录。**蝼蛄漏疮**茜根烧灰、千年石灰等分，为末，油调傅之。儒门事亲方。**脱肛不收**茜根、石榴皮各一握，酒一盏，煎七分，温服。圣惠方。**预解疮疹**时行疮疹正发，服此则可无患。茜根煎汁，入少酒饮之。奇效良方。

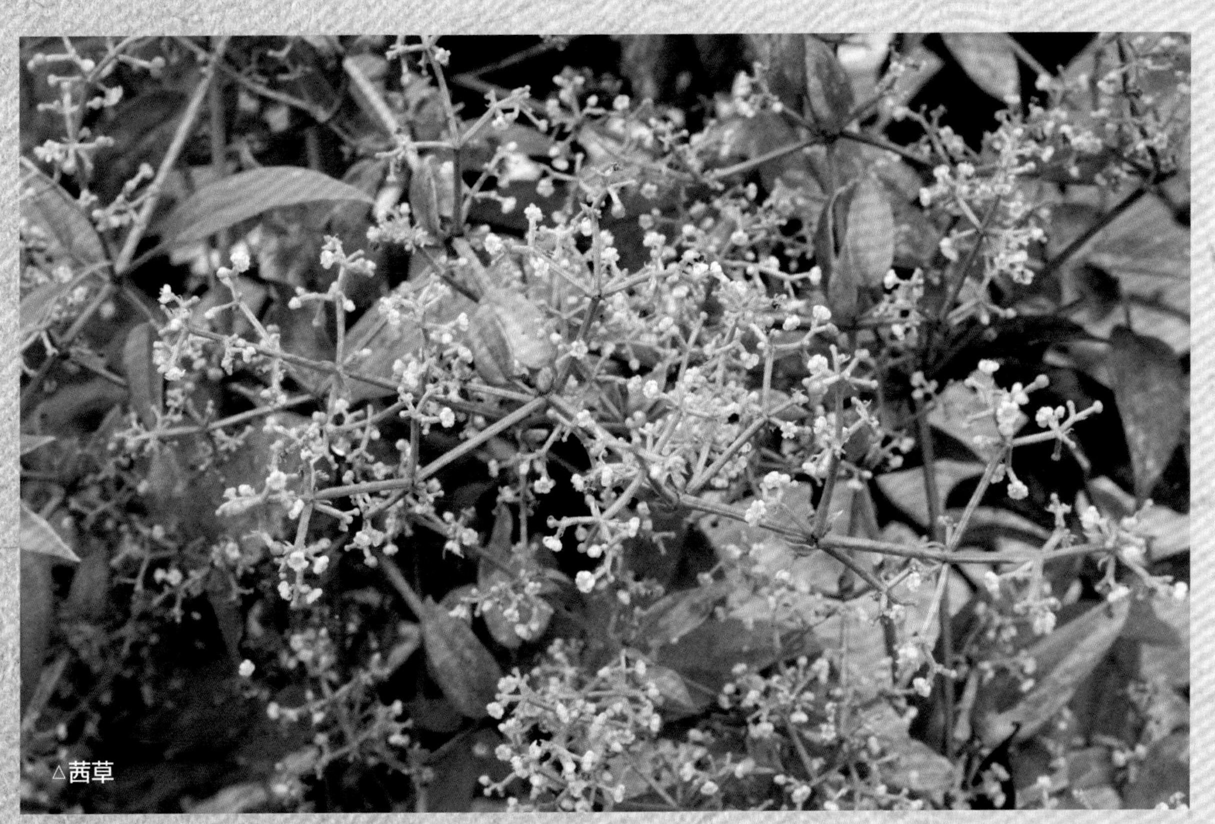

△茜草

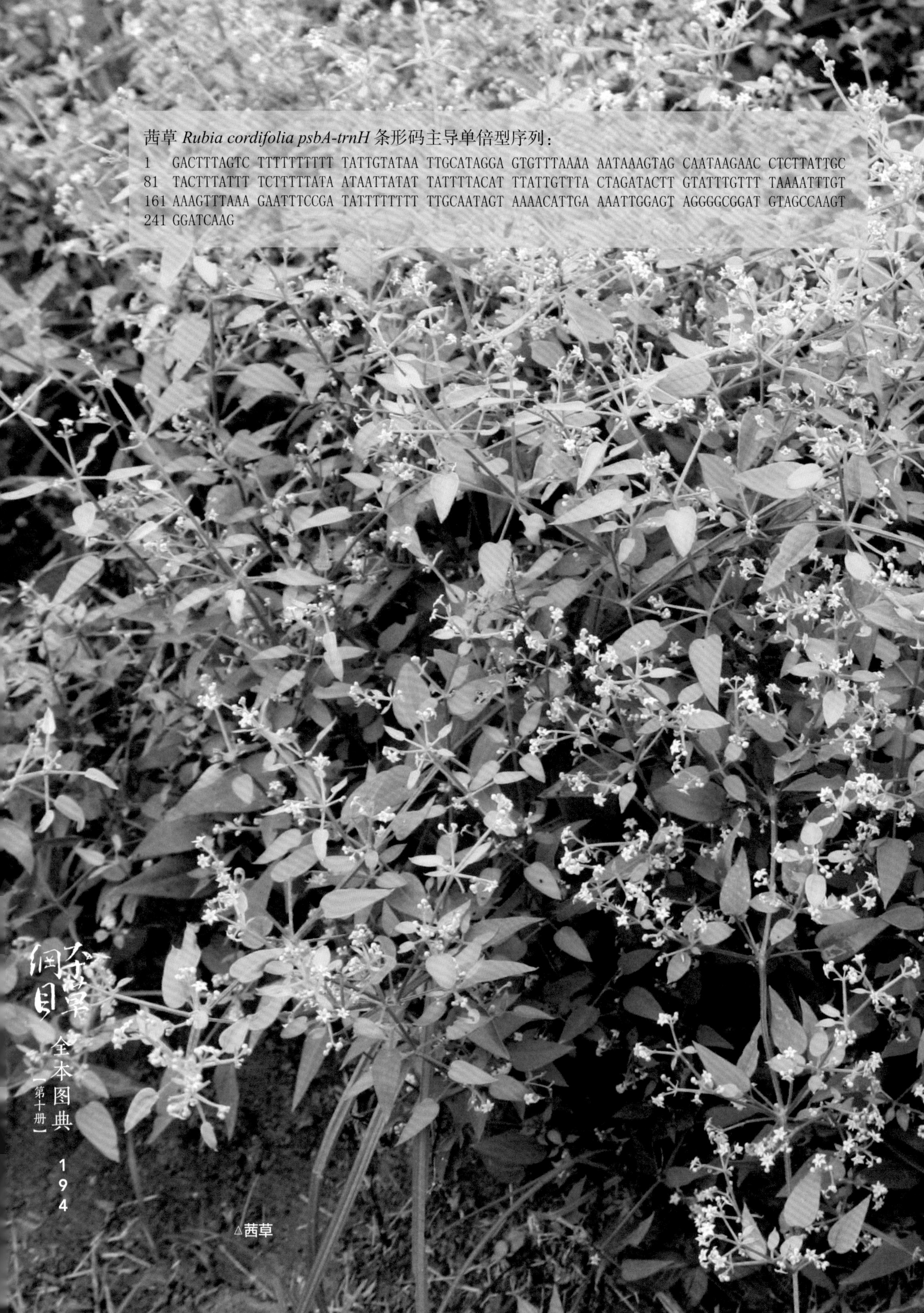

茜草 *Rubia cordifolia psbA-trnH* 条形码主导单倍型序列：

```
1   GACTTTAGTC TTTTTTTTTT TATTGTATAA TTGCATAGGA GTGTTTAAAA AATAAAGTAG CAATAAGAAC CTCTTATTGC
81  TACTTTATTT TCTTTTTATA ATAATTATAT TATTTTACAT TTATTGTTTA CTAGATACTT GTATTTGTTT TAAAATTTGT
161 AAAGTTTAAA GAATTTCCGA TATTTTTTTT TTGCAATAGT AAAACATTGA AAATTGGAGT AGGGGCGGAT GTAGCCAAGT
241 GGATCAAG
```

△茜草

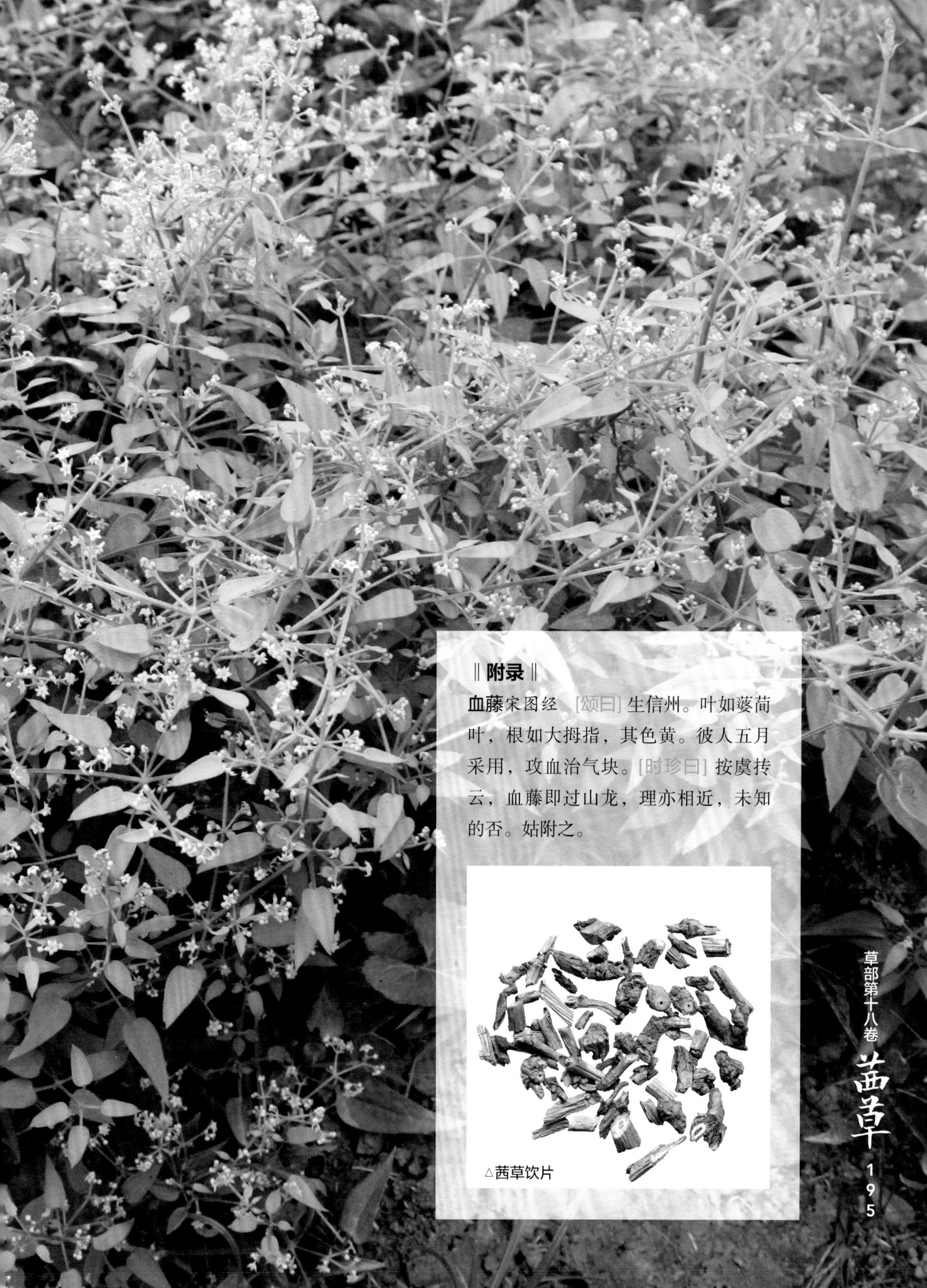

‖ **附录** ‖

**血藤**宋图经　[颂曰] 生信州。叶如蔢茼叶，根如大拇指，其色黄。彼人五月采用，攻血治气块。[时珍曰] 按虞抟云，血藤即过山龙，理亦相近，未知的否。姑附之。

△茜草饮片

‖ **基原** ‖

《纲目图鉴》认为本品可能为金栗兰属植物 *Chloranthus sp*. 和萝藦科植物蔓剪草 *Cynanchum chekiangense* M. Cheng ex Tsiang et P. T. Li，但仍需进一步考证。《纲目彩图》认为本品为萝藦科植物蔓剪草，主要分布于我国浙江。《中华本草》认为本品为金栗兰科植物丝穗金粟兰 *Chloranthus fortunei* (A.Gray) Solms-Lamb.，分布于华东及台湾、湖北、湖南、广东、四川等地。

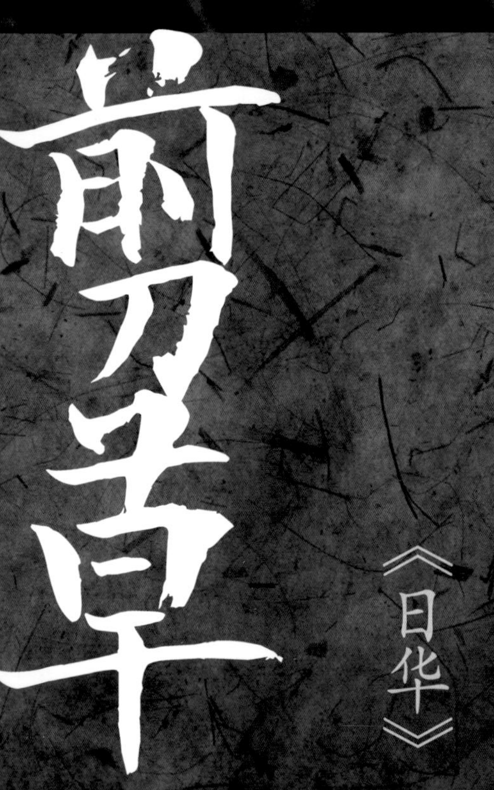

△丝穗金粟兰（*Chloranthus fortunei*）

‖ **集解** ‖

[藏器曰] 剪草生山泽间，叶如茗而细，江东用之。[颂曰] 生润州。二月、三月采，曝干用。[时珍曰] 按许叔微本事方言：剪草状如茜草，又如细辛。婺、台二州皆有之，惟婺州者可用。其说殊详，今遍询访无识者。或云即茜草也，未有的据。

# 根

‖ **气味** ‖

**苦，凉，无毒。**[颂曰] 平。

‖ **主治** ‖

**诸恶疮疥癣风瘙，瘘蚀有虫，浸酒服。**大明。**主一切失血。**时珍。

‖ **发明** ‖

[元素曰] 上部血，须用剪草、牡丹皮、天门冬、麦门冬。[时珍曰] 许学士本事方云：剪草治劳瘵吐血损肺及血妄行，名曰神傅膏。其法：每用一斤净洗，晒为末，入生蜜二斤，和为膏，以器盛之，不得犯铁器，一日一蒸，九蒸九曝乃止。病人五更起，面东坐，不得语言，以匙抄药四匙食之。良久以稀粟米饮压之。药只冷服，米饮亦勿大热，或吐或下不妨。如久病肺损咯血，只一服愈。寻常嗽血妄行，每服一匙可也。有一贵妇病瘵，得此方，九日药成。前一夕，病者梦人戒令翌日勿乱服药。次日将服药，屋上土坠器中，不可用。再合成，将服，为猫覆器，又不得食。再合未就，而夫人卒矣。此药之异有如此。若小小血妄行，只一啜而愈也。此药绝妙若此，而世失传，惜哉。

‖ **附方** ‖

新二。**风虫牙痛**剪草、细辛、藁本等分，煎水热漱，少顷自止。中藏经。**风疮瘙痒**滑肌散：治风邪客于肌中，浑身瘙痒，致生疮疥，及脾肺风毒攻冲，生疮干湿，日久不瘥。用剪草七两不见火，轻粉一钱，为末，掺之。干者麻油调掺。和剂局方。

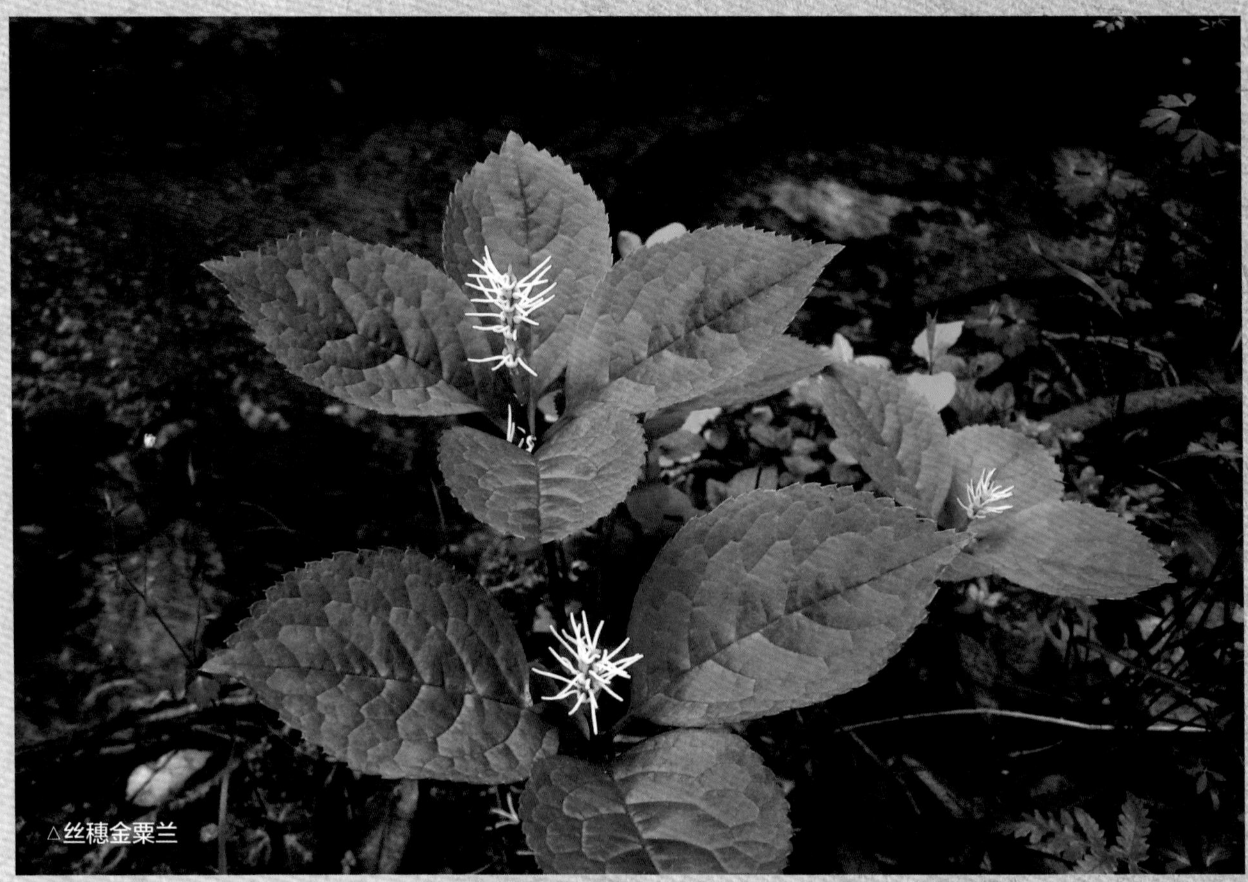
△丝穗金粟兰

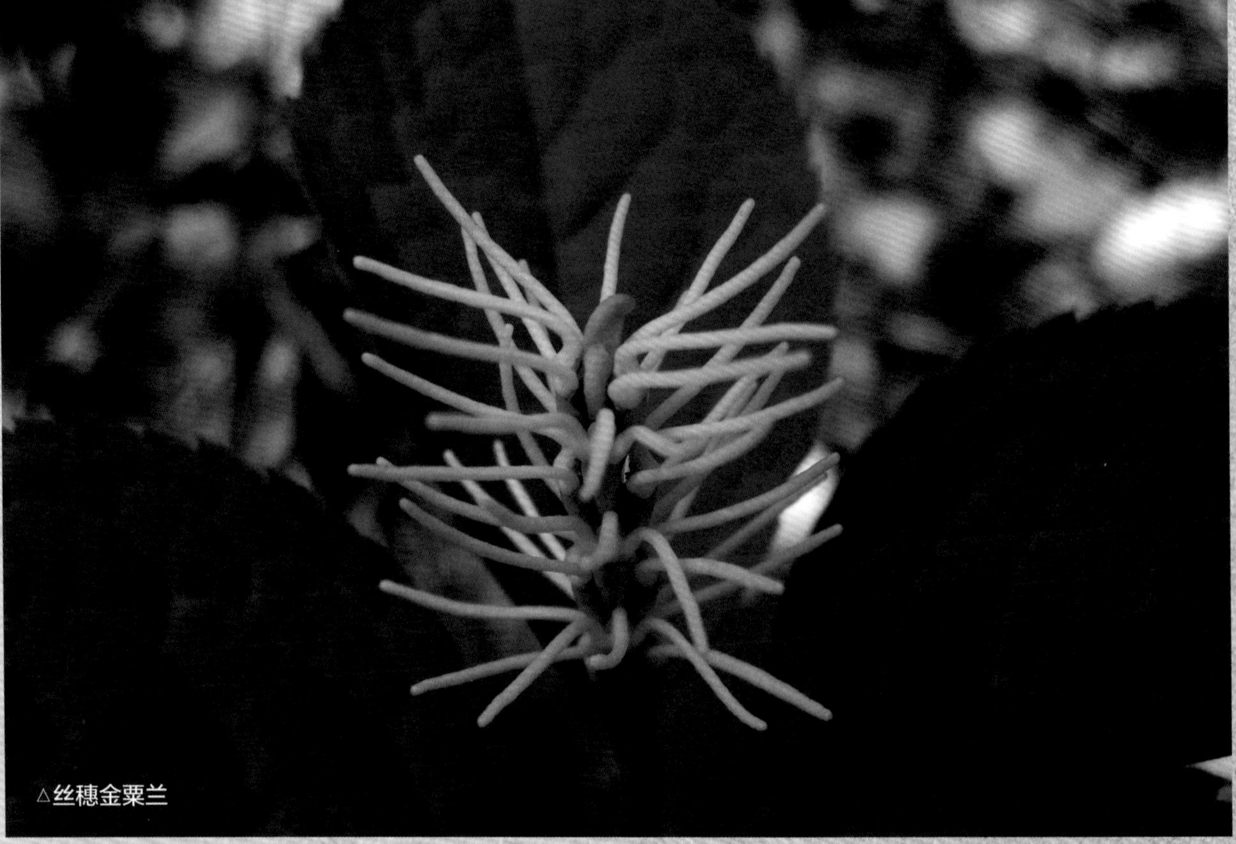
△丝穗金粟兰

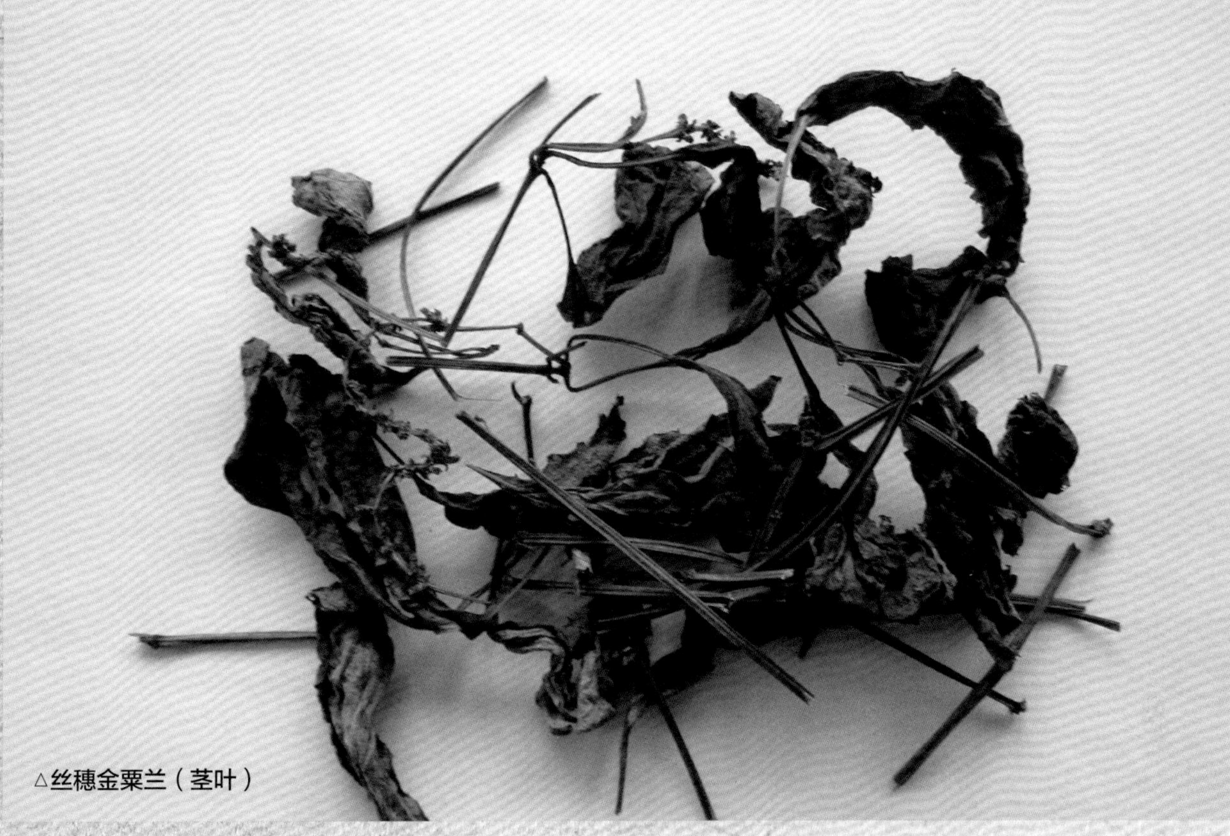
△丝穗金粟兰（茎叶）

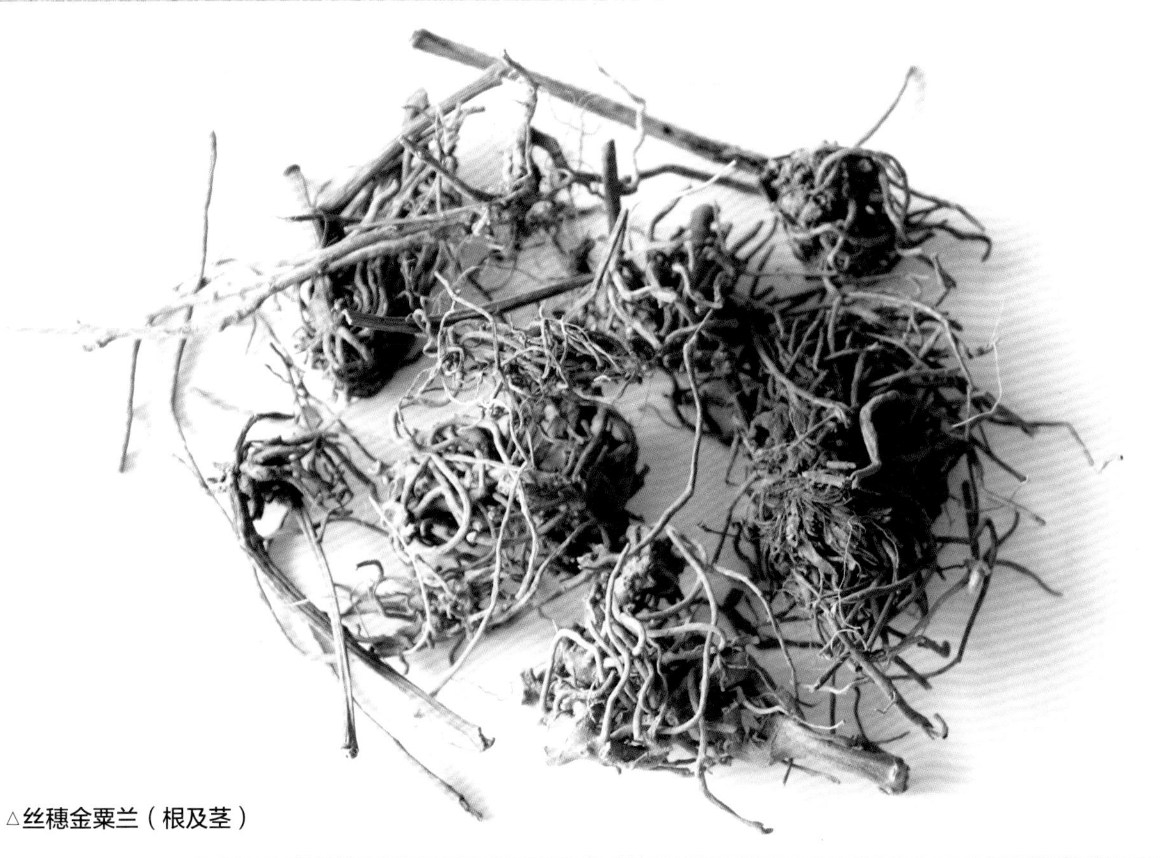
△丝穗金粟兰（根及茎）

‖ **基原** ‖

《纲目图鉴》认为本品为马兜铃科植物异叶马兜铃 *Aristolochia kaempferi* Willd. f. *heterophylla* (Hemsl.) S. M. Hwang。分布于陕西、甘肃、湖北、四川等地。《纲目彩图》《中药志》《药典图鉴》认为本品为防己科植物粉防己 *Stephania tetrandra* S. Moore。分布于陕西、甘肃、湖北、四川等地。《中华本草》认为本品为防己科植物木防己 *Cocculus orbiculatus* (L.) DC.。分布于华北、华东、华中等地。《药典》收载防己药材为防己科植物粉防己的干燥根；秋季采挖，洗净，除去粗皮，晒至半干，切段，个大者再纵切，干燥。

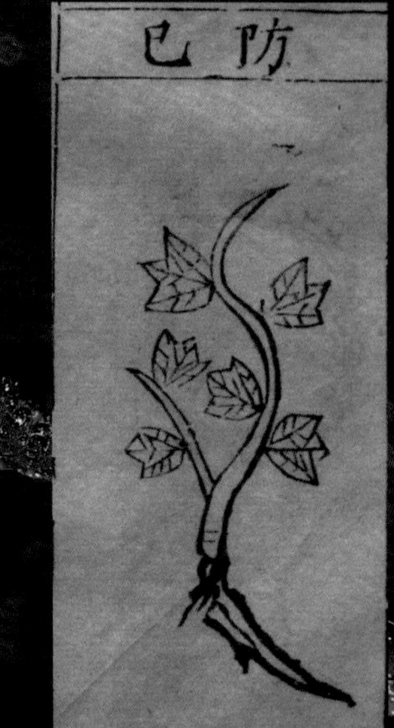


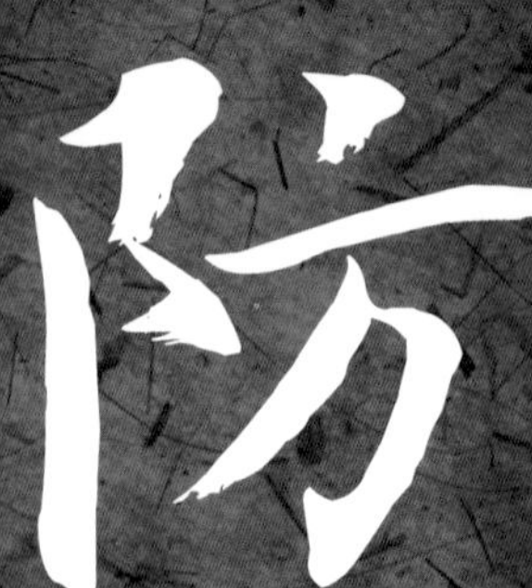

# 防己

《本经》中品

△异叶马兜铃（*Aristolochia kaempferi*）

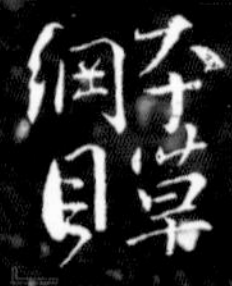

## ‖释名‖

**解离**本经**石解。**[时珍曰] 按东垣李杲云：防己如险健之人，幸灾乐祸，能首为乱阶，若善用之，亦可御敌。其名或取此义。解离，因其纹解也。

## ‖集解‖

[别录曰] 防己生汉中川谷。二月、八月采根，阴干。[当之曰] 其茎如葛蔓延。其根外白内黄，如桔梗，内有黑纹如车辐解者，良。[弘景曰] 今出宜都、建平。大而青白色、虚软者好，黑点木强者不佳。服食亦须之。[颂曰] 今黔中亦有之。但汉中出者，破之文作车辐解，黄实而香，茎梗甚嫩，苗叶小类牵牛。折其茎，一头吹之，气从中贯，如木通然。他处者青白虚软，又有腥气，皮皱，上有丁足子，名木防己。苏恭言木防己不任用。而古方张仲景治伤寒有增减木防己汤，及防己地黄汤、五物防己汤、黄芪六物等汤。孙思邈治遗尿小便涩，亦有三物木防己汤。[藏器曰] 如陶所说，汉、木二防己，即是根苗为名。

## ‖修治‖

[敩曰] 凡使勿用木条，色黄、腥、皮皱、上有丁足子，不堪用。惟要心有花文黄色者，细剉，以车前草根相对蒸半日，晒干取用。[时珍曰] 今人多去皮剉，酒洗晒干用。

## ‖气味‖

**辛，平，无毒。**[别录曰] 苦，温。[普曰] 神农：辛。黄帝、岐伯、桐君：苦，无毒。李当之：大寒。[权曰] 苦，有小毒。[元素曰] 大苦、辛，寒。阴也，泄也。[之才曰] 殷蘖为之使。杀雄黄毒。恶细辛。畏萆薢、女菀、卤碱。伏消石。

## ‖主治‖

**风寒温疟，热气诸痫，除邪，利大小便。**本经。**疗水肿风肿，去膀胱热，伤寒热邪气，中风手脚挛**

**急，通腠理，利九窍，止泄，散痈肿恶结，诸病疥癣虫疮。**别录。**治湿风，口面㖞斜，手足拘痛，散留痰，肺气喘嗽。**甄权。**治中下湿热肿，泄脚气，行十二经。**元素。**木防己：主治男子肢节中风，毒风不语，散结气拥肿，温疟风水肿，去膀胱热。**甄权。

‖ **发明** ‖

[弘景曰] 防己是疗风水要药。[藏器曰] 治风用木防己，治水用汉防己。[元素曰] 去下焦湿肿及痛，并泄膀胱火邪，必用汉防己、草龙胆为君，黄檗、知母、甘草佐之。防己乃太阳本经药也。[杲曰] 本草·十剂云：通可去滞，通草、防己之属是也。夫防己大苦寒，能泻血中湿热，通其滞塞，亦能泻大便，补阴泻阳，助秋冬、泻春夏之药也。比之于人，则险而健者。辛灾乐祸，能首为乱阶。然善用之，亦可敌凶突险。此瞑眩之药也，故圣人存而不废。大抵闻其臭则可恶，下咽则令人身心烦乱，饮食减少。至于十二经有湿热壅塞不通，及下注脚气，除膀胱积热而庇其基本，非此药不可，真行经之仙药，无可代之者。若夫饮食劳倦，阴虚生内热，元气谷食已亏，以防己泄大便，则重亡其血，此不可用一也。如人大渴引饮，是热在上焦肺经气分，宜渗泄，而防己乃下焦血分药，此不可用二也。外伤风寒，邪传肺经，气分湿热，而小便黄赤，乃至不通，此上焦气病，禁用血药，此不可用三也。大抵上焦湿热者皆不可用。下焦湿热流入十二经，致二阴不通者，然后审而用之。

‖ **附方** ‖

旧三，新九。**皮水胕肿**按之没指，不恶风，水气在皮肤中，四肢聂聂动者，防己茯苓汤主

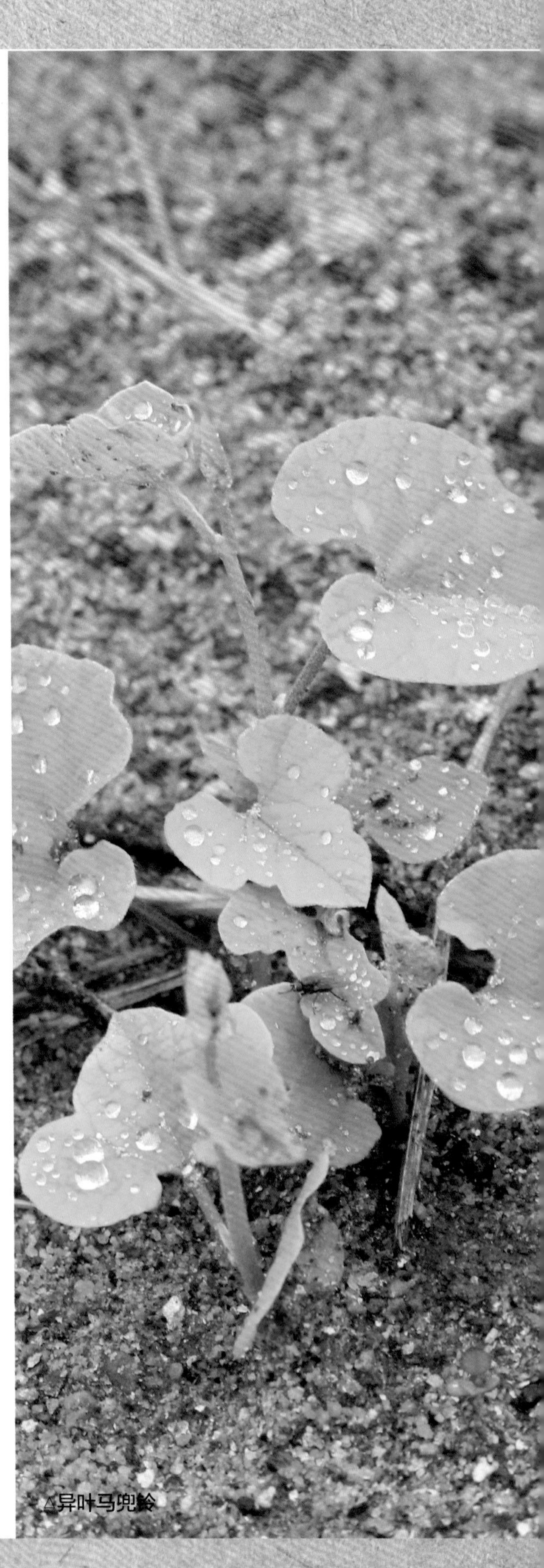

△异叶马兜铃

之。防己、黄芪、桂枝各三两，茯苓六两，甘草二两，每服一两，水一升，煎半升服，日二服。张仲景方。**风水恶风**汗出身重，脉浮，防己黄芪汤主之。防己一两，黄芪二两二钱半，白术七钱半，炙甘草半两，剉散。每服五钱，生姜四片，枣一枚，水一盏半，煎八分，温服。良久再服。腹痛加芍药。仲景方。**风湿相搏**关节沉痛，微肿恶风。方同上。**小便淋涩**三物木防己汤：用木防己、防风、葵子各二两，㕮咀，水五升，煮二升半，分三服。千金方。**膈间支饮**其人喘满，心下痞坚，面黧黑，其脉沉紧，得之数十日，医吐下之不愈，木防己汤主之。虚者即愈，实者三日，复与之不愈，去石膏，加茯苓、芒消主之。用木防己三两，人参四两，桂枝二两，石膏鸡子大十二枚，水六升，煮二升，分服。张仲景方。**伤寒喘急**防己、人参等分，为末。桑白汤服二钱，不拘老小。**肺痿喘嗽**汉防己末二钱，浆水一盏，煎七分，细呷。儒门事亲。**肺痿咯血**多痰者。汉防己、葶苈等分，为末。糯米饮每服一钱。古今录验。**鼻衄不止**生防己末，新汲水服二钱，仍以少许嗜之。圣惠方。**霍乱吐利**防己、白芷等分，为末。新汲水服二钱。圣惠方。**目睛暴痛**防己酒浸三次，为末。每一服二钱，温酒下。摘玄方。**解雄黄毒**防己煎汁服之。

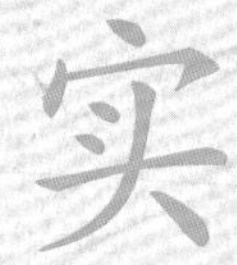

‖ **主治** ‖

**脱肛。焙研。煎饮代茶。**肘后。

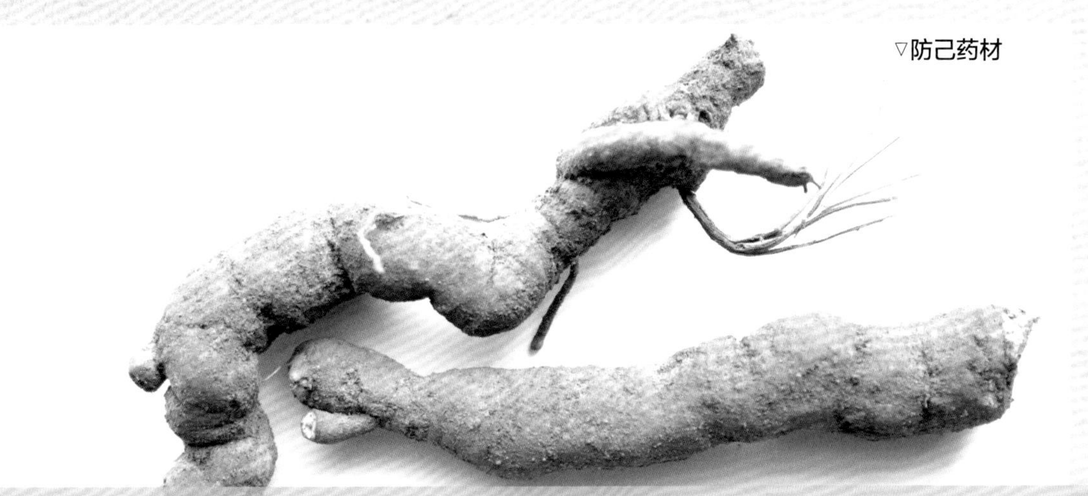

▽防己药材

粉防己 *Stephania tetrandra* ITS2 条形码主导单倍型序列：

1 CGTGACGCAC CACAACCCAC CCTGTGCGGG GAGGGAGTGG AGATTGGCCT CCCGCGACGA AAGCACGGCT GGCTGAAATC
81 GTAGCCCCGG CGCCAGGACG ACGCGATCAG TGGTGGTTGA CGAGAATCCT TGTCAAGCAA GTGACGCGGT CGGAGCGGCA
161 CGCATCAGGG CGGAGCACCC ATTTCTTATA CCTTGCGACC CC

‖ **基原** ‖

据《纲目图鉴》《纲目彩图》等综合分析考证，本品为木通科植物木通 *Akebia quinata* (Thunb.) Decne.。分布于陕西、山东、江苏、安徽、四川等地。《中华本草》认为还包括同属植物三叶木通 *A. trifoliata* (Thunb.) Koidz. 和白木通 *A. trifoliata* (Thunb.)Koidz. var. *australis*（Diels）Rehd.。《药典》收载木通药材为木通科植物木通、三叶木通或白木通的干燥藤茎；秋季采收，截取茎部，除去细枝，阴干。

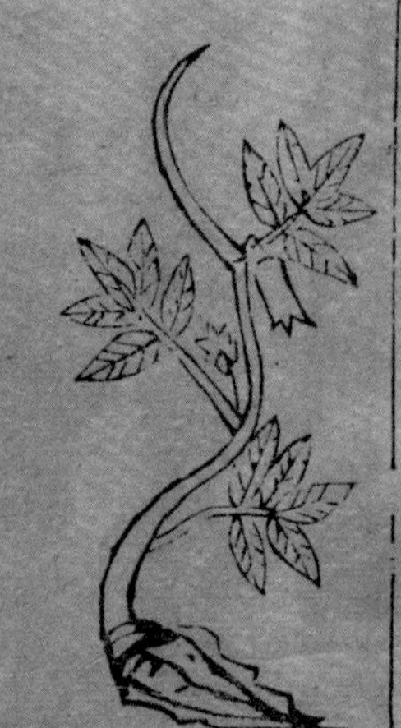


# 通草

《本经》中品

△通草

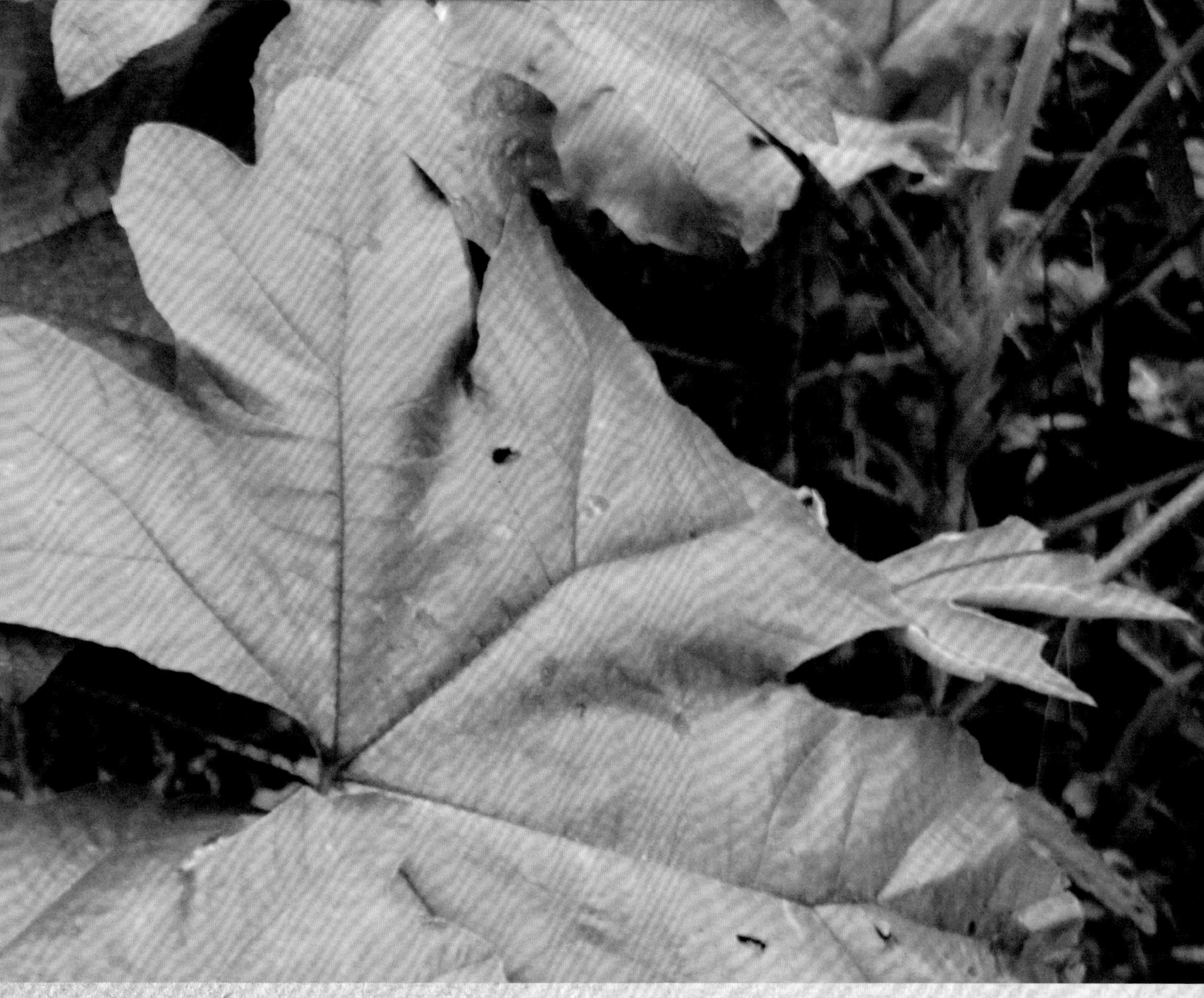

‖ **释名** ‖

**木通**士良 **附支**本经 **丁翁**吴普 **万年藤**甄权 **子名燕覆。**[时珍曰] 有细细孔，两头皆通，故名通草，即今所谓木通也。今之通草，乃古之通脱木也。宋本草混注为一，名实相乱，今分出之。

‖ **集解** ‖

[别录曰] 通草生石城山谷及山阳。正月、二月采枝，阴干。[弘景曰] 今出近道。绕树藤生，汁白。茎有细孔，两头皆通。含一头吹之，则气出彼头者良。或云即葍藤茎也。[恭曰] 此物大者径三寸，每节有二三枝，枝头有五叶。子长三四寸，核黑瓤白，食之甘美，南人谓为燕覆子。或名乌覆子。遇七八月采之。[藏器曰] 江东人呼为畜葍子，江西人呼为拿子，如算袋。瓤黄子黑，食之去皮。苏云色白者，乃猴葍也。[颂曰] 今泽、潞、汉中、江淮、湖南州郡亦有之。藤生，蔓大如指，其茎干大者径三寸。一枝五叶，颇类石韦，又似芍药。三叶相对。夏秋开紫花，亦有白花

者。结实如小木瓜，食之甘美，即陈士良本草所谓桴棪子也。其枝今人谓之木通，而俗间所谓通草，乃通脱木也。古方所用通草，皆今之木通，其通脱木稀有用者。或以木通为葡萄苗者，非矣。按张氏燕吴行纪载：扬州甘泉东院两廊前有通草，其形如椿，少叶，子垂梢际，如苦楝。与今所说不同，或别一物也。[时珍曰] 今之木通，有紫、白二色：紫者皮厚味辛，白者皮薄味淡。本经言味辛，别录言味甘，是二者皆能通利也。

‖ **气味** ‖

**辛，平，无毒。**[别录曰] 甘。[权曰] 微寒。[普曰] 神农、黄帝：辛。雷公：苦。[杲曰] 味甘而淡，气平味薄。降也，阳中阴也。

‖ **主治** ‖

**除脾胃寒热，通利九窍血脉关节，令人不忘。去恶虫。**本经。**疗脾疸，常欲眠，心烦哕，出音声，治耳聋，散痈肿诸结不消，及金疮恶疮，鼠瘘踒折，齆鼻息肉，堕胎，去三虫。**别录。**治五淋，利小便，开关格，治人多睡，主水肿浮大。**甄权。**利诸经脉寒热不通之气。**诜。**理风热，小便数急疼，小腹虚满，宜煎汤并葱食之有效。**士良。**安心除烦，止渴退热，明耳目，治鼻塞，通小肠，下水，破积聚血块，排脓，治疮疖，止痛，催生下胞，女人血闭，月候不匀，天行时疾，头痛目眩，羸劣乳结，及下乳。**大明。**利大小便，令人心宽，下气。**藏器。**主诸瘘疮，喉痹咽痛，浓煎含咽。**珣。**通经利窍，导小肠火。**杲。

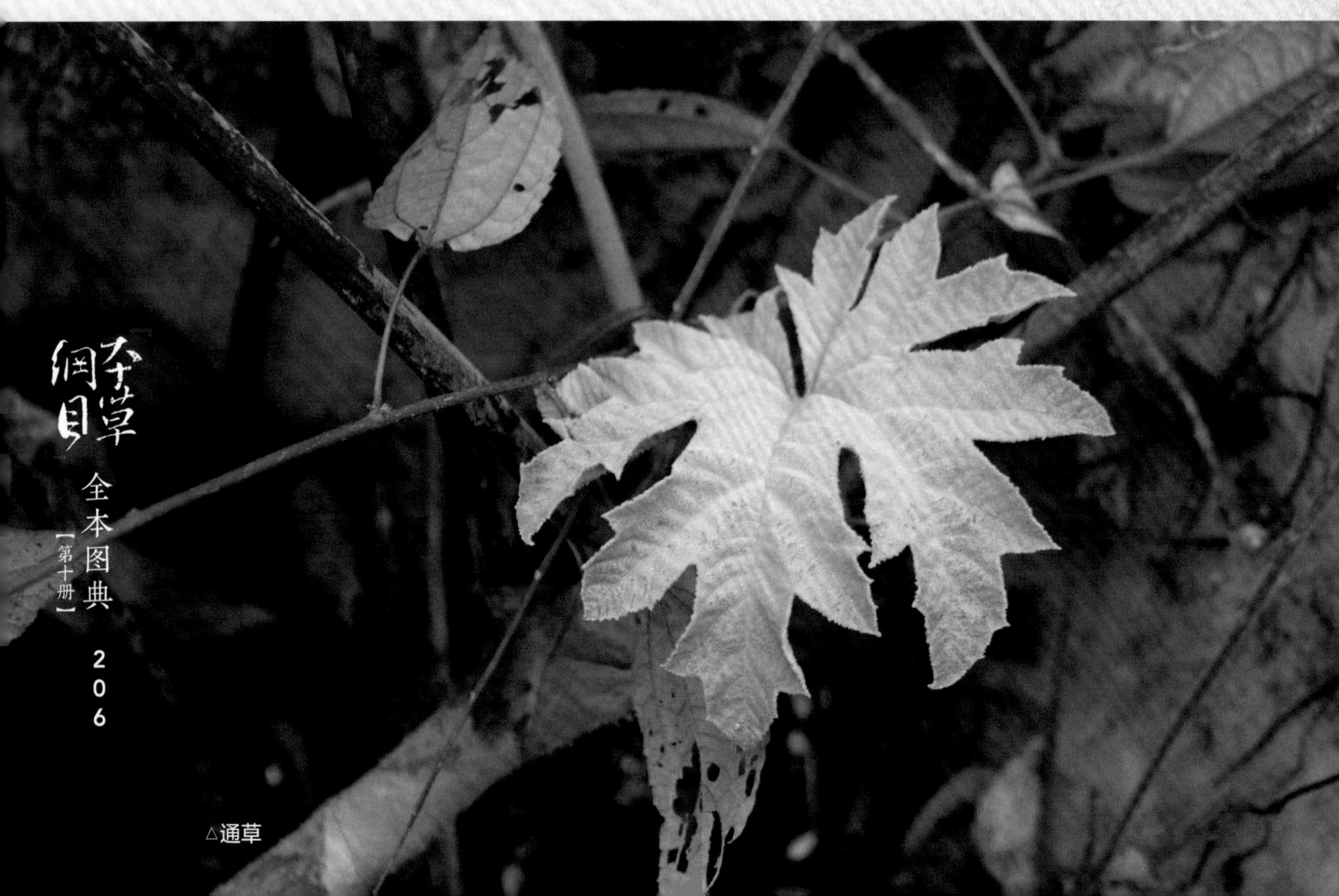

△通草

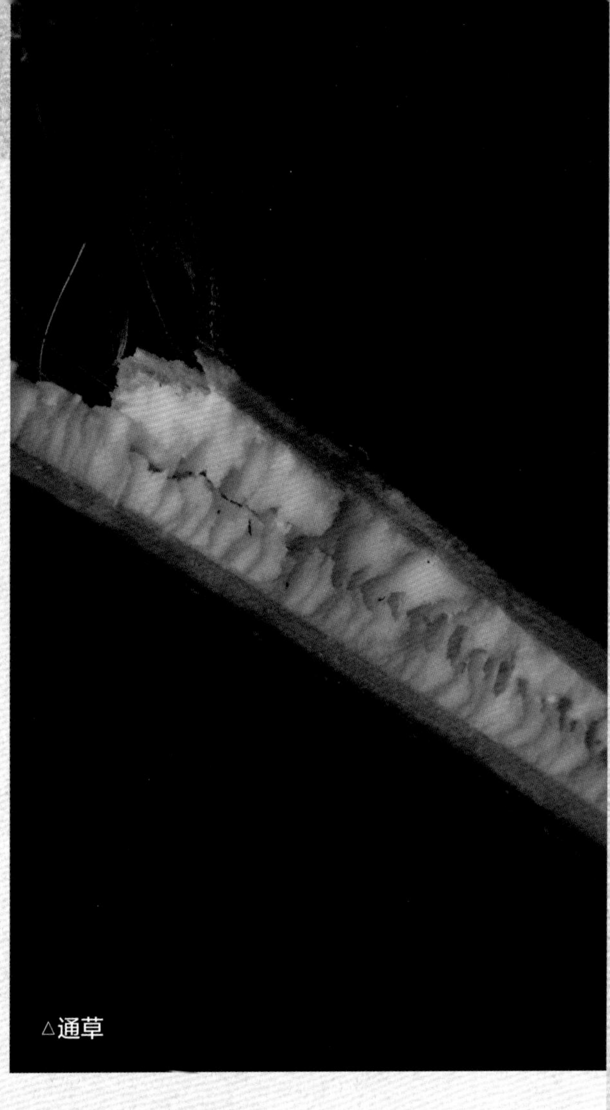
△通草

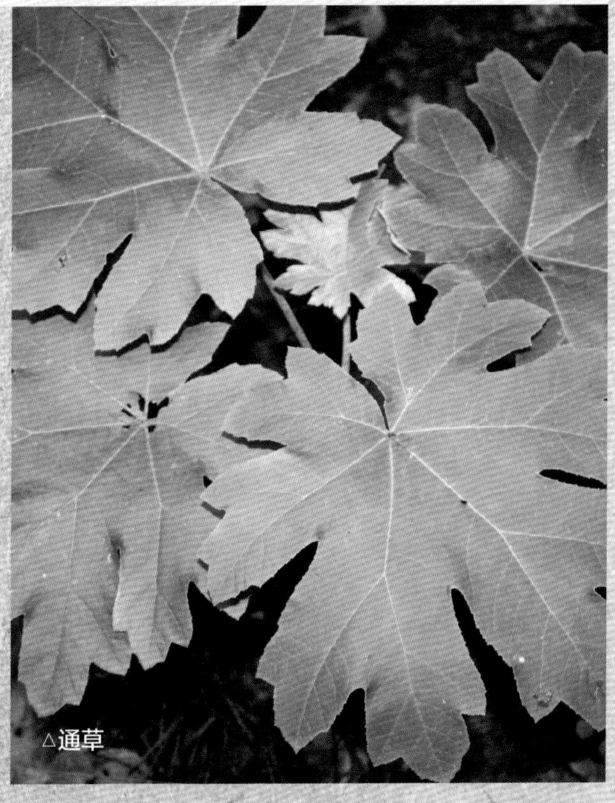
△通草

## ‖发明‖

[杲曰] 本草十剂，通可去滞，通草、防己之属是也。夫防己大苦寒，能泻血中湿热之滞，又通大便。通草甘淡，能助西方秋气下降，利小便，专泻气滞也。肺受热邪，津液气化之原绝，则寒水断流；膀胱受湿热，癃闭约缩，小便不通，宜此治之。其癥胸中烦热，口燥舌干，咽干，大渴引饮，小便淋沥，或闭塞不通，胫酸脚热，并宜通草主之。凡气味与之同者，茯苓、泽泻、灯草、猪苓、琥珀、瞿麦、车前子之类，皆可以渗湿利小便，泄其滞气也。又曰：木通下行，泄小肠火，利小便，与琥珀同功，无他药可比。[时珍曰] 木通手厥阴心包络、手足太阳小肠、膀胱之药也。故上能通心清肺，治头痛，利九窍；下能泄湿热，利小便，通大肠，治遍身拘痛。本经及别录皆不言及利小便治淋之功，甄权、日华子辈始发扬之。盖其能泄丙丁之火，则肺不受邪，能通水道。水源既清，则津液自化，而诸经之湿与热，皆由小便泄去。故古方导赤散用之，亦泻南补北、扶西抑东之意。杨仁斋直指方言：人遍身胸腹隐热，疼痛拘急，足冷，皆是伏热伤血。血属于心，宜木通以通心窍，则经络流行也。

## ‖附方‖

旧二，新一。**心热尿赤**面赤唇干，咬牙口渴。导赤散：用木通、生地黄、炙甘草等分，入竹叶七片，水煎服。钱氏方。**妇人血气**木通浓煎三五盏，饮之即通。孟诜本草。**金疮踒折**通草煮汁酿酒，日饮。**鼠瘘不消**方同上。

## 根

‖**主治**‖

**项下瘿瘤。**甄权。

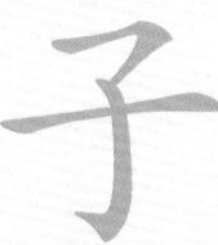

## 子

‖**气味**‖

**甘，寒，无毒。**[诜曰] 平。南人多食之，北人不知其功。

‖**主治**‖

**厚肠胃，令人能食，下三焦恶气，续五脏断绝气，使语声足气，通十二经脉。和核食之。**孟诜。**除三焦客热，胃口热闭，胃不下食。**士良。**止渴，利小便。**时珍。

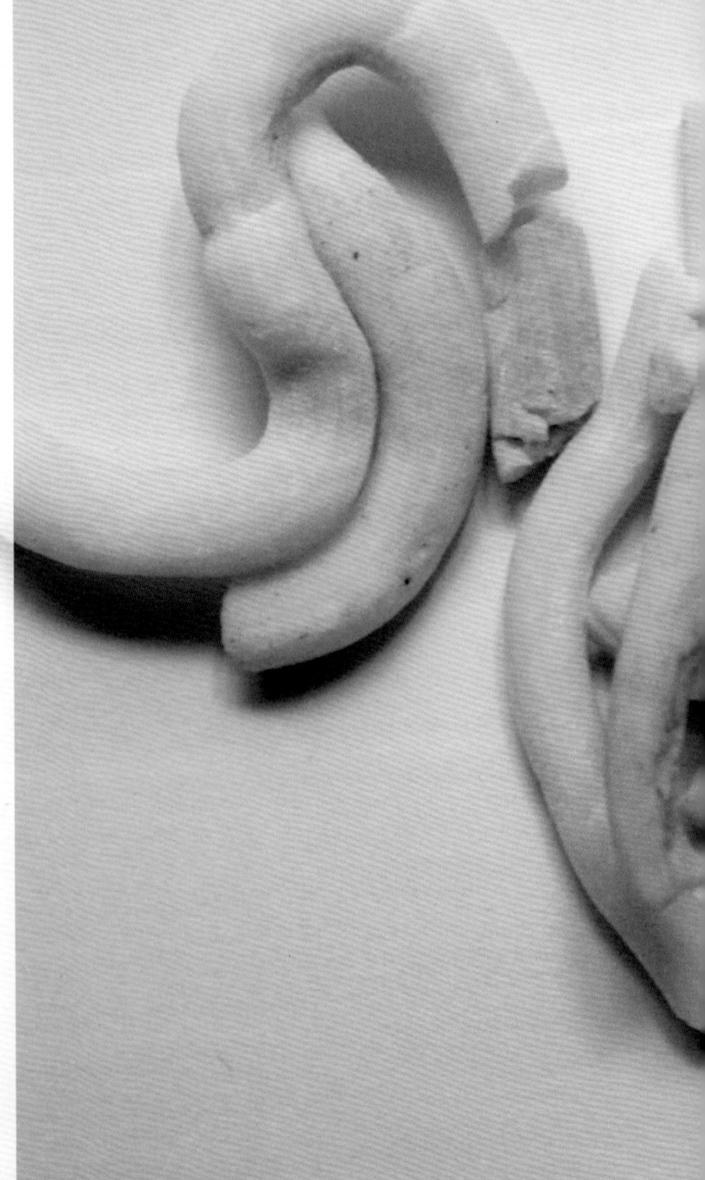

△通草饮片

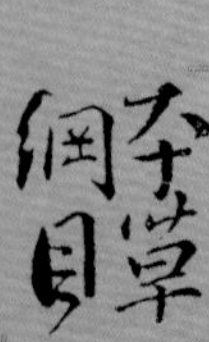

木通 *Akebia quinata* ITS2 条形码主导单倍型序列：

1 AGCATCGCGT CACCCCCCGA CTCCGTCGTC TCGGAGCCGC GCGGGTGGAG ATTGGCCCCC CGTGCGTCGC GCGGTCGGCC
81 CAAAAAAGAG CCCTTGACGG CCGGTGTCAC GATCAGTGGT GGTTGACGTG CCTCTTTCCG GAGATGGATG TCGTGCCCGC
161 TGCGTCGTCG AACGGGCCAC GCGGACCTTG TCGGTGCTCA CGGAGCACTC GTCCTG

三叶木通 *Akebia trifoliata* ITS2 条形码主导单倍型序列：

1 AGCATCGCGT CACCCCCCGA CTCCGTCGTC TCGGAGCCGC GCGGGTGGAG ATTGGCCCCC CGTGCGTCGC GCGGTCGGCC
81 CAAAAACGAG CCCTTGACGG CCGGTGTCAC GATCAGTGGT GGTTGACGTG CCTCTTTCCG GAGATGGATG TCGTGCCCGC
161 TGCGTCGTCA AACGGGCCAC GCGGACCTTT TCGGTGCTCA CGGAGCACTC GTCCTG

白木通 *Akebia trifoliata* var. *australis* ITS2 条形码主导单倍型序列：

1 AGCATCGCGT CACCCCCCGA CTCCGTCGTC TCGGAGCCGC GCGGGTGGAG ATTGGCCCCC CGTGCGTCGC GCGGTCGGCC
81 CAAAAACGAG CCCTTGACGG CCGGTGTCAC GATCAGTGGT GGTTGACGTG CCTCTTTCCG GAGATGGATG TCGTGCCCGC
161 TGCGTCGTCA AACGGGCCAC GCGGACCTTT TCGGTGCTCA CGGAGCACTC GTCCTG

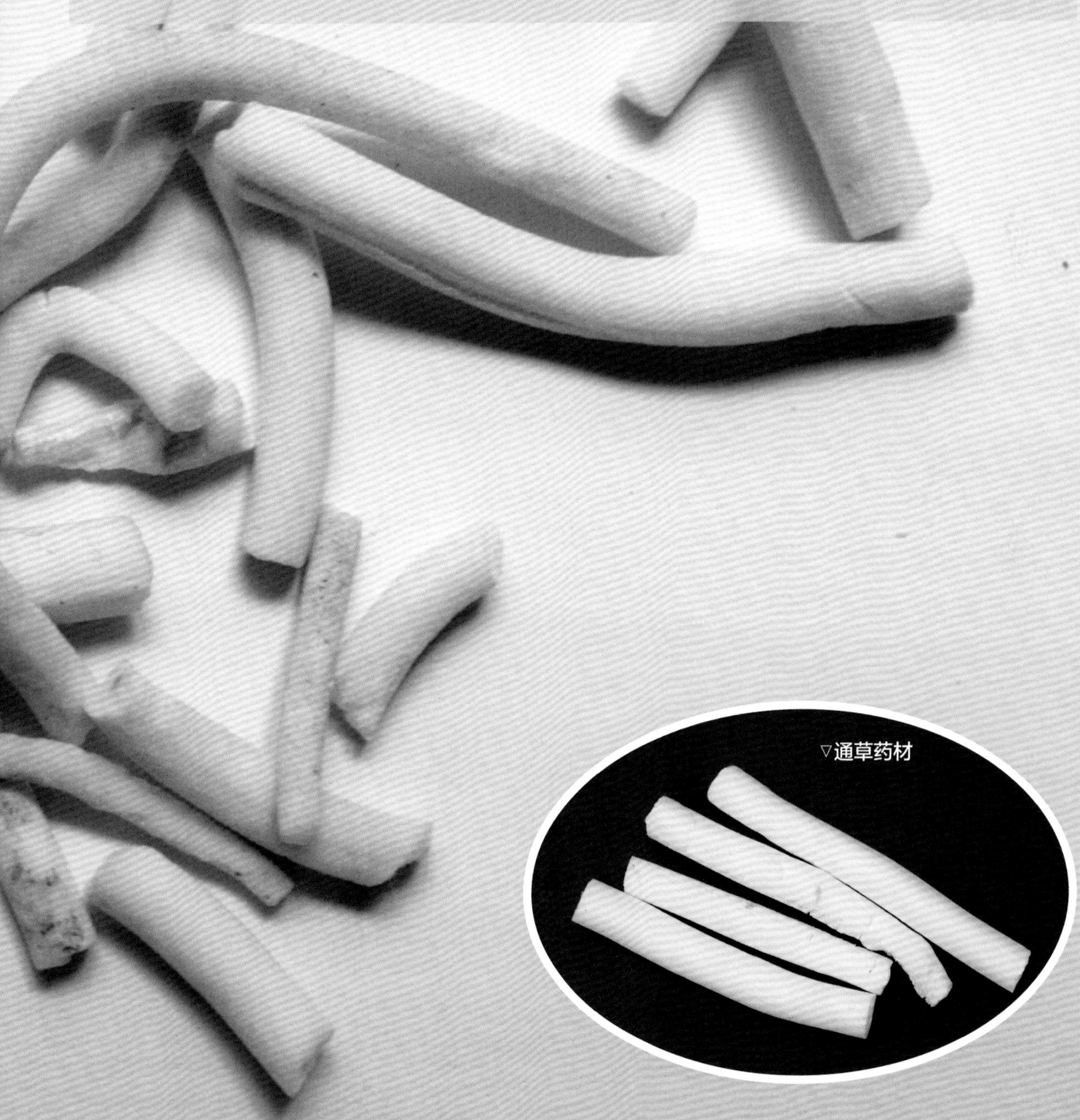

▽通草药材

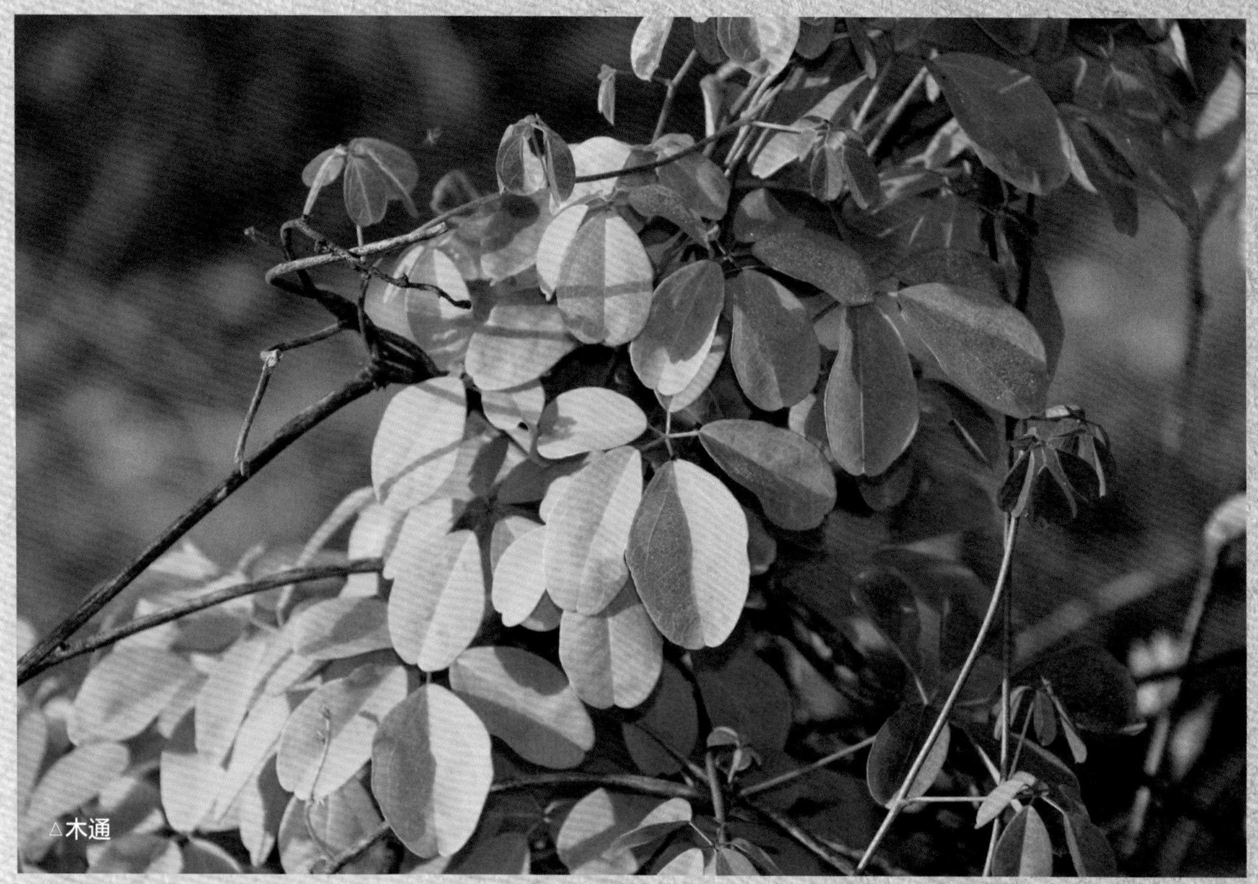
△木通

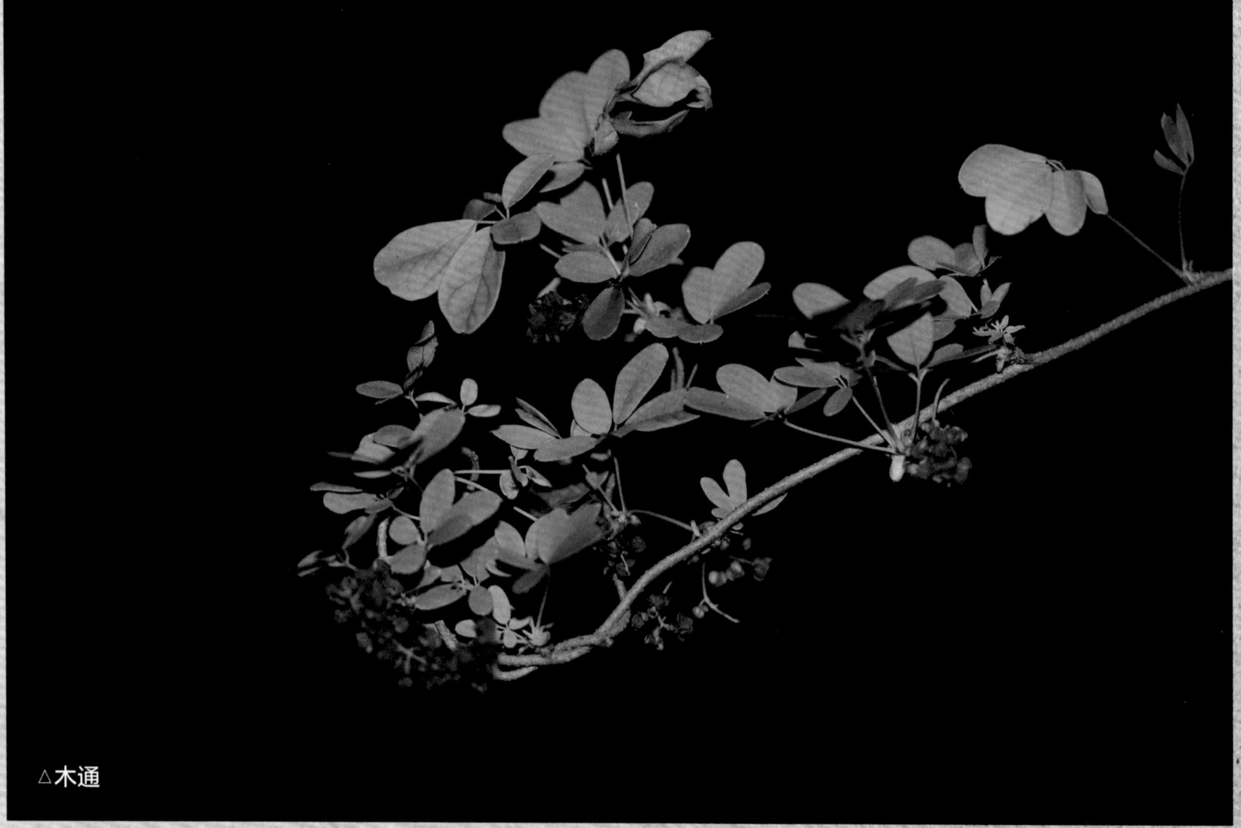
△木通

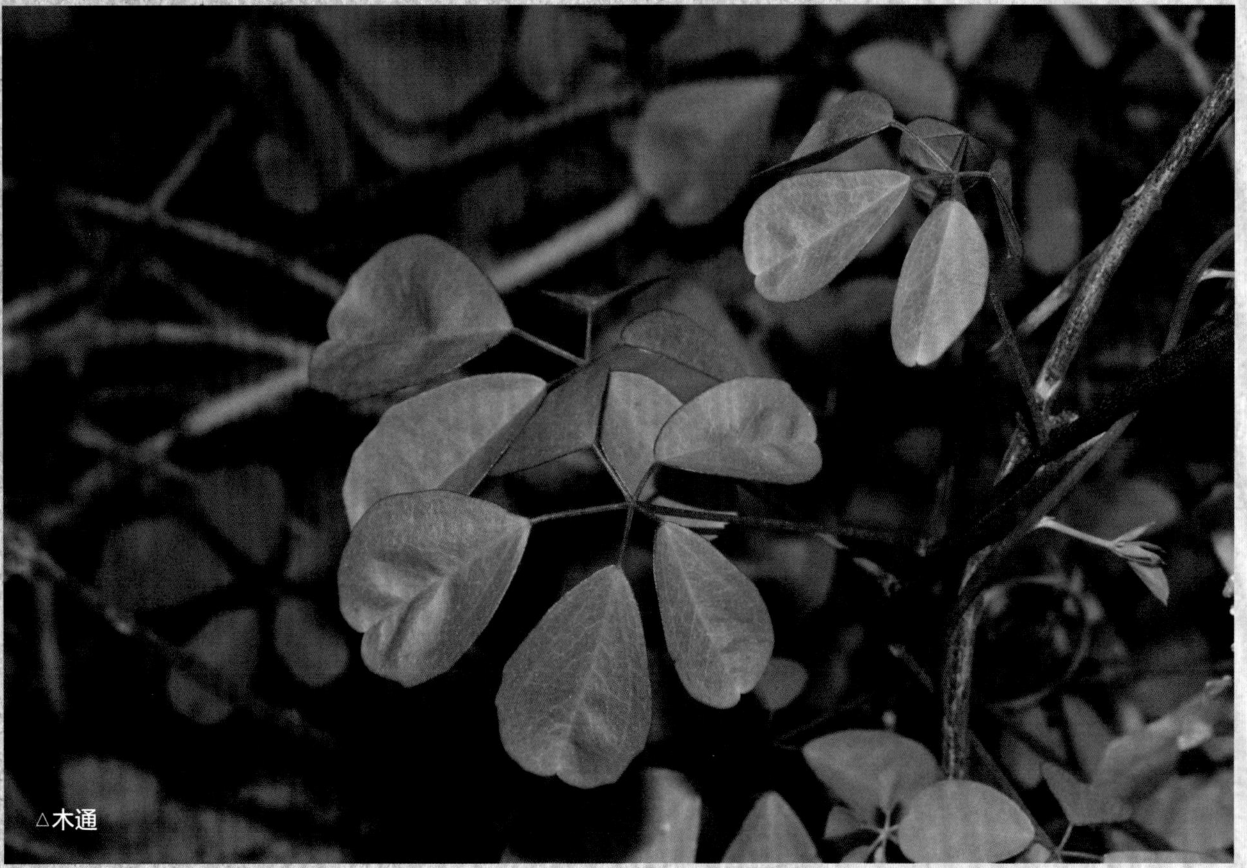

△木通

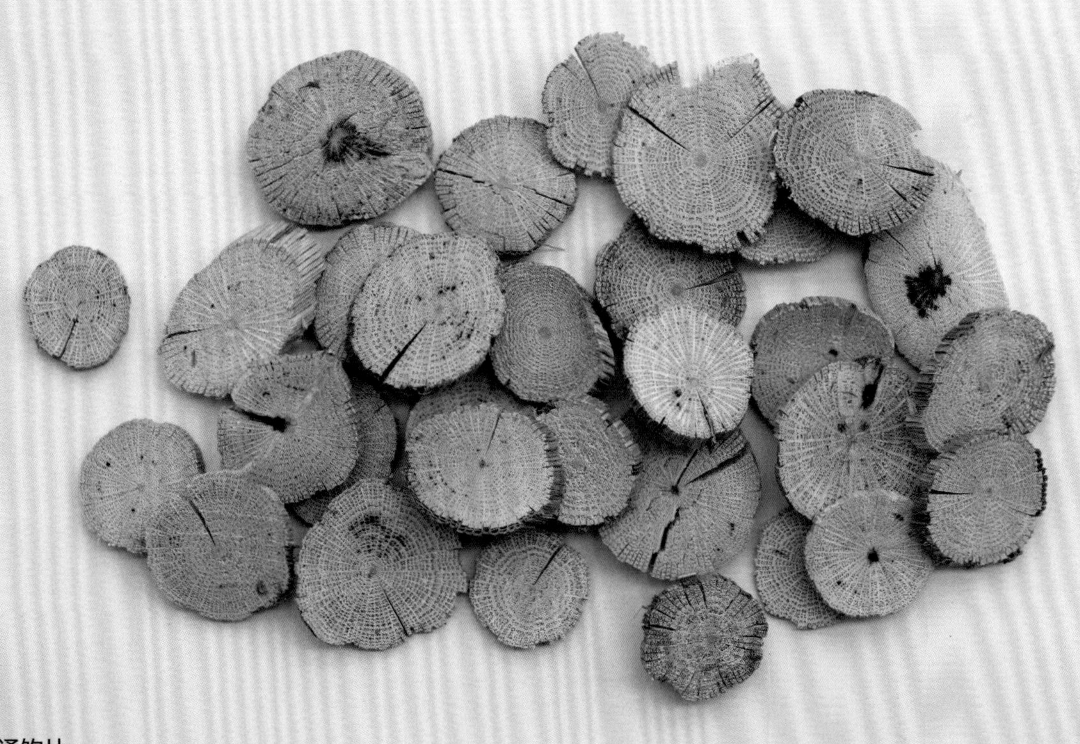

△木通饮片

# 通脱木

《法象》

‖ **基原** ‖

据《纲目图鉴》《纲目彩图》《药典图鉴》《中华本草》等综合分析考证，本品为五加科植物通脱木 *Tetrapanax papyrifer*（Hook.）K. Koch，即现今的通草。分布于华东、华中、西南等地。《药典》收载通草药材为五加科植物通脱木的干燥茎髓；秋季割取茎，截成段，趁鲜取出髓部，理直，晒干。

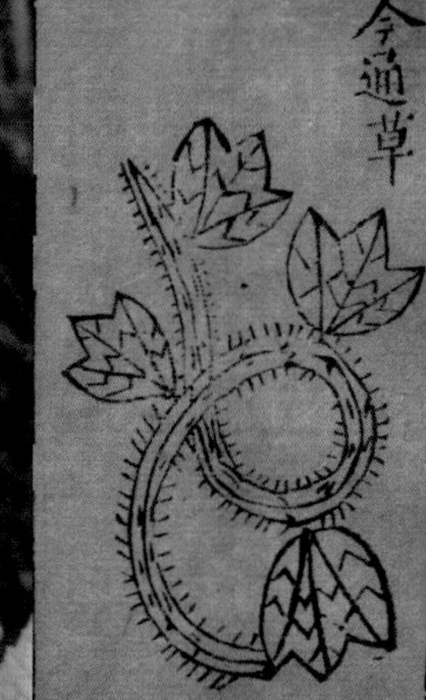

△通脱木（*Tetrapanax papyrifer*）

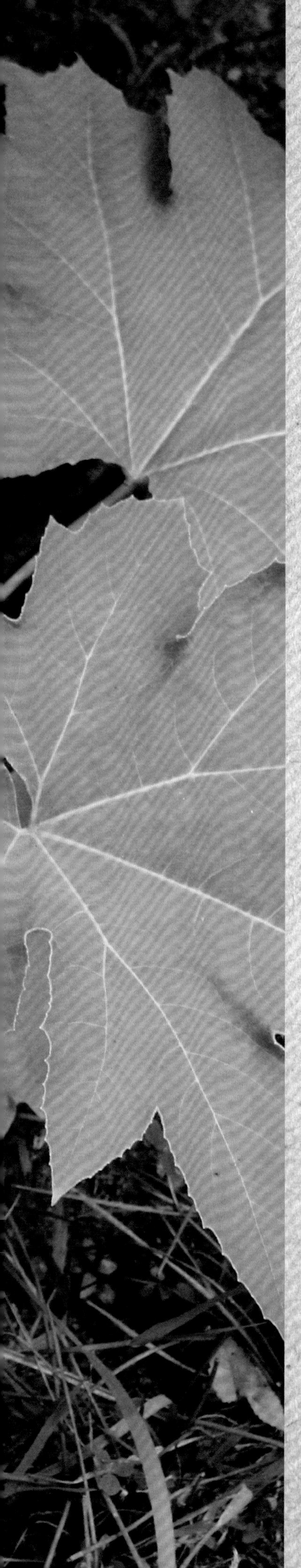

**‖释名‖**

**通草**纲目 **活莌**音夺 **离南**[颂曰] 尔雅：离南，活莌，即通脱也。山海经名寇脱。又名倚商。[杲曰] 阴窍涩而不利，水肿闭而不行，用之立通，因有通草之名。与木通同功。[嘉谟曰] 白瓤中藏，脱木得之，故名通脱。

**‖集解‖**

[藏器曰] 通脱木生山侧。叶似蓖麻。其茎空心，中有白瓤，轻白可爱，女人取以饰物，俗名通草。[颂曰] 郭璞言：生江南，高丈许，大叶似荷而肥，茎中瓤正白。今园圃亦有种莳者，或作蜜煎充果，食之甘美。[时珍曰] 蔓生山中，茎大者围数寸。

**‖气味‖**

**甘、淡，寒，无毒。**[杲曰] 甘，平。降也，阳中阴也。

**‖主治‖**

**利阴窍，治五淋，除水肿癃闭，泻肺。**李杲。**解诸毒虫痛。**苏颂。**明目退热，下乳催生。**汪机。

**‖发明‖**

[杲曰] 通草泻肺利小便，甘平以缓阴血也。与灯草同功。宜生用之。[时珍曰] 通草色白而气寒，味淡而体轻，故入太阴肺经，引热下降两利小便；入阳明胃经，通气上达而下乳汁。其气寒，降也；其味淡，升也。

**‖附方‖**

新一。**洗头风痛**新通草瓦上烧存性，研末二钱，热酒下。牙关紧者，斡口灌之。王璆百一选方。

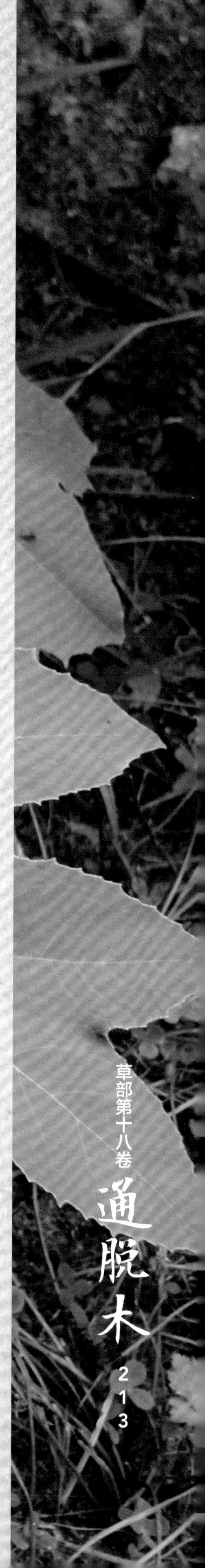

# 花上粉

‖ **主治** ‖

**诸虫瘘恶疮痔疾，纳之。**藏器。**疗瘰疬，及胸中伏气攻胃咽。**苏颂。

‖ **附录** ‖

**天寿根**图经　[颂曰] 出台州，每岁土贡。其性凉，治胸膈烦热，土人常用有效。

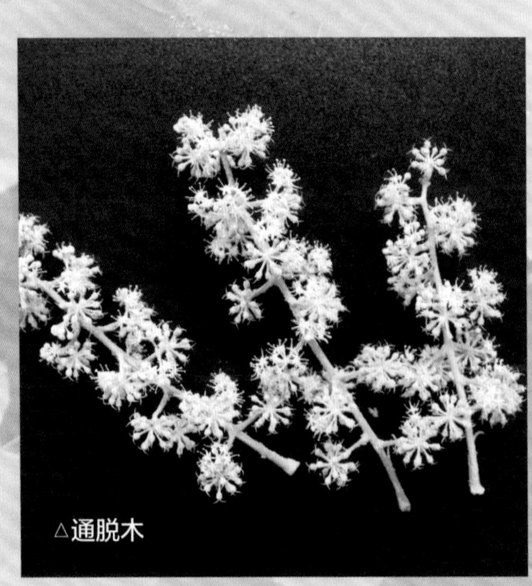

△通脱木

通脱木 *Tetrapanax papyrifer* ITS2 条形码主导单倍型序列：

1 CGCATCGCGT CGCCCCCACC CCGCACTACC TTATGGGAGT TGTGGTGGAG GGGCGGATAC TGGCCTCCCG TGTCTCACCG
81 CGCGGTTGGC CCAAATGTGA GTCCTTGGCG ACGGACGTCA CGACAAGTGG TGGTTGTAAA AAGCCTTCTT CTCCTGTCGT
161 GTGGTAACCC GTCGCTCCAA AAAGGTCACG TAACCCTATT GTGCCGTCCT CGACGCGCGC TCCGACTG

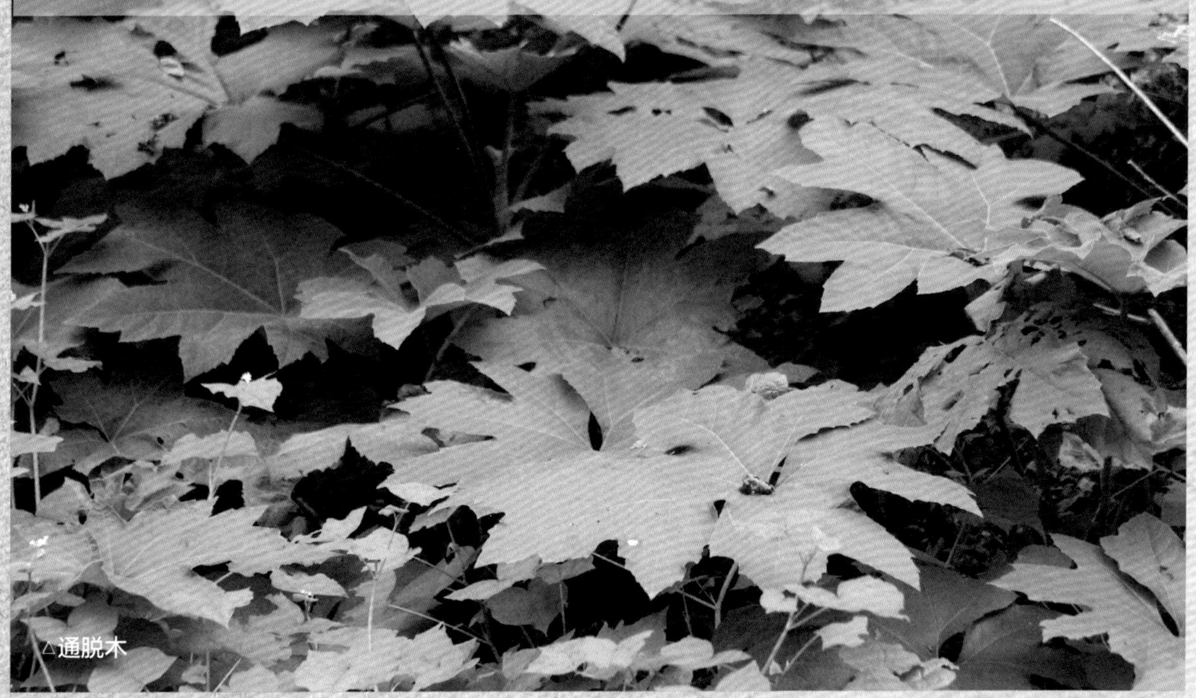

△通脱木

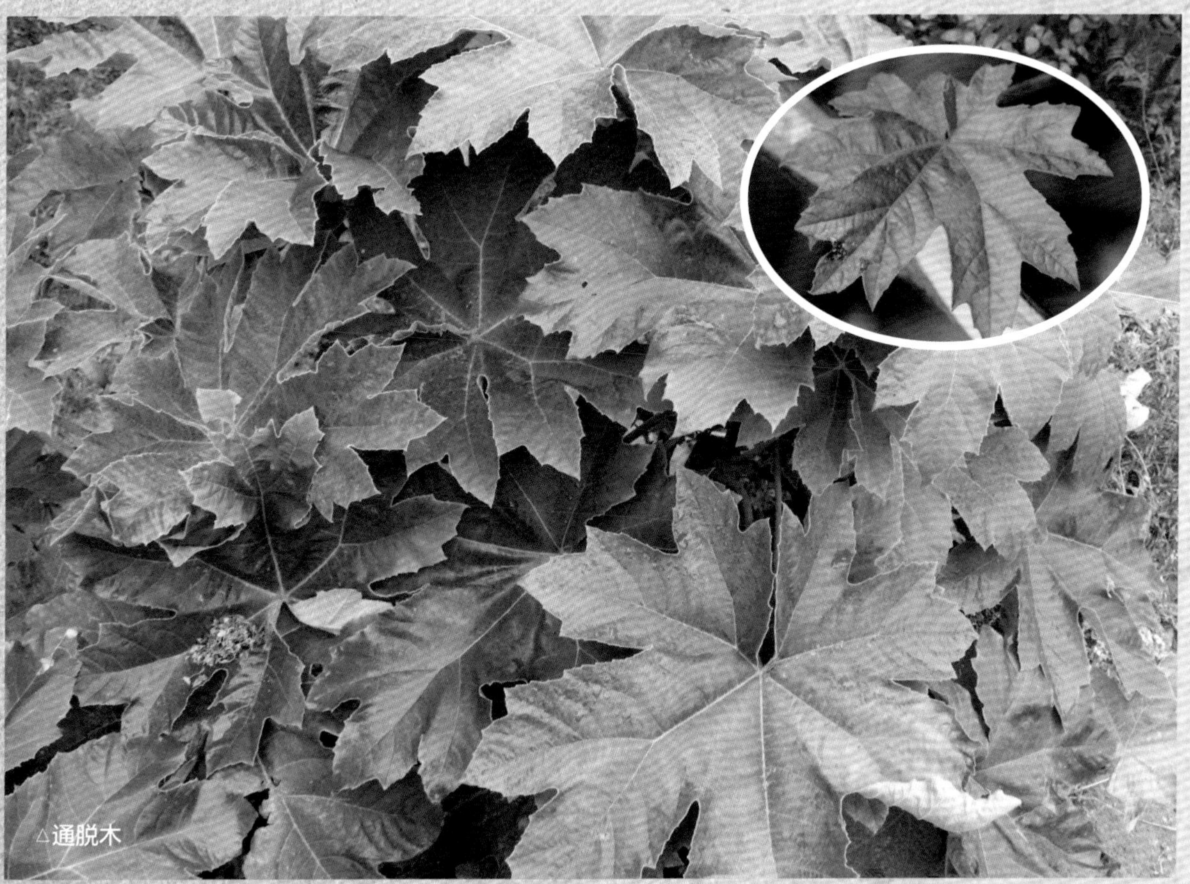

△通脱木

# 钩藤

《别录》下品

‖ **基原** ‖

据《纲目图鉴》《纲目彩图》《药典图鉴》等综合分析考证，本品为茜草科植物钩藤 *Unacaria rhynchophylla* (Miq.) Miq. ex Havil.。分布于陕西、甘肃、四川、云南，及长江以南至福建、广西、广东等地。《纲目彩图》《药典图鉴》《中华本草》认为还包括大叶钩藤 *U. macrophylla* Wall. 等多种同属植物。《药典》收载钩藤药材茜草科植物钩藤、大叶钩藤、毛钩藤 *U. hirsuta* Havil.、华钩藤 *U. sinensis* (Oliv.) Havil. 或无柄果钩藤 *U. sessilifructus* Roxb. 的干燥带钩茎枝；秋、冬二季采收，去叶，切段，晒干。

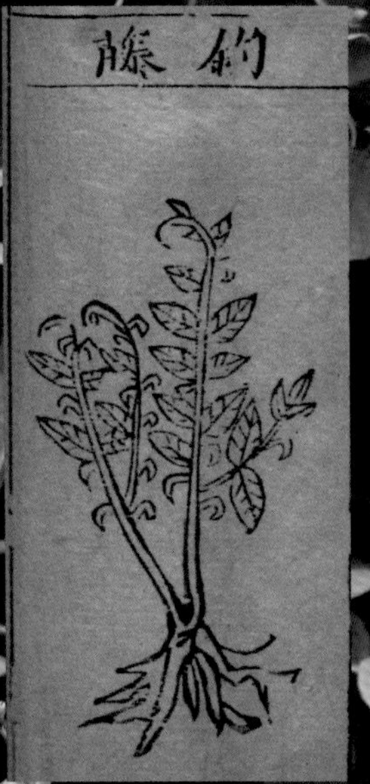

钓藤

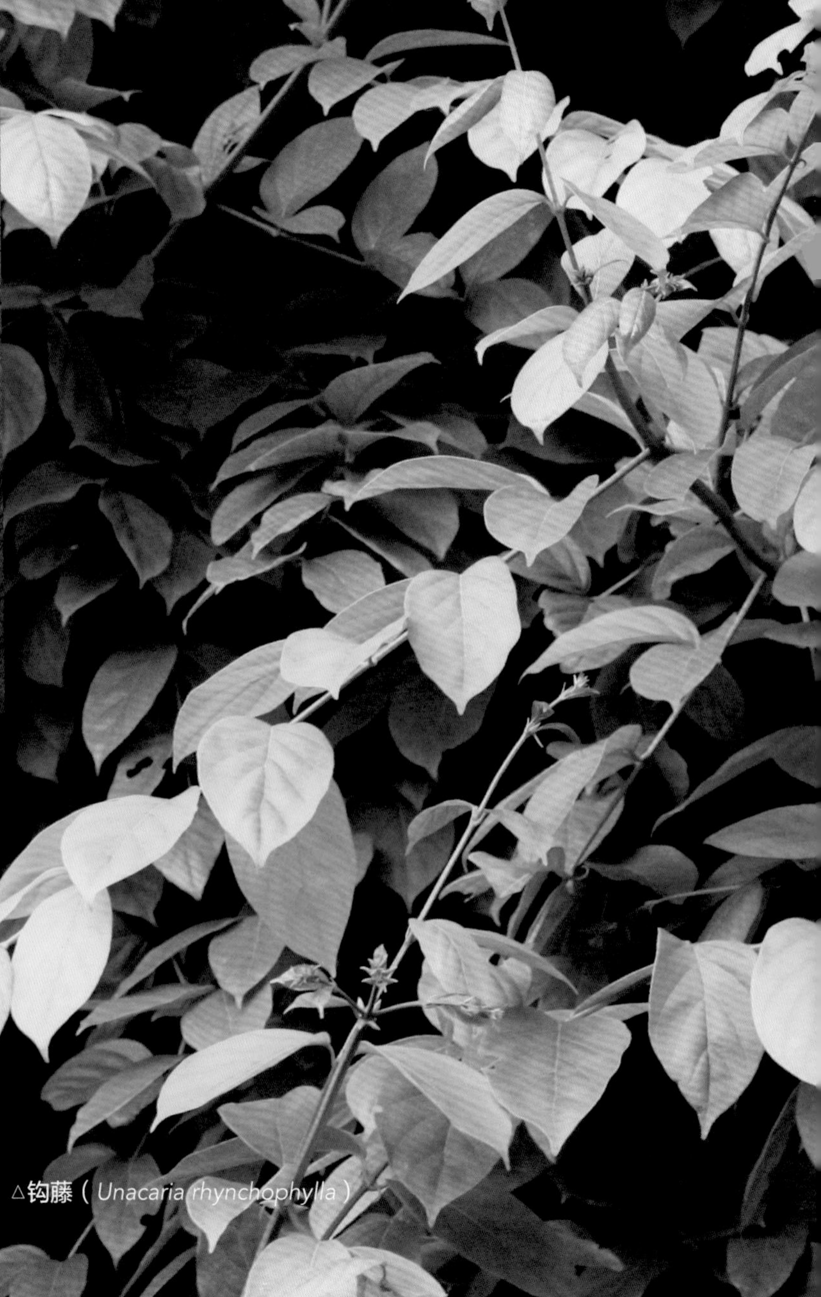

△钩藤（*Unacaria rhynchophylla*）

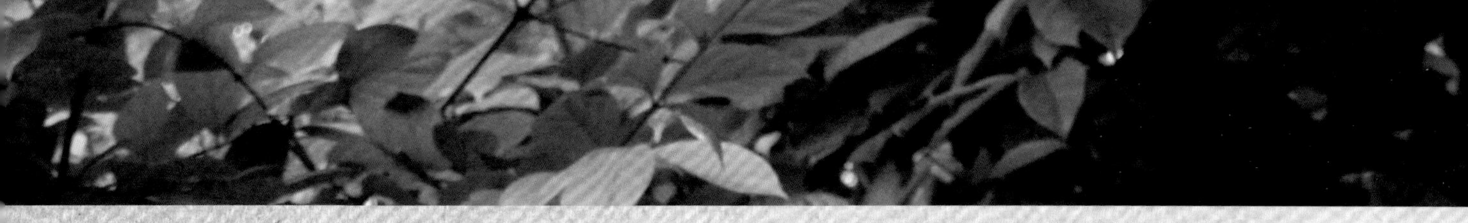

**校正：**自木部移入此。

‖ **释名** ‖

[弘景曰] 出建平。亦作吊藤。疗小儿，不入余方。[时珍曰] 其刺曲如钓钩，故名。或作吊，从简耳。

‖ **集解** ‖

[恭曰] 钓藤出梁州。叶细长，其茎间有刺，若钓钩。[颂曰] 今秦中兴元府有之。三月采。[宗奭曰] 湖南、湖北、江南、江西山中皆有之。藤长八九尺或一二丈，大如拇指，其中空。小人用致酒瓮中，盗取酒，以气吸之，涓涓不断。[时珍曰] 状如葡萄藤而有钩，紫色。古方多用皮，后世多用钩，取其力锐尔。

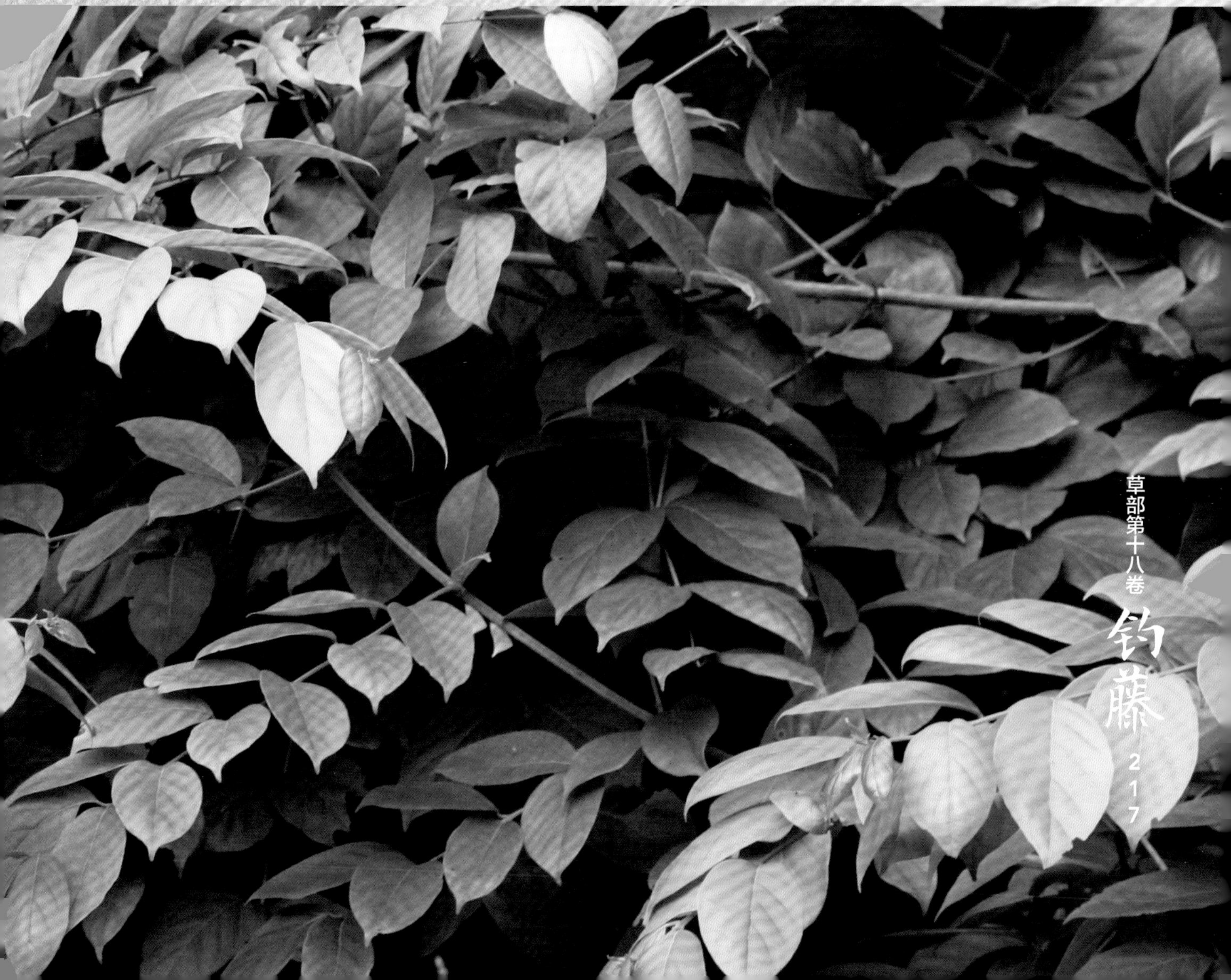

‖ **气味** ‖

**甘，微寒，无毒。**[保升曰] 苦。[权曰] 甘，平。[时珍曰] 初微甘，后微苦，平。

‖ **主治** ‖

**小儿寒热，十二惊痫。**别录。**小儿惊啼，瘈疭热拥，客忤胎风。**权。**大人头旋目眩，平肝风，除心热，小儿内钓腹痛，发斑疹。**时珍。

‖ **发明** ‖

[时珍曰] 钓藤，手足厥阴药也。足厥阴主风，手厥阴主火。惊痫眩运，皆肝风相火之病。钓藤通心包于肝木，风静火息，则诸证自除。或云：入数寸于小麦中蒸熟，喂马易肥。

‖ **附方** ‖

新三。**小儿惊热**钓藤一两，消石半两，甘草炙一分，为散。每服半钱，温水服，日三服。名延龄散。圣济录。**卒得痫疾**钓藤、甘草炙各二钱。水五合，煎二合。每服枣许，日五、夜三度。圣惠方。**斑疹不快**钓藤钩子、紫草茸等分，为末。每服一字或半钱，温酒服。钱氏方。

‖ **附录** ‖

**倒挂藤**拾遗　[藏器曰] 味苦，无毒。主一切老血，及产后诸疾，结痛，血上欲死，煮汁服之。生深山，有逆刺如悬钩，倒挂于树，叶尖而长。

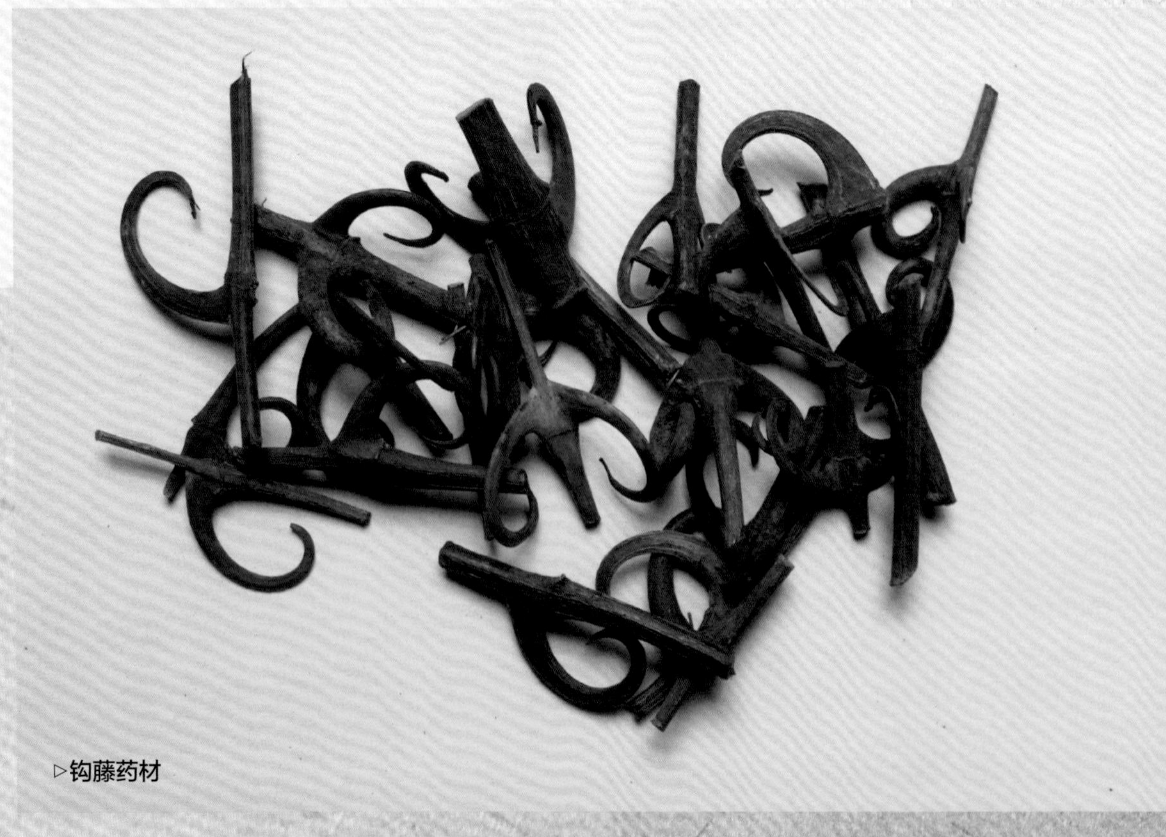

▷钩藤药材

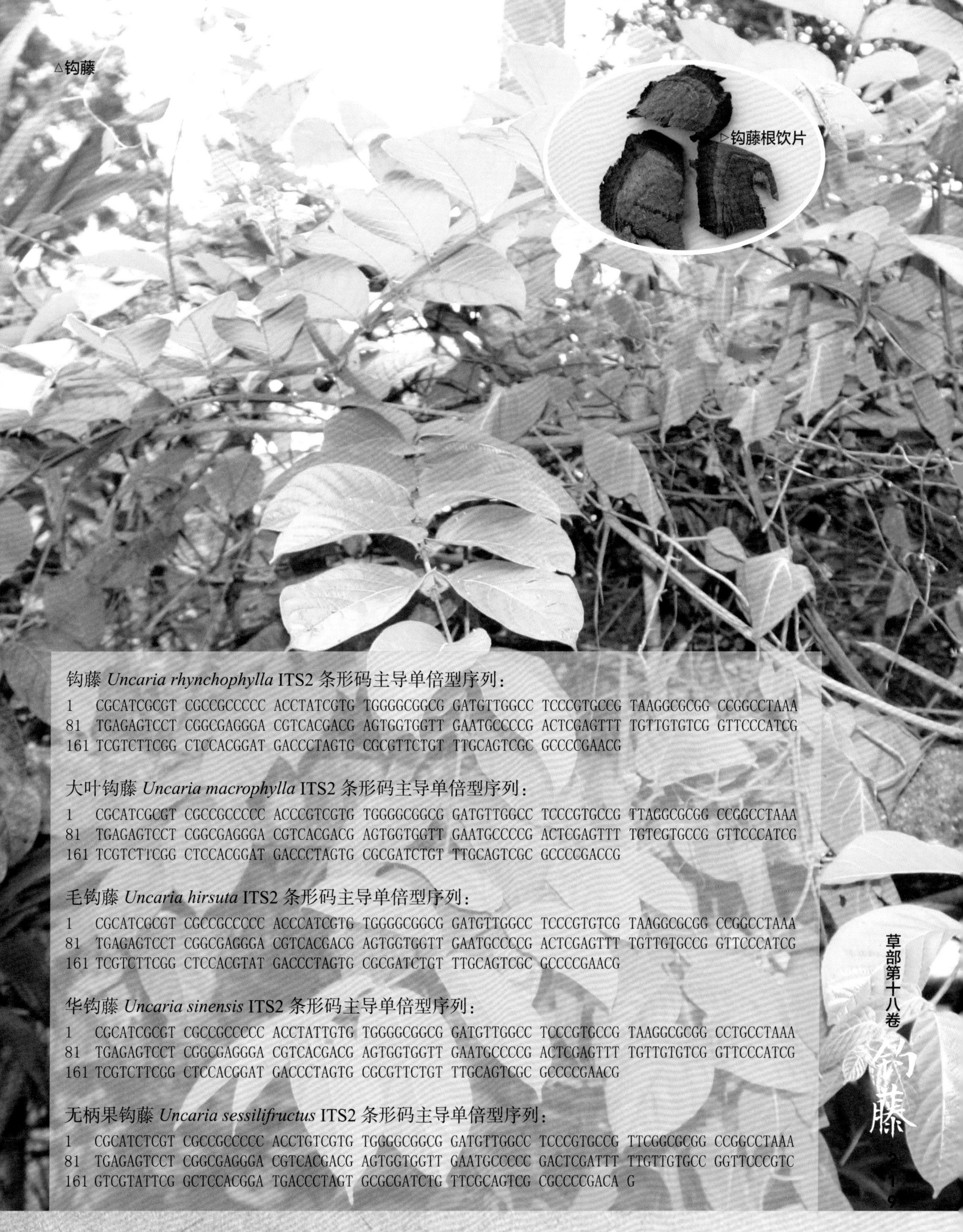

△钩藤

▷钩藤根饮片

钩藤 *Uncaria rhynchophylla* ITS2 条形码主导单倍型序列：

```
1   CGCATCGCGT CGCCGCCCCC ACCTATCGTG TGGGGCGGCG GATGTTGGCC TCCCGTGCCG TAAGGCGCGG CCGGCCTAAA
81  TGAGAGTCCT CGGCGAGGGA CGTCACGACG AGTGGTGGTT GAATGCCCCG ACTCGAGTTT TGTTGTGTCG GTTCCCATCG
161 TCGTCTTCGG CTCCACGGAT GACCCTAGTG CGCGTTCTGT TTGCAGTCGC GCCCCGAACG
```

大叶钩藤 *Uncaria macrophylla* ITS2 条形码主导单倍型序列：

```
1   CGCATCGCGT CGCCGCCCCC ACCCGTCGTG TGGGGCGGCG GATGTTGGCC TCCCGTGCCG TTAGGCGCGG CCGGCCTAAA
81  TGAGAGTCCT CGGCGAGGGA CGTCACGACG AGTGGTGGTT GAATGCCCCG ACTCGAGTTT TGTCGTGCCG GTTCCCATCG
161 TCGTCTTCGG CTCCACGGAT GACCCTAGTG CGCGATCTGT TTGCAGTCGC GCCCCGACCG
```

毛钩藤 *Uncaria hirsuta* ITS2 条形码主导单倍型序列：

```
1   CGCATCGCGT CGCCGCCCCC ACCCATCGTG TGGGGCGGCG GATGTTGGCC TCCCGTGTCG TAAGGCGCGG CCGGCCTAAA
81  TGAGAGTCCT CGGCGAGGGA CGTCACGACG AGTGGTGGTT GAATGCCCCG ACTCGAGTTT TGTTGTGCCG GTTCCCATCG
161 TCGTCTTCGG CTCCACGTAT GACCCTAGTG CGCGATCTGT TTGCAGTCGC GCCCCGAACG
```

华钩藤 *Uncaria sinensis* ITS2 条形码主导单倍型序列：

```
1   CGCATCGCGT CGCCGCCCCC ACCTATTGTG TGGGGCGGCG GATGTTGGCC TCCCGTGCCG TAAGGCGCGG CCTGCCTAAA
81  TGAGAGTCCT CGGCGAGGGA CGTCACGACG AGTGGTGGTT GAATGCCCCG ACTCGAGTTT TGTTGTGTCG GTTCCCATCG
161 TCGTCTTCGG CTCCACGGAT GACCCTAGTG CGCGTTCTGT TTGCAGTCGC GCCCCGAACG
```

无柄果钩藤 *Uncaria sessilifructus* ITS2 条形码主导单倍型序列：

```
1   CGCATCTCGT CGCCGCCCCC ACCTGTCGTG TGGGGCGGCG GATGTTGGCC TCCCGTGCCG TTCGGCGCGG CCGGCCTAAA
81  TGAGAGTCCT CGGCGAGGGA CGTCACGACG AGTGGTGGTT GAATGCCCCC GACTCGATTT TTGTTGTGCC GGTTCCCGTC
161 GTCGTATTCG GCTCCACGGA TGACCCTAGT GCGCGATCTG TTCGCAGTCG CGCCCCGACA G
```

# 黄藤

《纲目》

‖ **基原** ‖

据《纲目图鉴》《纲目彩图》《药典图鉴》等综合分析考证，本品为防己科植物黄藤 *Fibraurea recisa* Pierre.。主要分布于广东、广西等地。《药典》收载黄藤药材为防己科植物黄藤的干燥藤茎；秋、冬二季采收，切段，晒干。

△黄藤（*Fibraurea recisa*）

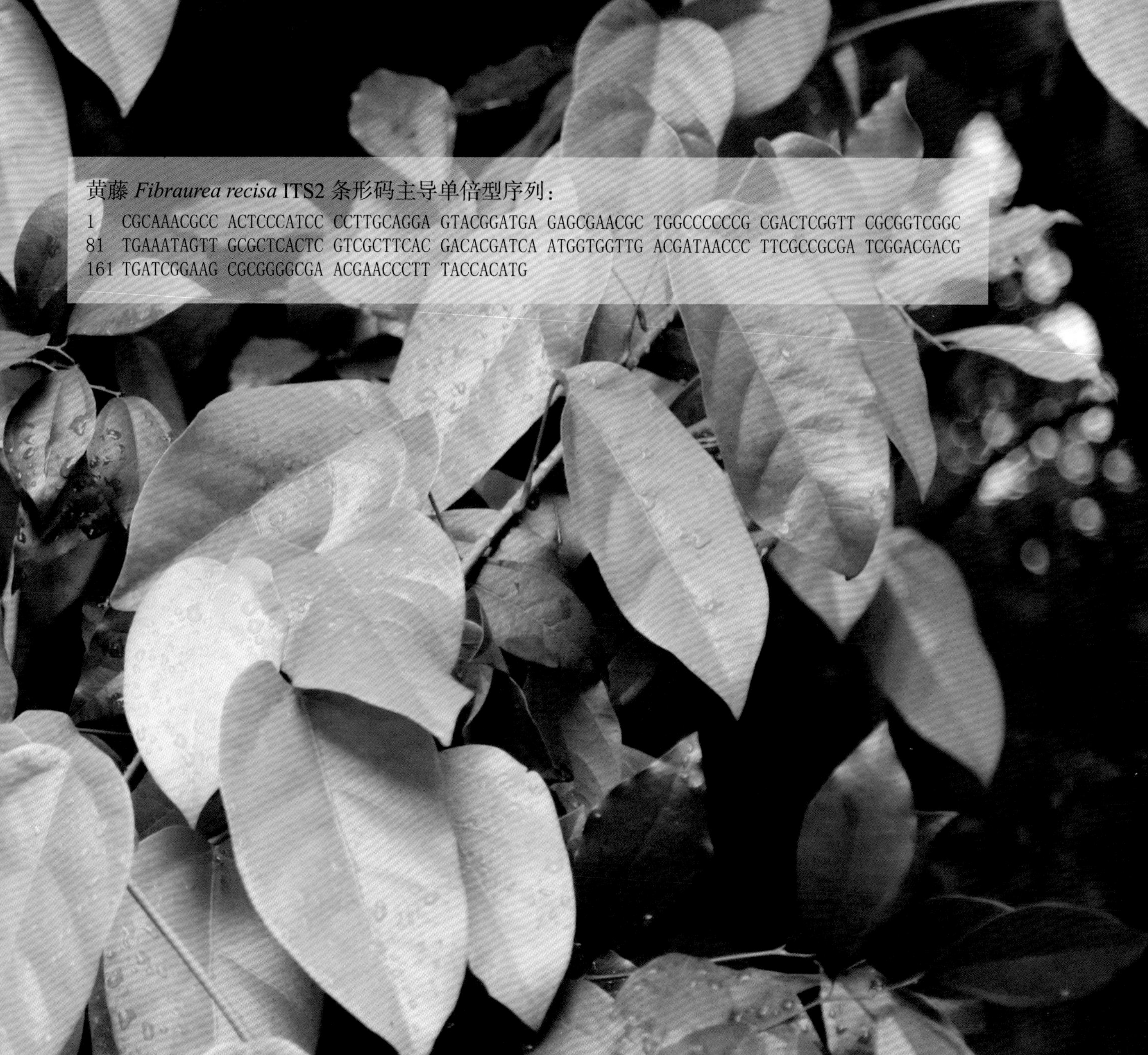

黄藤 *Fibraurea recisa* ITS2 条形码主导单倍型序列：

1 CGCAAACGCC ACTCCCATCC CCTTGCAGGA GTACGGATGA GAGCGAACGC TGGCCCCCCG CGACTCGGTT CGCGGTCGGC
81 TGAAATAGTT GCGCTCACTC GTCGCTTCAC GACACGATCA ATGGTGGTTG ACGATAACCC TTCGCCGCGA TCGGACGACG
161 TGATCGGAAG CGCGGGGCGA ACGAACCCTT TACCACATG

‖**集解**‖

[时珍曰] 黄藤生岭南，状若防己。俚人常服此藤，纵饮食有毒，亦自然不发。席辩刺史云：甚有效。

‖**气味**‖

**甘、苦，平，无毒。**

‖**主治**‖

**饮食中毒，利小便，煮汁频服即解。**时珍。

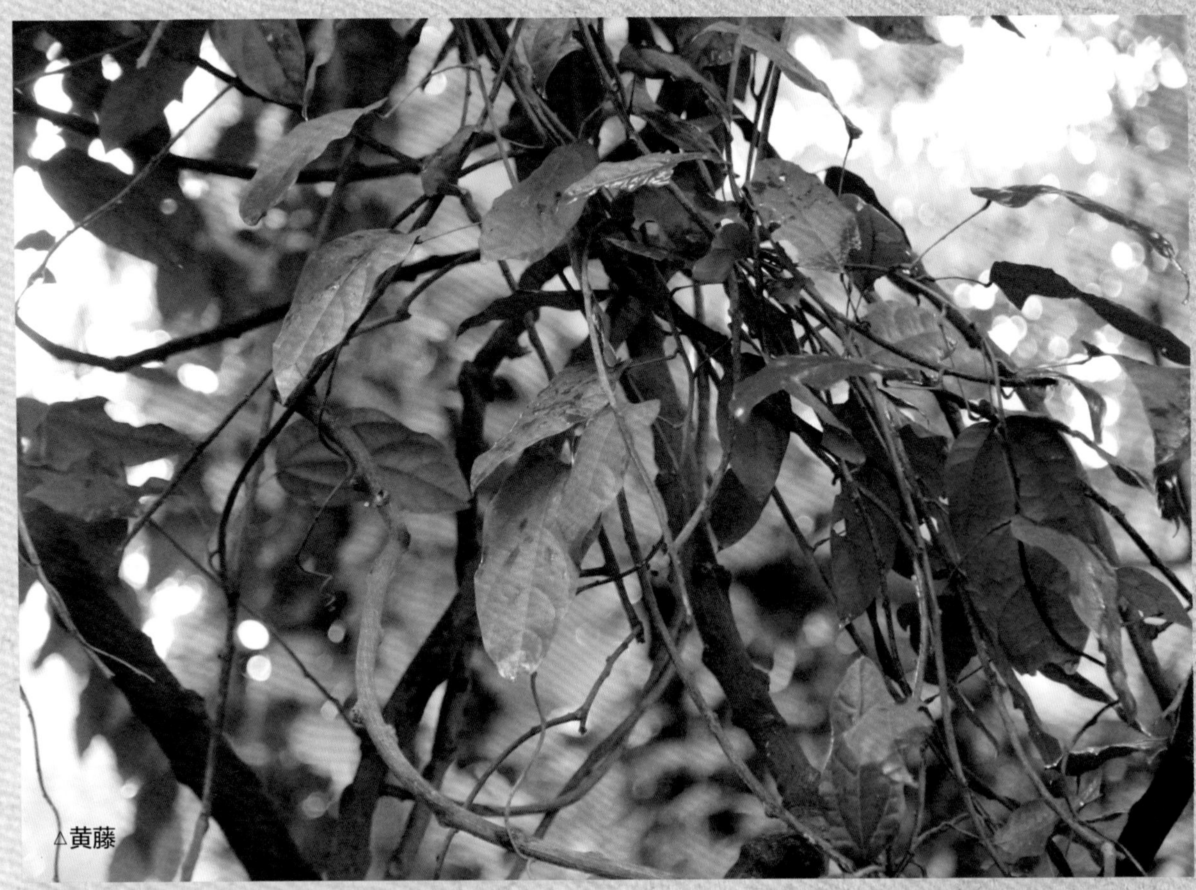
△黄藤

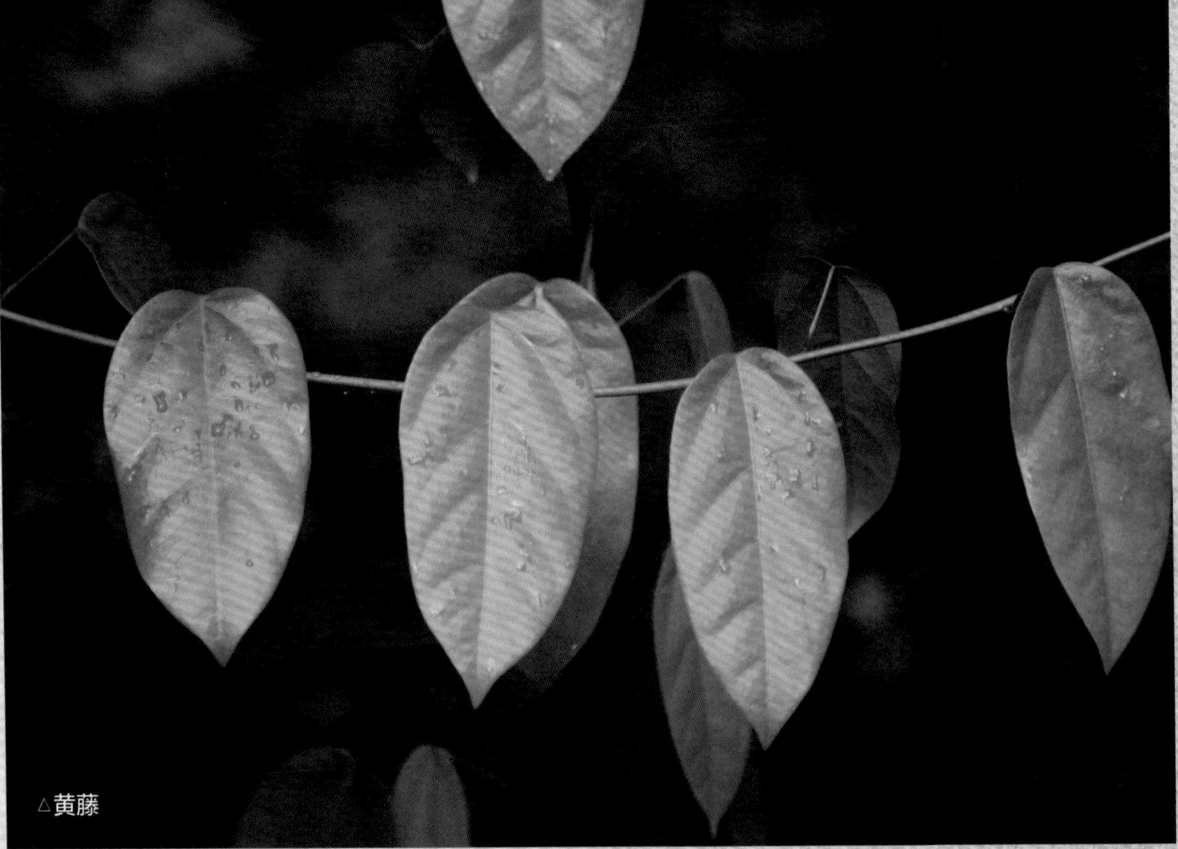
△黄藤

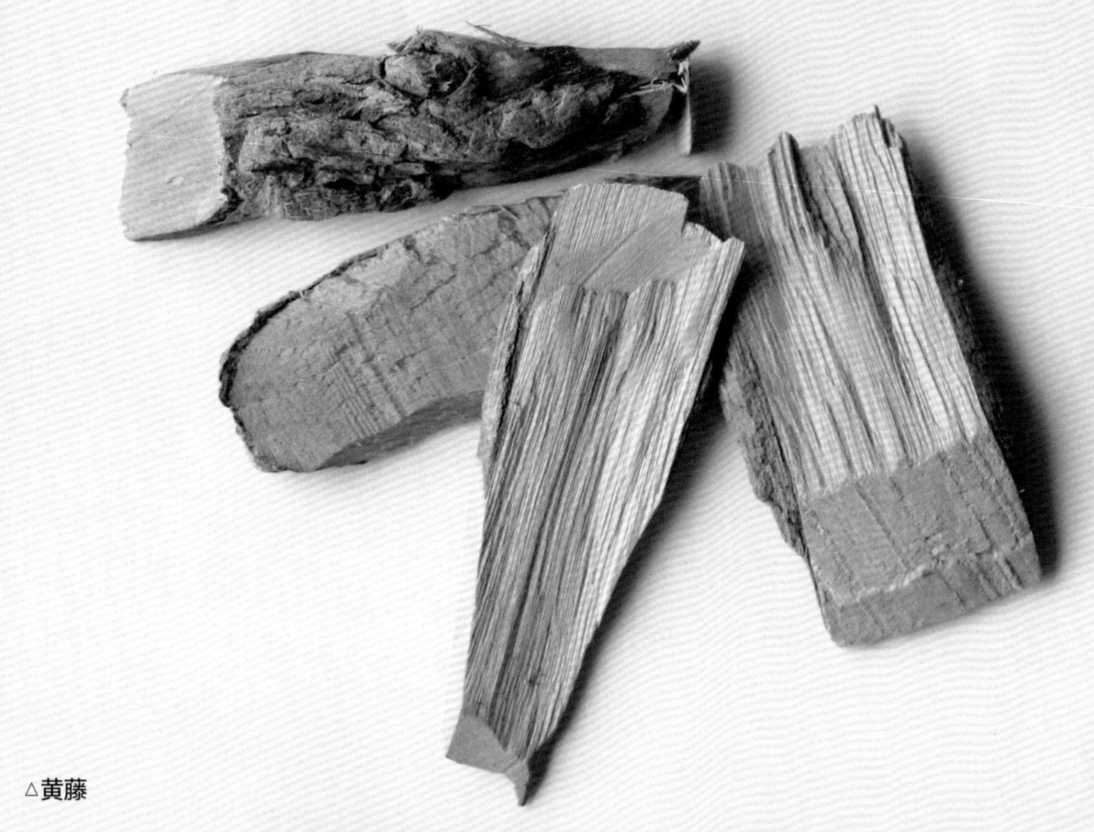
△黄藤

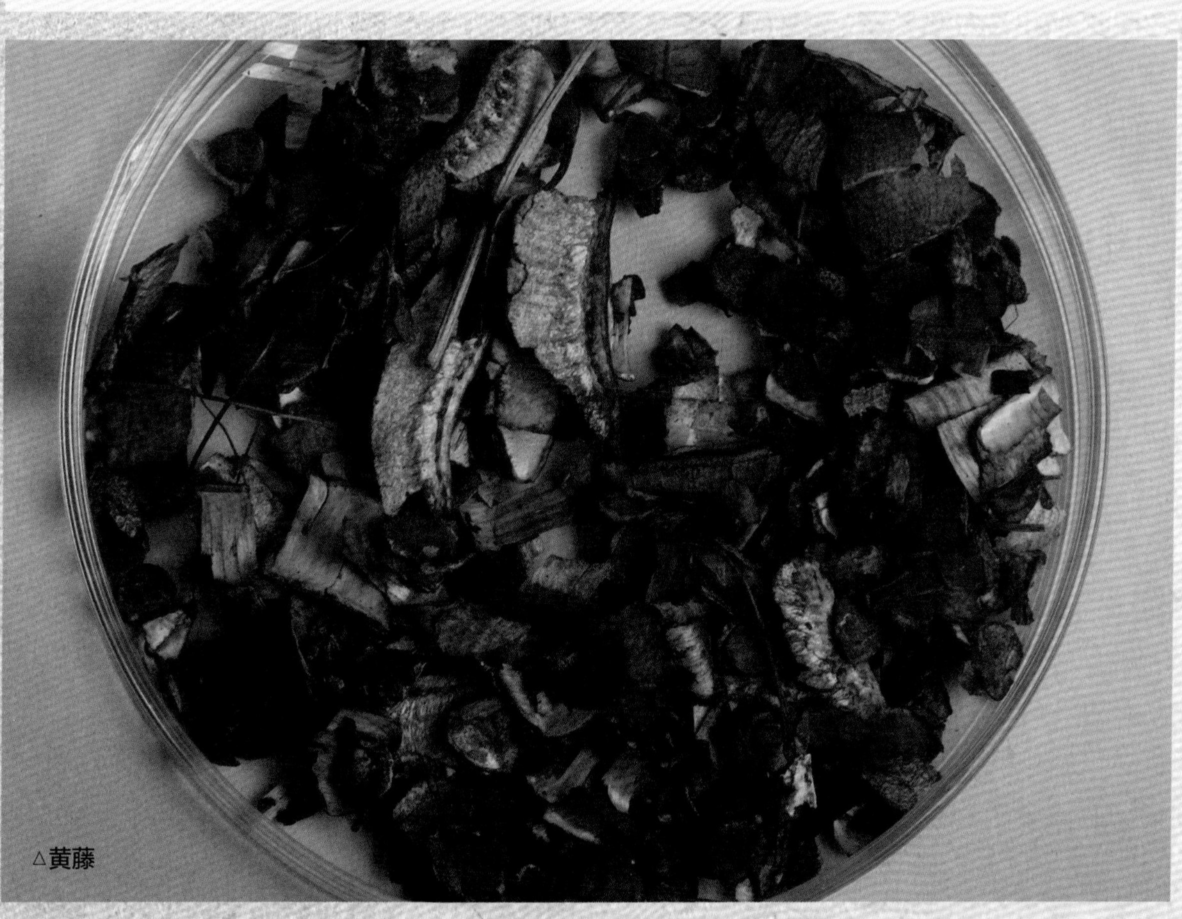
△黄藤



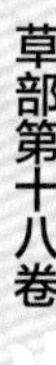

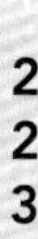

# 白兔藿

《本经》上品

‖ 基原 ‖

据《纲目图鉴》《纲目彩图》等综合分析考证，本品为萝藦科植物牛皮消 *Cynanchum auriculatum* Royle ex Wight。主要分布于我国长江下游地区。

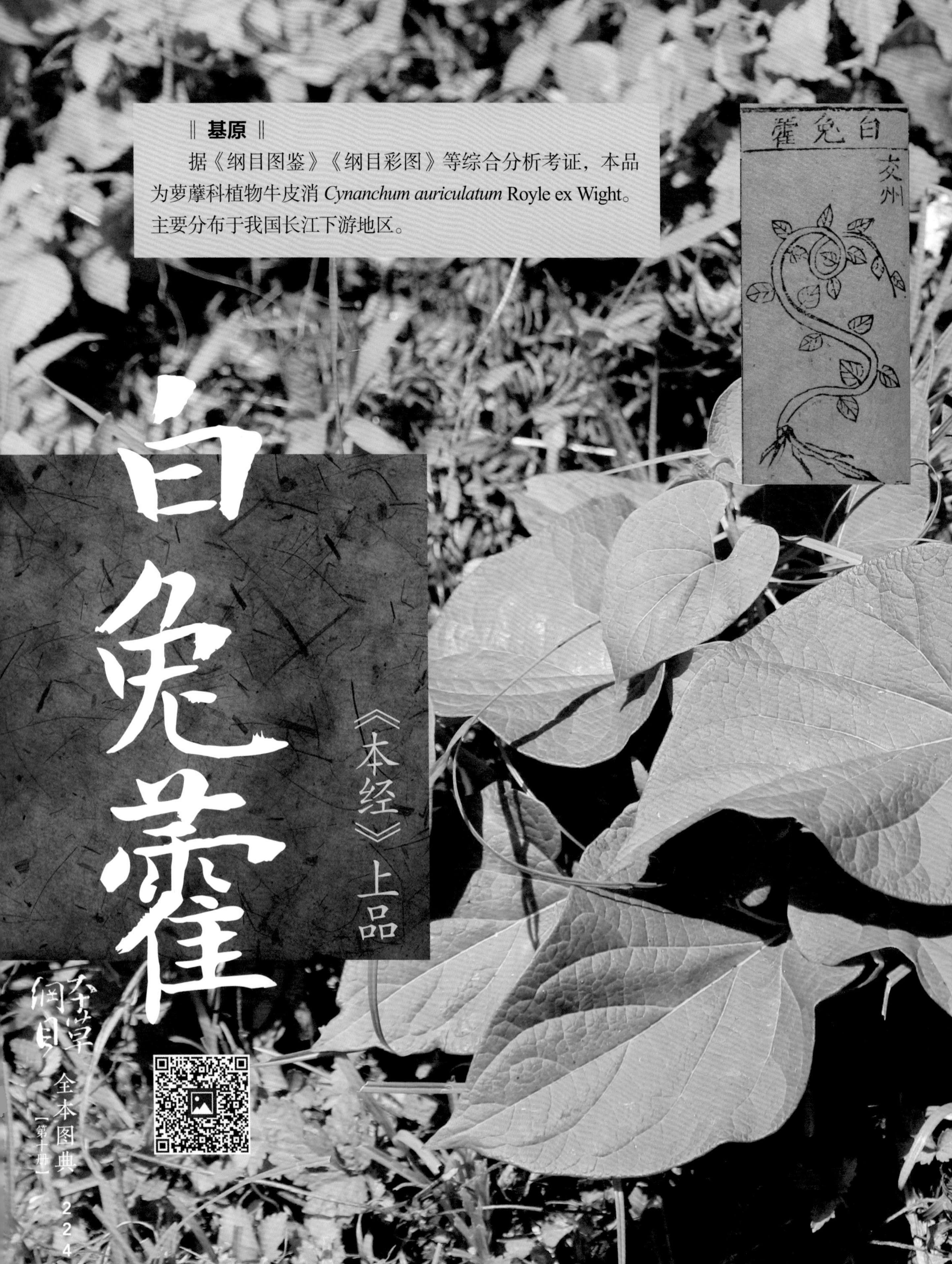


△牛皮消（*Cynanchum auriculatum*）

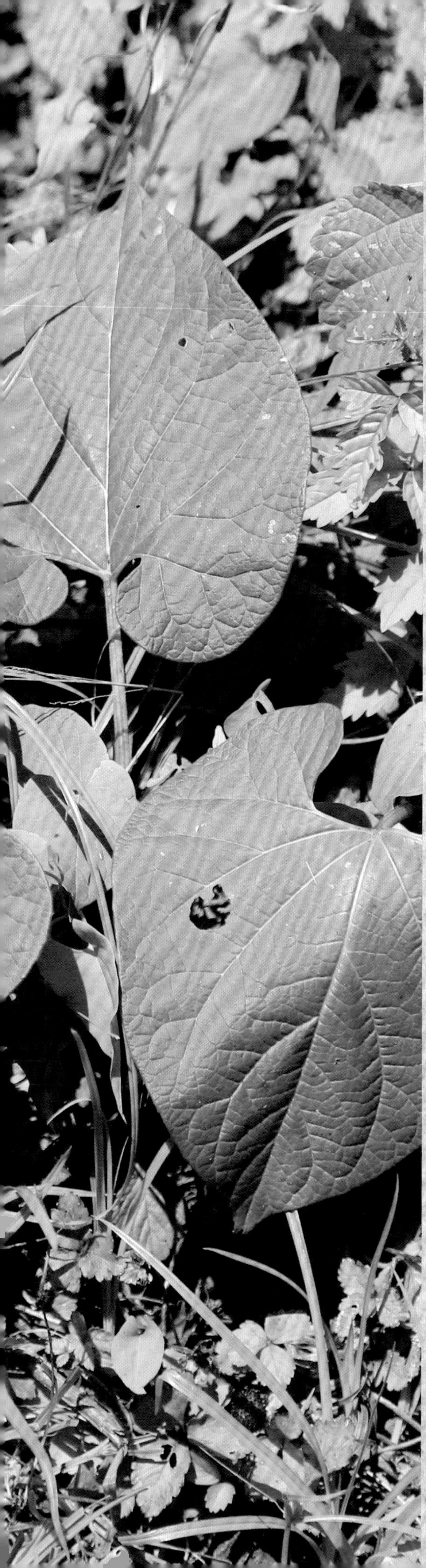

‖ **释名** ‖

**白葛**普。

‖ **集解** ‖

[别录曰] 生交州山谷。[弘景曰] 此药解毒，莫之与敌，而人不复用，不闻识者。[恭曰] 荆襄山谷大有之。蔓生，山南人谓之白葛。苗似萝摩，叶圆厚，茎有白毛，与众草异，用藿疗毒有效。而交广又有白花藤，亦解毒，用根不用苗。[保升曰] 蔓生，叶圆若莼。今襄州北、汝州南冈上有。五月、六月采苗，日干。

‖ **气味** ‖

**苦，平，无毒。**

‖ **主治** ‖

**蛇虺蜂虿猘狗菜肉蛊毒，鬼疰风疰，诸大毒不可入口者，皆消除之。又去血，可末着痛上，立清。毒入腹者，煮汁饮即解。**本经。**风邪热极，煮汁饮。捣末，傅诸毒妙。**李珣。

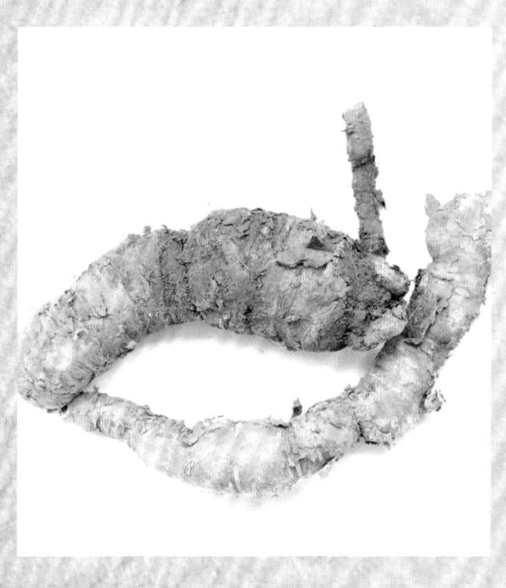

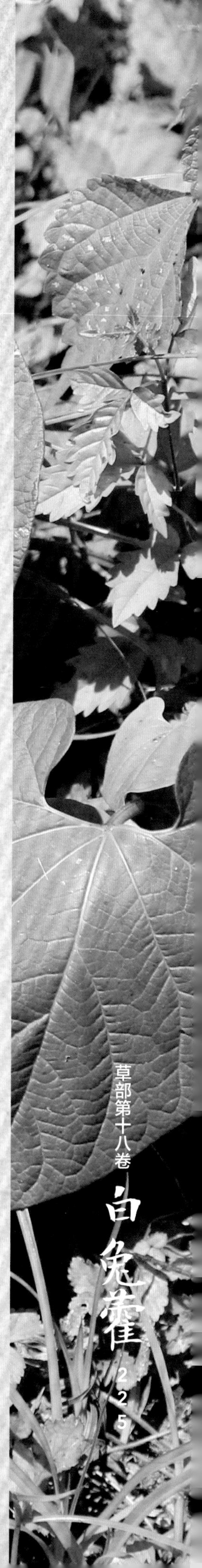

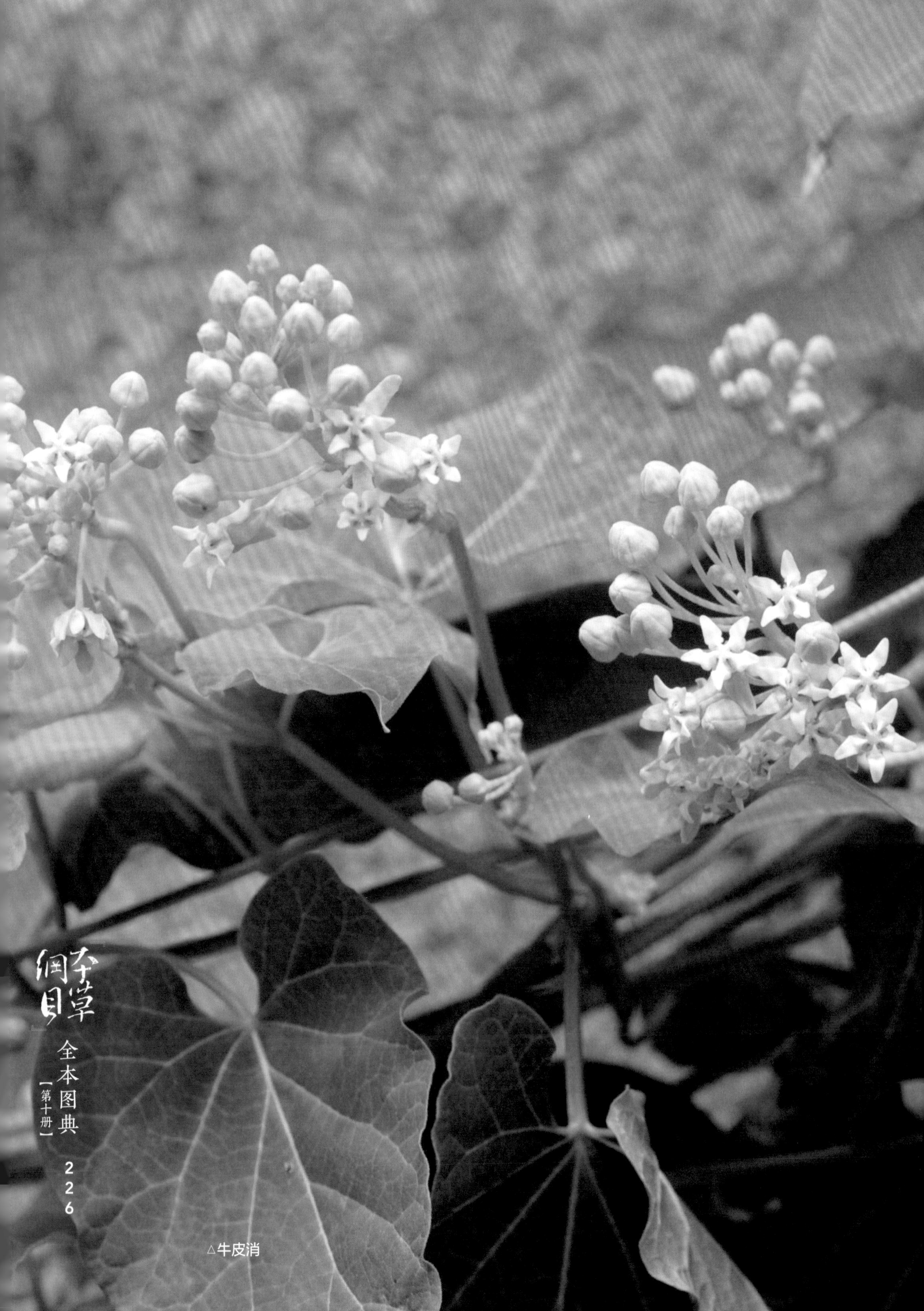



△牛皮消

◁牛皮消（根）

# 白花藤

《唐本草》

‖ **基原** ‖

《纲目图鉴》认为本品为夹竹桃科植物络石 *Trachelospermum jasminoides* (Lindl.) Lem.，广布于我国东部和南部。《药典》收载络石藤为夹竹桃科植物络石的干燥带叶藤茎；冬季至次春采割，除去杂质，晒干。

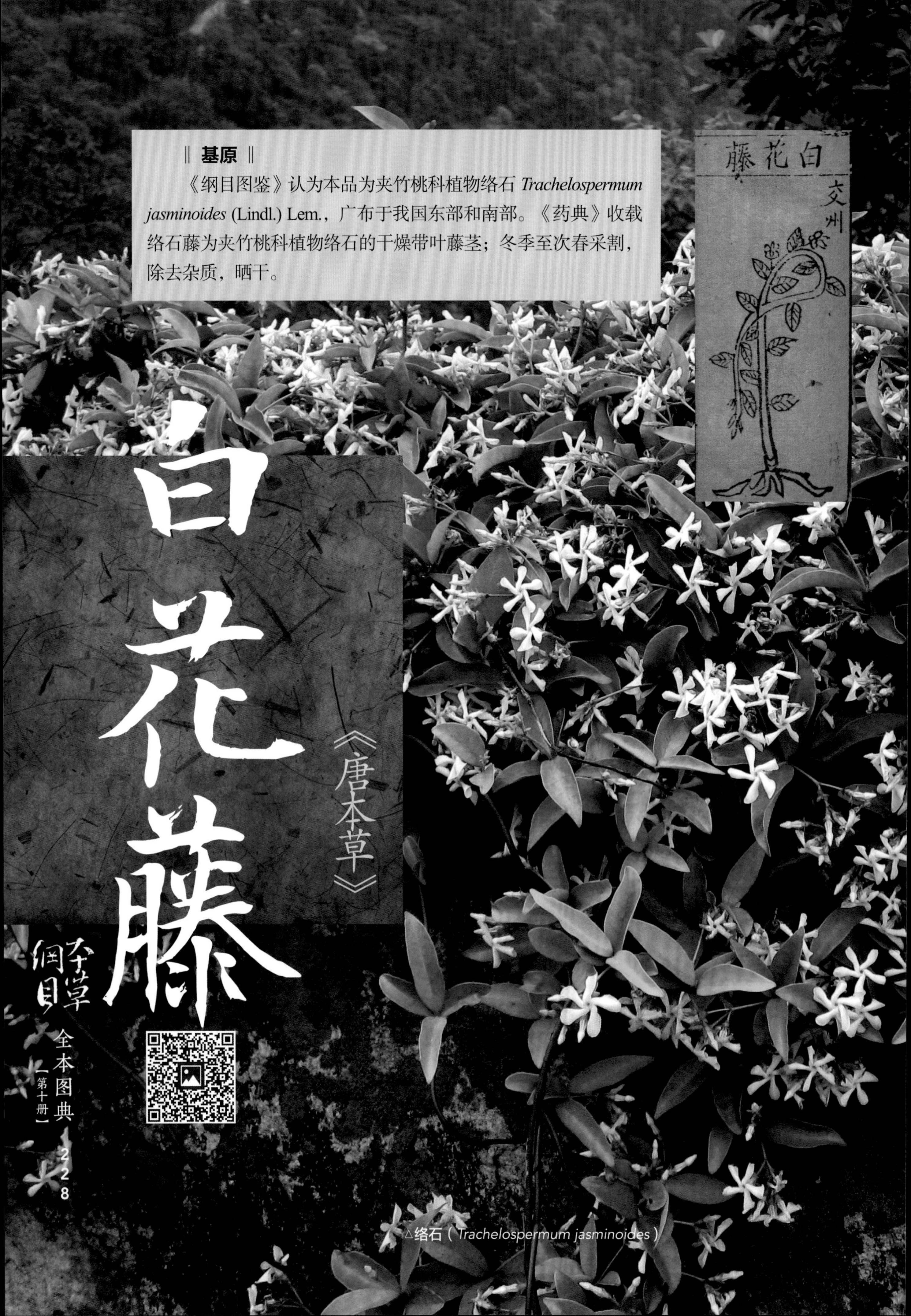

△络石（*Trachelospermum jasminoides*）

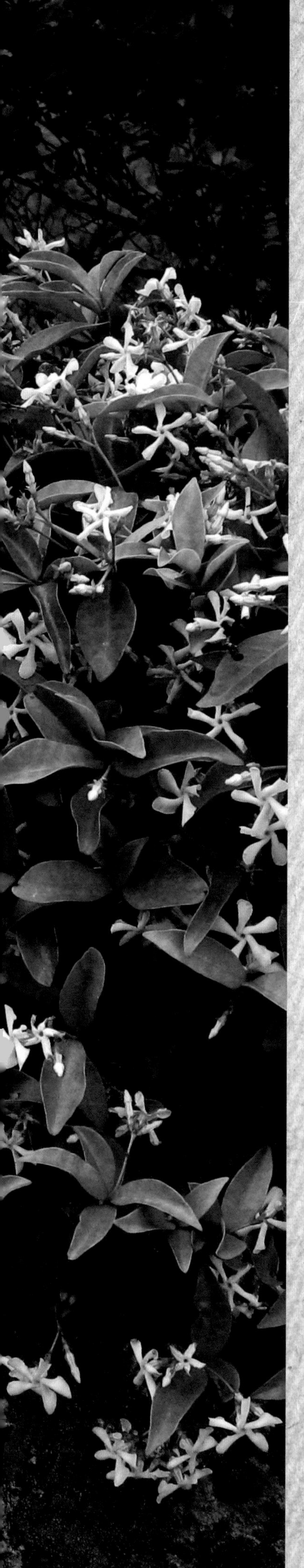

‖ **集解** ‖

[恭曰] 生岭南、交州、广州平泽。苗似野葛。叶似女贞，茎叶俱无毛而白花。其根似葛而骨柔，皮厚肉白，大疗毒，用根不用苗。[保升曰] 蔓生白花，叶有细毛，根似牡丹，骨柔皮白而厚，凌冬不凋。[敩曰] 凡使勿用菜花藤，真相似，只是味酸涩。白花藤味甘，采得去根细剉，阴干用。

‖ **气味** ‖

**苦，寒，无毒。**

‖ **主治** ‖

**解诸药、菜、肉中毒。渍酒，主虚劳风热。**唐本。

‖ **发明** ‖

[时珍曰] 苏言用根，雷言用苗，都可用尔。按葛洪肘后方云：席辩刺史在岭南日久，言俚人皆因饮食入毒，多不即觉，渐不能食，或心中渐胀，先寒似瘴。急含白银，一宿变色者即是也。银青是蓝药，银黄赤是菌药。菌音混，草名也。但取白花藤四两，出嶲州者为上，不得取近野葛生者，洗切，同干蓝实四两，水七升，煮取半，空腹顿服。少闷勿怪，其毒即解。

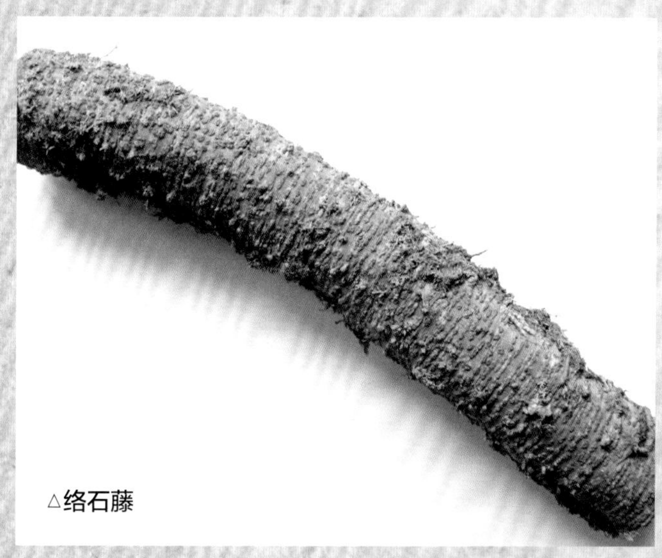

△络石藤

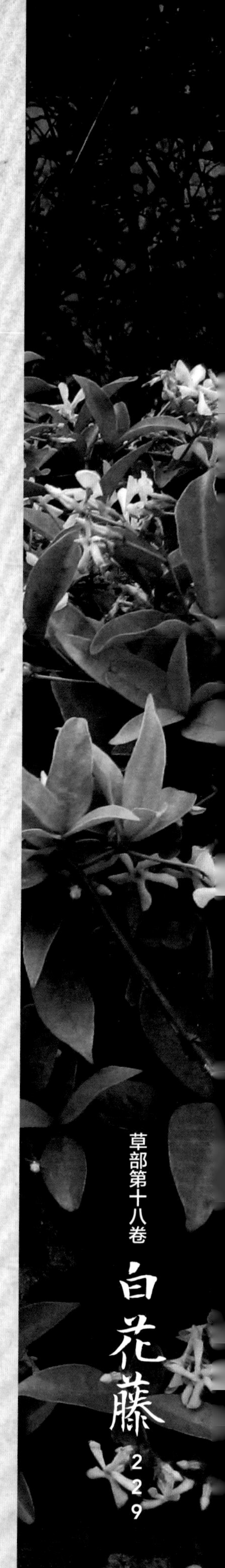

络石 *Trachelospermum jasminoides* ITS2 条形码主导单倍型序列：

```
1   CGCATCGCGT CGCCCCCCCA CCCCAGTGGT GTCGGGGCGG AAAATGGCAT CCCGTGGTCT GTCGCGGCCT GCCTAAACCC
81  GTGTCCCTCG TCGCGGACGT CACGACAAGT GGTGGTTGAA ATCCTCAACT CGAATGCGAG TCGTGCGCAC CTCGTGGCCG
161 AGACGACACG TAATAGACCC TTAGACGATT CCCTTTCGAG GGAGGAGCAT ACGTCATGAC TG
```

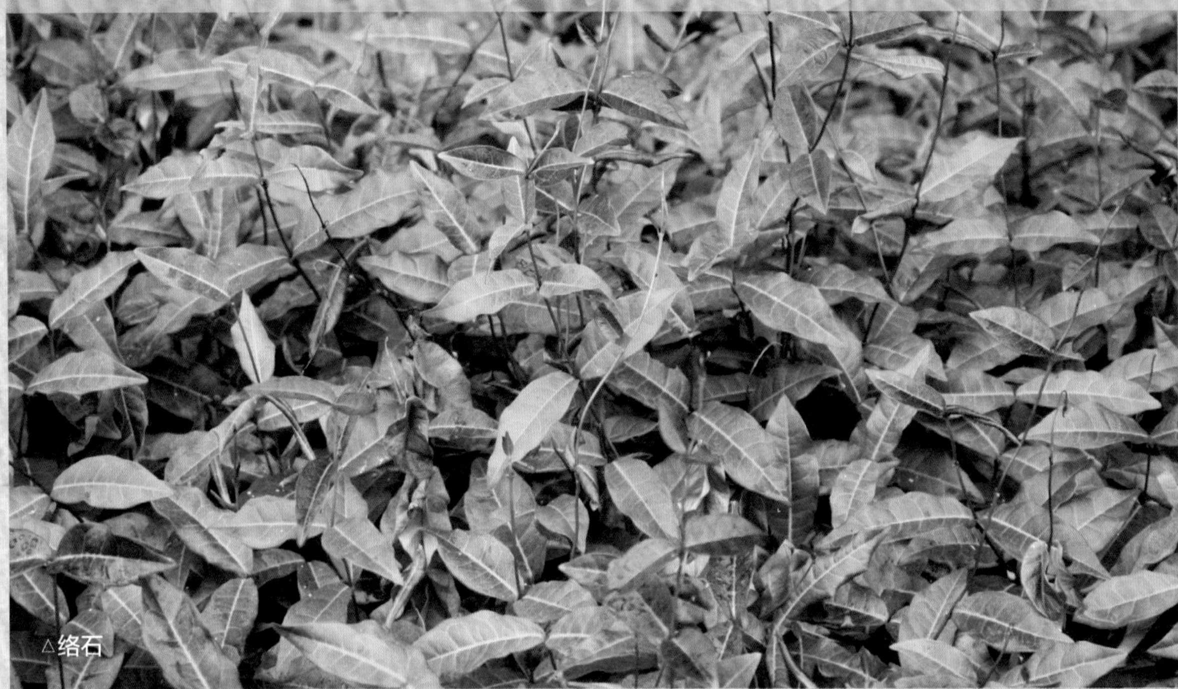

△络石

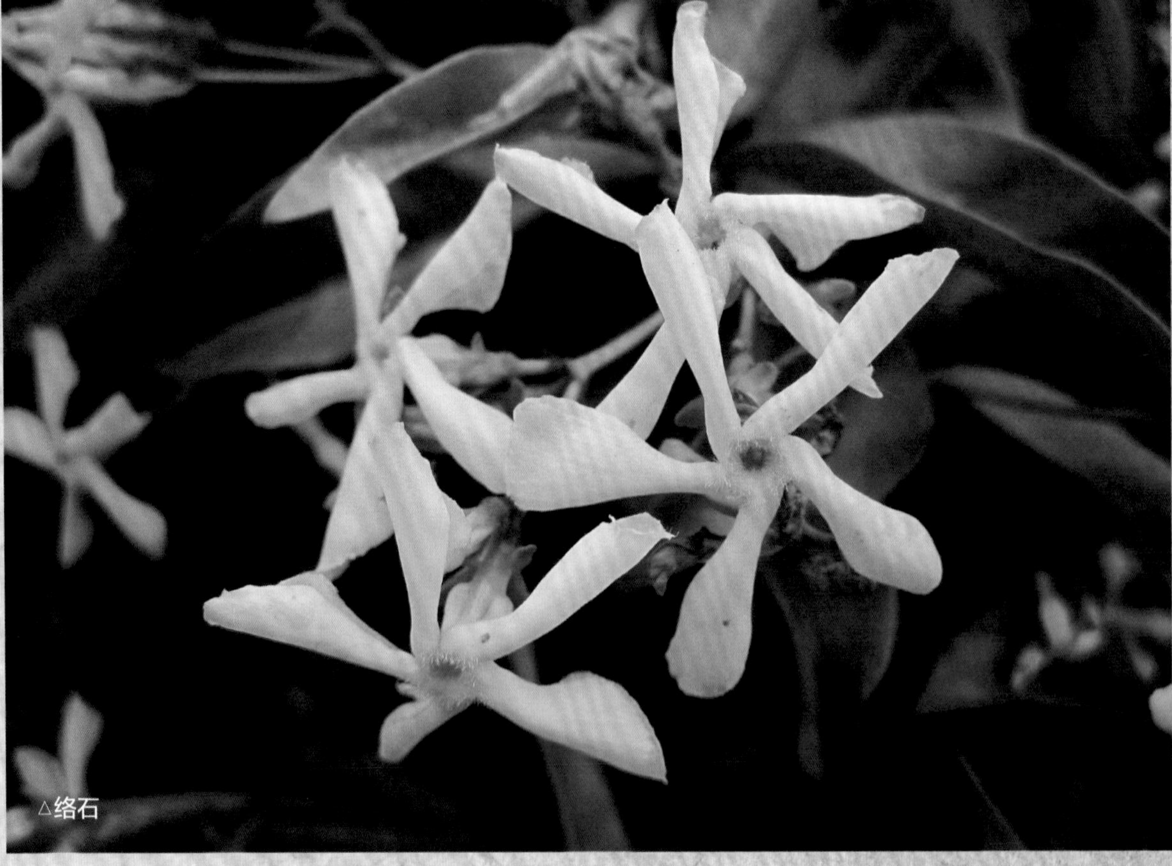

△络石

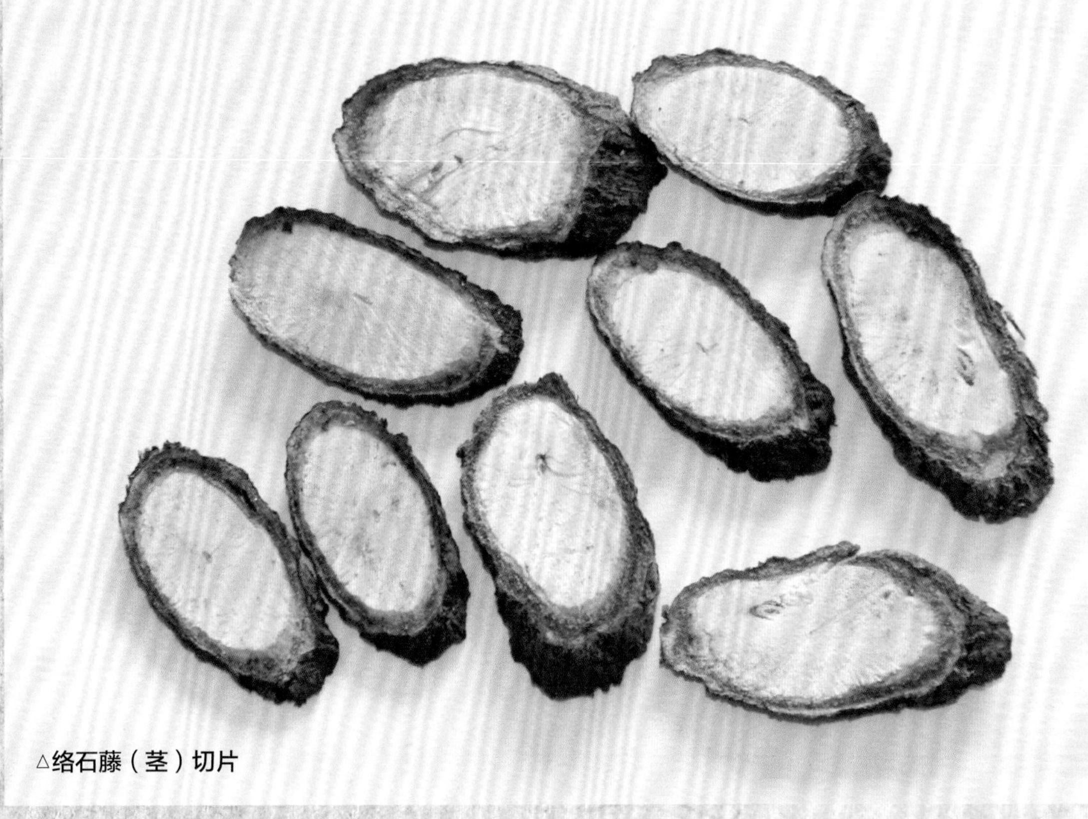

△络石藤（茎）切片

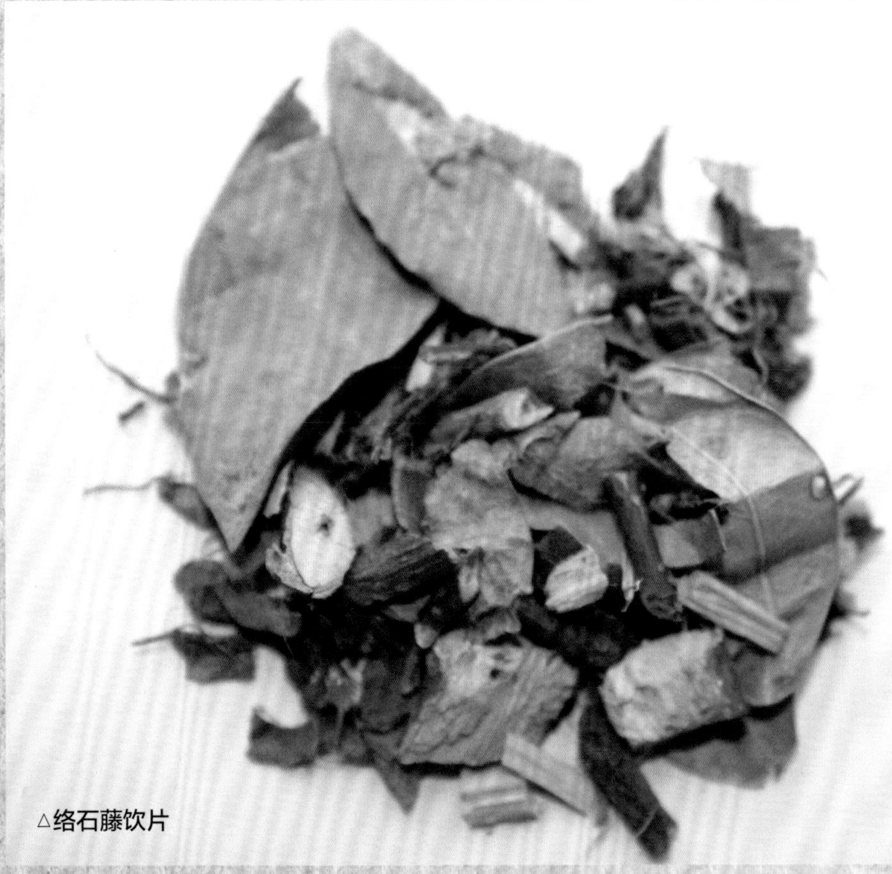

△络石藤饮片

‖ **基原** ‖

据《纲目图鉴》《纲目彩图》《汇编》等综合分析考证，本品为茄科植物白英 *Solanum lyratum* Thunberg。分布于黄河以南各地。《药典》四部收载本品为茄科植物白英的干燥全草；夏、秋二季采收，洗净，晒干。

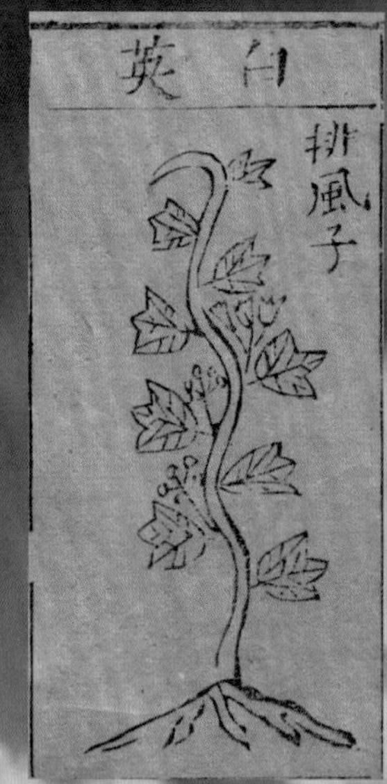


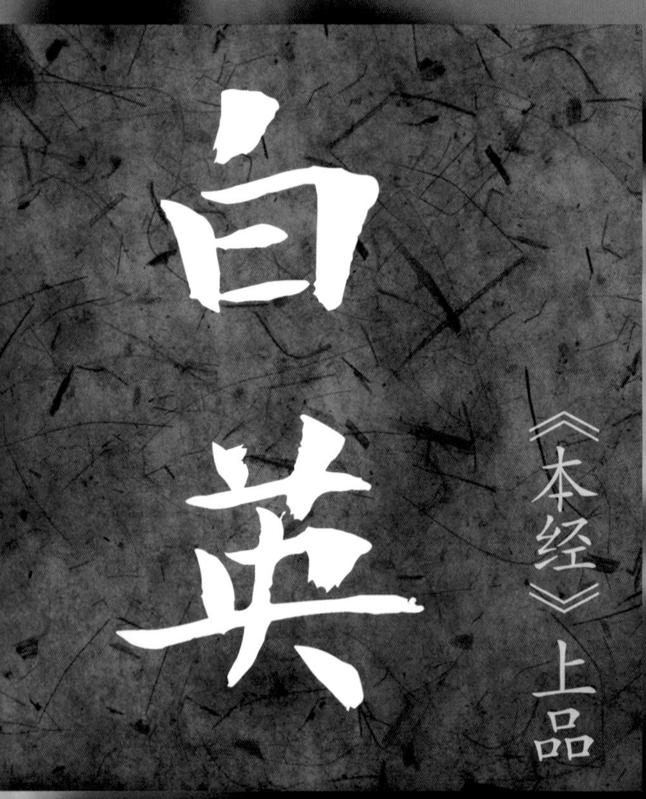

△白英（*Solanum lyratum*）

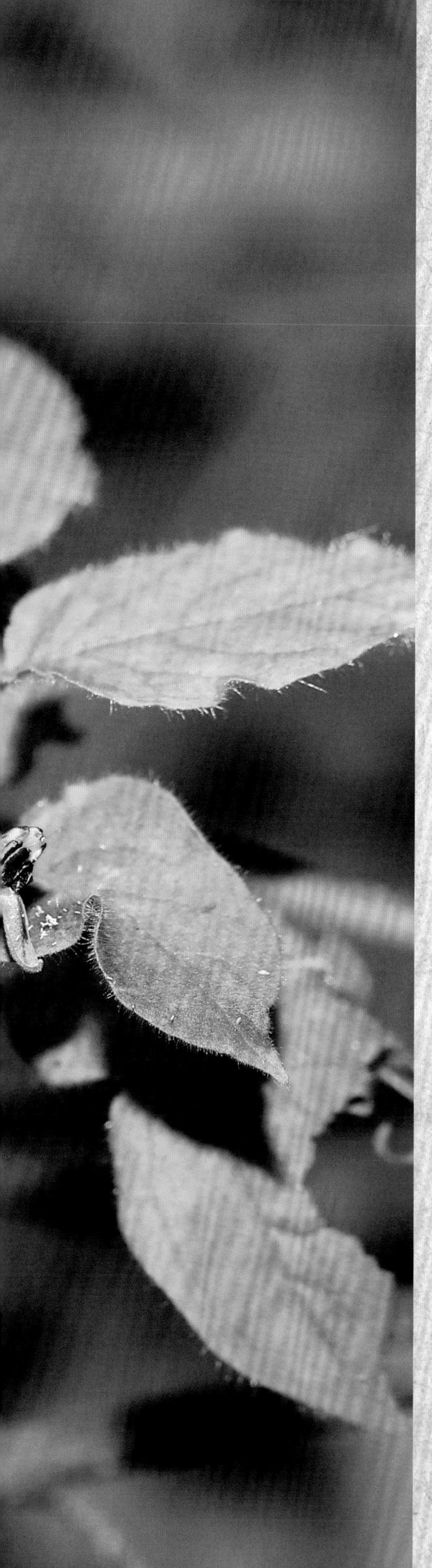

**校正：**并入别录鬼目。

‖**释名**‖

**瀫菜**别录**白草**同上**白幕**拾遗**排风**同上**子名鬼目。**[时珍曰]白英谓其花色，瀫菜象其叶文，排风言其功用，鬼目象其子形。别录有名未用，复出鬼目，虽苗子不同，实一物也。故并之。

‖**集解**‖

[别录曰]白英生益州山谷。春采叶，夏采茎，秋采花，冬采根。[又曰]鬼目一名来甘。实赤如五味，十月采。[弘景曰]鬼目俗人呼为白草子，是矣。又曰白英方药不复用。此有斛菜，生水中，可蒸食，非是此类。有白草，作羹饮，甚疗劳，而不用根花。益州乃有苦菜，土人专食之，充健无病，疑或是此。[恭曰]白英，鬼目草也。蔓生，叶似王瓜，小长而五桠，实圆，若龙葵子，生青，熟紫黑。东人谓之白草。陶云白草，似识之，而不力辨。[藏器曰]白英，鬼目菜也。蔓生，三月延长。尔雅名苻。郭璞云：似葛，叶有毛，子赤色如耳珰珠。若云子黑，误矣。江东夏月取其茎叶，煮粥食，极解热毒。[时珍曰]此俗名排风子是也。正月生苗，白色，可食。秋开小白花。子如龙葵子，熟时紫赤色。吴志云：孙皓时有鬼目菜，缘枣树，长丈余，叶广四寸，厚三分，人皆异之。即此物也。又羊蹄草一名鬼目。岭南有木果亦名鬼目，叶似楮，子大如鸭子，七八月熟，黄色，味酸可食。皆与此同名异物也。

# 根苗

‖ **气味** ‖

甘，寒，无毒。

‖ **主治** ‖

寒热入疸，消渴，补中益气。久服轻身延年。本经。叶：作羹饮，甚疗劳。弘景。烦热，风疹丹毒，瘴疟寒热，小儿结热，煮汁饮之。藏器。

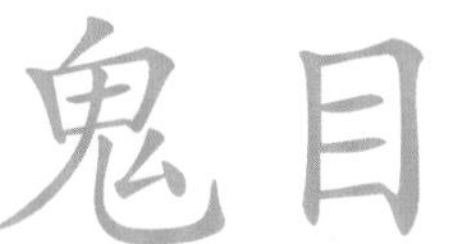


子也。

‖ **气味** ‖

酸，平，无毒。

‖ **主治** ‖

明目。别录。

‖ **附方** ‖

新一。**目赤头旋**眼花面肿，风热上攻。用排风子焙、甘草炙、菊花焙各一两，为末。每服二钱，卧时温水下。圣济录。

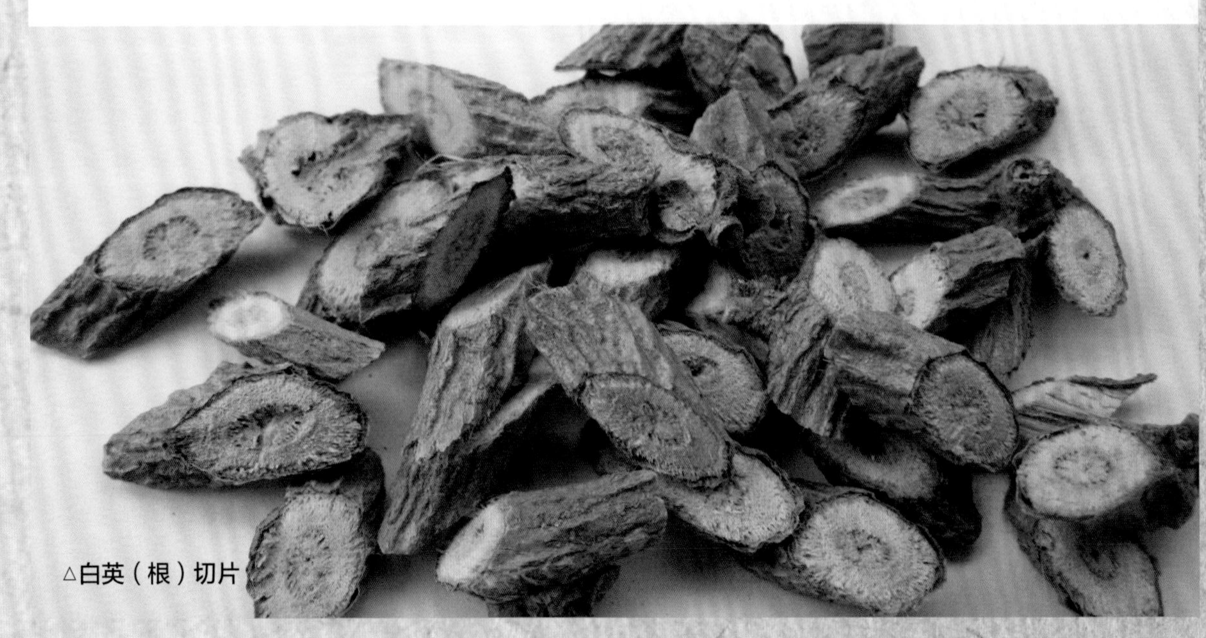

△白英（根）切片

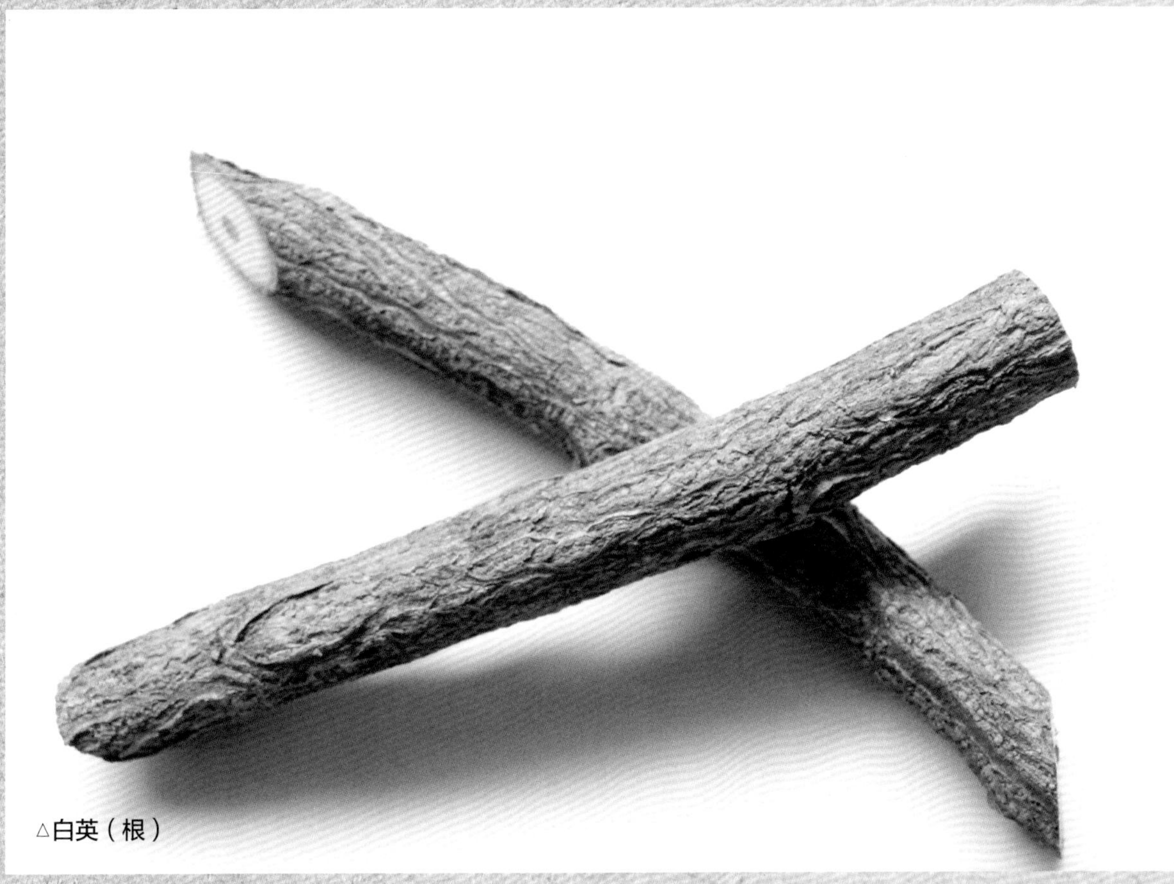

△白英（根）

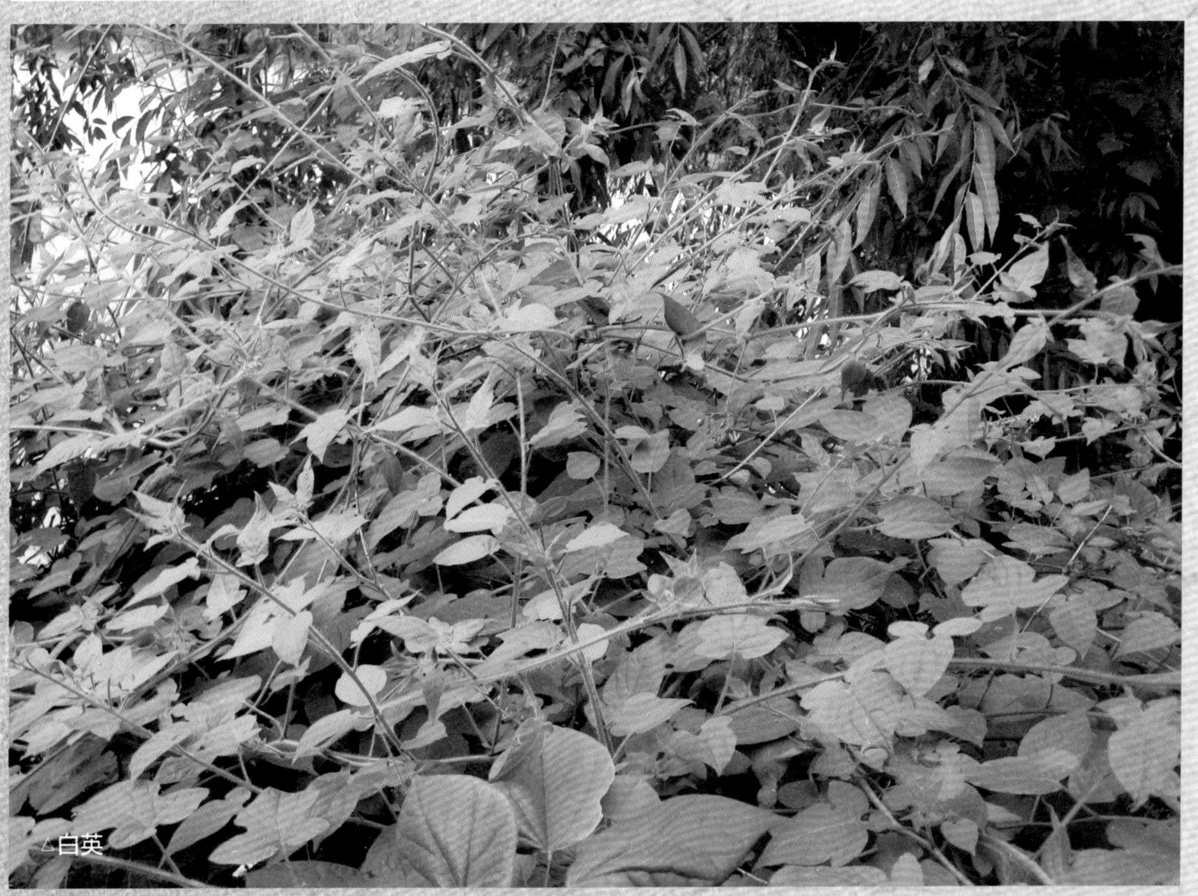

△白英

# 萝藦

《唐本草》

‖ **基原** ‖

据《纲目图鉴》《汇编》《中华本草》《纲目彩图》等综合分析考证，本品为萝藦科植物萝藦 *Metaplexis japonica* (Thunb.) Makino。分布于我国西南、西北、华北、东北、东南等地。

羅摩斫合子

婆婆鍼袋

△萝藦（*Metaplexis japonica*）

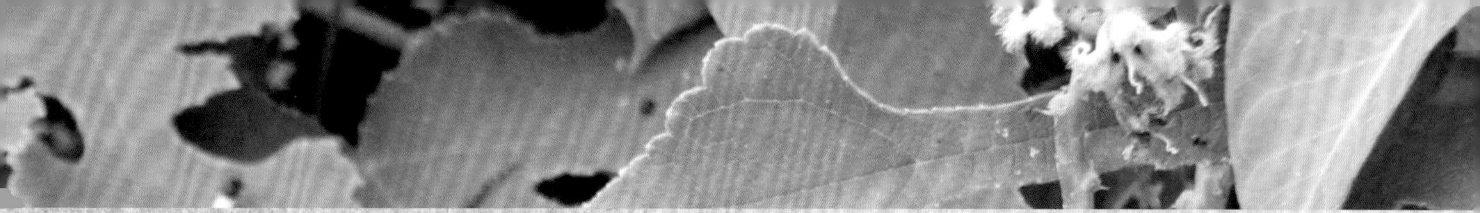

**校正**：并入拾遗斫合子。

‖**释名**‖

**雚**音贯**芄兰**诗疏**白环藤**拾遗**实名雀瓢**陆玑**斫合子**拾遗**羊婆奶**纲目**婆婆针线包。**[藏器曰] 汉高帝用子傅军士金疮，故名斫合子。[时珍曰] 白环，即芄字之讹也。其实嫩时有浆，裂时如瓢，故有雀瓢、羊婆奶之称。其中一子有一条白绒，长二寸许，故俗呼婆婆针线包，又名婆婆针袋儿也。

‖**集解**‖

[弘景曰] 萝摩作藤生，摘之有白乳汁，人家多种之，叶厚而大。可生啖，亦蒸煮食之。谚云：去家千里，勿食萝摩、枸杞。言其补益精气，强盛阴道，与枸杞叶同也。[恭曰] 按陆玑诗疏云：萝摩一名芄兰，幽州谓之雀瓢。然雀瓢是女青别名也。

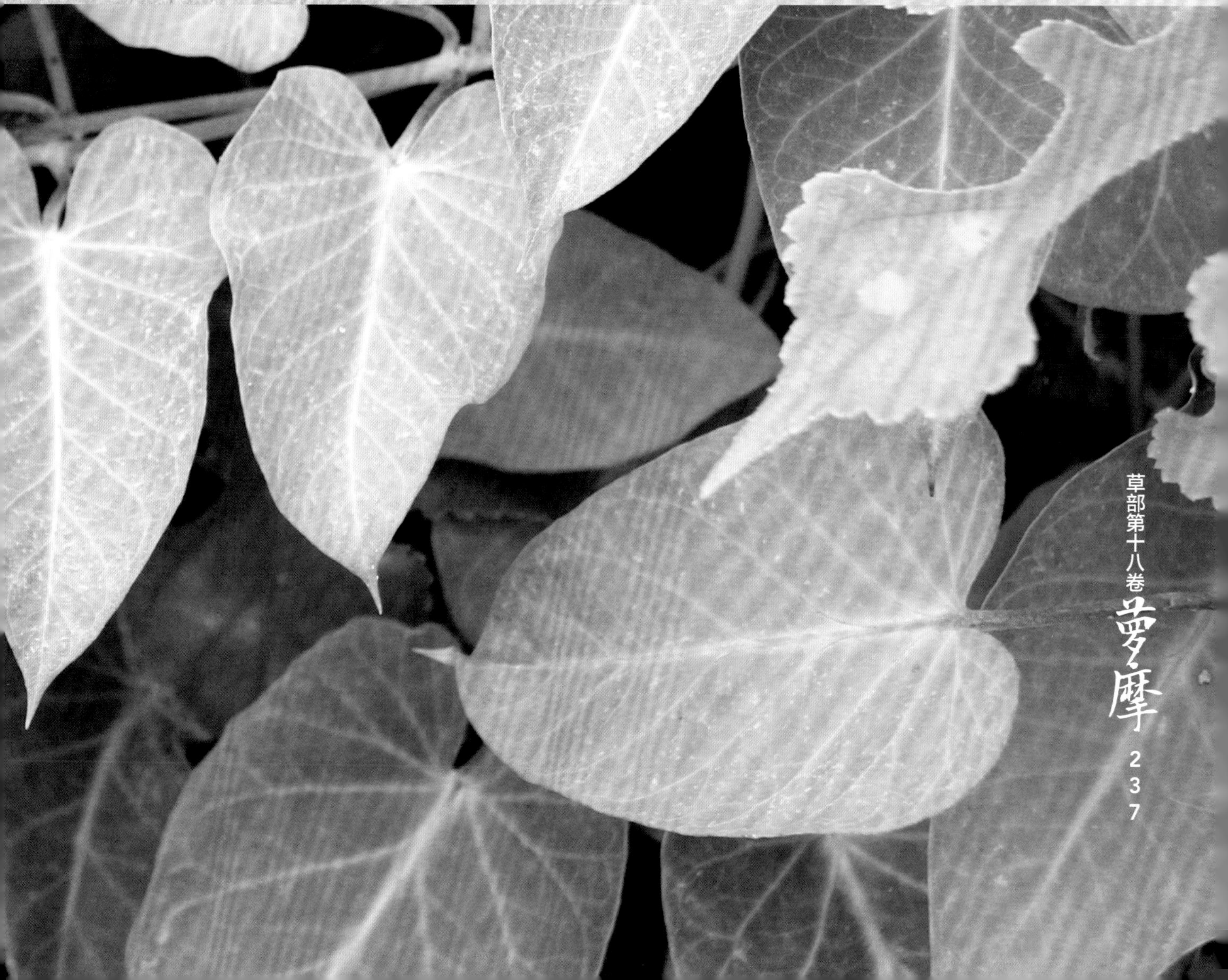

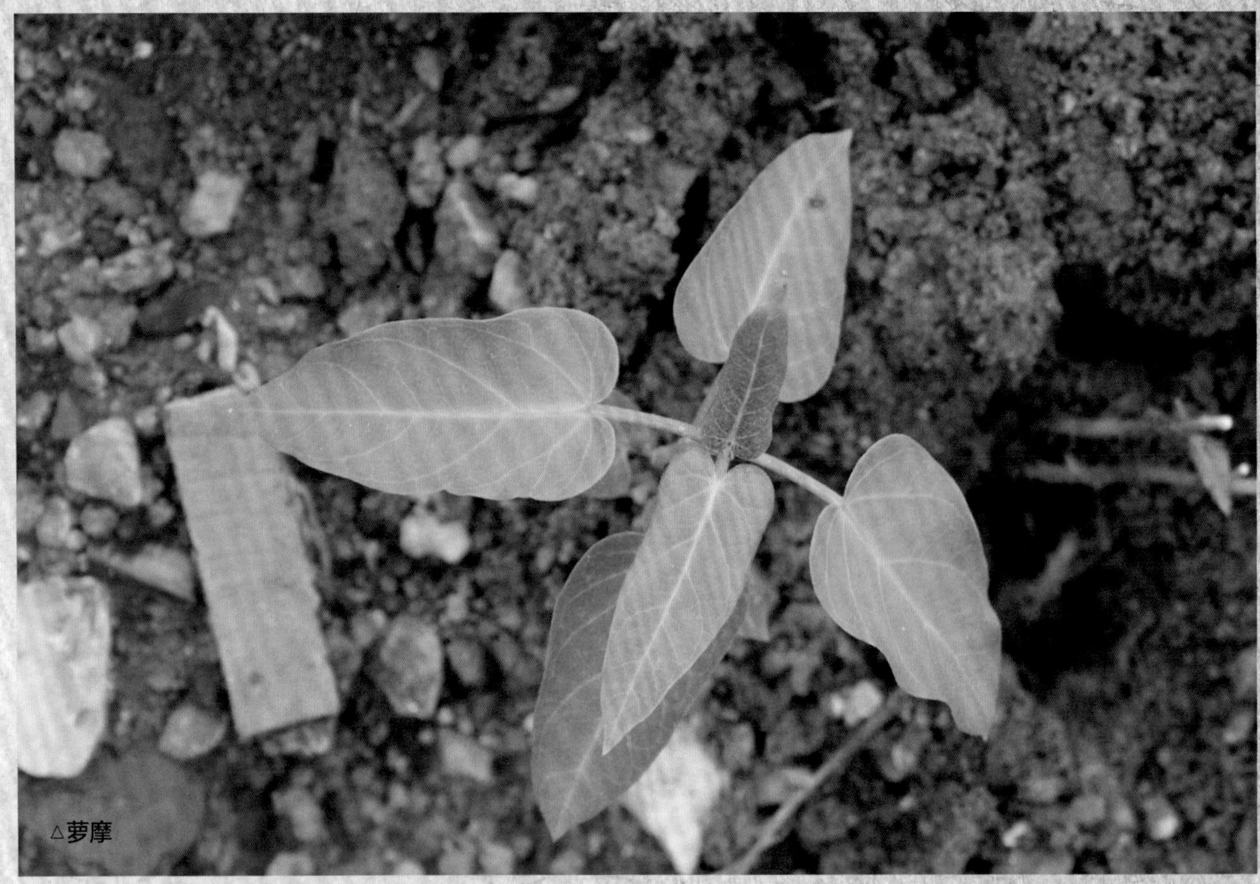
△萝摩

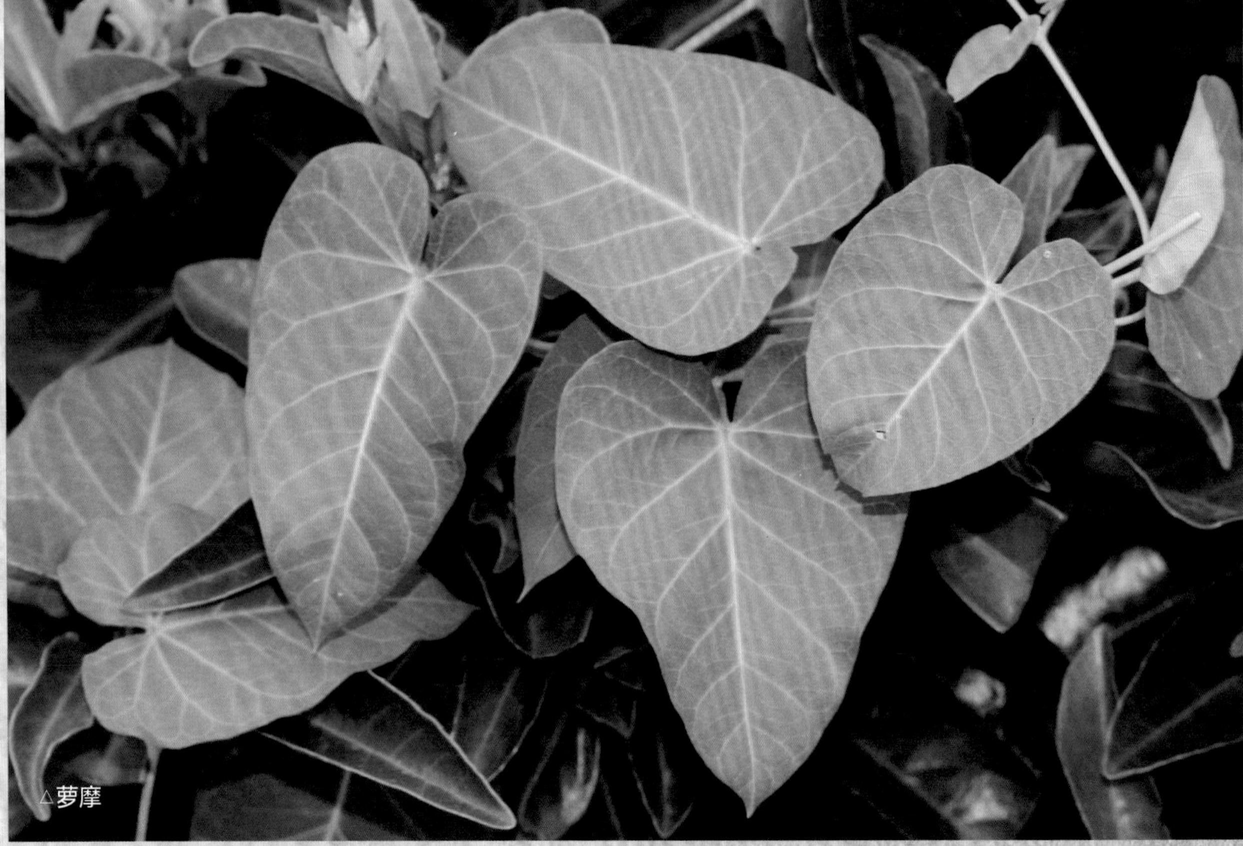
△萝摩

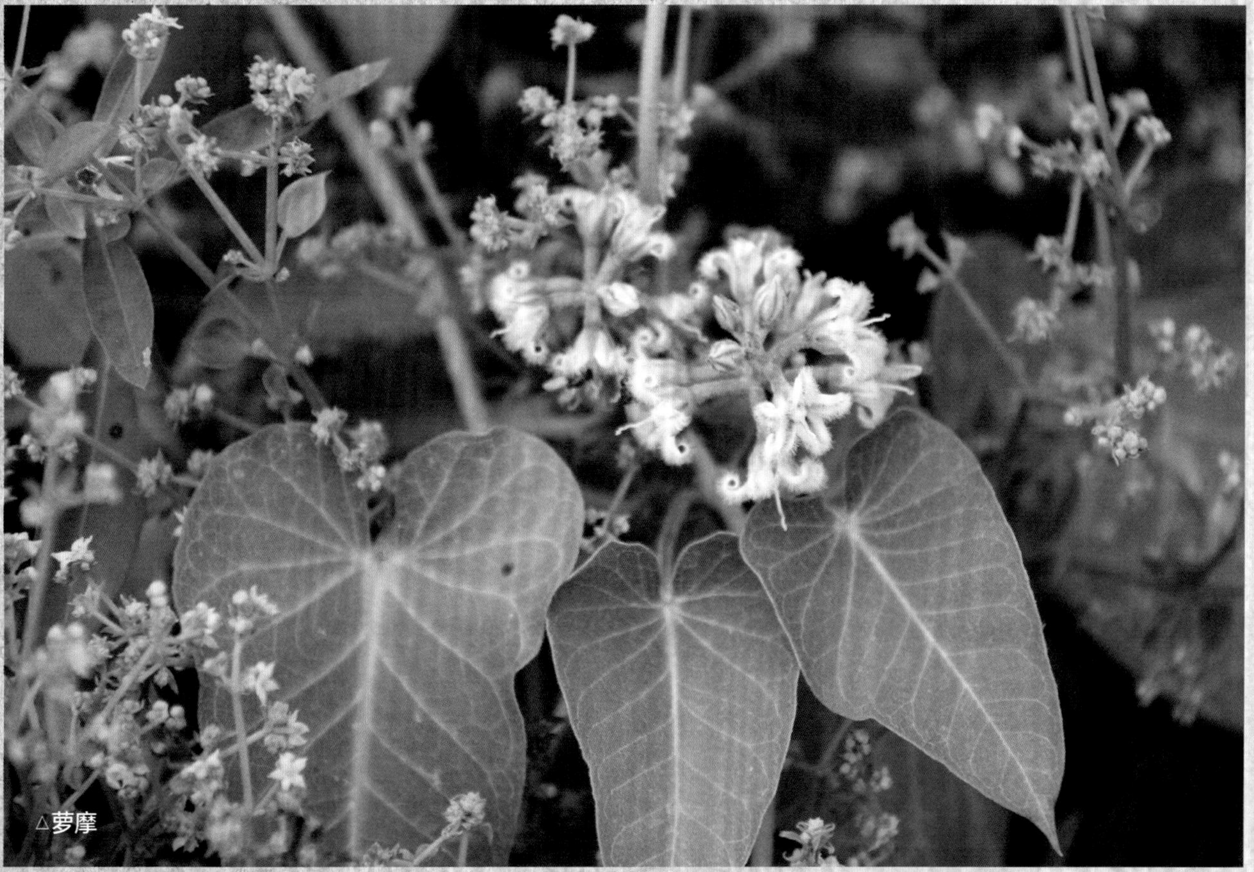

△萝摩

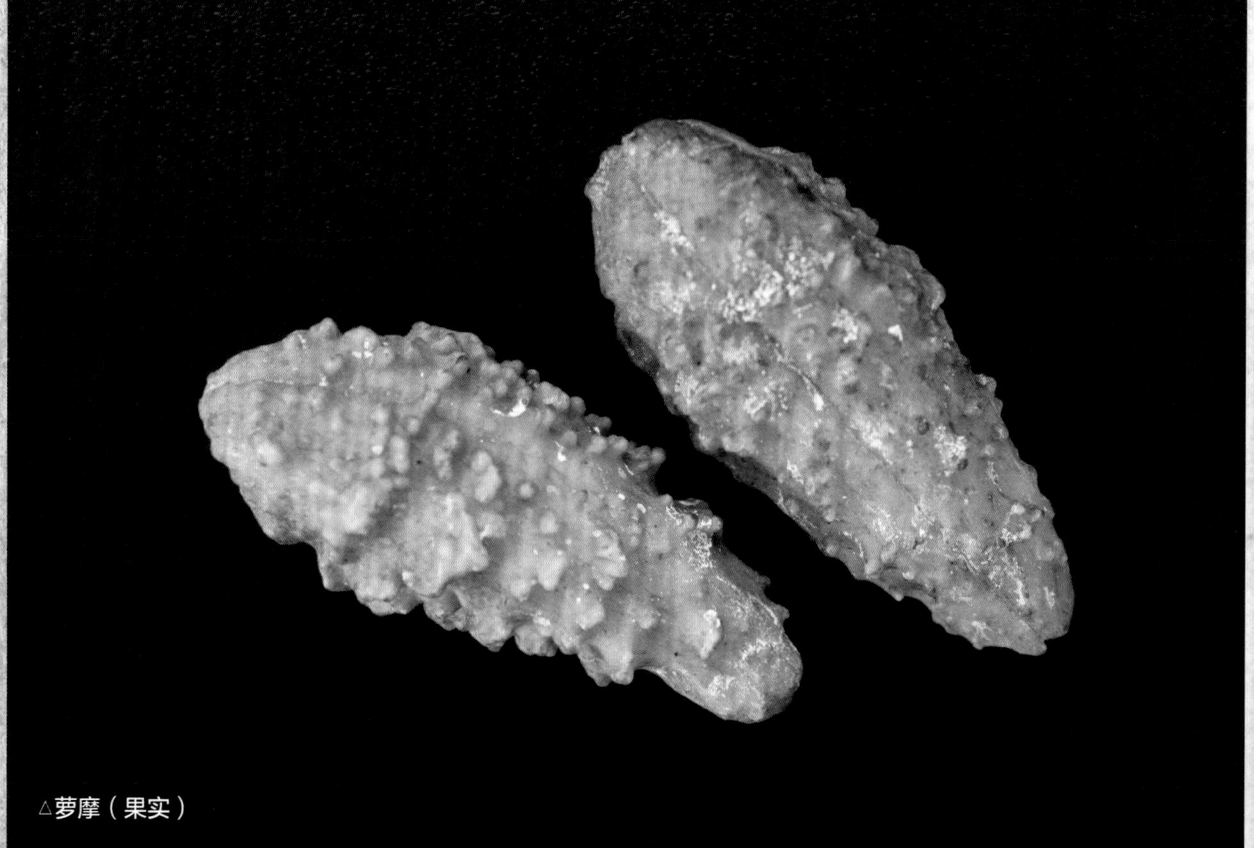
△萝摩（果实）

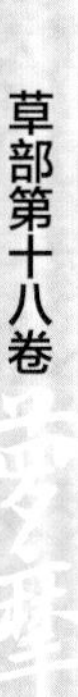

萝摩叶似女青，故亦名雀瓢。女青叶似萝摩，两叶相对。子似瓢形，大如枣许，故名雀瓢。根似白微，茎叶并臭。生平泽。别录云：叶嫩时似萝摩，圆端，大茎，实黑。[藏器曰] 萝摩东人呼为白环，藤生篱落间，折之有白汁，一名雀瓢。其女青终非白环，二物相似，不能分别。[又曰] 斫合子作藤生，蔓延篱落间。至秋霜合，子如柳絮。一名鸡肠，一名薰桑。[时珍曰] 斫合子即萝摩子也。三月生苗，蔓延篱垣，极易繁衍。其根白软。其叶长而后大前尖。根与茎叶，断之皆有白乳如构汁。六七月开小长花，如铃状，紫白色。结实长二三寸，大如马兜铃，一头尖。其壳青软，中有白绒及浆。霜后枯裂则子飞，其子轻薄，亦如兜铃子。商人取其绒作坐褥代绵，云甚轻暖。诗云：芄兰之支，童子佩觿。芄兰之叶，童子佩韘。觿音畦，解结角锥也。此物实尖，垂于支间似之。韘音涉，张弓指彄也。此叶后弯似之。故以比兴也。一种茎叶及花皆似萝摩，但气臭根紫，结子圆大如豆，生青熟赤为异。此则苏恭所谓女青似萝摩，陈藏器所谓二物相似者也。苏恭言其根似白微，子似瓢形，则误矣。当从陈说。此乃藤生女青，与蛇衔根之女青，名同物异，宜互考之。

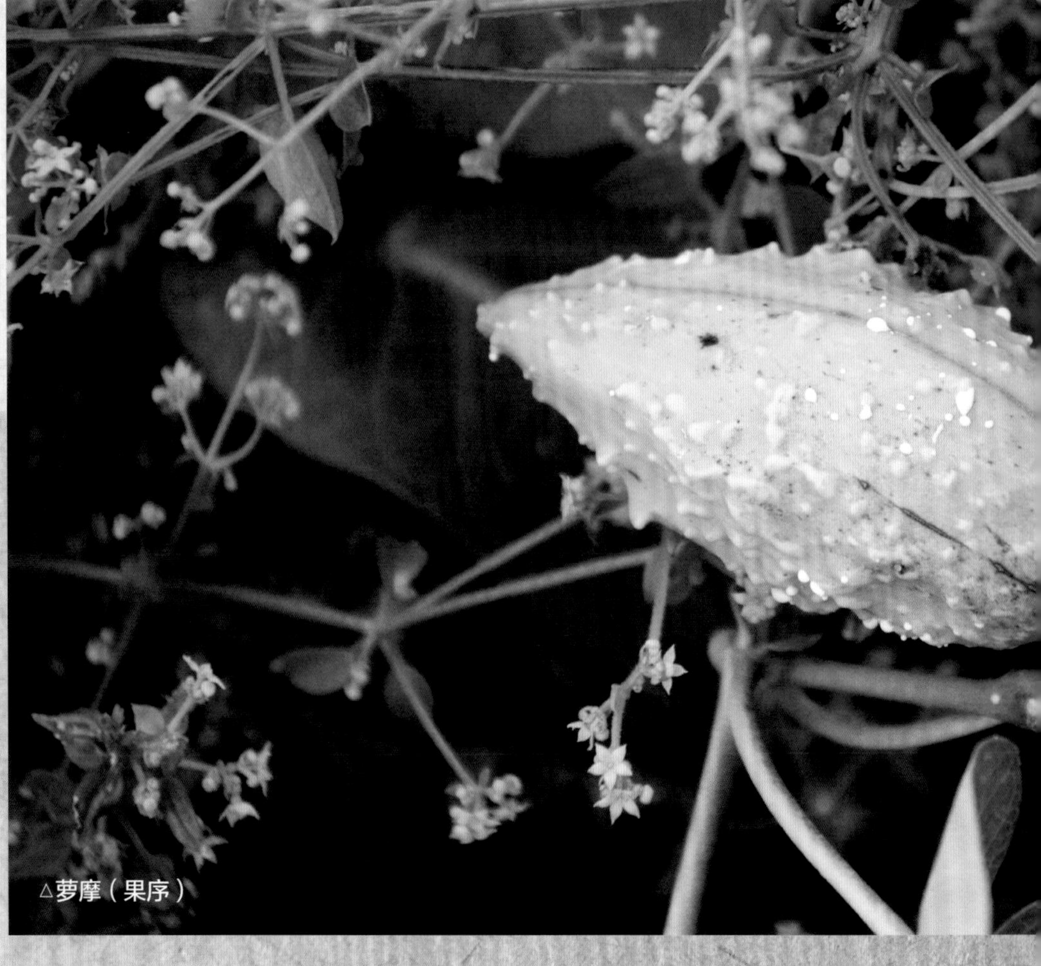
△萝摩（果序）

子叶同

‖ **气味** ‖

**甘、辛，温，无毒。**[时珍曰]甘、微辛。

‖ **主治** ‖

**虚劳，补益精气，强阴道。叶煮食，功同子。**唐本。**捣子，傅金疮，生肤止血。捣叶，傅肿毒。**藏器。**取汁，傅丹毒赤肿，及蛇虫毒，即消。蜘蛛伤，频治不愈者，捣封二三度，能烂丝毒，即化作脓也。**时珍。

‖ **附方** ‖

新二。**补益虚损**极益房劳。用萝摩四两。枸杞根皮、五味子、柏子仁、酸枣仁、干地黄各三两，为末。每服方寸匕，酒下，日三服。千金方。**损伤血出**痛不可忍。用篱上婆婆针袋儿，擂水服，渣罨疮口，立效。袖珍。

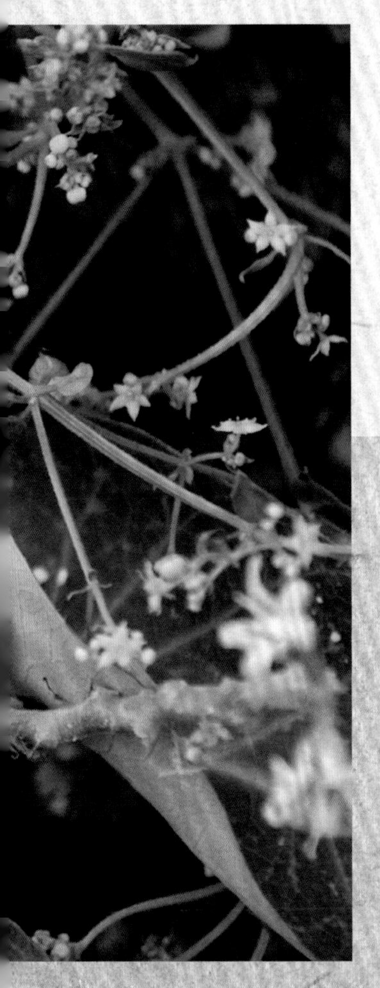

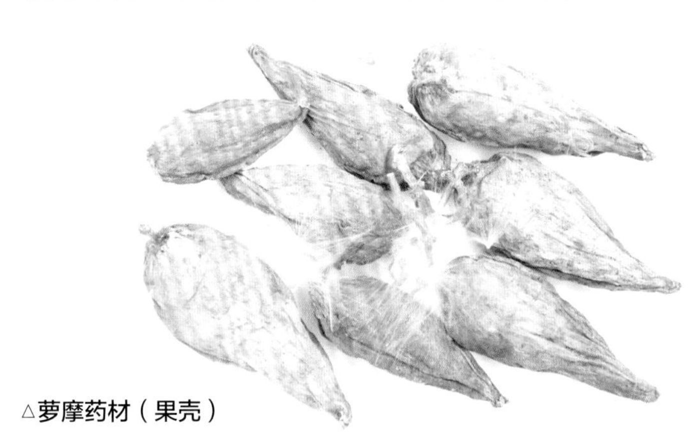

△萝摩药材（果壳）

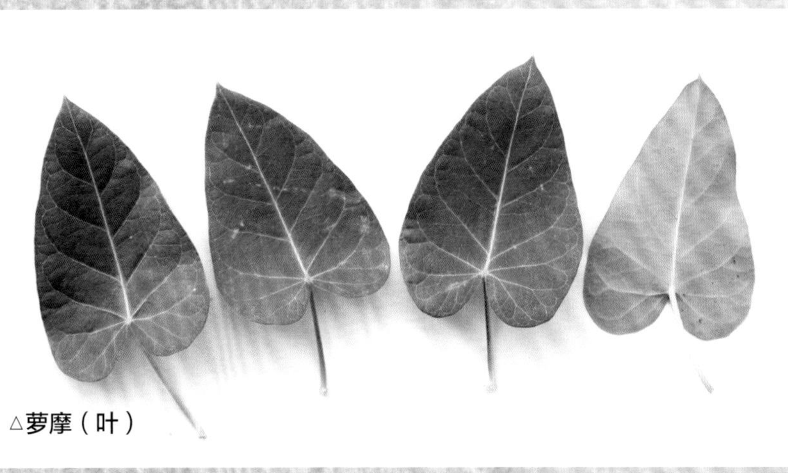

△萝摩（叶）

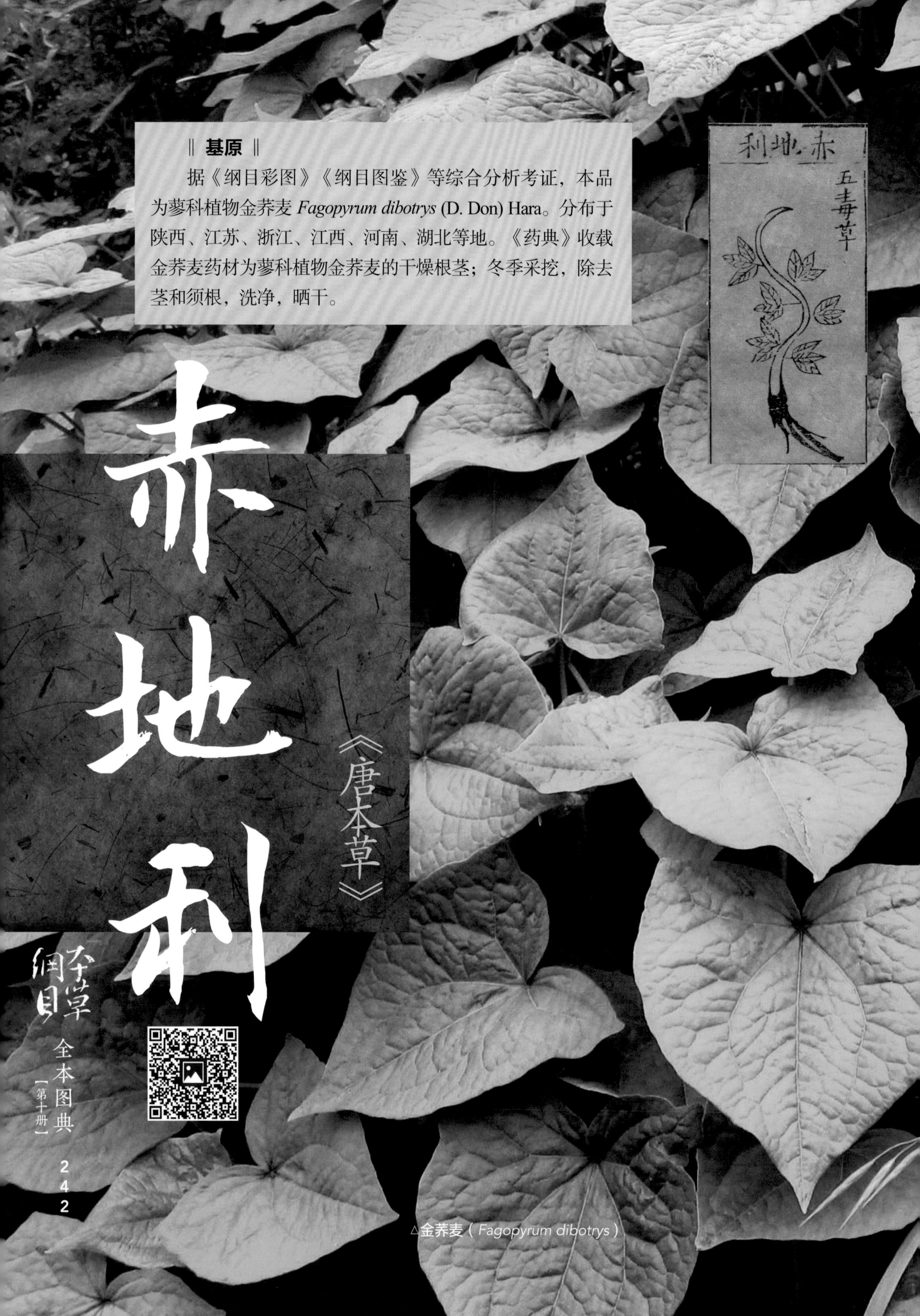


‖ **基原** ‖

据《纲目彩图》《纲目图鉴》等综合分析考证，本品为蓼科植物金荞麦 *Fagopyrum dibotrys* (D. Don) Hara。分布于陕西、江苏、浙江、江西、河南、湖北等地。《药典》收载金荞麦药材为蓼科植物金荞麦的干燥根茎；冬季采挖，除去茎和须根，洗净，晒干。

# 赤地利

《唐本草》

△金荞麦（*Fagopyrum dibotrys*）

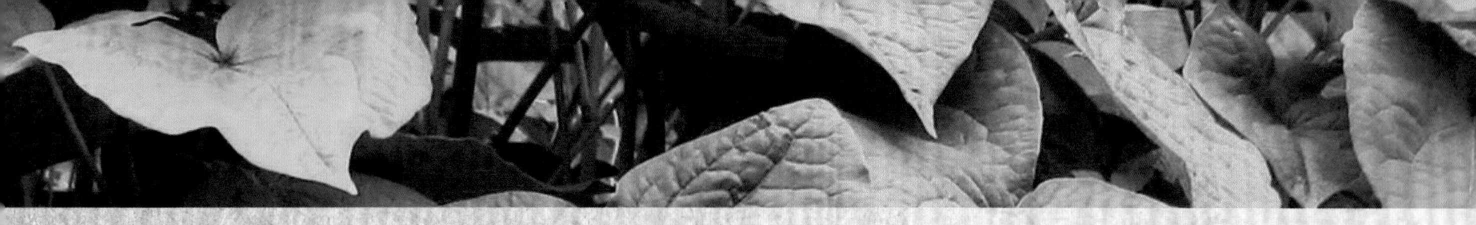

**校正：** 并入拾遗五毒草。

‖ **释名** ‖

**赤薜荔**纲目**五毒草**拾遗**五蕺**拾遗**蛇罔**拾遗**山荞麦**图经。[时珍曰] 并未详。

‖ **集解** ‖

[恭曰] 所在山谷有之。蔓生，叶似萝摩。根皮赤黑，肉黄赤。二月、八月采根，日干。[颂曰] 所在皆有，今惟华山上有之。春夏生苗，作蔓绕草木上，茎赤。叶青，似荞麦叶。七月开白花，亦如荞麦。结子青色。根若菝葜，皮紫赤，肉黄赤，八月采根，晒干收。[藏器曰] 五毒草生江东平地。花叶并如荞麦。根紧硬似狗脊。亦名蛇罔，名同物异。[时珍曰] 五毒草即赤地利，今并为一。

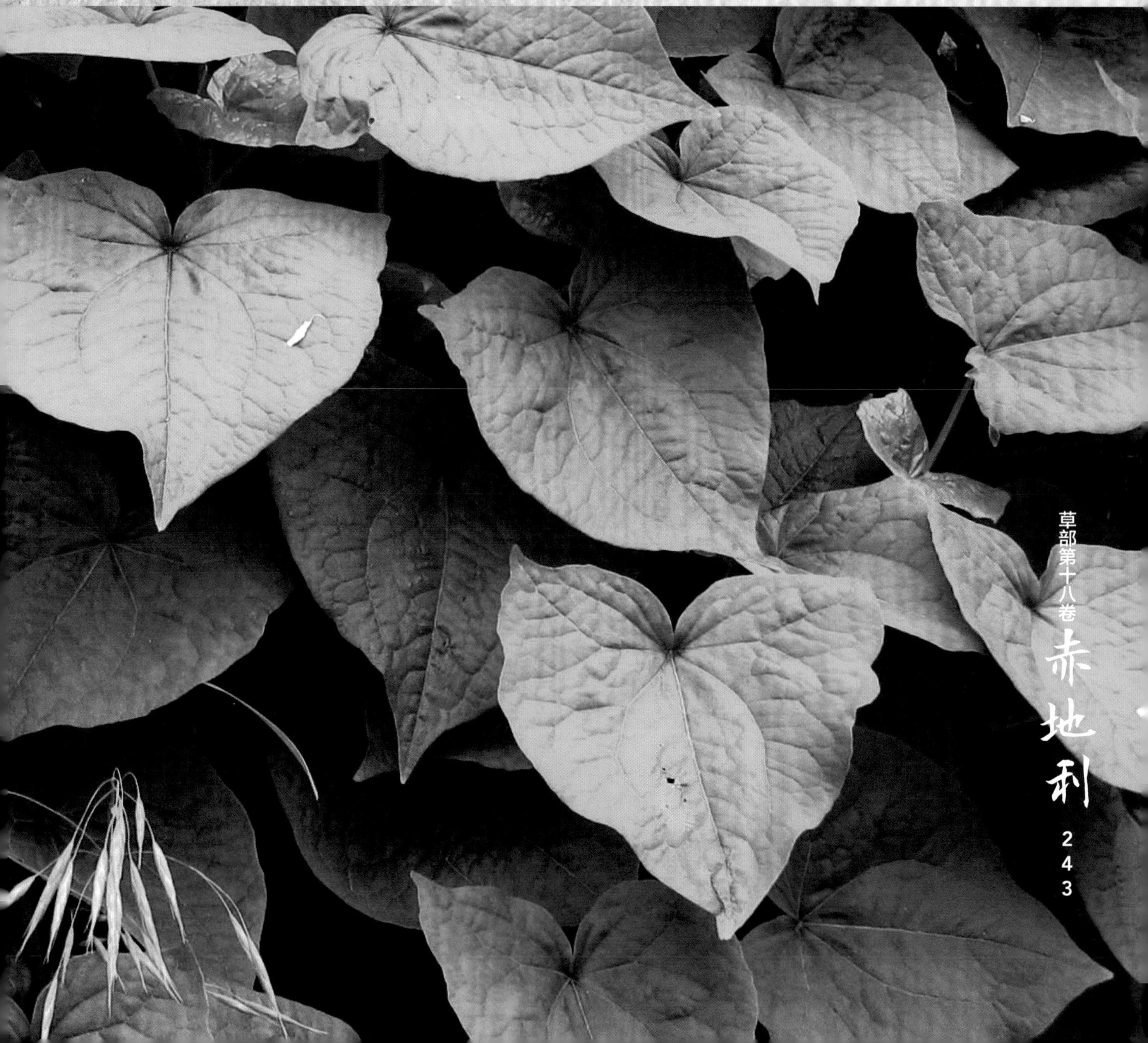

# 根

‖ **修治** ‖

[敩曰] 凡采得细剉，用蓝叶并根，同入生绢袋盛之，蒸一伏时，去蓝晒用。

‖ **气味** ‖

**苦，平，无毒。**[藏器曰] 酸，平。伏丹砂。

‖ **主治** ‖

**赤白冷热诸痢，断血破血，带下赤白，生肌肉。**唐本。**主痈疽恶疮毒肿，赤白游疹，虫蚕蛇犬咬，并醋摩傅之。亦捣茎叶傅之。恐毒入腹，煮汁饮。**藏器。

‖ **发明** ‖

[时珍曰] 唐·张文仲备急方，治青赤黄白等痢，鹿茸丸方中用之。则其功长于凉血解毒，可知矣。

‖ **附方** ‖

旧二。**小儿热疮**身面皆有，如火烧者。赤地利末，粉之。**火疮灭瘢**赤地利末，油调涂。圣惠。

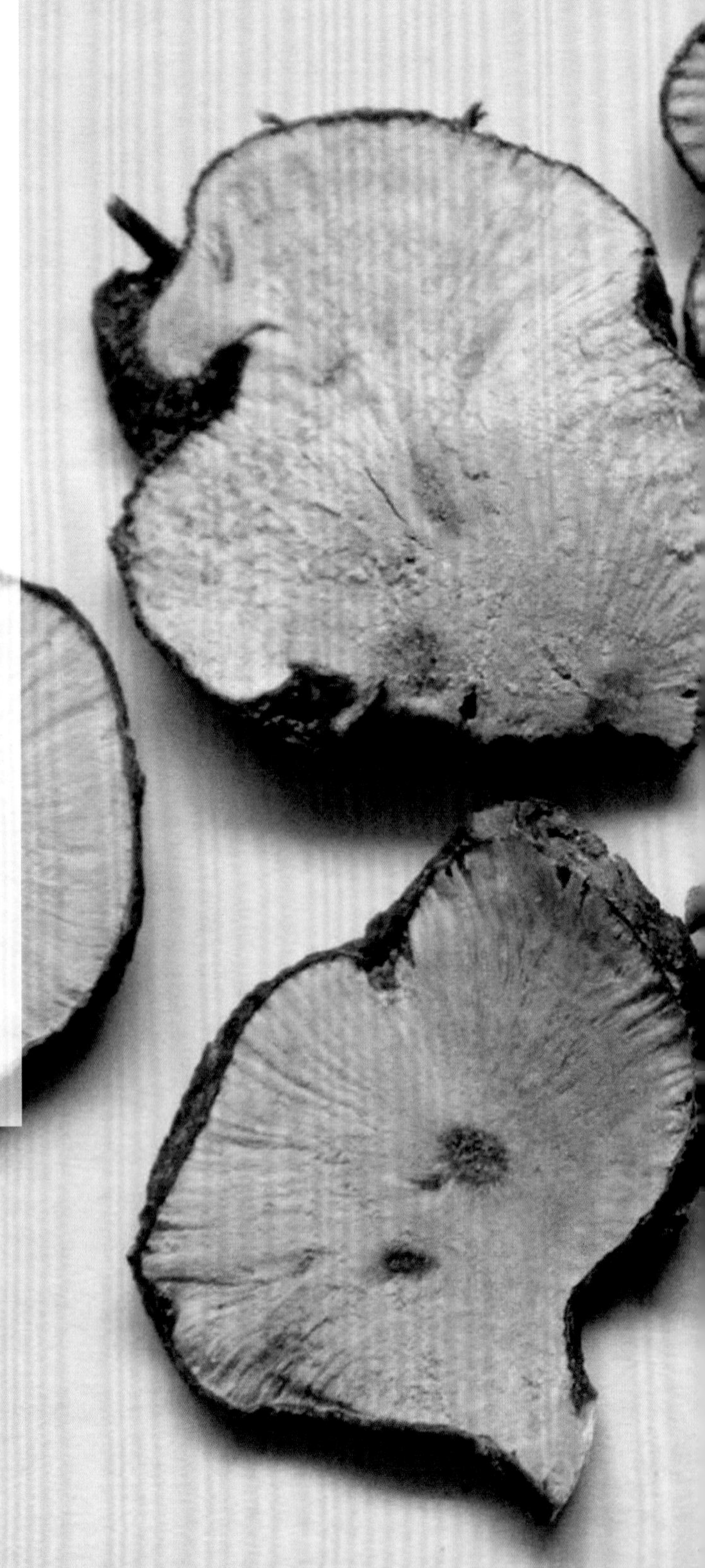

▽金荞麦饮片

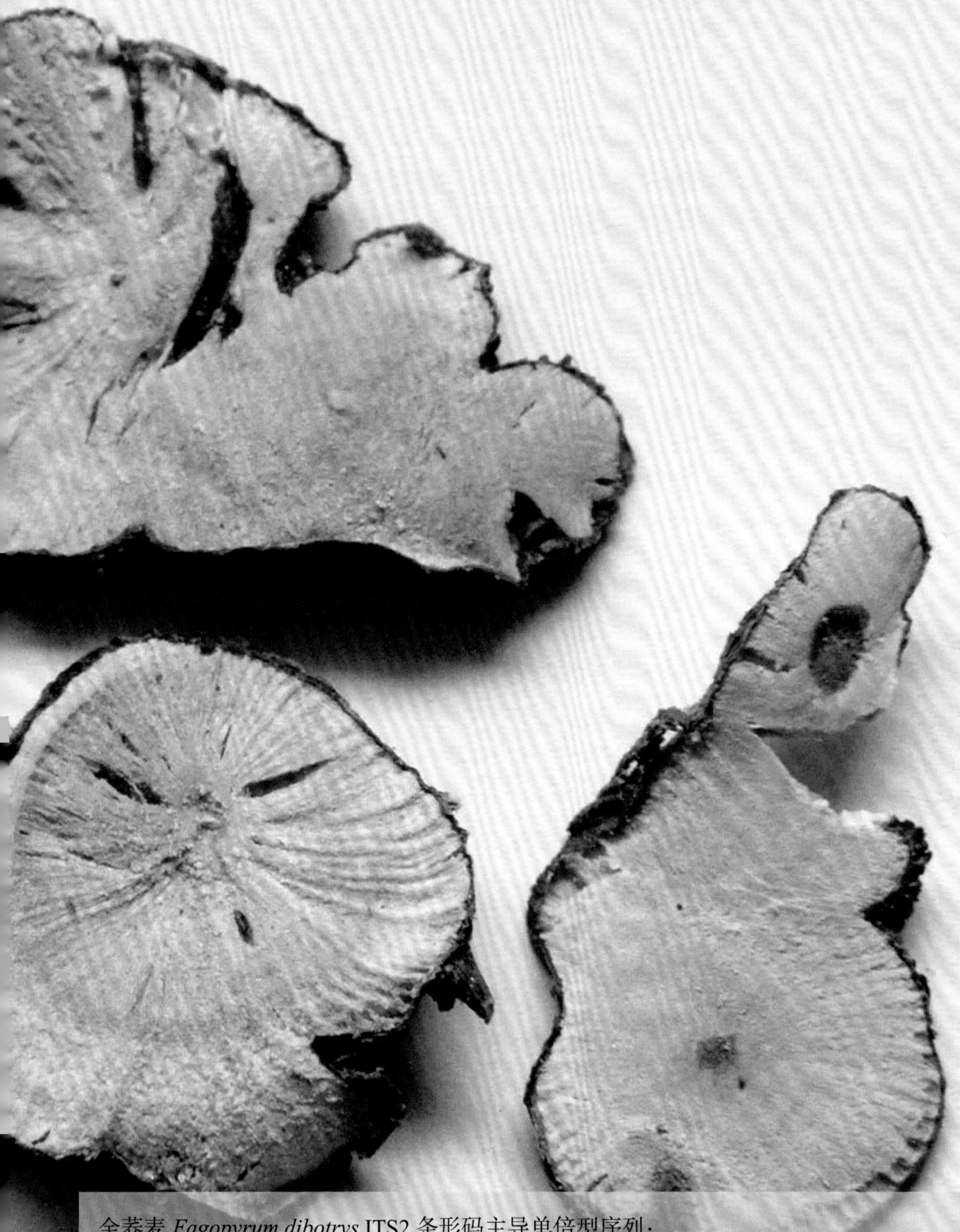

金荞麦 *Fagopyrum dibotrys* ITS2 条形码主导单倍型序列：

1 CGCATCGCGT CGCCCCCTCC CCCTCCTCCC TTCCTCGGAA GGAGGCGGGC GGCTAGGGGC GGACAGTGGC CCCCCGTGCG
81 TCGCCGCGCG GCCGGCCTAA ACGCAGACCC CGTGGCCGCG AACGGCCGCG ACGATTGGTG GTGTACTAGA CTACGCATCG
161 CGTCGCGTCC CCGCGTGCCC CGGGAGCTCA ACCCACAAAA CCGGAGAGCC CCGGCCTTCC GAACCGTTG

# 紫葛

《唐本草》

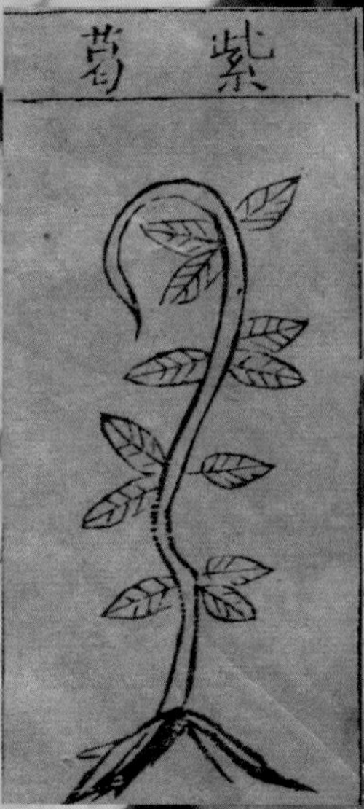

‖ **基原** ‖

据《纲目彩图》《中华本草》等综合分析考证，本品为异叶蛇葡萄 *Ampelopsis heterophylla* (Thunb.) Sieb. et Zucc.。分布于辽宁、江苏、安徽、江西、福建、台湾等地。但《纲目图鉴》认为本品为桑叶葡萄 *Vitis ficifolia* Bunge，分布于江苏、湖北、陕西、山西、河南、河北等地。

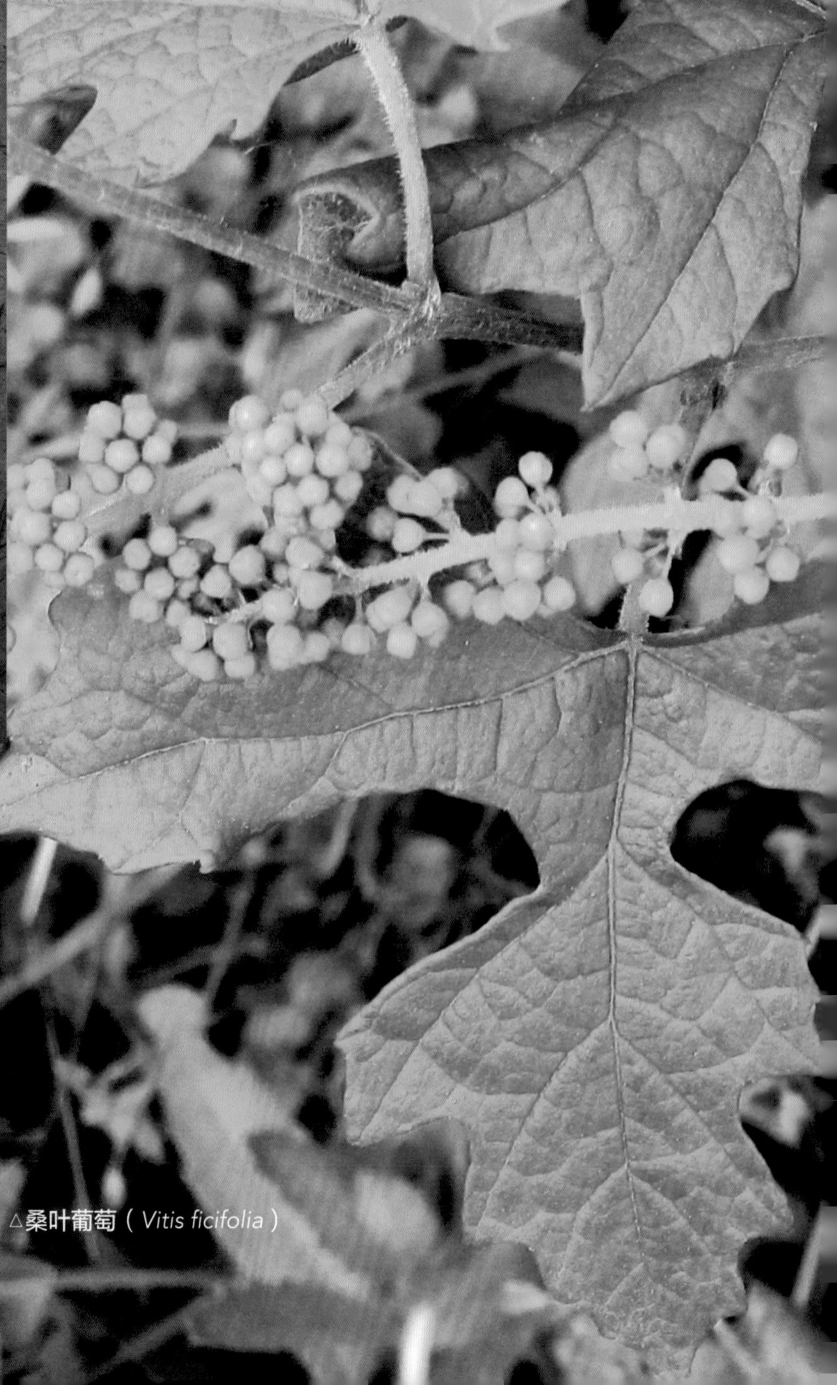

紫葛

△桑叶葡萄（*Vitis ficifolia*）

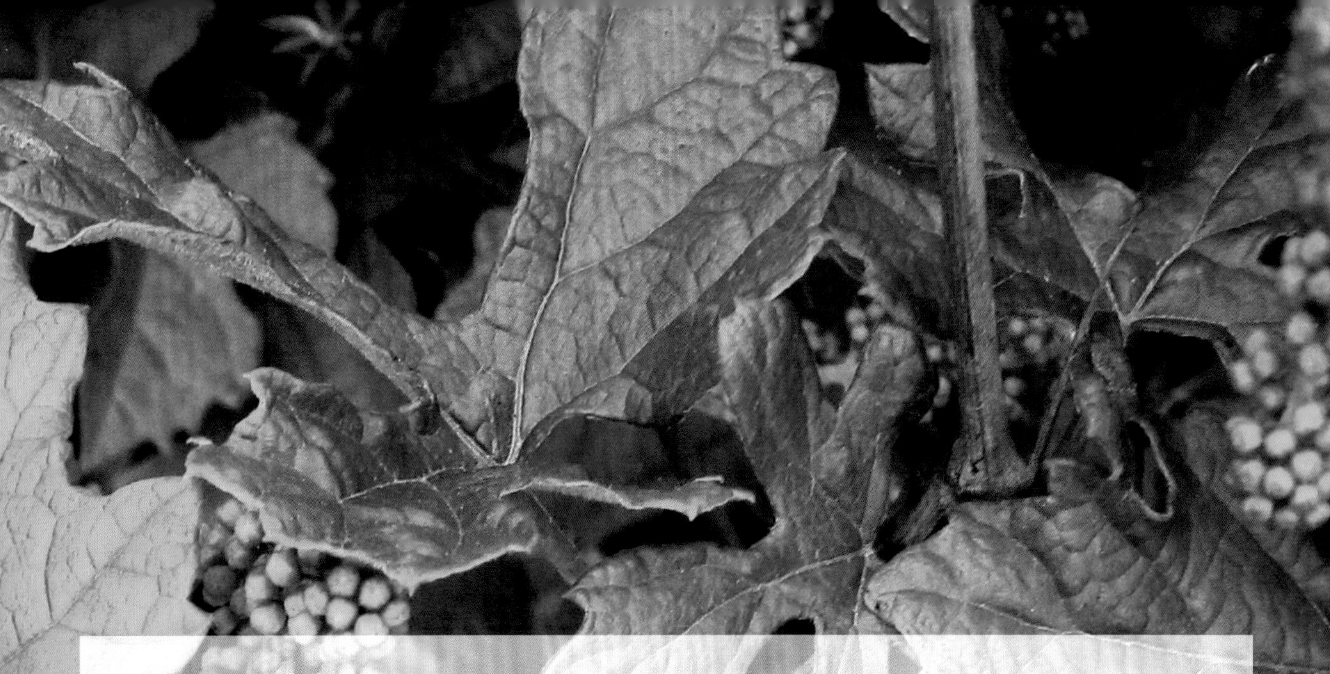

‖ **集解** ‖

[恭曰] 生山谷中。苗似葡萄，长丈许。根紫色，大者径二三寸。[保升曰] 所在皆有，今出雍州。叶似蘡薁，其根皮肉俱紫色。三、八月采根皮，日干。[大明曰] 紫葛有二种，此是藤生者。[颂曰] 今惟江宁府及台州有之。春生冬枯，似葡萄而紫色。

# 根皮

‖ **气味** ‖

**甘、苦，寒，无毒。**[大明曰] 苦、滑，冷。烧灰，制消石。

‖ **主治** ‖

**痈肿恶疮，捣末醋和封之。**恭。**主瘫缓挛急，并热毒风，通小肠。**大明。**生肌散血。**时珍。

‖ **附方** ‖

旧二。**产后烦渴**血气上冲也。紫葛三两，水二升，煎一升，去滓呷之。**金疮伤损**生肌破血。用紫葛二两，顺流水三盏，煎一盏半，分三服。酒煎亦妙。并经效方。

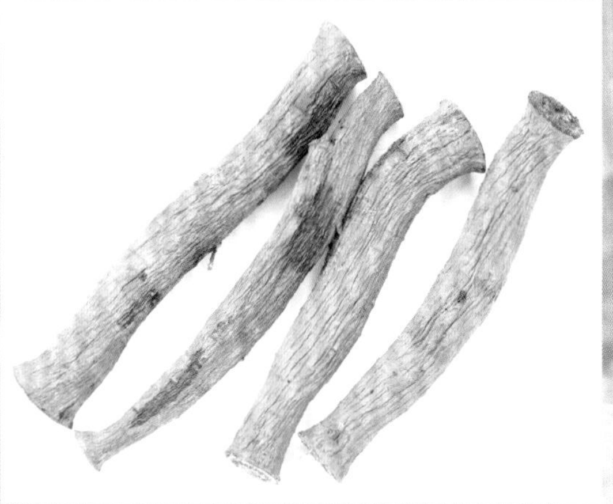

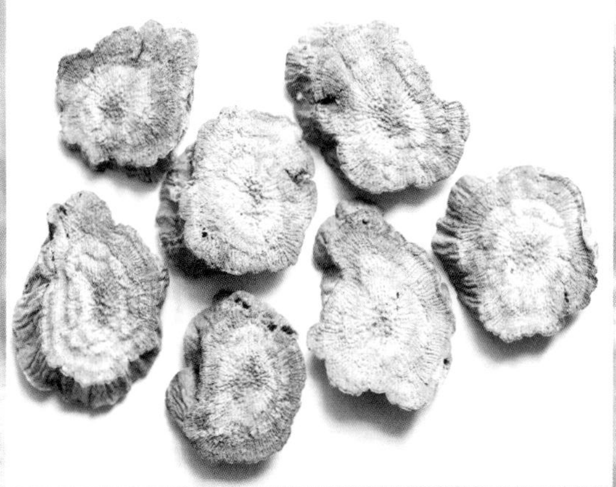

**‖ 基原 ‖**

据《纲目图鉴》《纲目彩图》《汇编》《大辞典》等综合分析考证，本品为葡萄科植物乌敛莓 *Cayratia japonica* (Thunb.) Gagnep.。分布于山东和长江流域至福建、广东等地。

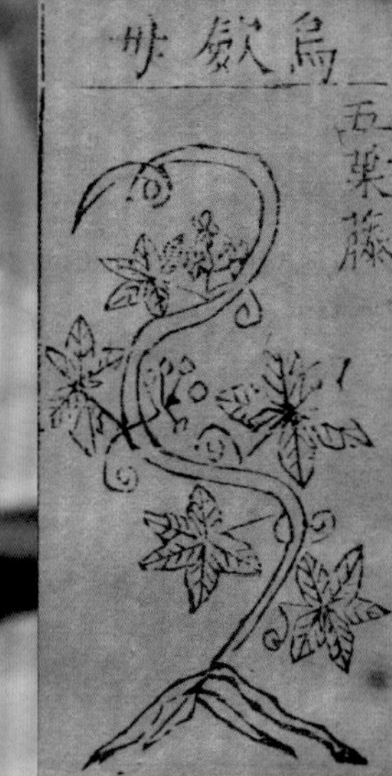


# 乌蔹莓

《唐本草》

△乌蔹莓（*Cayratia japonica*）

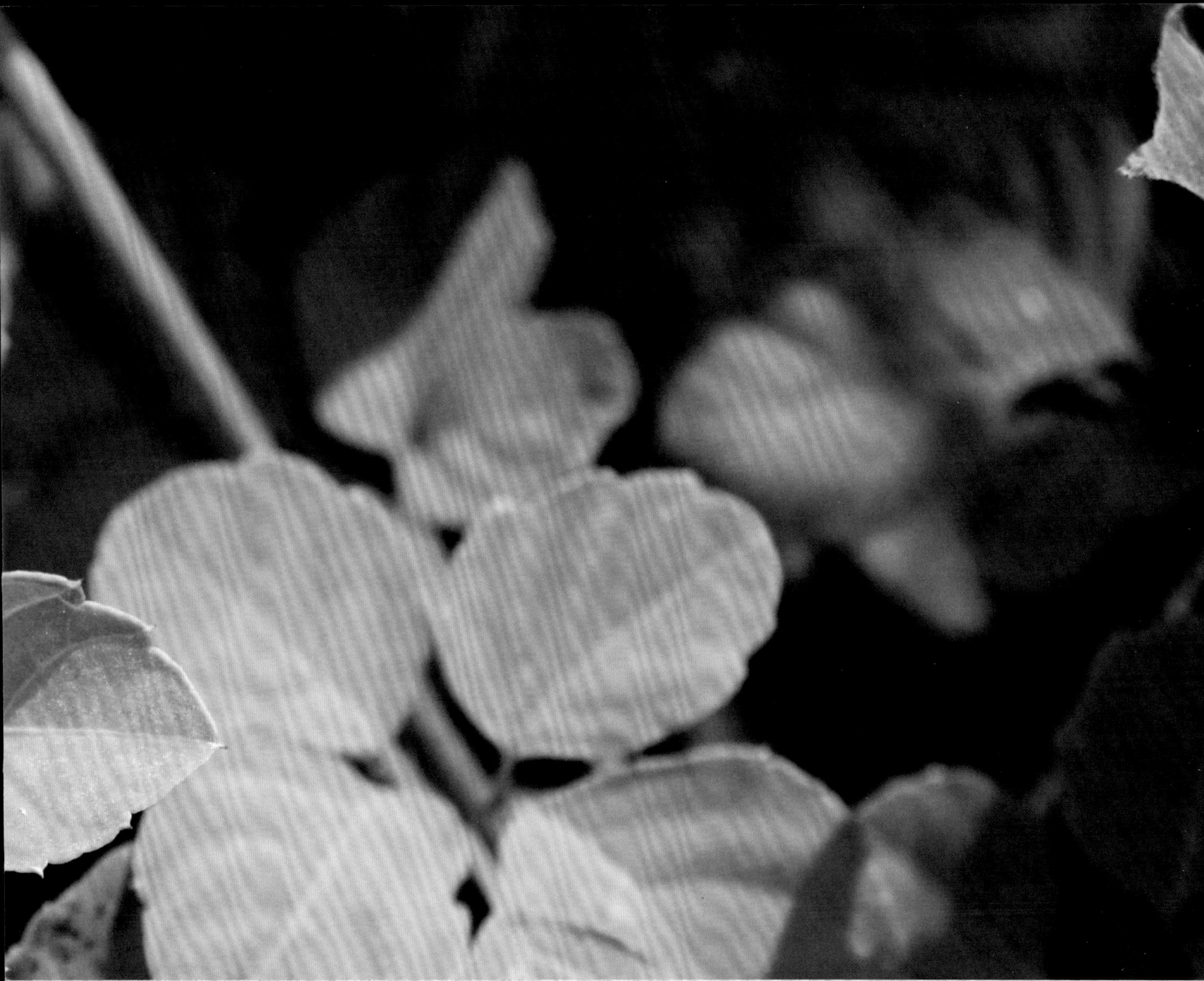

**‖释名‖**

**五叶莓**弘景**茏草同拔**尔雅**茏葛同赤葛**纲目**五爪龙同赤泼藤。**[时珍曰] 五叶如白蔹，故曰乌蔹，俗名五爪龙。江东呼龙尾，亦曰虎葛。曰龙、曰葛，并取蔓形。赤泼与赤葛及拔音相近。

**‖集解‖**

[弘景曰] 五叶莓生篱援间，作藤。捣根傅痈疖有效。[恭曰] 蔓生平泽，叶似白蔹，四月、五月采之。[保升曰] 茎端五叶，开花青白色，所在有之，夏采苗用。[时珍曰] 塍堑间甚多。其藤柔而有棱，一枝一须，凡五叶。叶长而光，有疏齿，面青背淡。七八月结苞成簇，青白色。花大如粟，黄色四出。结实大如龙葵子，生青熟紫，内有细子。其根白色，大者如指，长一二尺，捣之多涎滑。傅滋医学集成谓即紫葛，杨起简便方谓即老鸦眼睛草，斗门方谓即何首乌，并误矣。

‖ **气味** ‖

**酸、苦，寒，无毒。**

‖ **主治** ‖

**痈疖疮肿虫咬，捣根傅之。**弘景。**风毒热肿游丹，捣傅并饮汁。**恭。**凉血解毒，利小便。根擂酒服，消疖肿，神效。**时珍。

‖ **附方** ‖

新五。**小便尿血**五叶藤阴干为末。每服二钱，白汤下。卫生易简方。**喉痹肿痛**五爪龙草、车前草、马兰菊各一握，捣汁，徐咽。祖传方也。医学正传。**项下热肿**俗名虾蟆瘟。五叶藤捣，傅之。丹溪纂要。**一切肿毒**发背乳痈，便毒恶疮，初起者。并用五叶藤或根一握，生姜一块，捣烂，入好酒一碗绞汁。热服取汗，以渣傅之，即散。一用大蒜代姜，亦可。寿域神方。**跌扑损伤**五爪龙捣汁，和童尿、热酒服之，取汗。简便方。

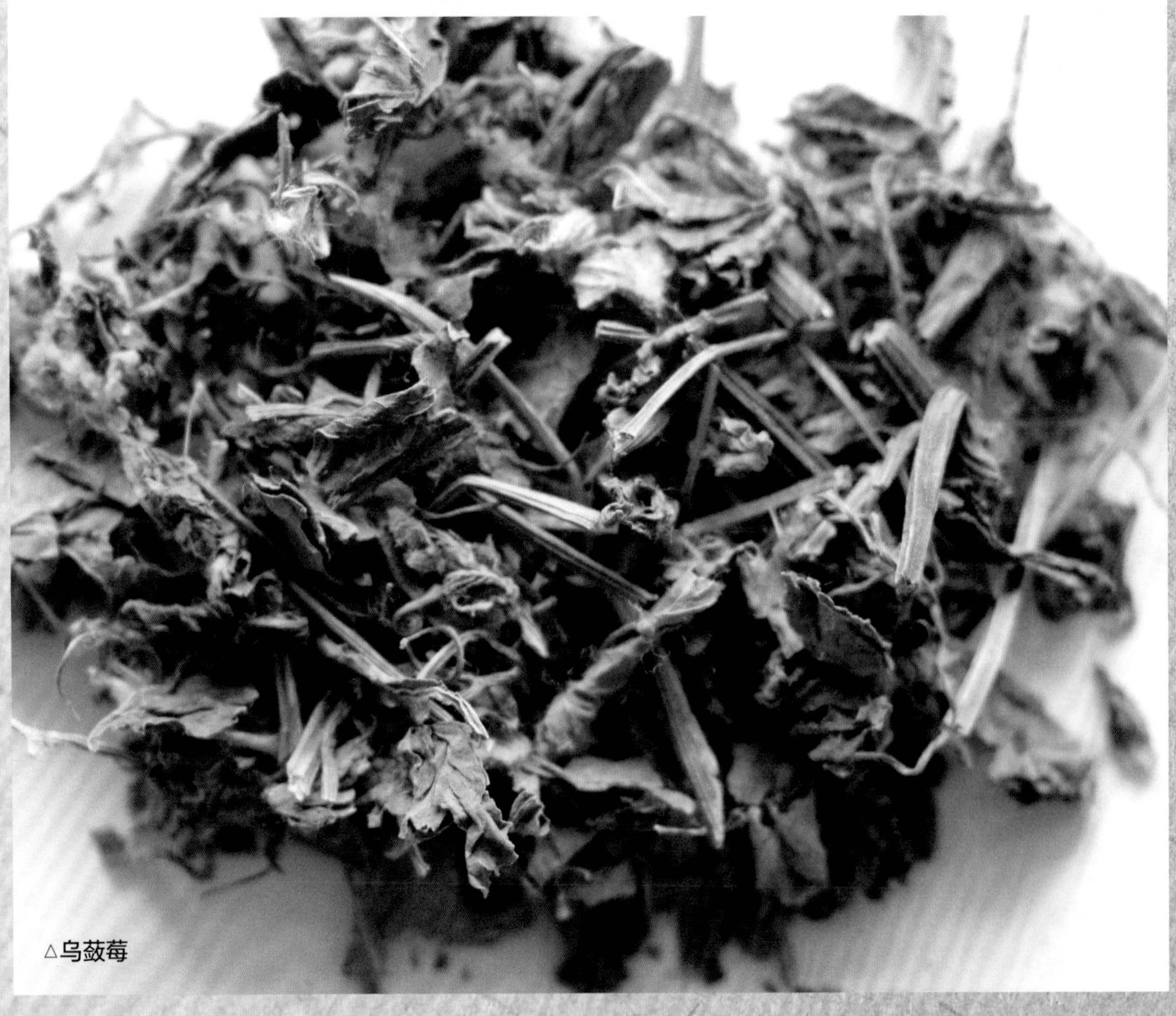

△乌蔹莓

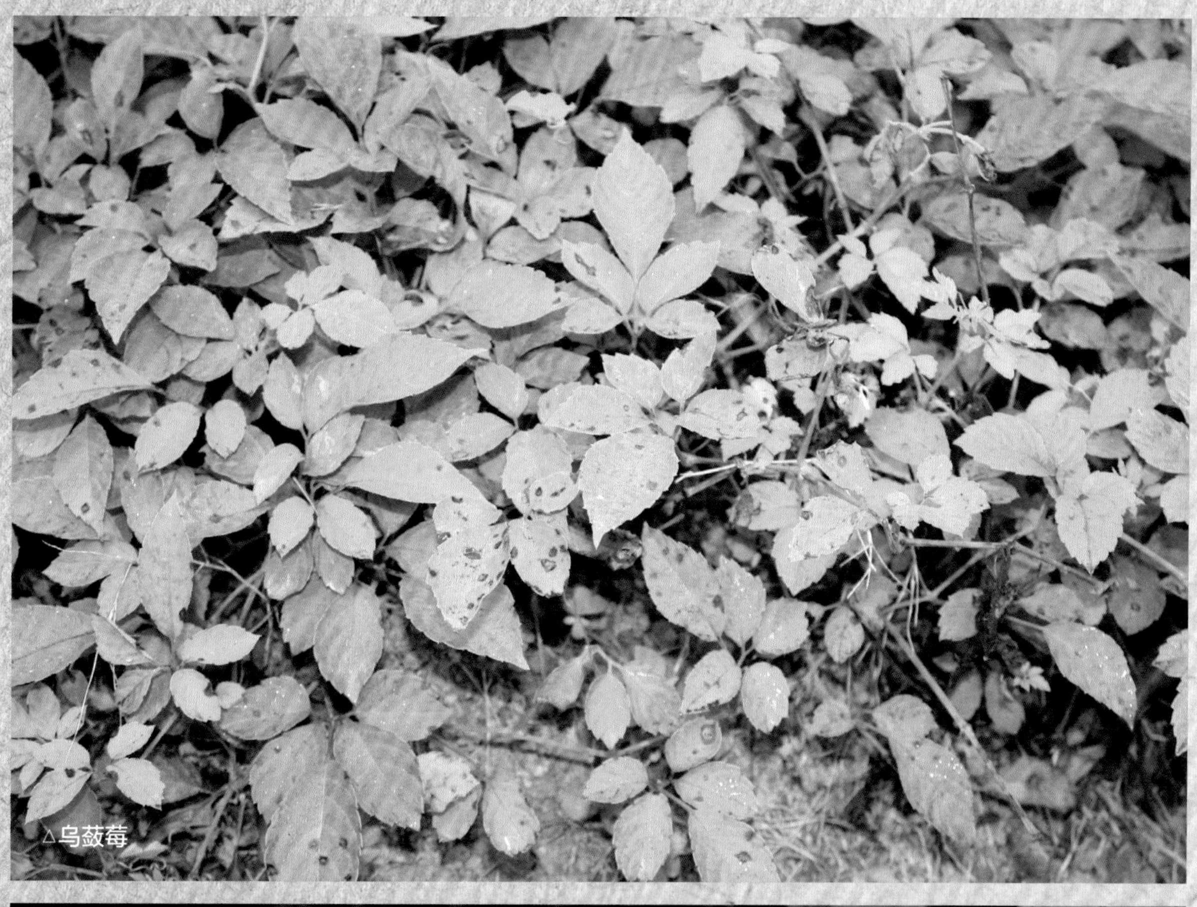
△乌蔹莓

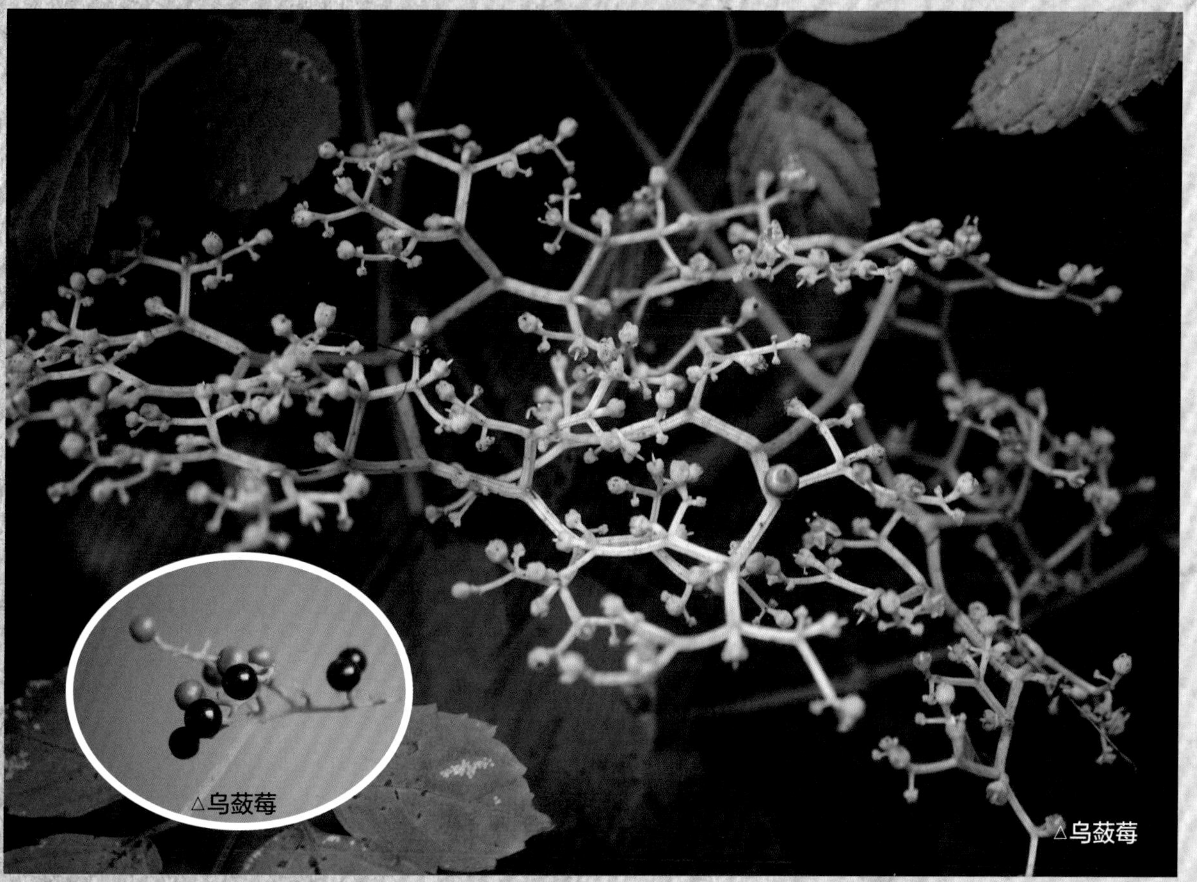
△乌蔹莓

△乌蔹莓

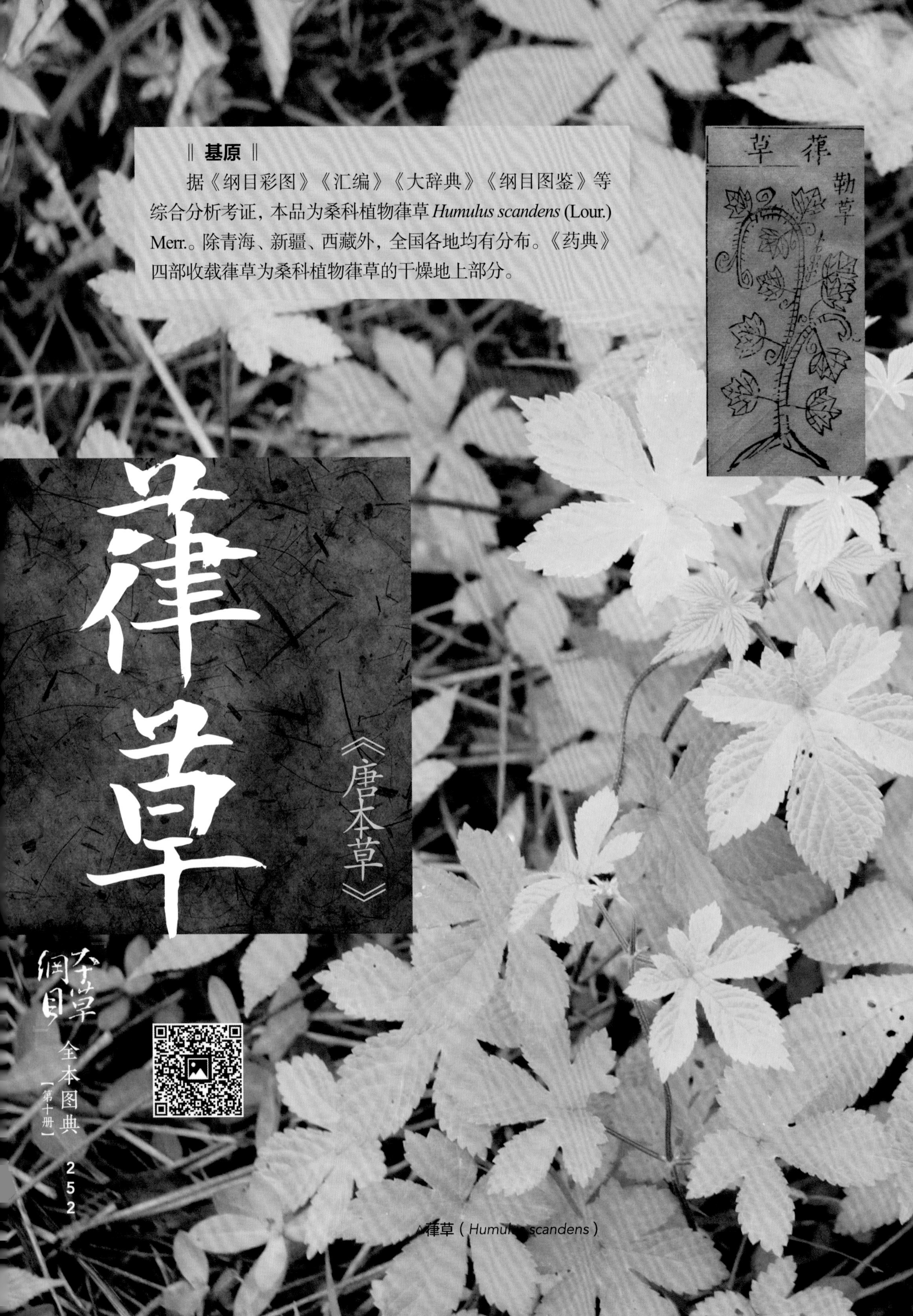


# 葎草

《唐本草》

‖ **基原** ‖

据《纲目彩图》《汇编》《大辞典》《纲目图鉴》等综合分析考证，本品为桑科植物葎草 *Humulus scandens* (Lour.) Merr.。除青海、新疆、西藏外，全国各地均有分布。《药典》四部收载葎草为桑科植物葎草的干燥地上部分。

△葎草（*Humulus scandens*）

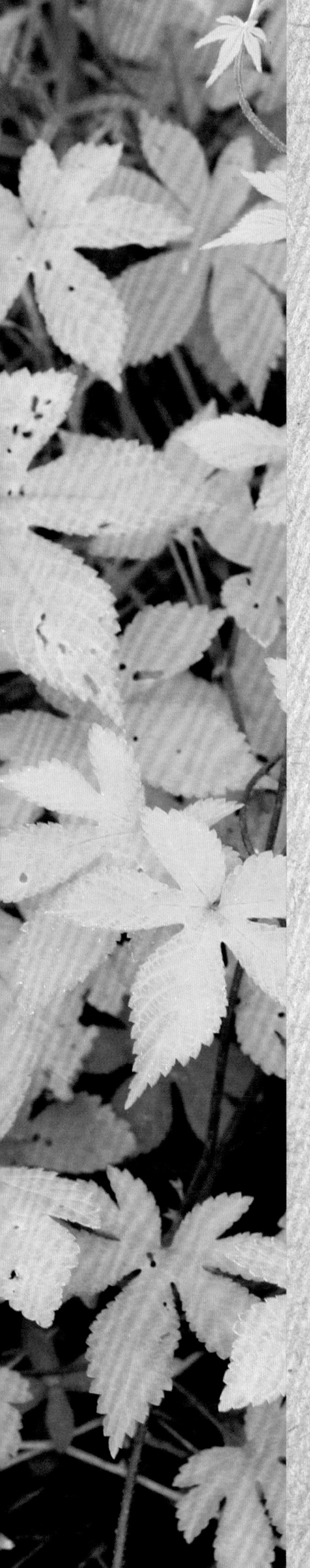

**校正：**并入有名未用勒草。

‖ **释名** ‖

**勒草**别录**葛勒蔓**蜀图经**来莓草**别本。[时珍曰] 此草茎有细刺，善勒人肤，故名勒草。讹为葎草，又讹为来莓，皆方音也。别录勒草即此，今并为一。

‖ **集解** ‖

[恭曰] 葎草生故墟道旁。叶似蓖麻而小且薄，蔓生，有细刺。亦名葛葎蔓。古方亦时用之。[保升曰] 野处多有之。叶似大麻，花黄白色，子若大麻子。俗名葛勒蔓。夏采茎叶，曝干用。[别录曰] 勒草生山谷，如栝楼。[时珍曰] 二月生苗，茎有细刺。叶对节生，一叶五尖，微似蓖麻而有细齿。八九月开细紫花成簇。结子状如黄麻子。

‖ **气味** ‖

**甘、苦，寒，无毒。**

‖ **主治** ‖

**勒草：主瘀血，止精益盛气。**别录。**葎草：主五淋，利小便，止水痢，除疟虚热渴。煮汁或生捣汁服。**恭。**生汁一合服，治伤寒汗后虚热。**宗奭。**疗膏淋，久痢，疥癞。**颂。**润三焦，消五谷，益五脏，除九虫，辟温疫，傅蛇蝎伤。**时珍。

‖ **附方** ‖

旧三，新六。**小便石淋**葛葎掘出根，挽断，以杯于坎中承取汁。服一升，石当出。不出更服。范汪方。**小便膏淋**葎草，捣生汁三升，酢二合，合和顿服，当尿下白汁。**尿血淋沥**同上。**产妇汗血**污衣赤色。方同上。**久痢成疳**葛勒蔓末，以管吹入肛门中，不过数次，如神。**新久疟疾**用葛葎草一握，一名勒蔓，去两头，秋冬用干者，恒山末等分，以淡浆水二大盏，浸药，星月下露一宿，五更煎一盏，分二服。当吐痰愈。**遍体癞疮**葎草一担，以水二

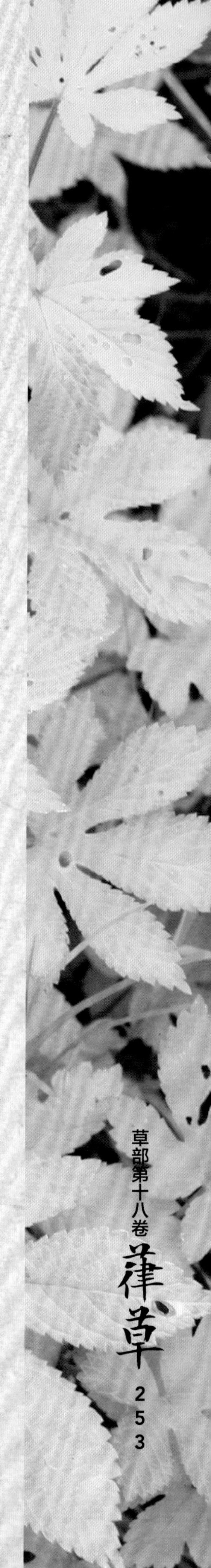

石，煮取一石，渍之。不过三作愈。并韦宙独行方。**乌癞风疮**葛葎草三秤切洗。益母草一秤切，以水二石五斗，煮取一石五斗，去滓入瓮中，浸浴一时方出，坐密室中。又暖汤浴一时，乃出，暖卧取汗，勿令见风。明日又浴。如浴时瘙痒不可忍，切勿搔动，少顷渐定。后隔三日一作，以愈为度。圣济录。

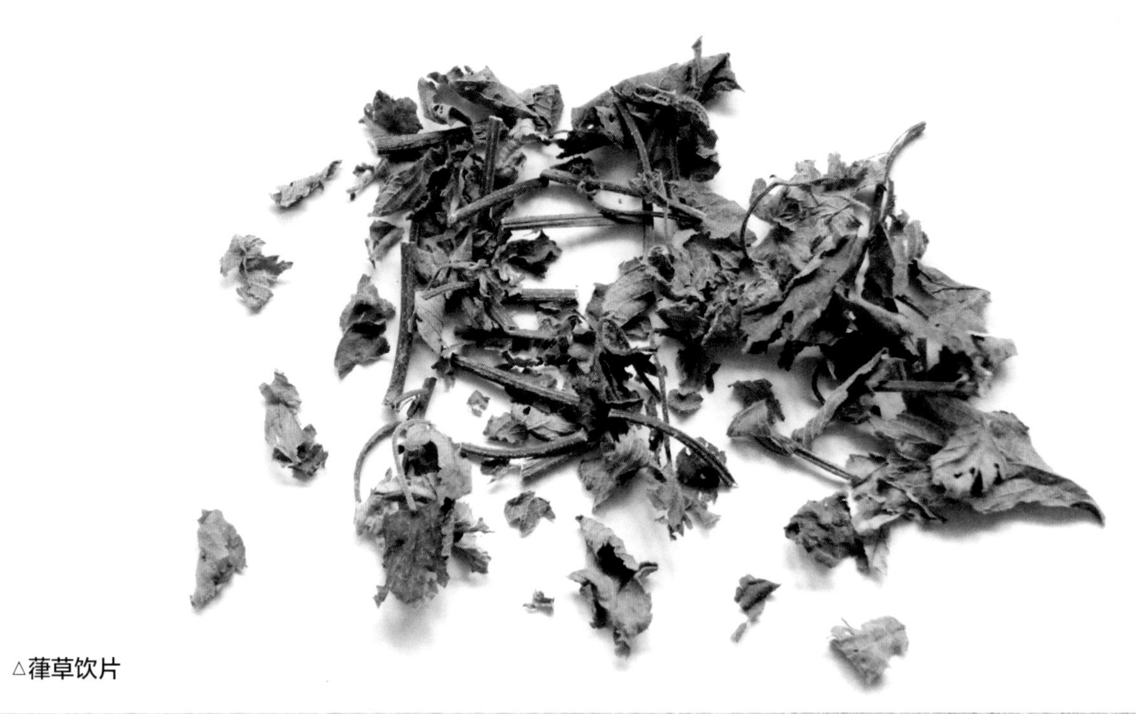

△葎草饮片

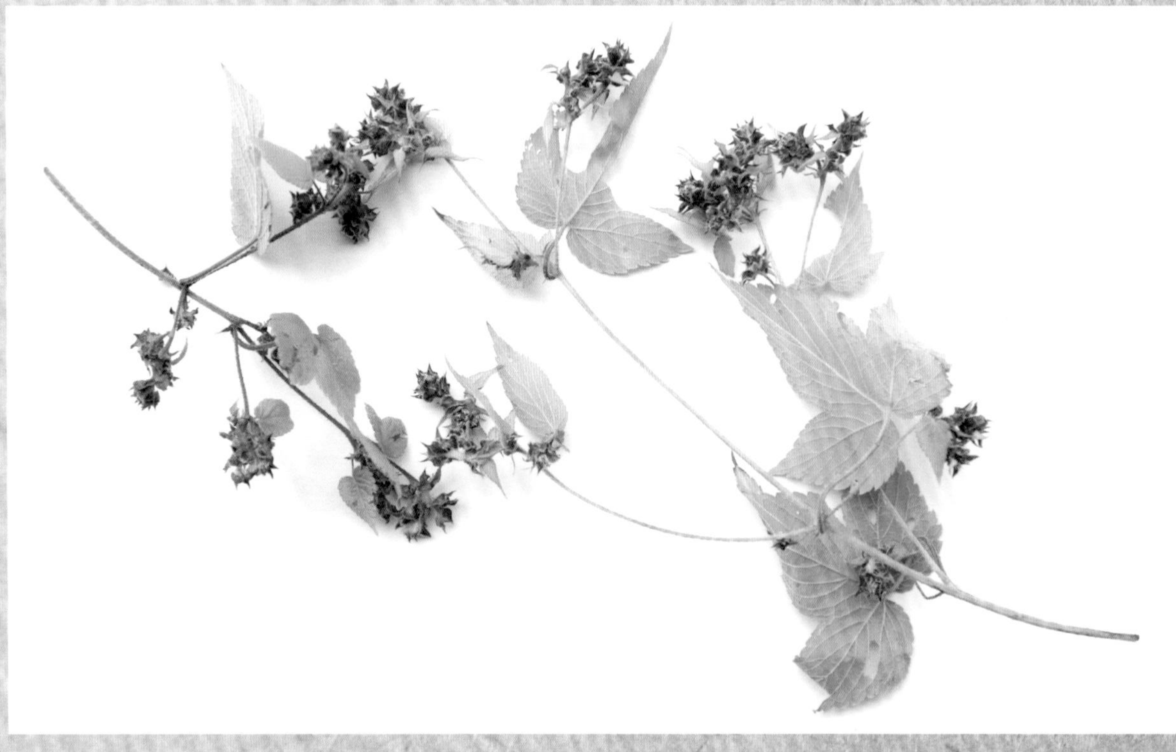

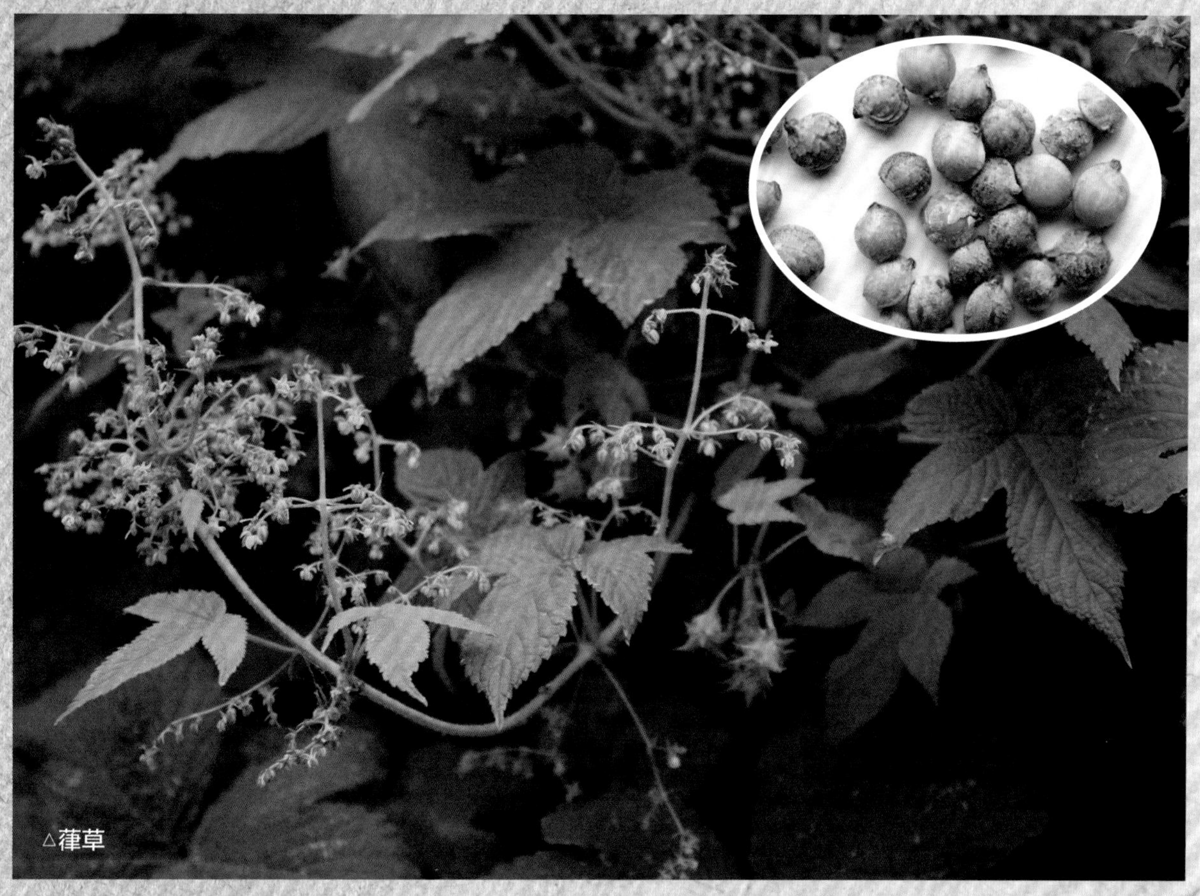
△葎草

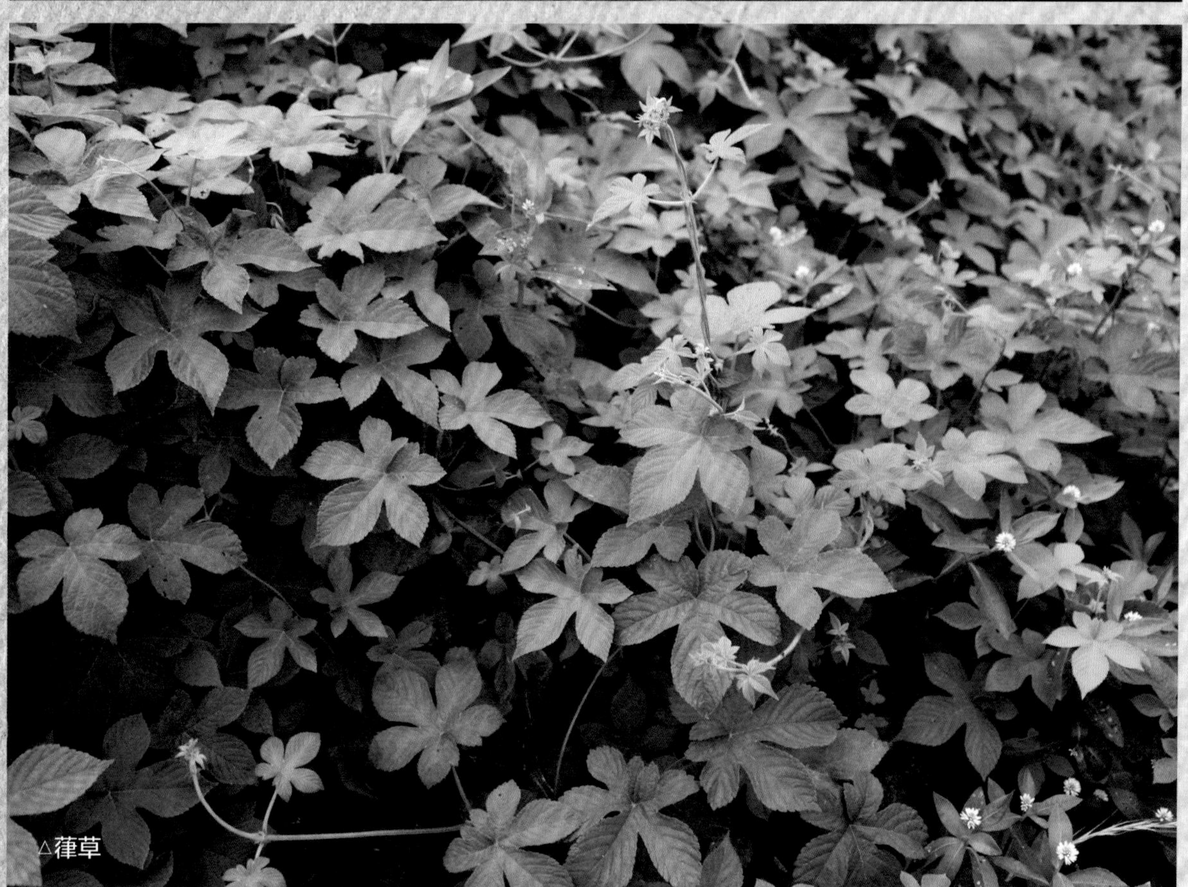
△葎草

# 羊桃

《本经》下品

‖ **基原** ‖

据《纲目彩图》《纲目图鉴》等综合分析考证，本品为猕猴桃科植物中华猕猴桃 *Actinidia chinensis* Planch.。分布于陕西、浙江、江西、河南、广东等地。

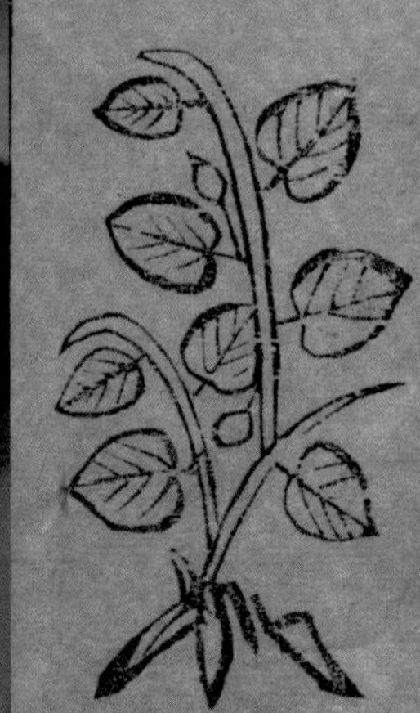

△中华猕猴桃（*Actinidia chinensis*）

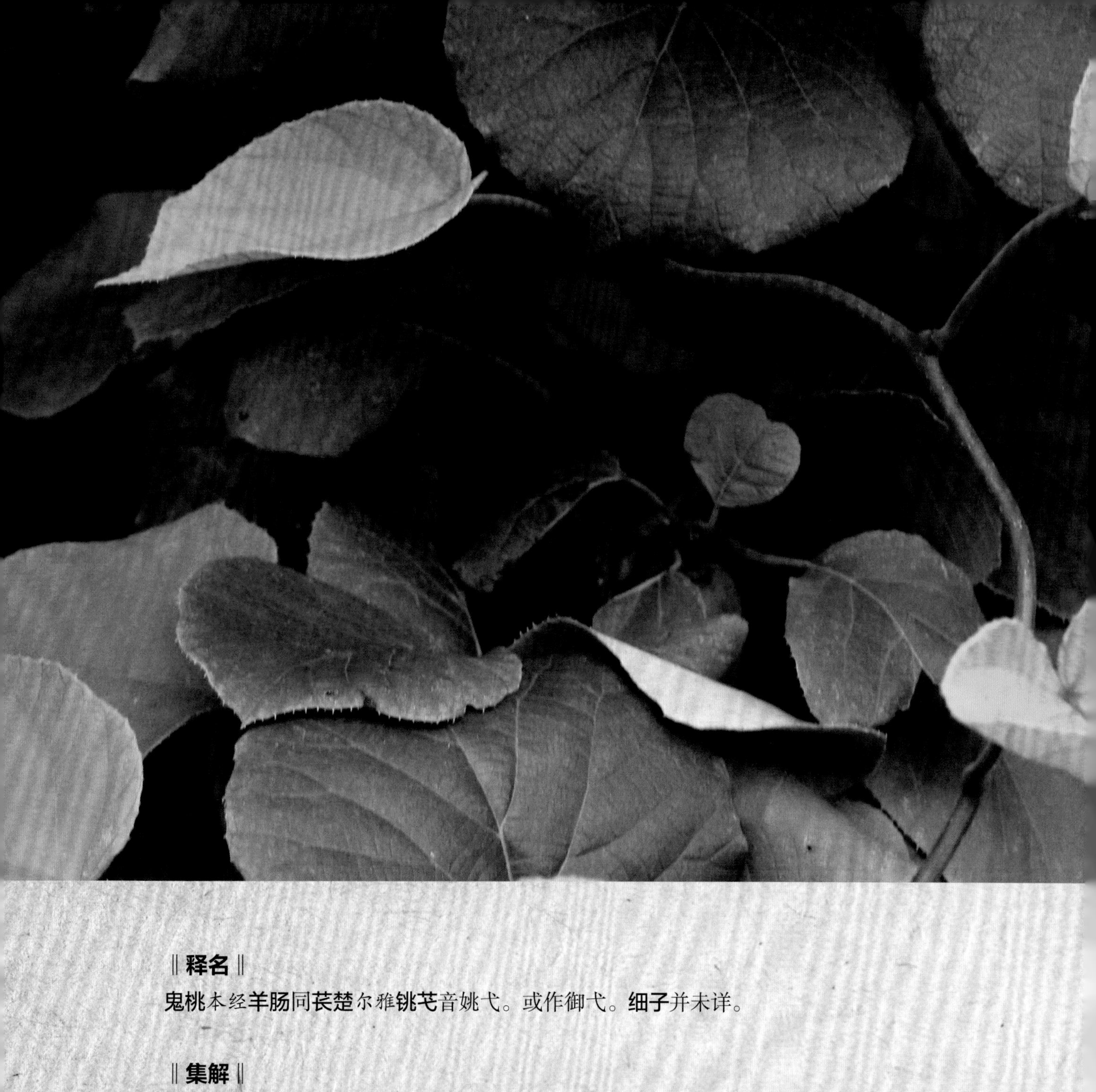

‖ **释名** ‖

**鬼桃**本经**羊肠**同**苌楚**尔雅**铫芅**音姚弋。或作御弋。**细子**并未详。

‖ **集解** ‖

[别录曰] 羊桃生山林川谷及田野。二月采，阴干。[弘景曰] 山野多有。胜似家桃，又非山桃。花甚赤。子小细而苦，不堪食。诗云，隰有苌楚，即此。方药不复用。[保升曰] 生平泽中，处处有之。苗长而弱，不能为树。叶花皆似桃，子细如枣核，今人呼为细子，其根似牡丹。郭璞云：羊桃叶似桃，其花白色，子如小麦，亦似桃形。陆玑诗疏云：叶长而狭，花紫赤色，其枝茎弱，过一尺引蔓于草上。今人以为汲灌，重而善没，不如杨柳也。近下根，刀切其皮，看热灰中脱之，可韬笔管也。[时珍曰] 羊桃茎大如指，似树而弱如蔓，春长嫩条柔软。叶大如掌，上绿下白，有毛，状似苎麻而团。其条浸水有涎滑。



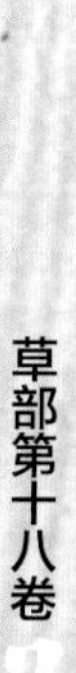

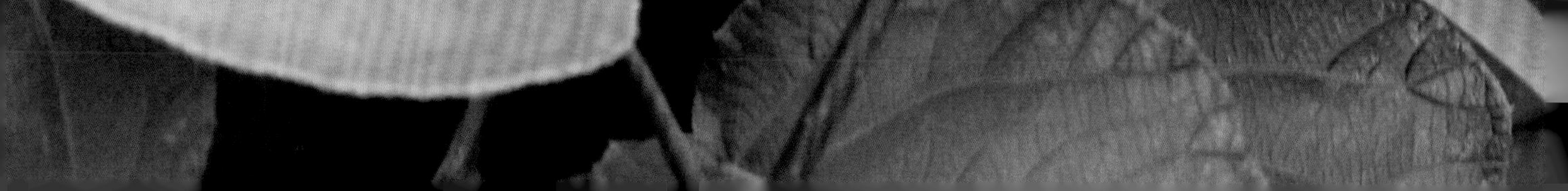

## 茎根

‖ **气味** ‖

**苦，寒，有毒。**[藏器曰] 甘，无毒。

‖ **主治** ‖

**熛热，身暴赤色，除小儿热，风水积聚，恶疡。**本经。**去五脏五水，大腹，利小便，益气，可作浴汤。**别录。**煮汁，洗风痒及诸疮肿，极效。**恭。**根：浸酒服，治风热羸老。**藏器。

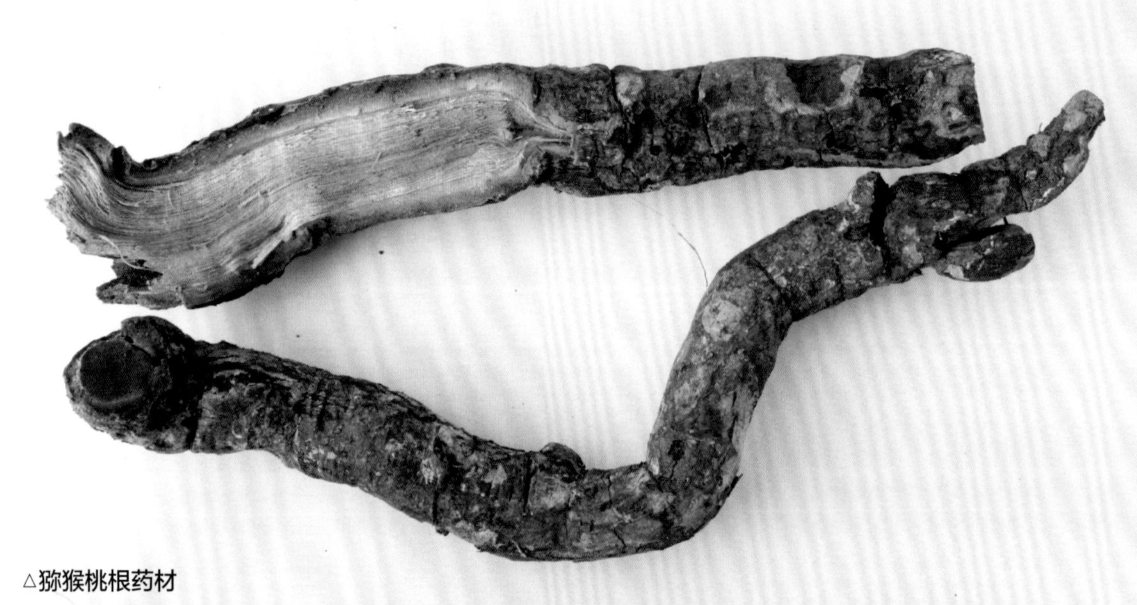

△猕猴桃根药材

△猕猴桃根饮片

‖ **附方** ‖

旧一，新三。**伤寒变䘌**四肢烦疼，不食多睡。羊桃十斤捣熟，浸热汤三斗，日正午时，入坐一炊久。不过三次愈。千金。**伤寒毒攻**手足肿痛。羊桃煮汁，入少盐渍之。肘后。**水气鼓胀**大小便涩。羊桃根、桑白皮、木通、大戟炒各半斤剉，水一斗，煮五升，熬如稀饧。每空心茶服一匙。二便利，食粥补之。圣惠方。**蜘蛛咬毒**羊桃叶捣，傅之，立愈。备急方。

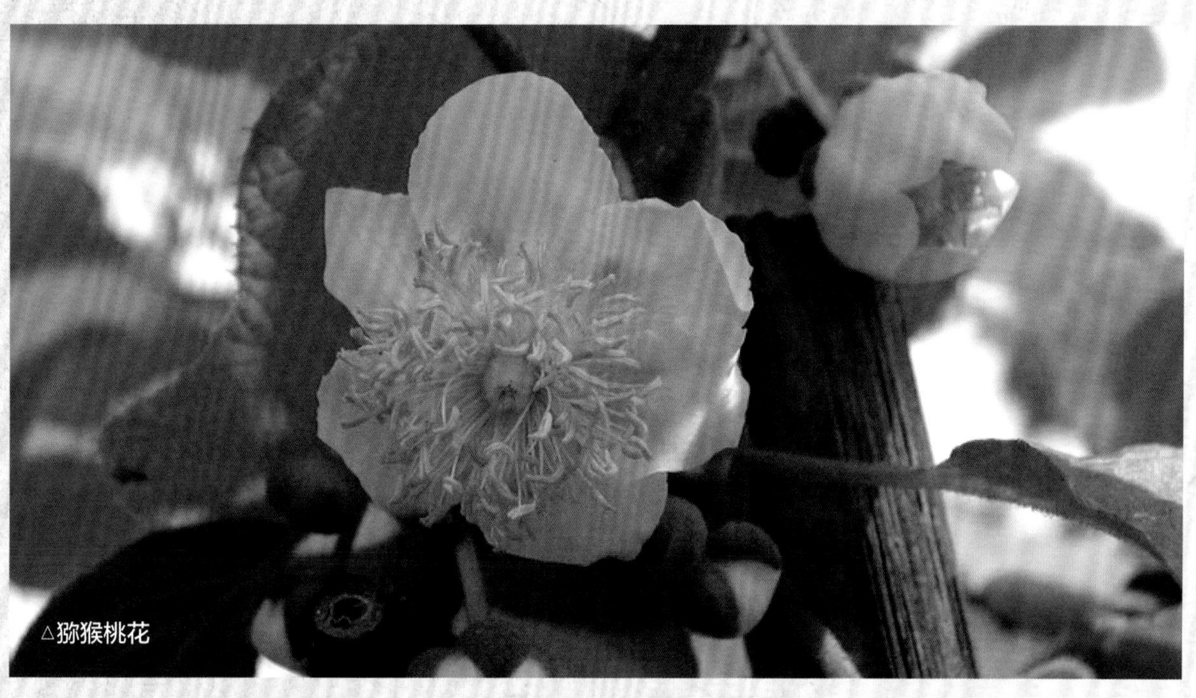

△猕猴桃花

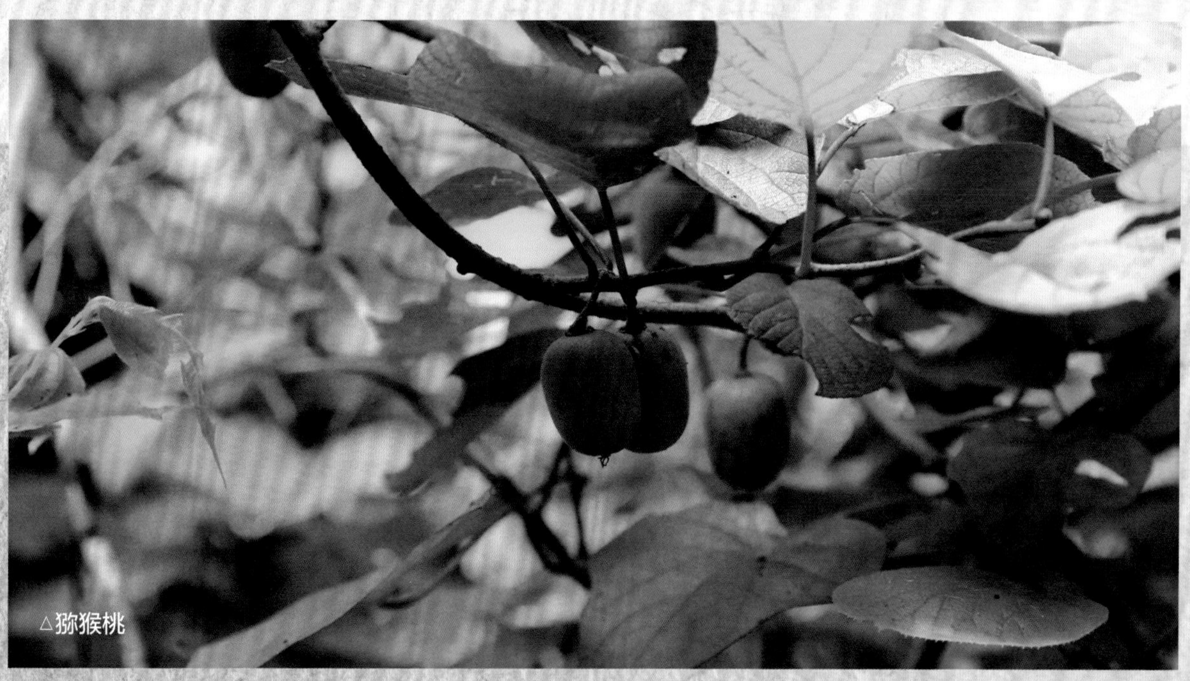

△猕猴桃

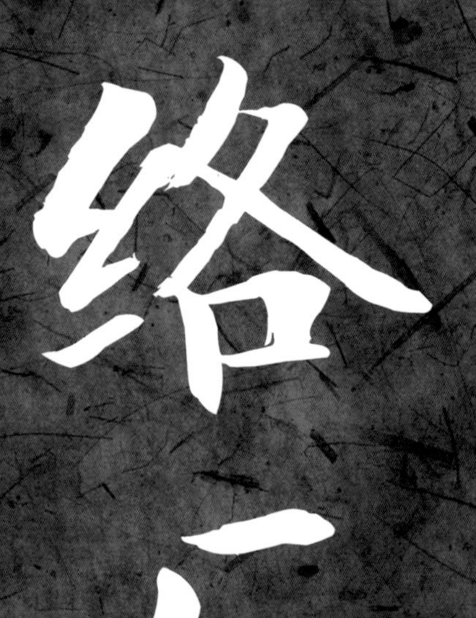

# 络石

《本经》上品

‖ **基原** ‖

据《纲目彩图》《大辞典》《中华本草》等综合分析考证，本品为夹竹桃科植物络石 *Trachelospermum jasminoides* (Lindl.) Lem.。《纲目图鉴》认为还包括桑科植物薜荔 *Ficus pumila* Linn.、和夹竹桃科植物石血 *Trachelospermum jasminoides* (Lindl.) Lem. var. *heterophyllum* Tsiang。络石分布于华东、中南、西南及河北、陕西、台湾等地，薜荔分布于华南、华东和西南等地区，石血分布于西北、华北、华中等地。《药典》收载络石藤药材为夹竹桃科植物络石的干燥带叶藤茎；冬季至次春采割，除去杂质，晒干。

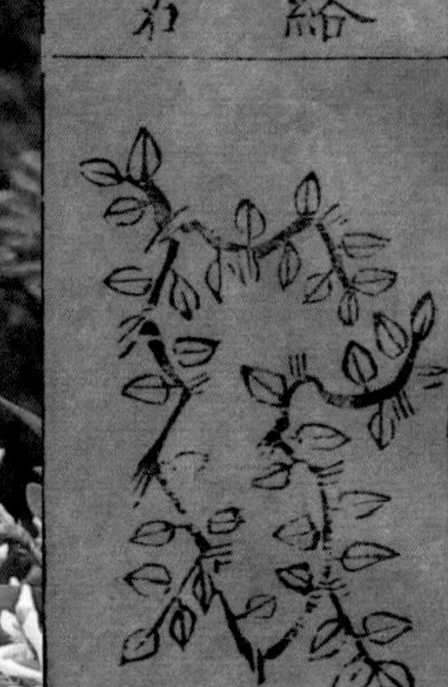

△络石（*Trachelospermum jasminoides*）

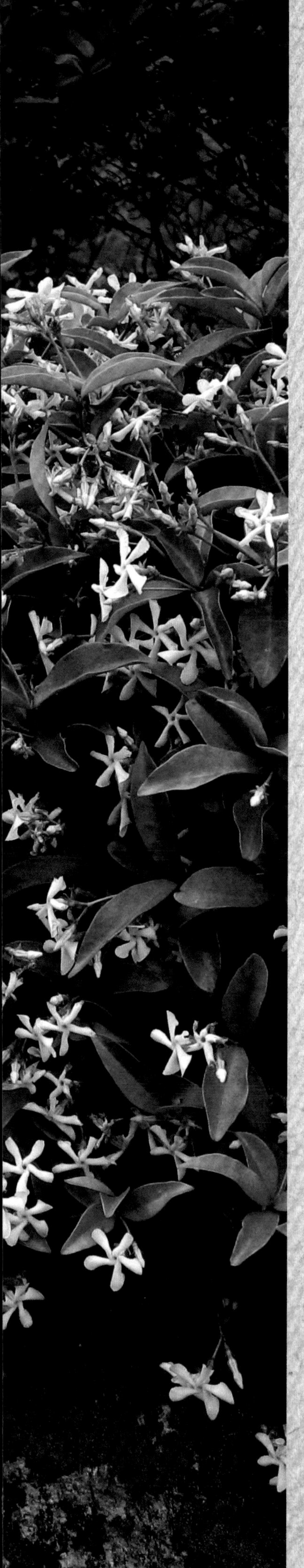

‖ **释名** ‖

**石鲮**吴普作鲮石。**石龙藤**别录**悬石**同**耐冬**恭**云花**普**云英**普**云丹**普**石血**恭**云珠**别录又名略石、领石、明石、石蹉。[恭曰] 俗名耐冬。以其包络石木而生，故名络石。山南人谓之石血，疗产后血结，大良也。

‖ **集解** ‖

[别录曰] 络石生太山川谷，或石山之阴，或高山岩石上，或生人间。五月采。[弘景曰] 不识此药，方法无用者。或云是石类，既生人间，则非石，犹如石斛，系石为名耳。[恭曰] 此物生阴湿处。冬夏常青，实黑而圆，其茎蔓延绕树石侧，若在石间者，叶细厚而圆短；绕树生者，叶大而薄。人家亦种之为饰。[保升曰] 所在有之，生木石间，凌冬不凋，叶似细橘叶。茎节着处，即生根须，包络石旁。花白子黑。六月、七月采茎叶，日干。[藏器曰] 在石者良，在木者随木性有功，与薜荔相似。更有石血、地锦等十余种藤，并是其类。大略皆主风血，暖腰脚，变白不老。苏恭言石血即络石，殊误矣。络石叶圆正青。石血叶尖，一头赤色。[时珍曰] 络石贴石而生。其蔓折之有白汁。其叶小于指头，厚实木强，面青背淡，涩而不光。有尖叶、圆叶二种，功用相同，盖一物也。苏恭所说不误，但欠详耳。

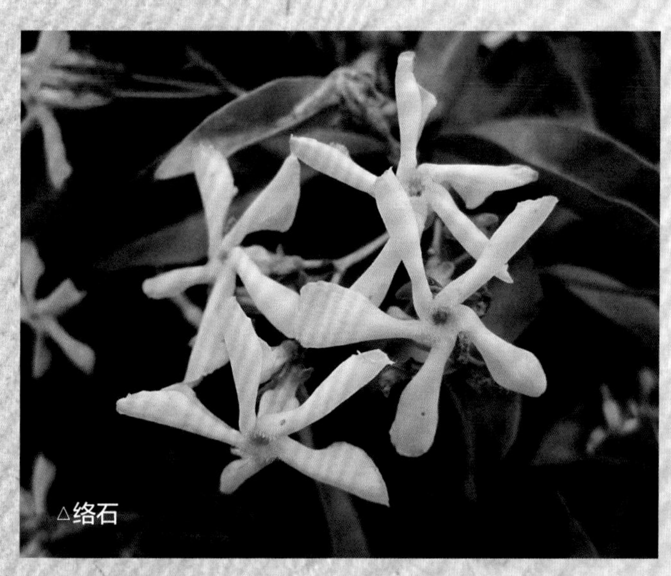

△络石

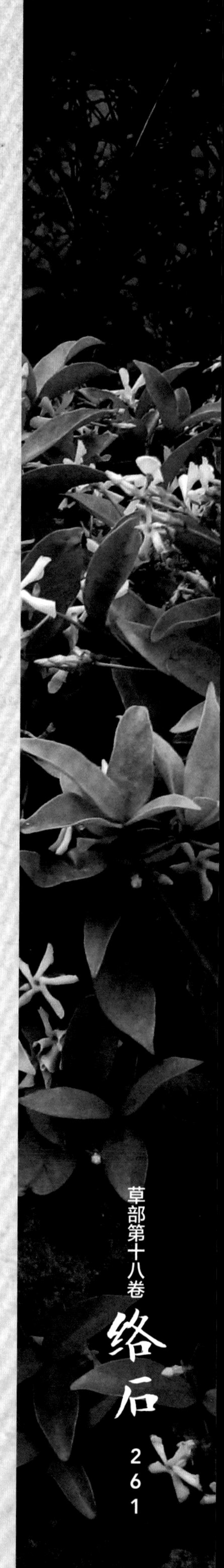

# 茎叶

‖ **修治** ‖

[雷曰] 凡采得，用粗布揩去毛了，以熟甘草水浸一伏时，切晒用。

‖ **气味** ‖

**苦，温，无毒。**[别录曰] 微寒。[普曰] 神农：苦，小温。雷公：苦，平，无毒。扁鹊、桐君：甘，无毒。[当之曰] 大寒。药中君也。采无时。[时珍曰] 味甘、微酸，不苦。[之才曰] 杜仲、牡丹为之使。恶铁落。畏贝母、菖蒲。杀殷孽毒。

‖ **主治** ‖

**风热死肌痈伤，口干舌焦，痈肿不消，喉舌肿闭，水浆不下。**本经。**大惊入腹，除邪气，养肾，主腰髋痛，坚筋骨，利关节。久服轻身明目，润泽好颜色，不老延年，通神。**别录。**主一切风，变白宜老。**藏器。**蝮蛇疮毒，心闷，服汁并洗之。刀斧伤疮，傅之立瘥。**恭。

‖ **发明** ‖

[时珍曰] 络石性质耐久，气味平和。神农列之上品，李当之称为药中之君。其功主筋骨关节风热痈肿，变白耐老。即医家鲜知用者，岂以其近贱而忽之耶？服之当浸酒耳。仁存堂方云：小便白浊，缘心肾不济，或由酒色，遂至已甚，谓之上淫。盖有虚热而肾不足，故土邪干水。史载之言夏则土燥水浊，冬则土坚水清，即此理也。医者往往峻补，其疾反甚。惟服博金散，则水火既济，源洁而流清矣。用络石、人参、茯苓各二两，龙骨煅一两，为末。每服二钱，空心米饮下，日二服。

‖ **附方** ‖

旧二，新二。**小便白浊**方见上。**喉痹肿塞**喘息不通，须臾欲绝，神验。方用络石草一两，水一升，煎一大盏，细细呷之，少顷即通。外台秘要。**痈疽焮痛**止痛。灵宝散：用鬼系腰，生竹篱阴湿石岸间，络石而生者好，络木者无用。其藤柔细，两叶相对，形生三角。用茎叶一两，洗晒，勿见火，皂荚刺一两，新瓦炒黄，甘草节半两，大瓜蒌一个，取仁炒香，乳香、没药各三钱。每服二钱，水一盏，酒半盏，慢火煎至一盏，温服。外科精要。

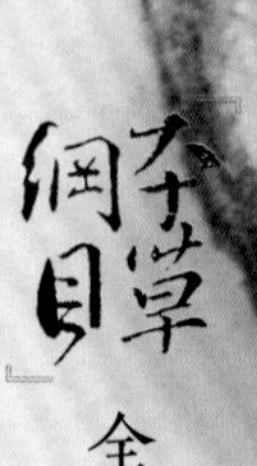

▽络石藤（藤茎）切片

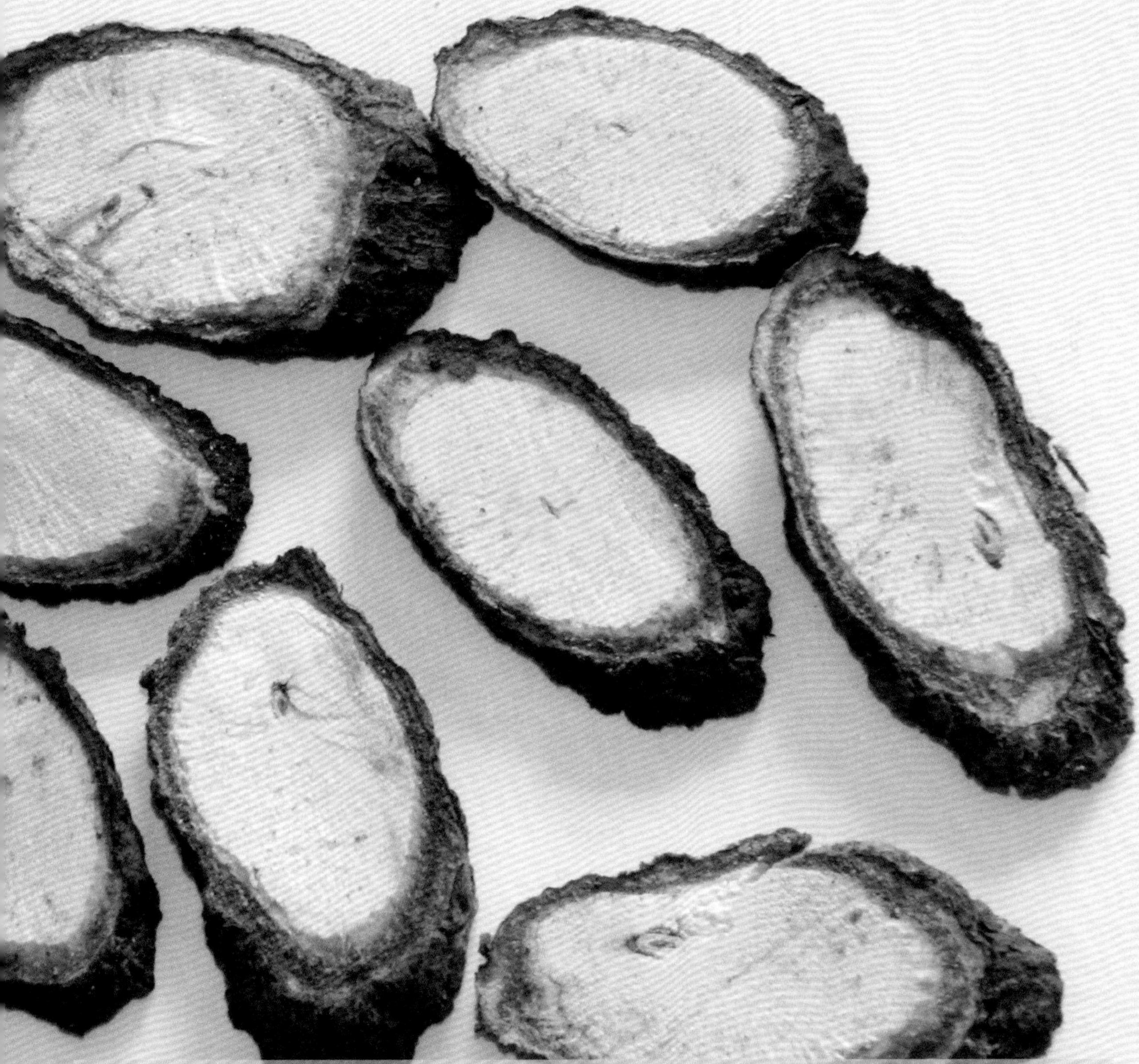

络石 *Trachelospermum jasminoides* ITS2 条形码主导单倍型序列：

1 CGCATCGCGT CGCCCCCCCA CCCCAGTGGT GTCGGGGCGG AAAATGGCAT CCCGTGGTCT GTCGCGGCCT GCCTAAACCC
81 GTGTCCCTCG TCGCGGACGT CACGACAAGT GGTGGTTGAA ATCCTCAACT CGAATGCGAG TCGTGCGCAC CTCGTGGCCG
161 AGACGACACG TAATAGACCC TTAGACGATT CCCTTTCGAG GGAGGAGCAT ACGTCATGAC TG

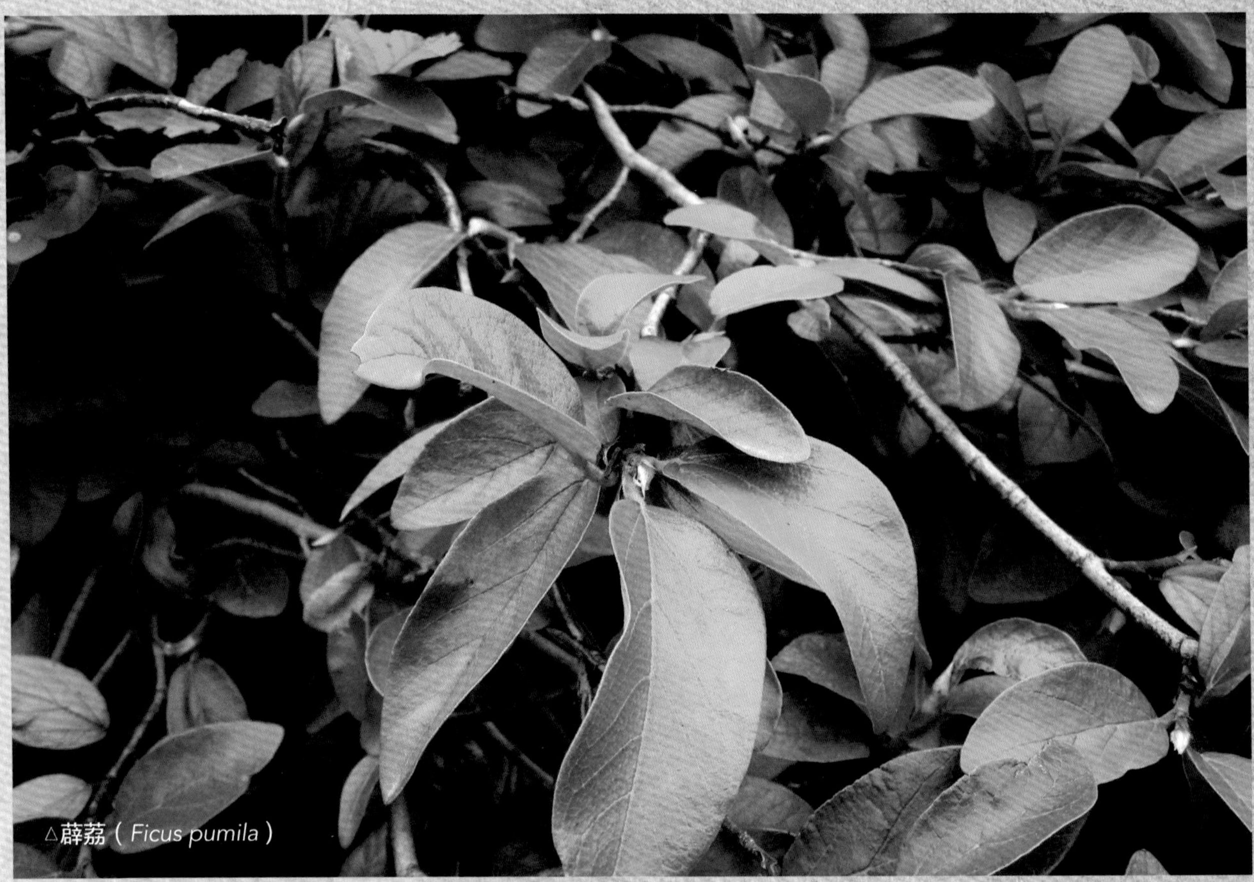
△薜荔（*Ficus pumila*）

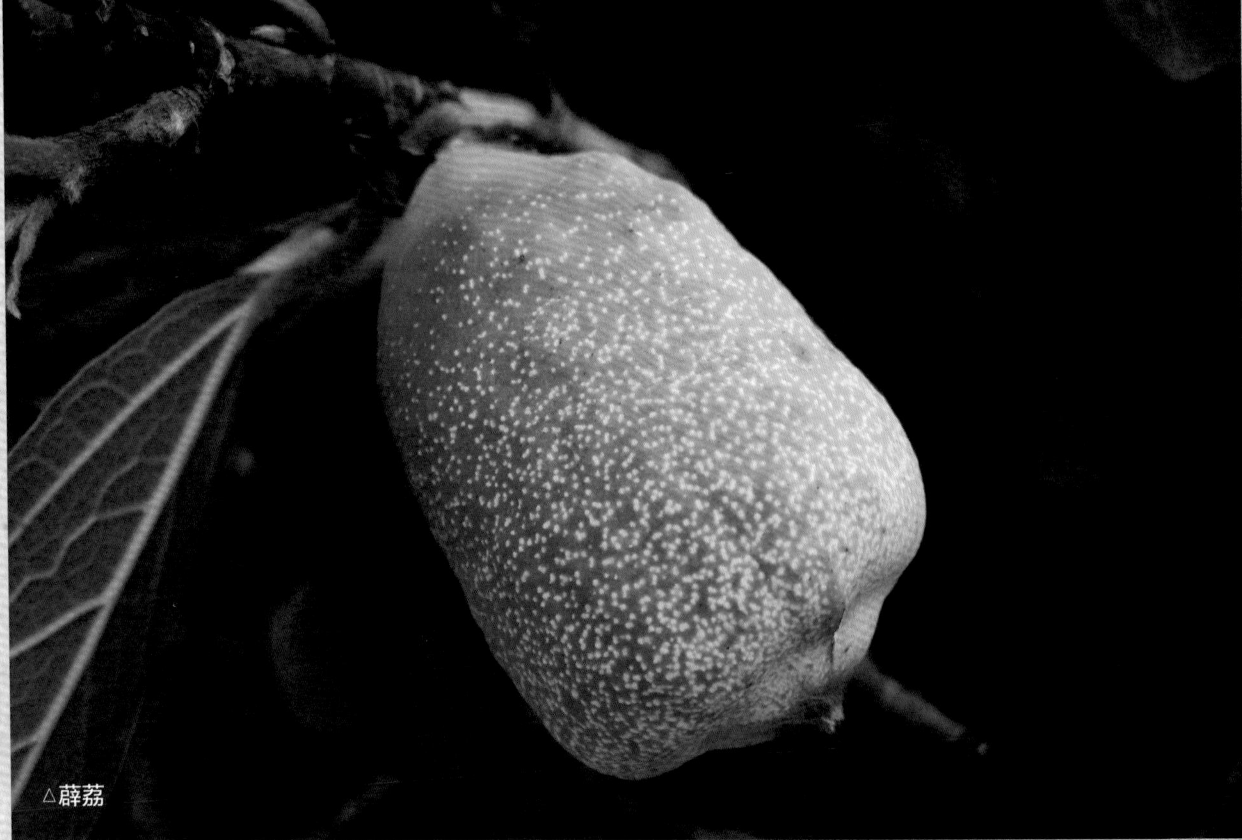
△薜荔

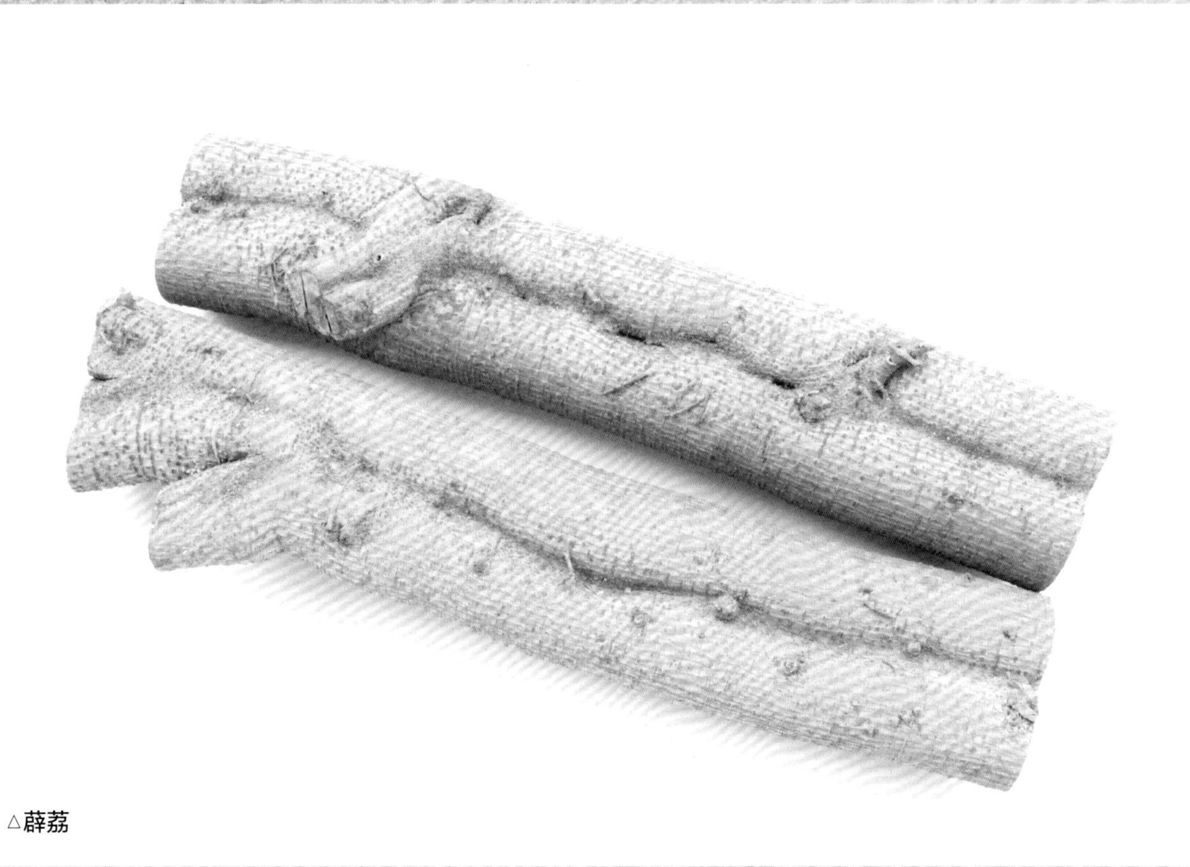

△薜荔

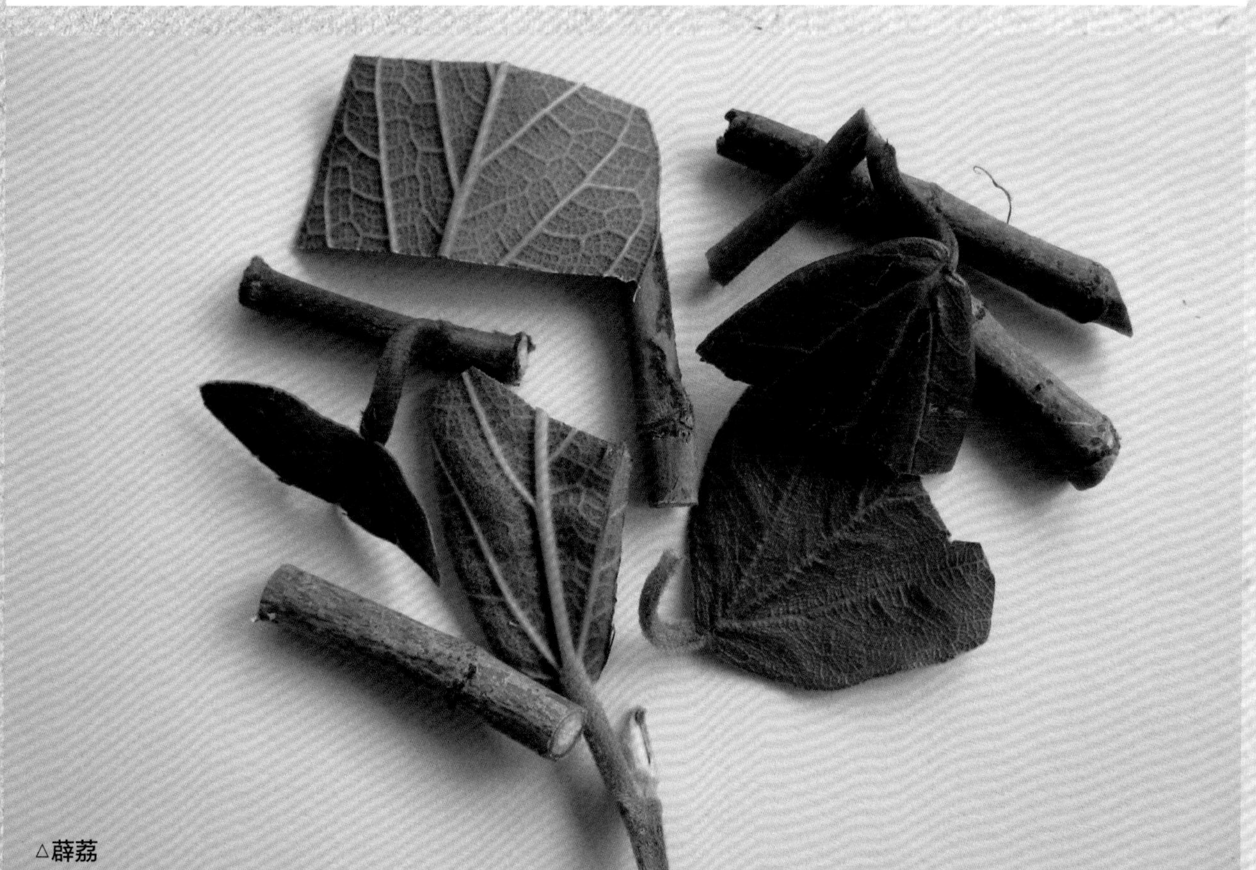

△薜荔

# 木莲《拾遗》

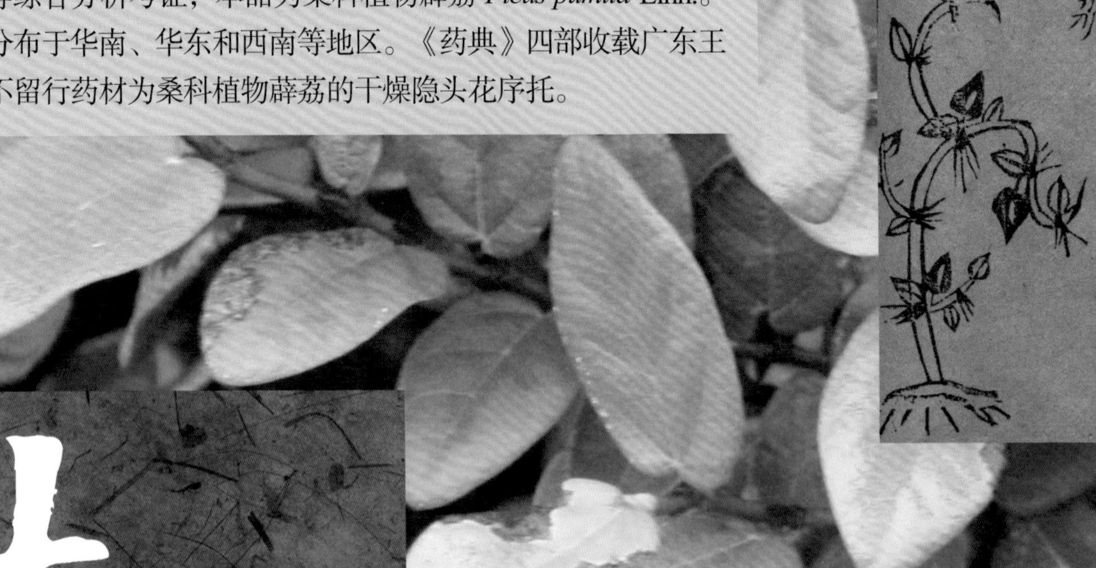


‖ **基原** ‖

据《纲目彩图》《中华本草》《大辞典》《纲目图鉴》等综合分析考证，本品为桑科植物薜荔 *Ficus pumila* Linn.。分布于华南、华东和西南等地区。《药典》四部收载广东王不留行药材为桑科植物薜荔的干燥隐头花序托。

△薜荔（*Ficus pumila*）

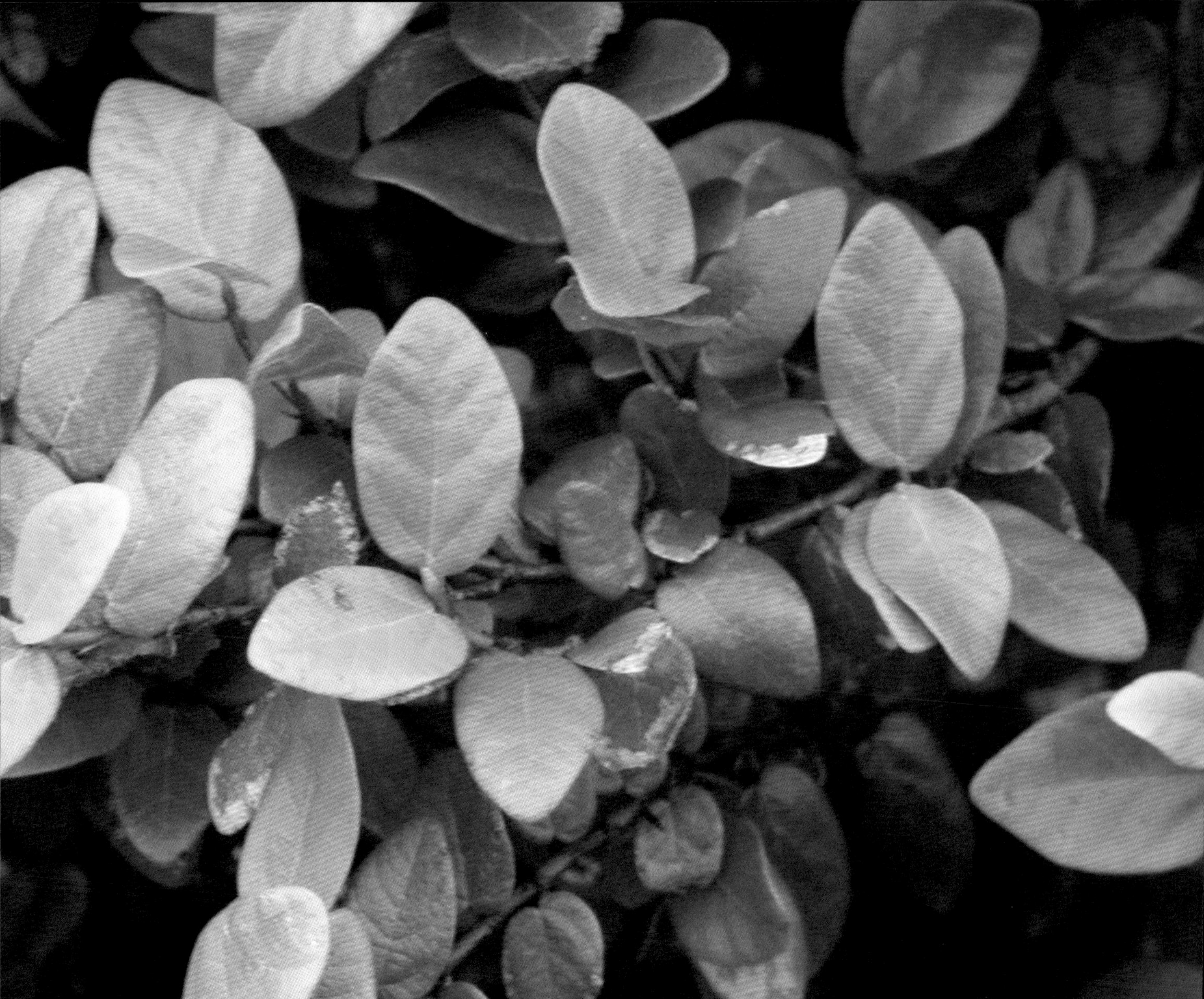

‖ **释名** ‖

**薜荔**拾遗**木馒头**纲目**鬼馒头。**[时珍曰] 木莲、馒头，象其实形也。薜荔音壁利，未详。山海经作草荔。

‖ **集解** ‖

[藏器曰] 薜荔夤缘树木，三五十年渐大，枝叶繁茂。叶长二三寸，厚若石韦。生子似莲房，打破有白汁，停久如漆。中有细子，一年一熟。子亦入药，采无时。[颂曰] 薜荔、络石极相类，茎叶粗大如藤状。木莲更大于络石，其实若莲房。[时珍曰] 木莲延树木垣墙而生，四时不凋，厚叶坚强，大于络石。不花而实，实大如杯，微似莲蓬而稍长，正如无花果之生者。六七月，实内空而红。八月后，则满腹细子，大如稗子，一子一须。其味微涩，其壳虚轻，乌鸟童儿皆食之。

# 叶

‖ **气味** ‖

酸，平，无毒。

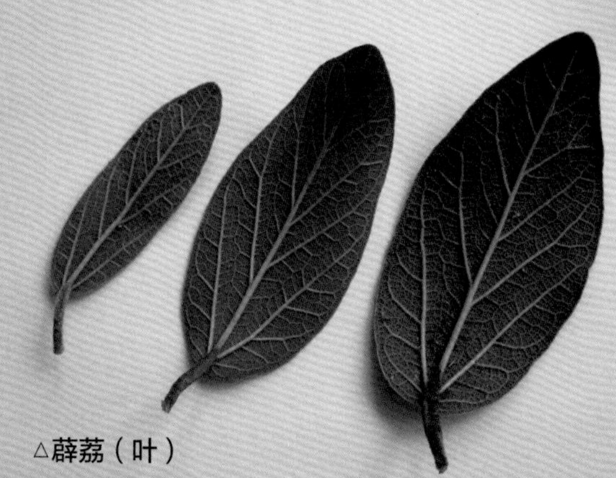

△薜荔（叶）

‖ **主治** ‖

背痈，干末服之，下利即愈。颂。主风血，暖腰脚，变白不衰。器。治血淋痛涩。藤叶一握，甘草炙一分，日煎服之。时珍。

‖ **发明** ‖

[艾晟曰] 图经言薜荔治背疮。近见宜兴县一老举人，年七十余，患发背。村中无医药。急取薜荔叶烂研绞汁，和蜜饮数升，以滓傅之，后用他药傅贴遂愈。其功实在薜荔，乃知图经之言不妄。

# 藤汁

‖ **主治** ‖

白癜风，疬疡风，恶疮疥癣，涂之。大明。

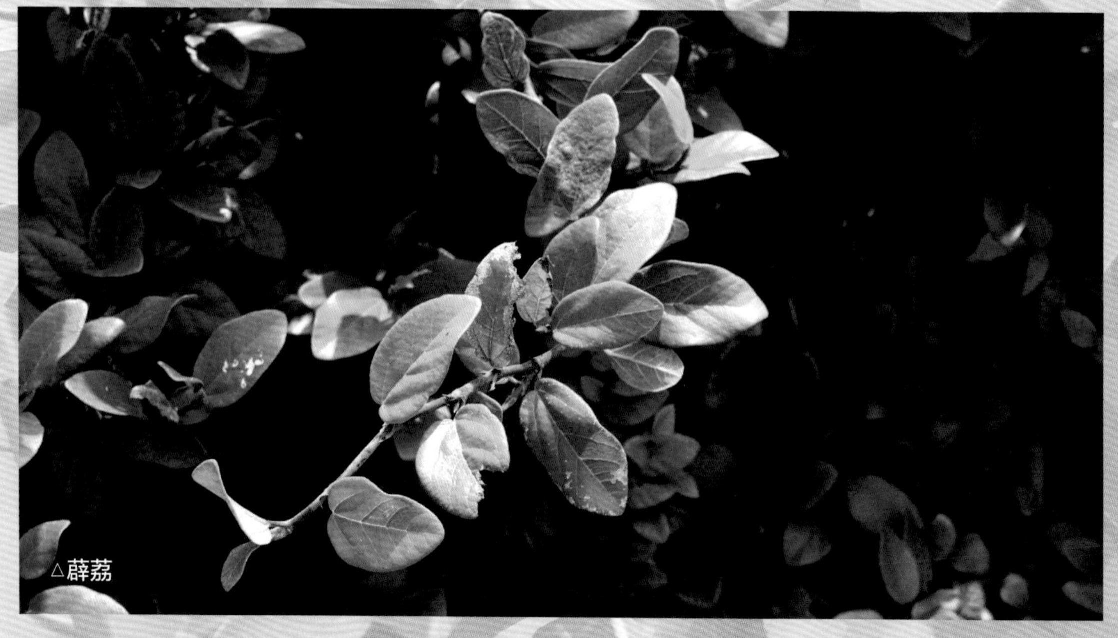

△薜荔

# 木莲

‖ **气味** ‖

**甘，平，涩，无毒。**[时珍曰] 岭南人言：食之发瘴。

‖ **主治** ‖

**壮阳道，尤胜。**颂。**固精消肿，散毒止血，下乳，治久痢肠痔，心痛阴㿗。**时珍。

‖ **附方** ‖

新八。**惊悸遗精**木馒头炒、白牵牛等分，为末。每服二钱，用米饮调下。乾坤秘韫。**阴㿗囊肿**木莲即木馒头，烧研，酒服二钱。又方：木馒头子、小茴香等分，为末。每空心酒服二钱，取效。集简。**酒痢肠风**黑散子：治风入脏，或食毒积热，大便鲜血，疼痛肛出，或久患酒痢。木馒头烧存性、棕榈皮烧存性、乌梅去核、粉草炙等分，为末。每服二钱，水一盏，煎服。惠民和剂局方。**肠风下血**大便更涩。木馒头烧、枳壳炒等分，为末。每服二钱，槐花酒下。杨倓家藏方。**大肠脱下**木馒头连皮子切炒、茯苓、猪苓等分，为末。每服二钱，米饮下。亦治梦遗，名锁阳丹。普济方。**一切痈疽**初起，不问发于何处。用木莲四十九个，揩去毛，研细，酒解开，温服。功与忍冬草相上下。陈自明外科精要。**乳汁不通**木莲二个，猪前蹄一个，烂煮食之，并饮汁尽，一日即通。无子妇人食之，亦有乳也。集简方。

‖ **附录** ‖

**地锦**拾遗 [藏器曰] 味甘，温，无毒。主破老血，产后血结，妇人瘦损，不能饮食，腹中有块，淋沥不尽，赤白带下，天行心闷。并煎服之，亦浸酒。生淮南林下，叶如鸭掌，藤蔓着地，节处有根，亦缘树石，冬月不死。山人产后用之。一名地噤。[时珍曰] 别有地锦草，与此不同，见草之六。

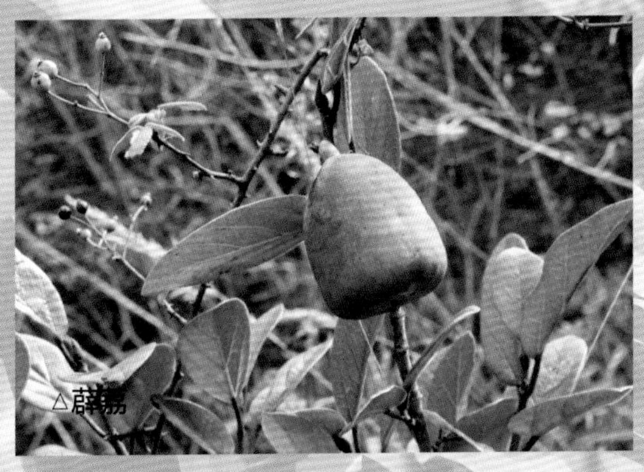
△薜荔

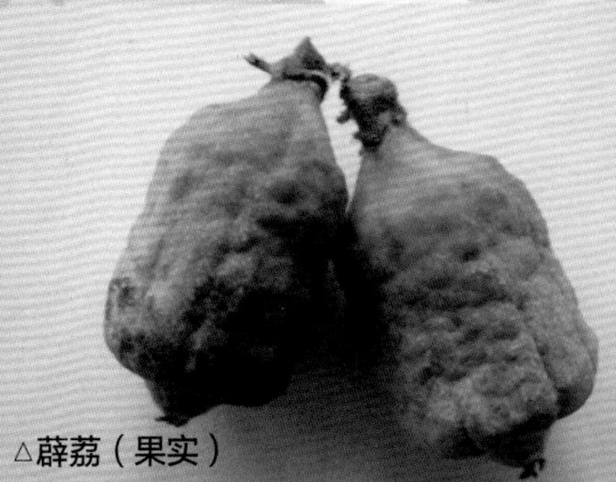
△薜荔（果实）

# 扶芳藤《拾遗》

‖ **基原** ‖

据《纲目图鉴》《纲目彩图》《中华本草》《大辞典》等综合分析考证，本品为卫矛科植物爬行卫矛 *Euonymus fortunei* (Turcz.) Hand.-Mazz.。分布于陕西、河南、山东、浙江、江西、广西等地。《药典》四部收载扶芳藤药材为卫矛科植物爬行卫矛、冬青卫矛 *E. japonicus* L. 或无柄卫矛 *E. subsessilis* Sprague 干燥的地上部分。

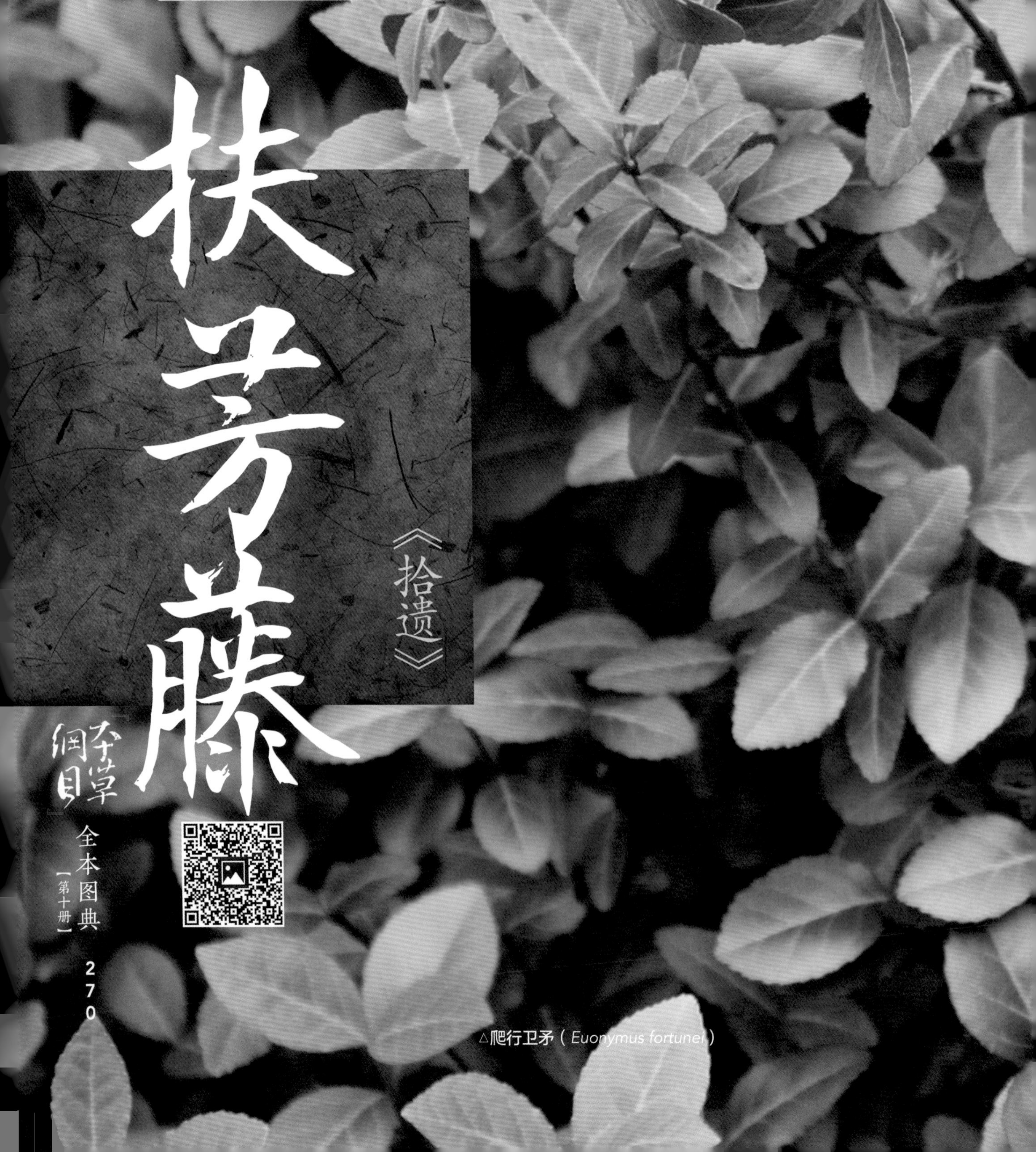

△爬行卫矛（*Euonymus fortunei*）

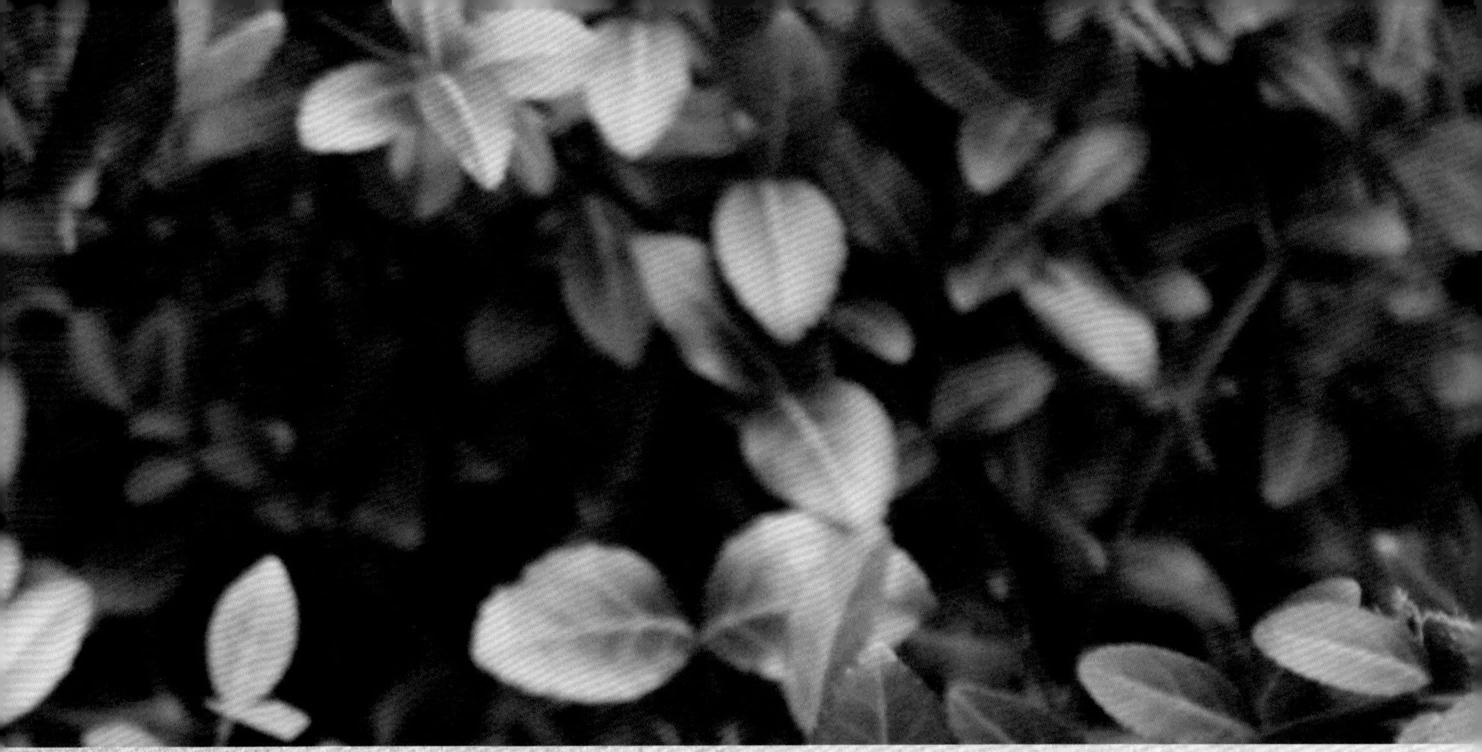

‖ **释名** ‖

涝藤。

‖ **集解** ‖

[藏器曰] 生吴郡。藤苗小时如络石，蔓延树木。山人取枫树上者用，亦如桑上寄生之意。忌采冢墓间者。隋朝稠禅师作青饮进炀帝止渴者，即此。

## 茎叶

‖ **气味** ‖

苦，小温，无毒。

‖ **主治** ‖

**一切血，一切气，一切冷，大主风血腰脚，去百病。久服延年，变白不老。剉细，浸酒饮。**藏器。

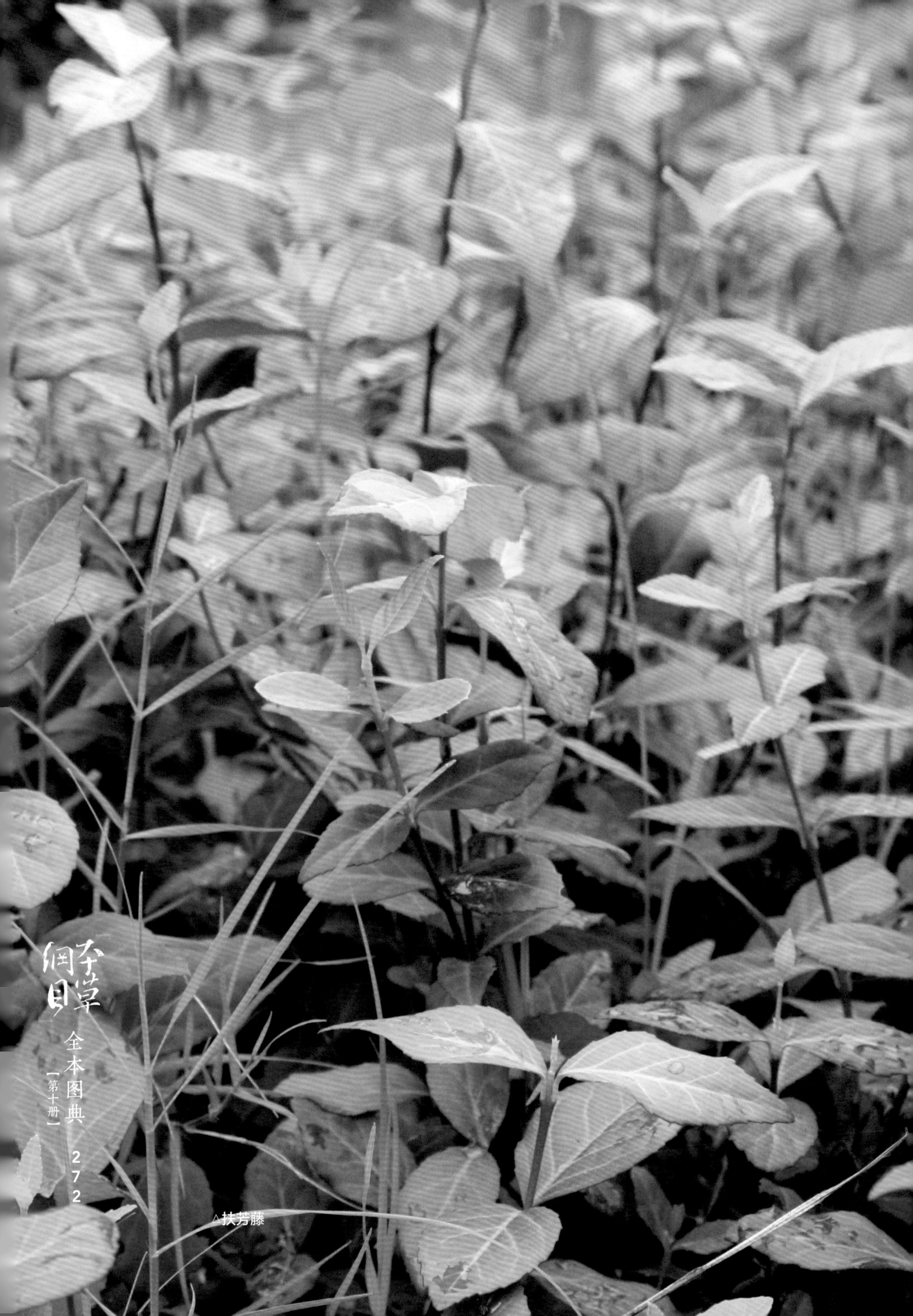





△扶芳藤

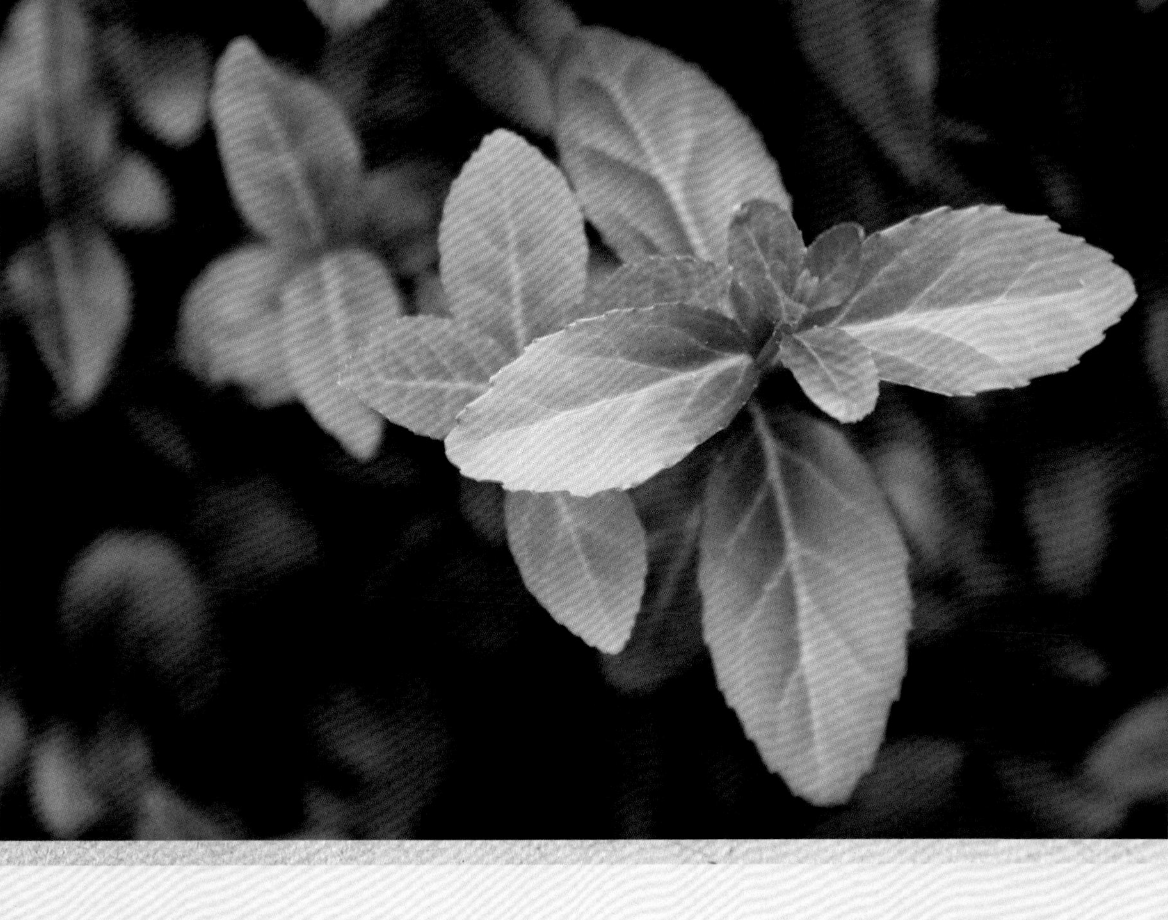

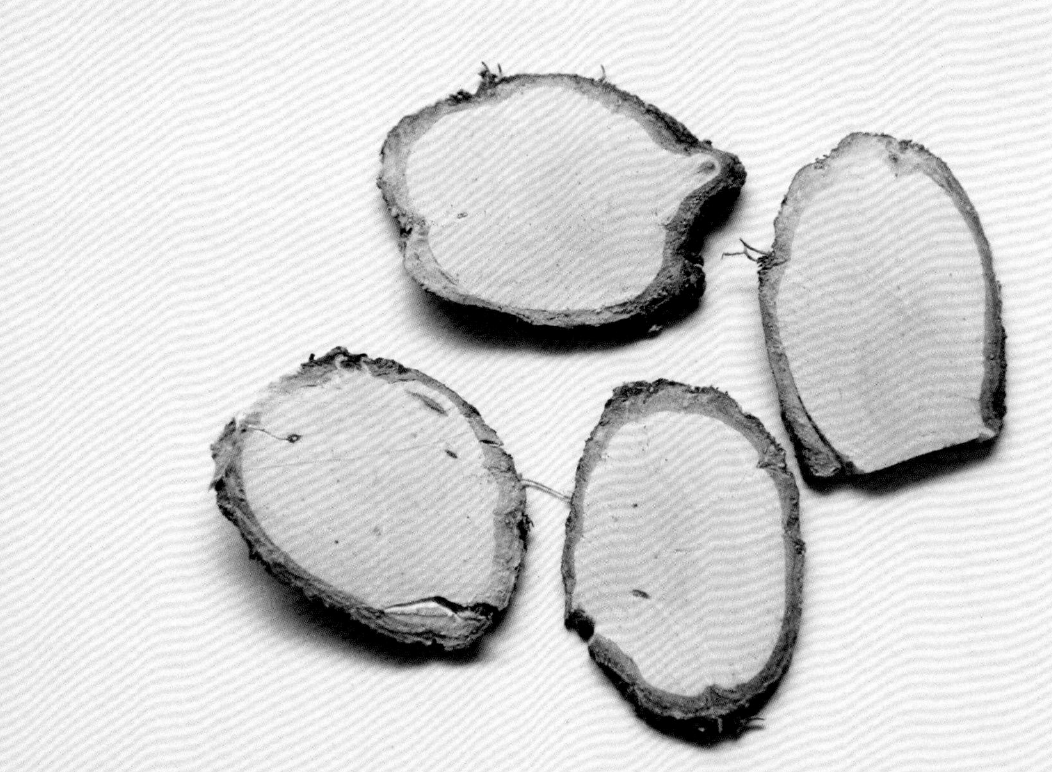



扶芳藤

# 常春藤

《拾遗》

‖ **基原** ‖

据《纲目彩图》《纲目图鉴》《大辞典》等综合分析考证，本品为五加科植物常春藤 *Hedera nepalensis* K. Koch var. *sinensis* (Tobl.) Rehd.。分布于华中、华南、西南及甘肃、陕西等地。

△常春藤

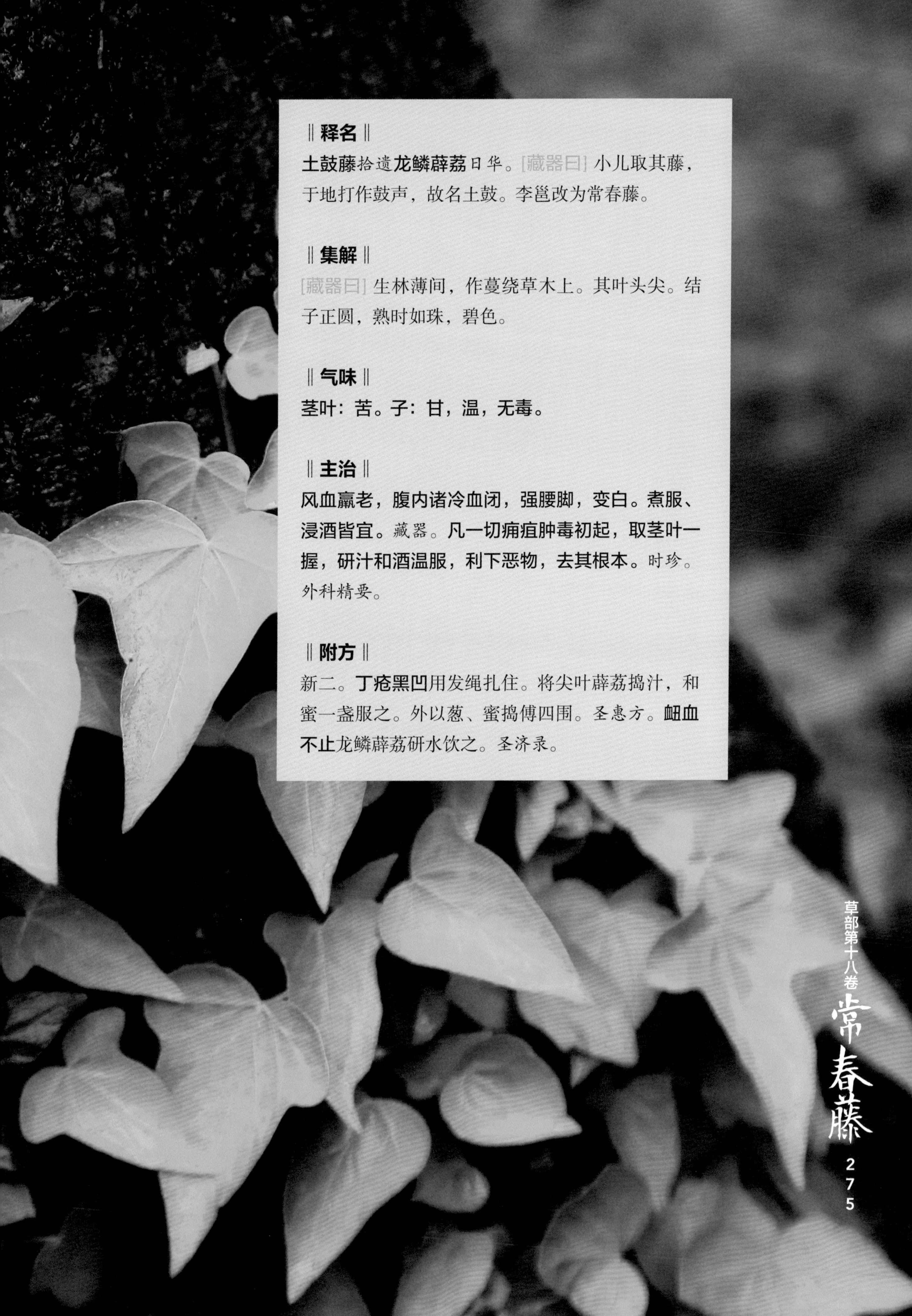

‖ **释名** ‖

**土鼓藤**拾遗**龙鳞薜荔**日华。[藏器曰] 小儿取其藤，于地打作鼓声，故名土鼓。李邕改为常春藤。

‖ **集解** ‖

[藏器曰] 生林薄间，作蔓绕草木上。其叶头尖。结子正圆，熟时如珠，碧色。

‖ **气味** ‖

**茎叶：苦。子：甘，温，无毒。**

‖ **主治** ‖

**风血羸老，腹内诸冷血闭，强腰脚，变白。煮服、浸酒皆宜。**藏器。**凡一切痈疽肿毒初起，取茎叶一握，研汁和酒温服，利下恶物，去其根本。**时珍。外科精要。

‖ **附方** ‖

新二。**丁疮黑凹**用发绳扎住。将尖叶薜荔捣汁，和蜜一盏服之。外以葱、蜜捣傅四围。圣惠方。**衄血不止**龙鳞薜荔研水饮之。圣济录。

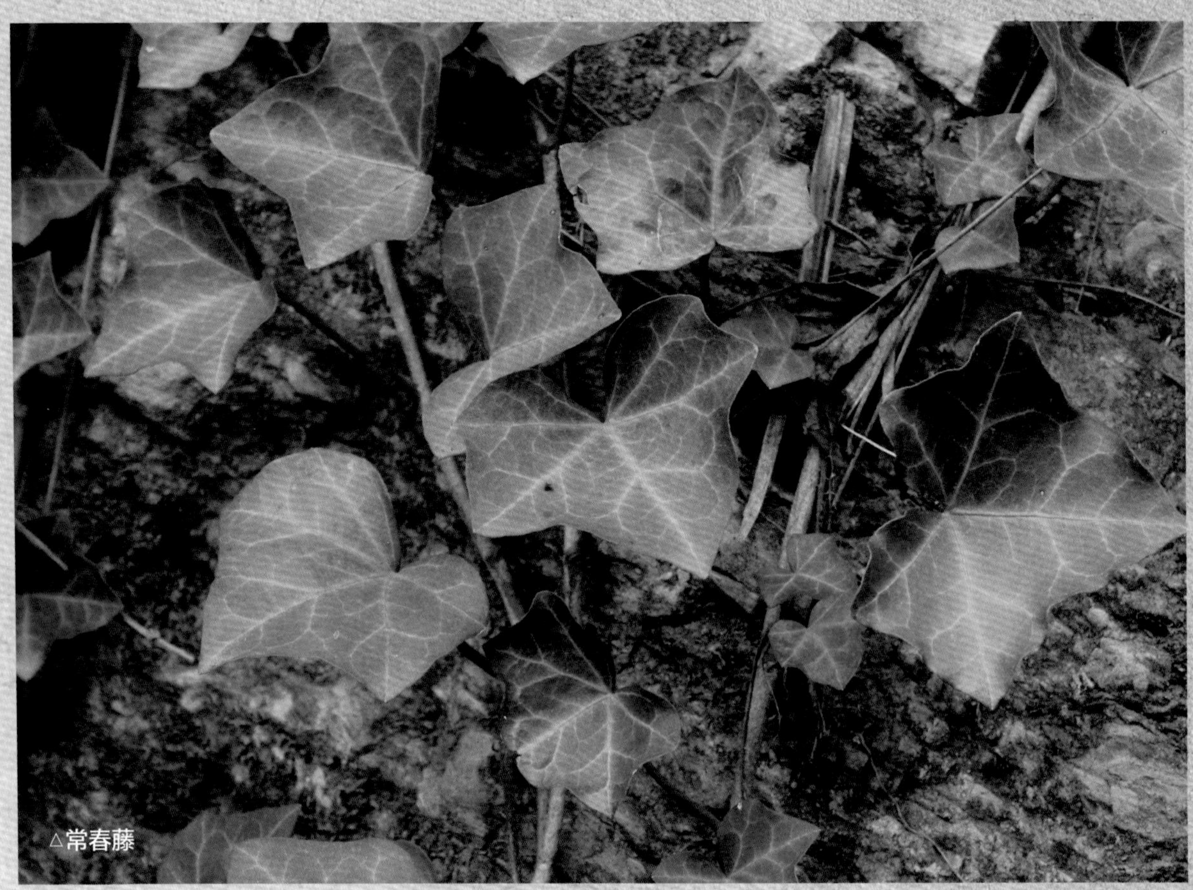
△常春藤

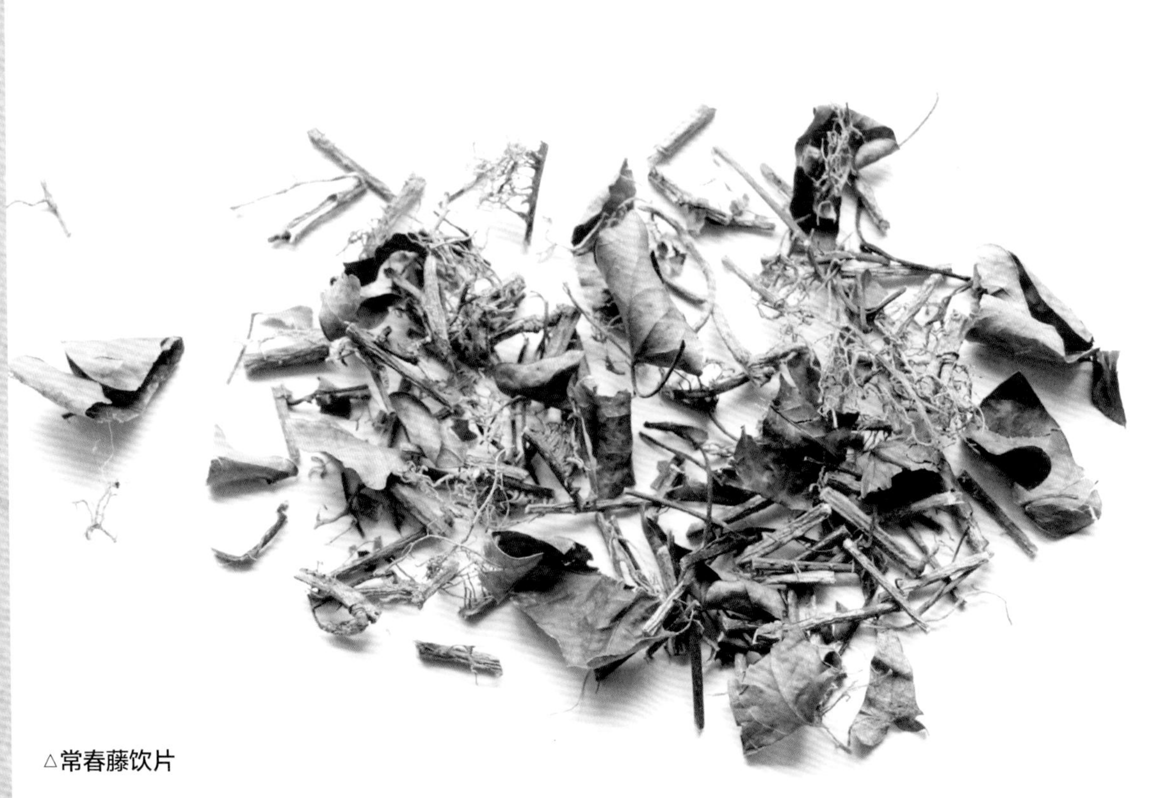
△常春藤饮片

校正：并入有名未用别录虆根。

‖ **释名** ‖

**虆芜**别录**苣瓜**拾遗。[藏器曰] 此藤冬只凋叶，大者盘薄，故曰千岁虆。

‖ **集解** ‖

[别录曰] 千岁虆生太山山谷。[弘景曰] 藤生如葡萄，叶似鬼桃，蔓延木上，汁白。今俗人方药都不识用，仙经数处须之。[藏器曰] 蔓似葛，叶下白，其子赤，条中有白汁。陆玑草木疏云：一名苣瓜。连蔓而生，蔓白，子赤可食，酢而不美。幽州人谓之推虆。毛诗云葛虆，注云似葛之草。苏恭谓为蘡薁，深是妄言。[颂曰] 处处有之。藤生，蔓延木上，叶如葡萄而小。四月摘其茎。汁白而味甘。五月开花。七月结实。八月采子，青黑微赤。冬惟凋叶。春夏间取汁用。陶、陈二氏所说得之。[宗奭曰] 唐开元末，访隐民姜抚，年几百岁。召至集贤院，言服常春藤使白发还黑，长生可致。藤生太湖、终南。帝遣使多取，以赐老臣。诏天下使自求之。擢抚银青光禄大夫，号冲和先生。又言终南山有旱藕，饵之延年，状类葛粉。帝取之作汤饼，赐大臣。右骁骑将军甘守诚云：常春藤乃千岁虆也。旱藕乃牡蒙也。方家久不用，故抚易名以神之。民以酒渍藤饮之，多暴死，乃止。抚内惭，乃请求药牢山，遂逃去。今书此以备世疑。[时珍曰] 按千岁虆，原无常春之名。惟陈藏器本草土鼓藤下言李邕名为常春藤，浸酒服，羸老变白。则抚所用乃土鼓藤也。其叶与千岁虆不同，或名同耳。

‖ **正误** ‖

见果部蘡薁下。

‖ **气味** ‖

**甘，平，无毒。**

‖ **主治** ‖

**补五脏，益气，续筋骨，长肌肉，去诸痹。久服，轻身不饥耐老，通神明。**别录。

## 虆根

‖ **主治** ‖

**缓筋，令不痛。**别录。

‖ **基原** ‖

据《纲目彩图》《纲目图鉴》《汇编》等综合分析考证，本品为葡萄科植物葛虆葡萄 *Vitis flexuosa* Thunb.。分布于安徽、江西、广西、四川、云南等地。

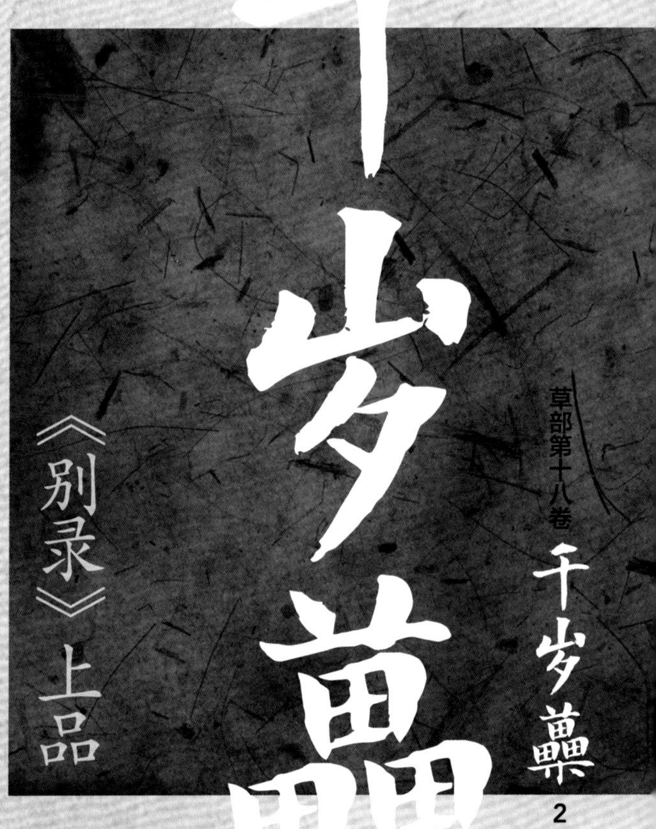

# 忍冬

《别录》上品

‖ **基原** ‖

据《纲目图鉴》《纲目彩图》《大辞典》等综合分析考证，本品为忍冬科忍冬 *Lonicera japonica* Thunb.。分布于我国大部分地区。《中华本草》认为还包括华南忍冬 *L. confusa* (Sweet) DC.、菰腺忍冬 *L. hypoglauca* Miq.、黄褐毛忍冬 *L. fulvotomentosa* Hsu et S. C. Cheng 等。华南忍冬分布于广东、海南和广西等地，菰腺忍冬分布于浙江，江西，福建，台湾、广东、四川、贵州等地，黄褐毛忍冬分布于广西、贵州、云南等地。《药典》收载忍冬藤药材为忍冬科植物忍冬的干燥茎枝；秋、冬二季采割，晒干。

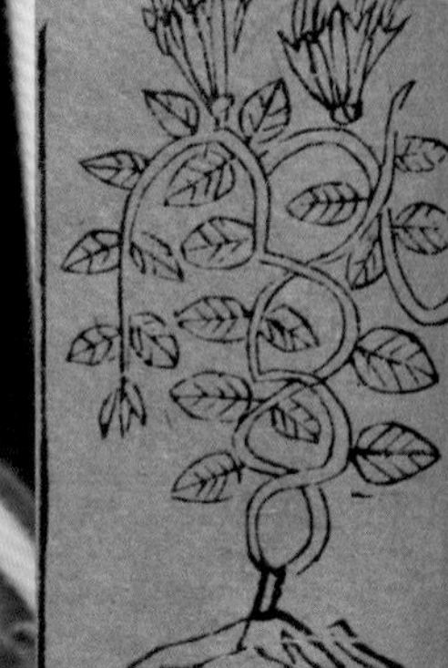


△忍冬（*Lonicera japonica*）

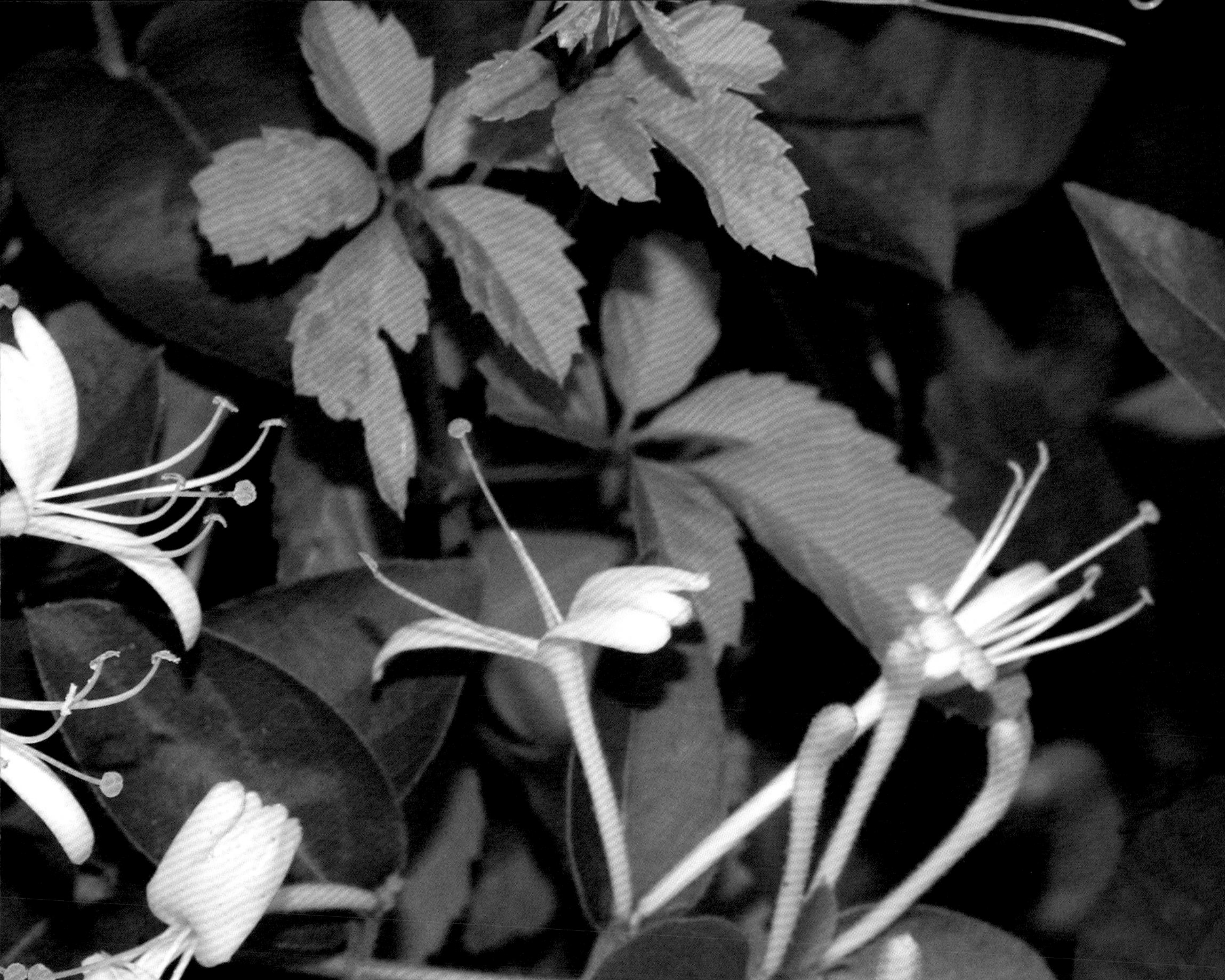

‖ **释名** ‖

**金银藤**纲目**鸳鸯藤**纲目**鹭鸶藤**纲目**老翁须**纲目**左缠藤**纲目**金钗股**纲目**通灵草**土宿**蜜桶藤。**[弘景曰] 处处有之。藤生，凌冬不凋，故名忍冬。[时珍曰] 其花长瓣垂须，黄白相半，而藤左缠，故有金银、鸳鸯以下诸名。金钗股，贵其功也。土宿真君云：蜜桶藤，阴草也。取汁能伏硫制汞，故有通灵之称。

‖ **集解** ‖

[别录曰] 忍冬，十二月采，阴干。[恭曰] 藤生，绕覆草木上。茎苗紫赤色，宿蔓有薄皮膜之，其嫩蔓有毛。叶似胡豆，亦上下有毛。花白蕊紫。今人或以络石当之，非矣。[时珍曰] 忍冬在处有之。附树延蔓，茎微紫色，对节生叶。叶似薜荔而青，有涩毛。三四月开花，长寸许，一蒂两花二瓣，一大一小，如半边状，长蕊。花初开者，蕊瓣俱色白；经二三日，则色变黄。新旧相参，黄白相映，故呼金银花，气甚芬芳。四月采花，阴干；藤叶不拘时采，阴干。

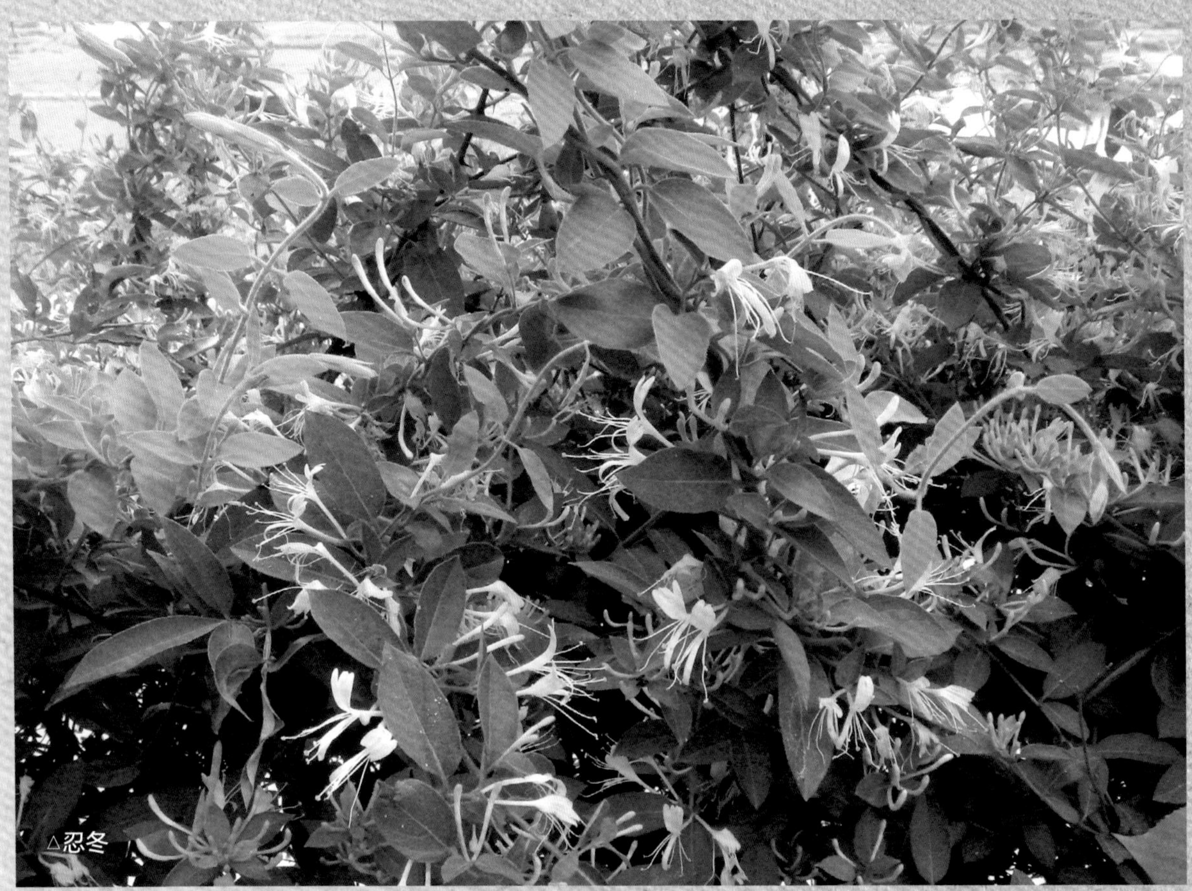

△忍冬

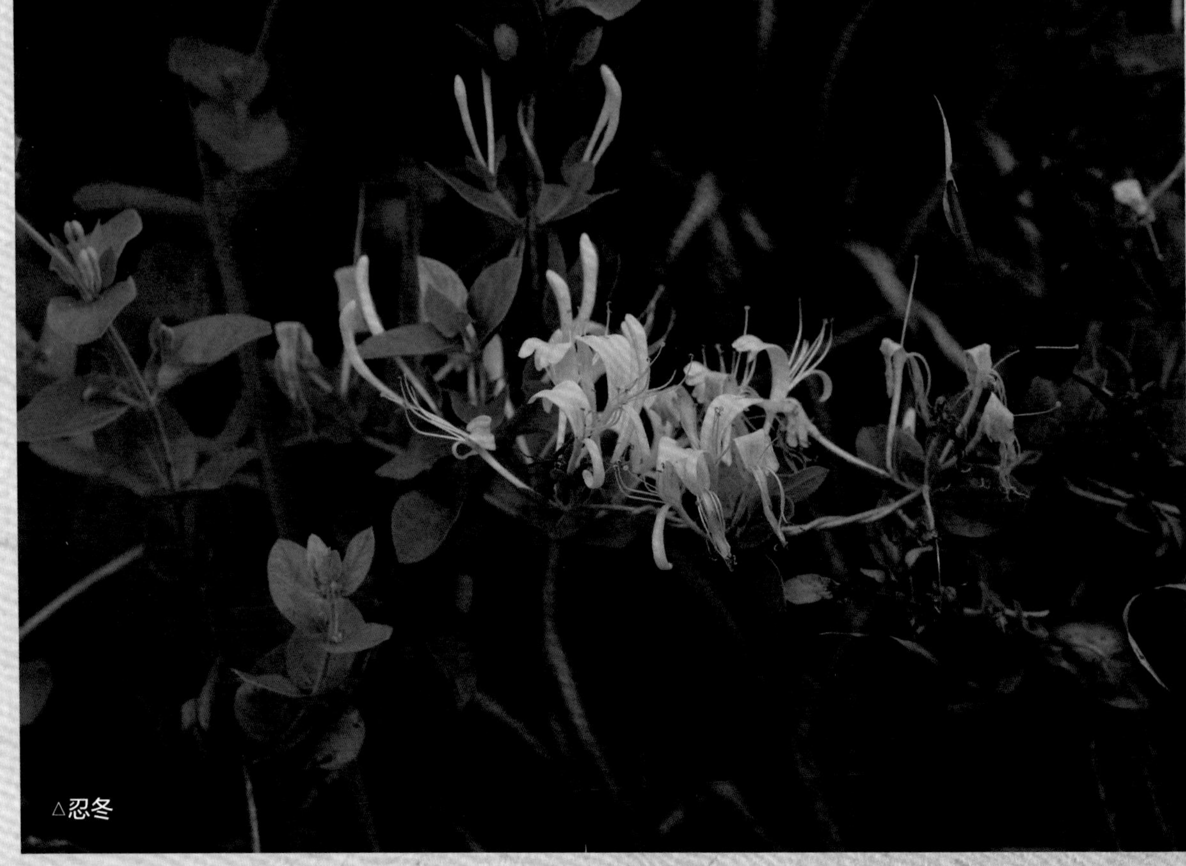

△忍冬

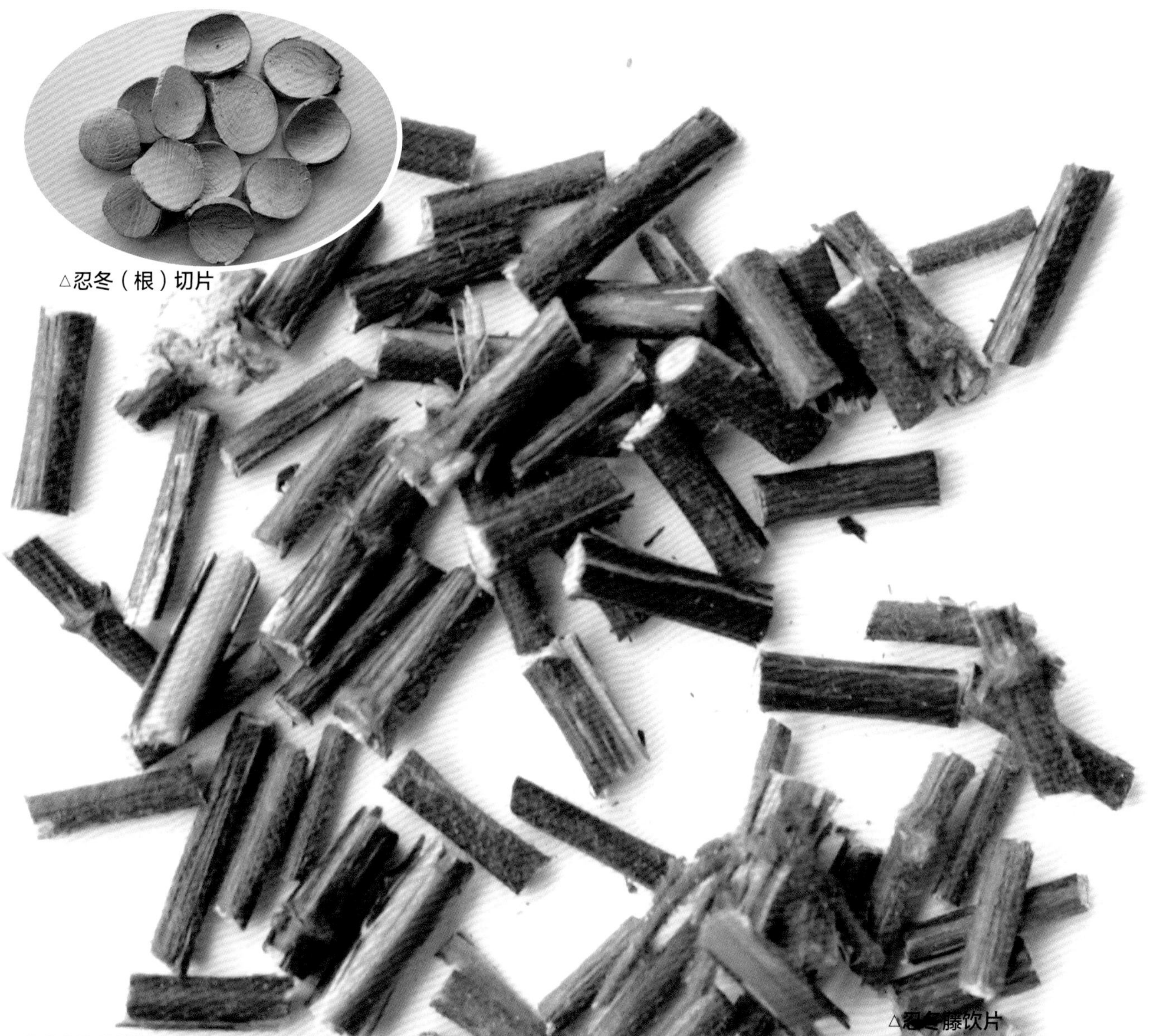

△忍冬（根）切片

△忍冬藤饮片

忍冬 *Lonicera japonica* ITS2 条形码主导单倍型序列：

1 CGCATCGCGT CGCCCCCCCG CCCCGCCTCC CACAGGGTCG CGAGCGGCGG GGGGCGCGGA CAATGGCCCC CCGTGCCCCC
81 GGGCGCGGCC GGCCCAAAAT CGAGTCCCCG GCGGCGGACG TCACGACGAG TGGTGGTCGT AACATTCCTC TTATCGCGTC
161 GTGCGGTTCC CCGTCGCCCG GGCGACCGAG TGACCCTGAC GCGCCGTCGT ACGACGGCGC TCCGACCG

红腺忍冬 *Lonicera hypoglauca* ITS2 条形码主导单倍型序列：

1 CGCATCGCGT CGCCCCCCCA CCCCGCTTCC CACAGGGTCG CGGGCGGCGG GGGGTGCGGA CAATGGCCTC CCGTGCCCCC
81 GGGCGCGGCT GGCCCAAAAT CGAGTCCCCG GCGGCGGACG TCACGACGAG TGGTGGTCGT AACATTCCTC TTATCACGTC
161 GTGCGGTTCC CCGTCGCTCG GGCGACCAAG TGACCCTGAC GCGTCGTCGT ACGACGGCGC TCCGACCG

华南忍冬 *Lonicera confusa* ITS2 条形码主导单倍型序列：

1 CGCATCGCGT CGCCCCCCCA CCCCGCTTCC CACAGGGTCG CGAGCGGCGG GGGGTGCGGA CAATGGCCTC CCGTGCCCCC
81 GGGCGCGGCT GGCCCAAAAT CGAGTCCCCG ACGGCGGACG TCACGACGAG TGGTGGTCGT AACATTCCTC TTATCACGTC
161 GTGCGGTTCC CCGTCGCTCG GGCGACCAAG TGACCCTGAC GCGTCGTCGT ACGACGGCGC TCCGACCG

黄褐毛忍冬 *Lonicera fulvotomentosa* ITS2 条形码主导单倍型序列：

1 CGCATCGCGT CGCCCCCCCA CCCCGCTTCC CACAGGGTCG CGAGCGGCGG GGGGTGCGGA CAATGGCCTC CCGTGCCCCC
81 GGGCGCGGCT GGCCCAAAAT CGAGTCCCCG GCGGCGGACG TCACGACGAG TGGTGGTCGT AACATTCCTC TTATCACGTC
161 GTGCGGTTCC CCGTCGCTCG GGCGACCAAG TGACCCTGAC GCGTCGTCGT ACGACGGCGC TCCGACCG

‖ **气味** ‖

**甘，温，无毒。**[权曰] 辛。[藏器曰] 小寒。云温者，非也。

‖ **主治** ‖

**寒热身肿。久服轻身长年益寿。**别录。**治腹胀满，能止气下澼。**甄权。**热毒血痢水痢，浓煎服。**藏器。**治飞尸遁尸，风尸沉尸，尸注鬼击，一切风湿气，及诸肿毒，痈疽疥癣，杨梅诸恶疮，散热解毒。**时珍。

‖ **发明** ‖

[弘景曰] 忍冬，煮汁酿酒饮，补虚疗风。此既长年益寿，可常采服，而仙经少用。凡易得之草，人多不肯为之，更求难得者，贵远贱近，庸人之情也。[时珍曰] 忍冬，茎叶及花，功用皆同。昔人称其治风除胀，解痢逐尸为要药，而后世不复知用；后世称其消肿散毒治疮为要药，而昔人并未言及。乃知古今之理，万变不同，未可一辙论也。按陈自明外科精要云：忍冬酒，治痈疽发背，初发便当服此，其效甚奇，胜于红内消。洪内翰迈、沈内翰括诸方，所载甚详。如疡医丹阳僧、江西僧鉴清、金陵王琪、王尉子骏、海州刘秀才纯臣等，所载疗痈疽发背经效奇方，皆是此物。故张相公云，谁知至贱之中，乃有殊常之效，正此类也。

‖ **附方** ‖

旧一，新十七。**忍冬酒**治痈疽发背，不问发在何处，发眉发颐，或头或项，或背或腰，或胁或乳，或手足，皆有奇效。乡落之间，僻陋之所，贫乏之中，药材难得，但虔心服之，俟其疽破，仍以神异膏贴之，其效甚妙。用忍冬藤生取一把，以叶入砂盆研烂，入生饼子酒少许，稀稠得所，涂于四围，中留一口泄气。其藤只用五两，木槌捶损，不可犯铁，大甘草节生用一两，同入沙瓶内，以水二碗，文武火慢煎至一碗，入无灰好酒一大碗，再煎十数沸，去滓分为

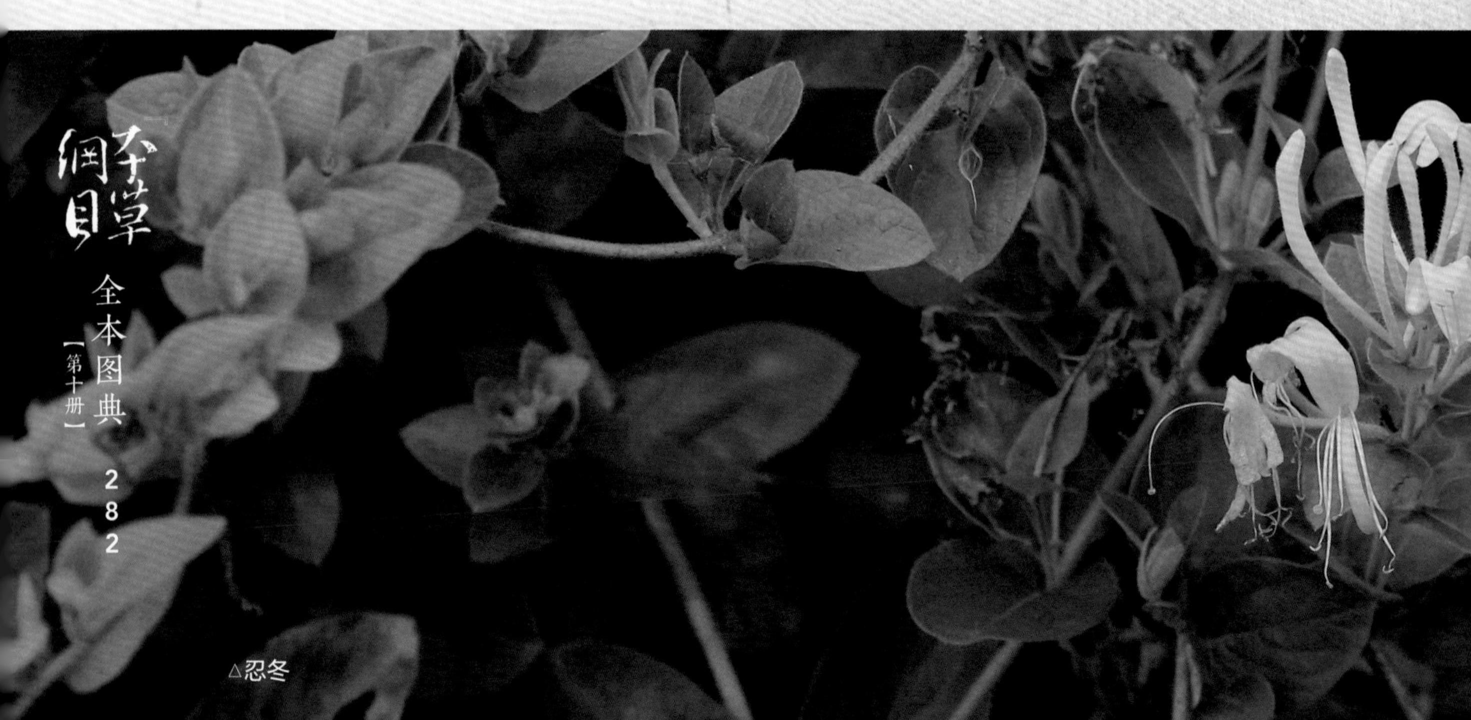

△忍冬

三服，一日一夜吃尽。病势重者，一日二剂。服至大小肠通利，则药力到。沈内翰云：如无生者，只用干者，然力终不及生者效速。陈自明外科精要。**忍冬圆**治消渴愈后，预防发痈疽，先宜服此。用忍冬草根茎花叶皆可，不拘多少，入瓶内，以无灰好酒浸，以糠火煨一宿，取出晒干，入甘草少许，碾为细末。以浸药酒打面糊，丸梧子大。每服五十丸至百丸，汤酒任下。此药不特治痈疽，大能止渴。外科精要。**五痔诸瘘**方同上。**一切肿毒**不问已溃未溃，或初起发热。用金银花俗名甜藤，采花连茎叶自然汁半碗，煎八分，服之，以渣傅上。败毒托里，散气和血，其功独胜。万表积善堂方。**丁疮便毒**方同上。**喉痹乳蛾**方同上。**敷肿拔毒**金银藤大者烧存性、叶焙干为末各三钱，大黄焙为末四钱。凡肿毒初发，以水酒调搽四围，留心泄气。杨诚经验方。**痈疽托里**治痈疽发背，肠痈奶痈，无名肿毒，焮痛实热，状类伤寒，不问老幼虚实服之，未成者内消，已成者即溃。忍冬叶、黄芪各五两，当归一两，甘草八钱。为细末，每服二钱，酒一盏半，煎一盏，随病上下服，日再服，以渣傅之。和剂局方。**恶疮不愈**左缠藤一把捣烂，入雄黄五分，水二升，瓦罐煎之。以纸封七重，穿一孔，待气出，以疮对孔熏之三时久，大出黄水后，用生肌药取效。选奇方。**轻粉毒痈**方同上。**疮久成漏**忍冬草浸酒，日日常饮之。戴原礼要诀。**热毒血痢**忍冬藤浓煎饮。圣惠方。**五种尸注**飞尸者，游走皮肤，洞穿脏腑，每发刺痛，变动不常也。遁尸者，附骨入肉，攻凿血脉，每发不可见死尸，闻哀哭便作也。风尸者，淫跃四末，不知痛之所在，每发恍惚，得风雪便作也。沉尸者，缠结脏腑，冲引心胁，每发绞切，遇寒冷便作也。尸注者，举身沉重，精神错杂，常觉昏废，每节气至则大作也。并是身中尸鬼，引接外邪。宜用忍冬茎叶剉数斛，煮取浓汁煎稠。每服鸡子大许，温酒化下，一日二三服。肘后方。**鬼击身青**作痛。用金银花一两，水煎饮之。李楼怪病奇方。**脚气作痛**筋骨引痛。鹭鸶藤即金银花为末。每服二钱，热酒调下。卫生易简方。**中野菌毒**急采鸳鸯藤啖之，即今忍冬草也。洪迈夷坚志。**口舌生疮**赤梗蜜桶藤、高脚地铜盘、马蹄香等分，以酒捣汁，鸡毛刷上，取涎出即愈。普济方。**忍冬膏**治诸般肿痛，金刃伤疮恶疮。用金银藤四两，吸铁石三钱，香油一斤，熬枯去滓，入黄丹八两，待熬至滴水不散，如常摊用。乾坤秘韫。

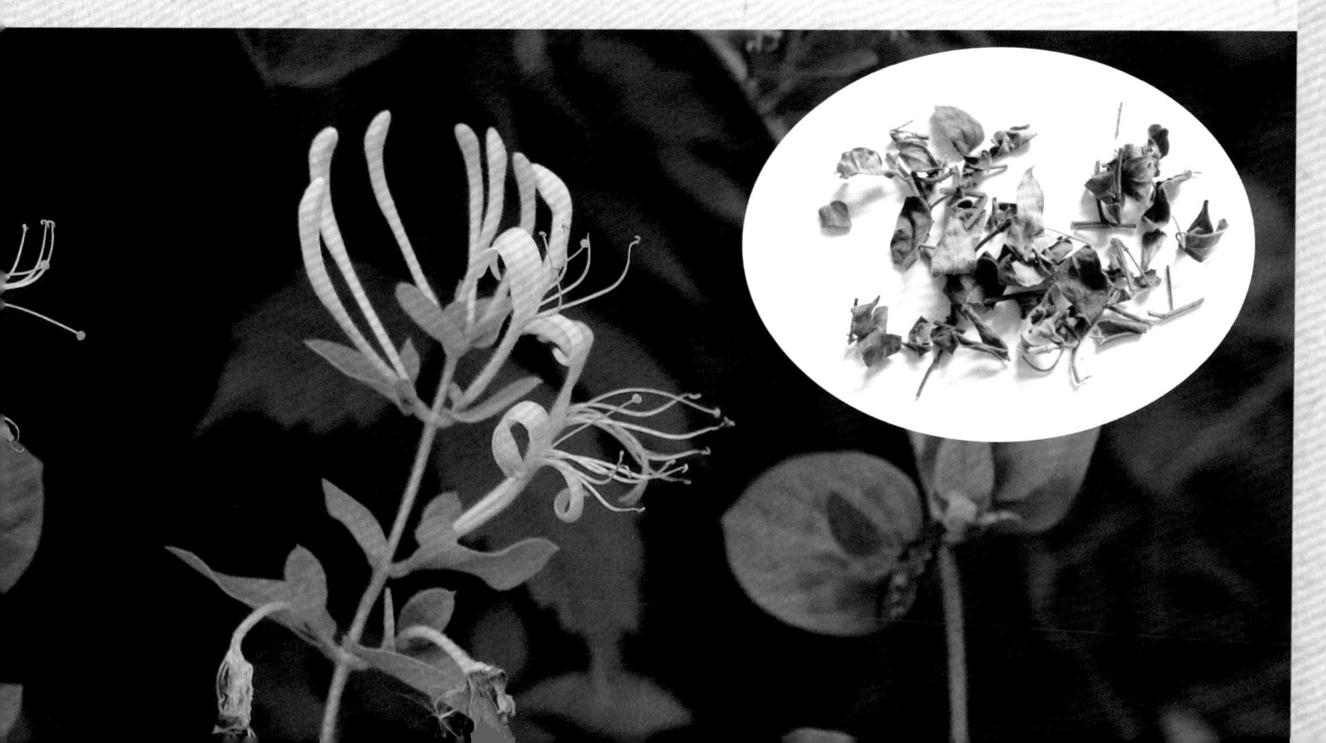

# 甘藤

宋《嘉祐》

校正：自木部移入此。

‖**释名**‖

**甜藤**嘉祐**感藤**。[时珍曰] 甘、感音相近也。又有甜藤、甘露藤，皆此类，并附之。忍冬一名甜藤，与此不同。

‖**集解**‖

[藏器曰] 生江南山谷。其藤大如鸡卵，状如木防己。斫断吹之，气出一头。其汁甘美如蜜。

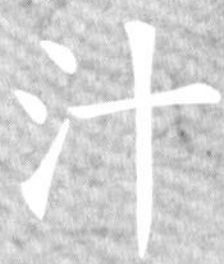

‖**气味**‖

**甘，平，无毒。**

‖**主治**‖

**调中益气，通血气，解诸热，止渴。**藏器。**除烦闷，利五脏，治肾钓气。其叶研傅蛇虫咬。**大明。**解热痢及膝肿。**时珍。

‖**附录**‖

**甘露藤**嘉祐 [藏器曰] 生岭南。藤蔓如箸。人服之得肥，一名肥藤。味甘，温，无毒。主风血气诸病。久服，调中温补，令人肥健，好颜色。[大明曰] 止消渴，润五脏，除腹内诸冷。

**甜藤**拾遗 [藏器曰] 生江南山林下。蔓如葛。味甘，寒，无毒。主热烦解毒，调中气，令人肥健。捣汁和米粉，作糗饵食，甜美，止泄。又治剥马血毒入肉，及狂犬牛马热黄。傅蛇咬疮。又有小叶尖长，气辛臭者，捣傅小儿腹中闪癖。

校正：自木部移入此。并入拾遗大瓠藤。

‖ **释名** ‖

**大瓠藤。**

‖ **集解** ‖

[珣曰] 按刘欣期交州记云：含水藤生岭南及北海边山谷。状若葛，叶似枸杞。多在路旁，行人乏水处便吃此藤，故以为名。[藏器曰] 越南、朱厓、儋耳无水处，皆种大瓠藤，取汁用之。藤状如瓠，断之水出，饮之清美。[时珍曰] 顾微广州记云：水藤去地一丈，断之更生，根至地水不绝。山行口渴，断取汁饮之。陈氏所谓大瓠藤，盖即此物也。

藤中水

‖ **气味** ‖

**甘，平，无毒。**[藏器曰] 寒。

‖ **主治** ‖

**解烦渴心燥。瘴疠丹石发动，亦宜服之。**李珣。**止渴，润五脏，去湿痹，天行时气，利小便。其叶捣，傅中水烂疮皮皲。**藏器。**治人体有损痛，沐发令长。**时珍。广州记。

‖ **附录** ‖

**鼠藤**拾遗 [珣曰] 顾微广州记云：鼠爱食此藤，故名。其咬处人取为药。[藏器曰] 生南海海畔山谷。作藤绕树，茎叶滑净似枸杞，花白，有节心虚，苗头有毛。彼人食之加如甘蔗。味甘，温，无毒。主丈夫五劳七伤，阴痿，益阳道，小便数白，腰脚痛冷，除风气，壮筋骨，补衰老，好颜色。浓煮服之，取微汗。亦浸酒服。性温，稍令人闷，无苦也。

‖ **基原** ‖

据《纲目图鉴》《中华本草》等综合分析考证，本品为买麻藤科植物买麻藤 *Gnetum montanum* Markgr. 及小叶买麻藤 *G. parvifolium* (Warb.) C. Y. Cheng ex Chun。买麻藤分布于江西南部、福建、湖南、广西、广东等地，小叶买麻藤分布于江西、福建、湖南、广西、广东等地。《药典》四部收载买麻藤药材为买麻藤科植物买麻藤或小叶买麻藤的干燥藤茎。

# 含水藤

《海药》

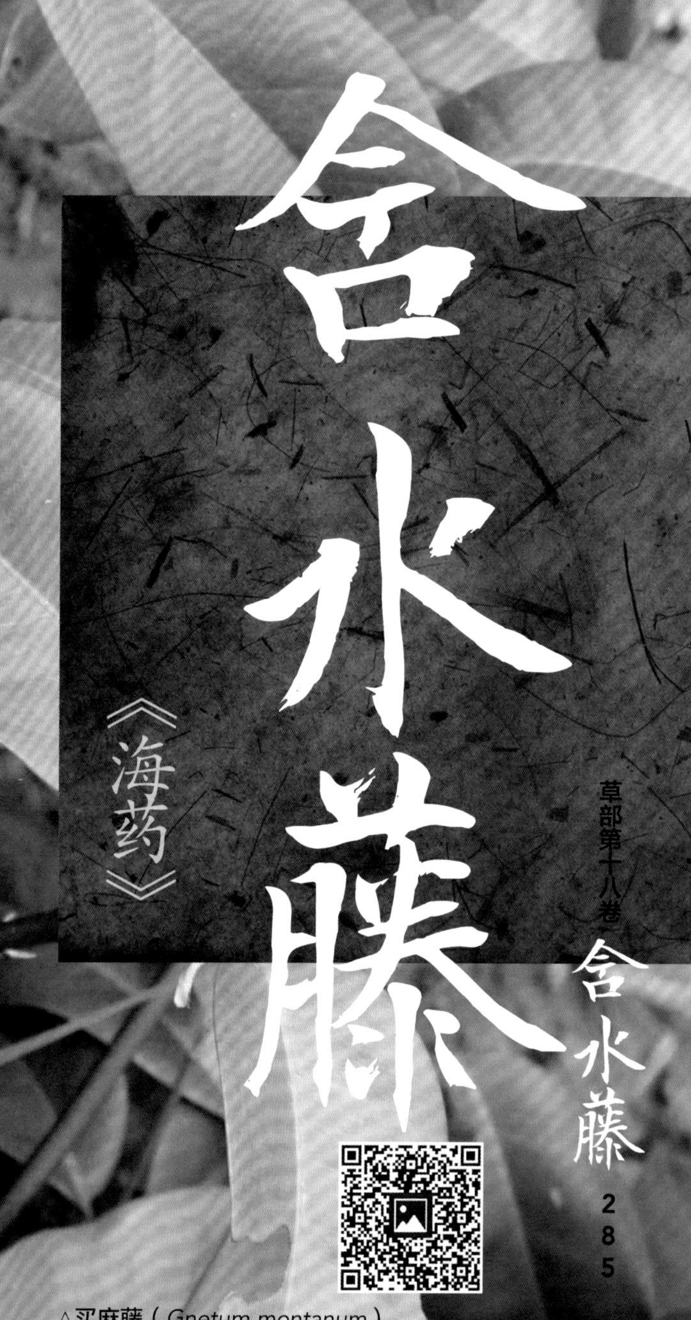

△买麻藤（*Gnetum montanum*）

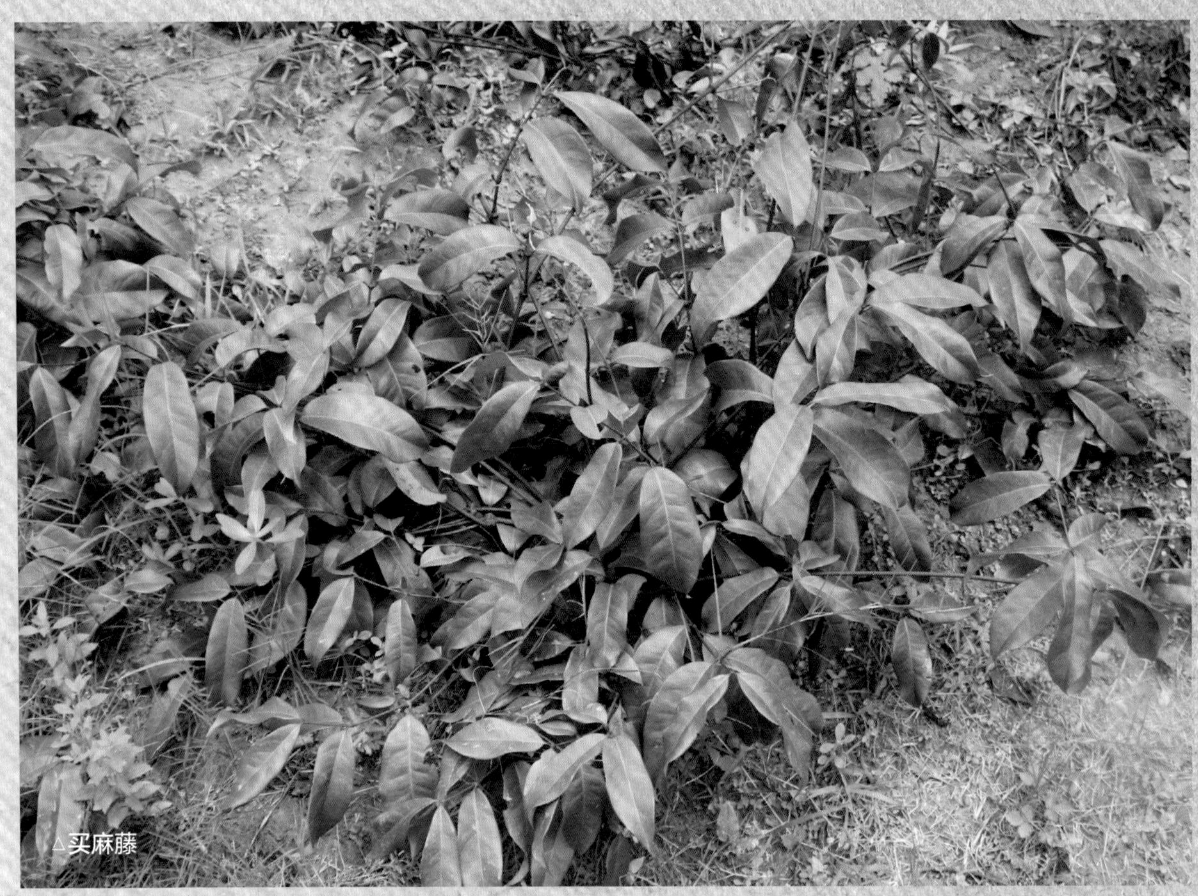
△买麻藤

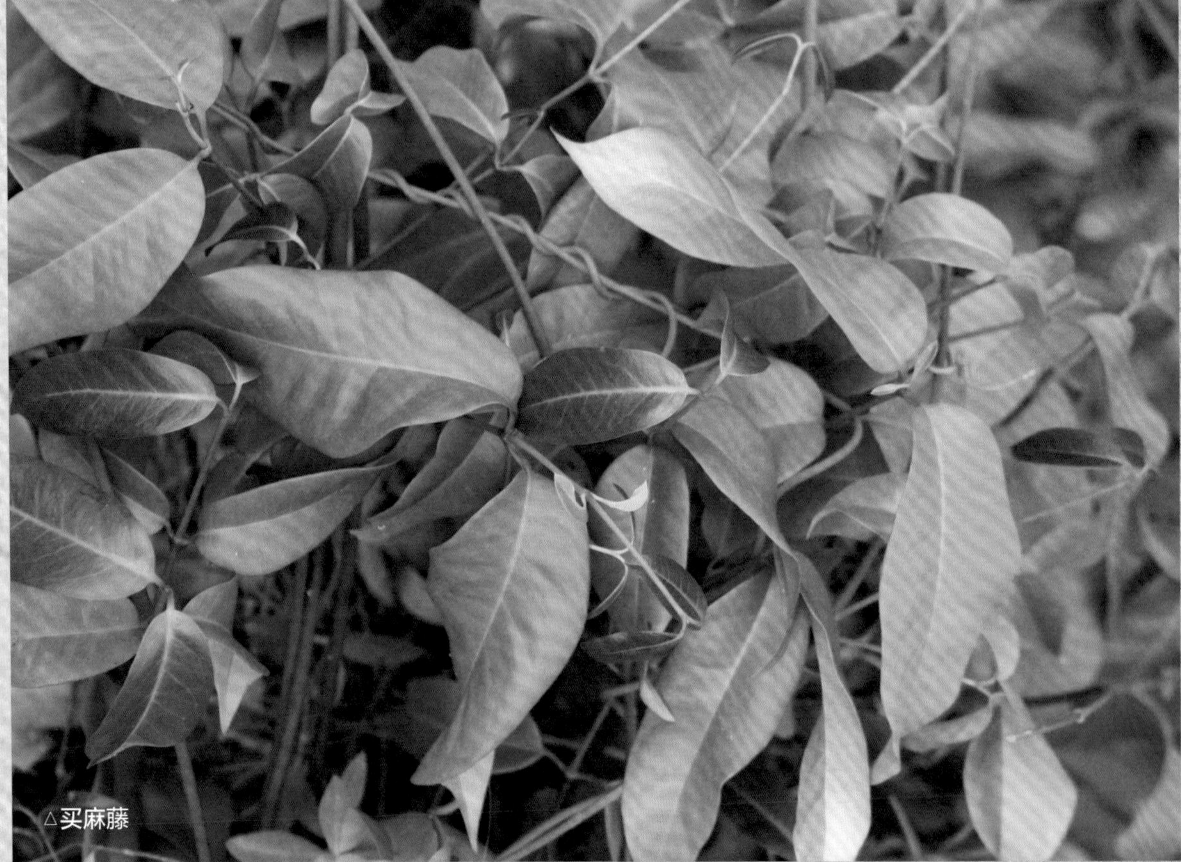
△买麻藤

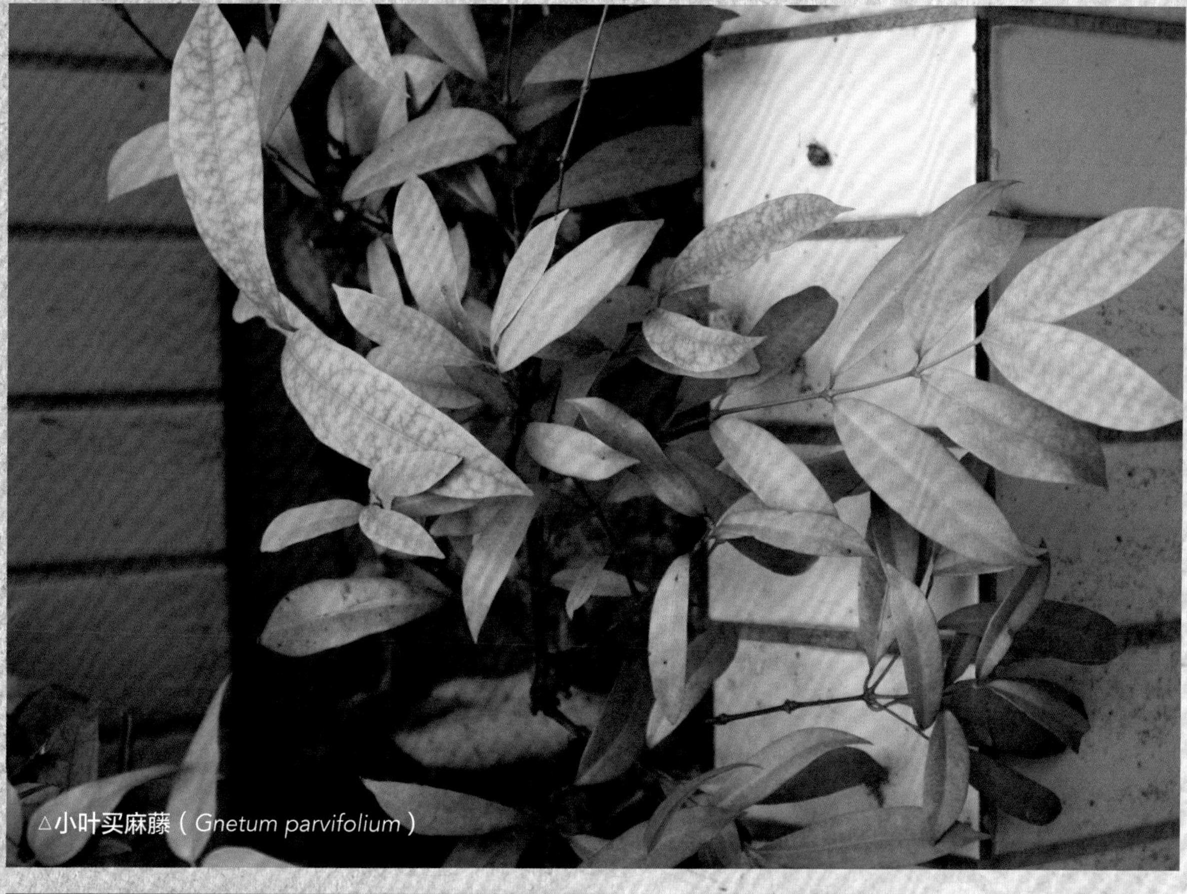

△小叶买麻藤（*Gnetum parvifolium*）

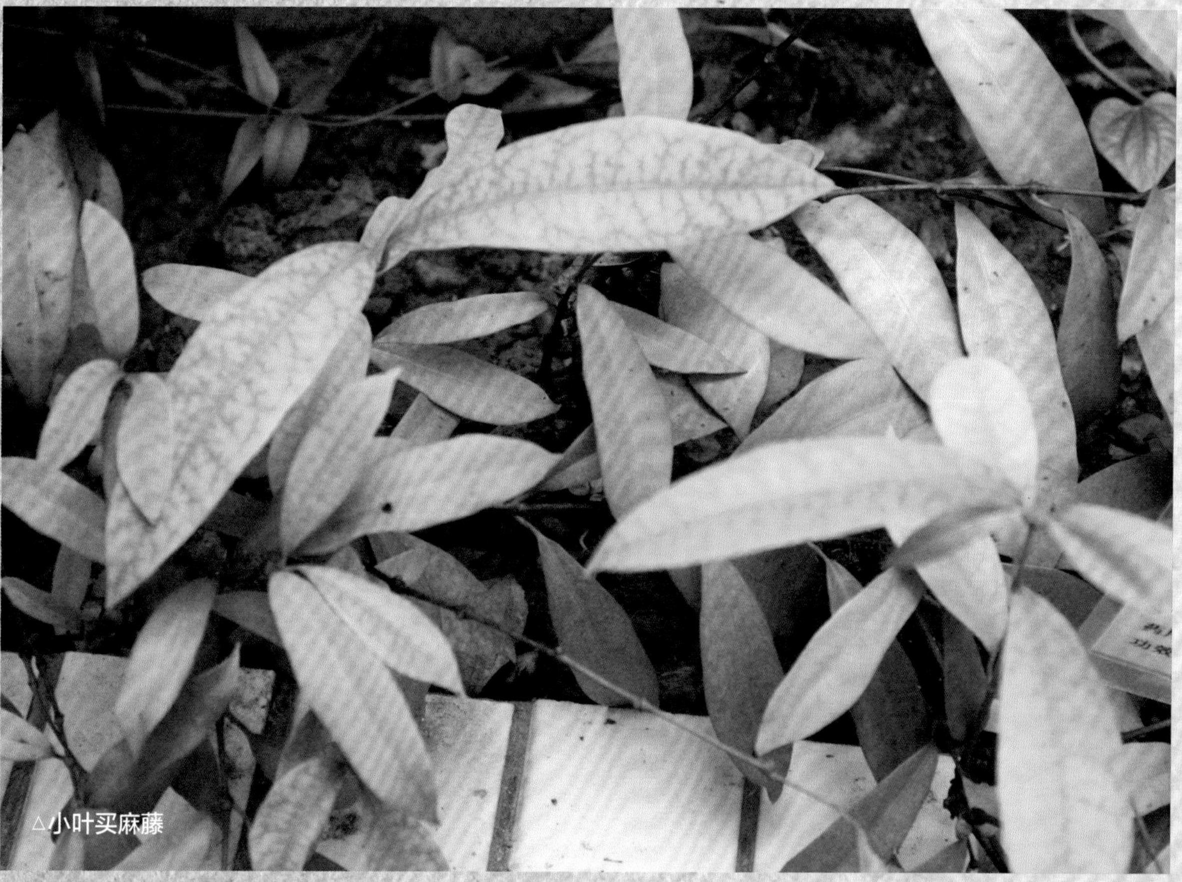

△小叶买麻藤

# 天仙藤

宋《图经》

‖ **基原** ‖

据《中华本草》《汇编》《纲目彩图》《大辞典》等综合分析考证，本品为马兜铃科植物马兜铃 *Aristolochia debilis Sieb.* et Zucc. 或北马兜铃 *A. contorta* Bunge。分布参见本卷“马兜铃”项下。《药典》收载天仙藤为马兜铃科植物马兜铃或北马兜铃的干燥地上部分；秋季采割，除去杂质，晒干。

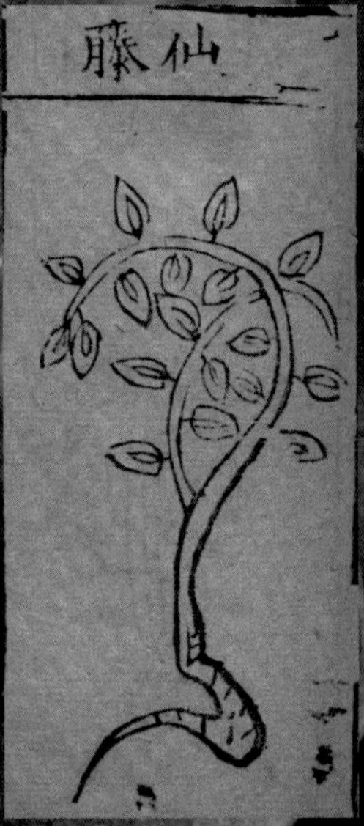

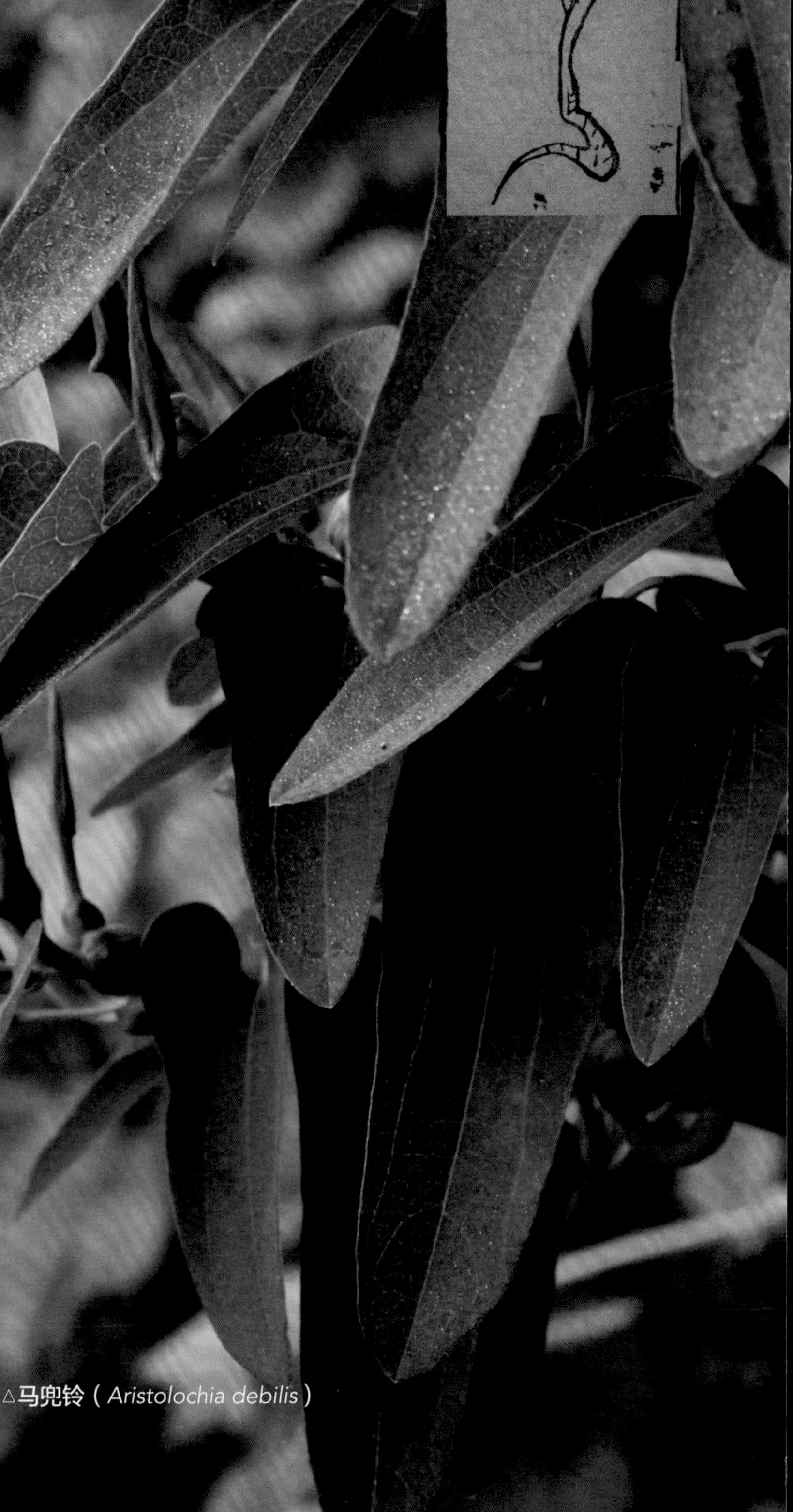

藤仙

△马兜铃（*Aristolochia debilis*）

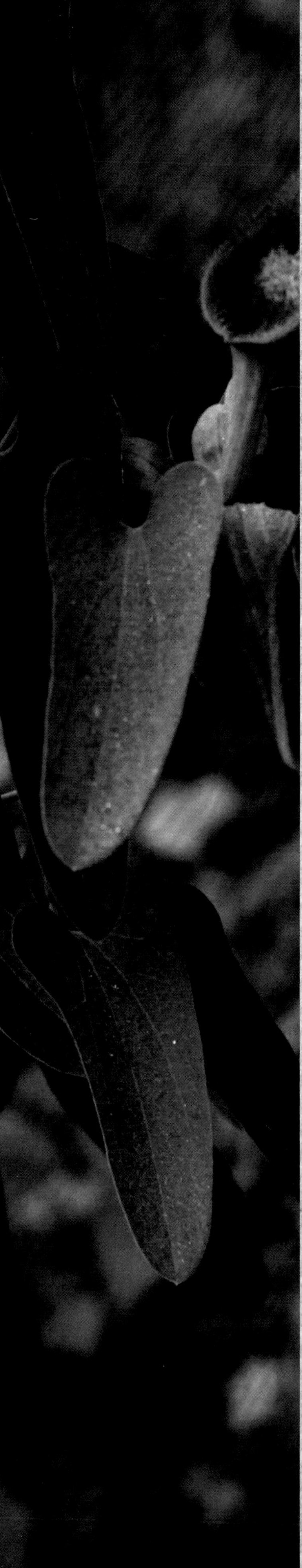

‖ **集解** ‖

[颂曰] 生江淮及浙东山中。春生苗，蔓作藤，叶似葛叶，圆而小，有白毛，四时不凋。根有须。夏月采取根苗。南人多用之。

‖ **气味** ‖

**苦，温，无毒。**

‖ **主治** ‖

**解风劳。同麻黄，治伤寒，发汗。同大黄，堕胎气。**苏颂。**流气活血，治心腹痛。**时珍。

‖ **附方** ‖

新六。**疝气作痛**天仙藤一两，好酒一碗，煮至半碗，服之神效。孙天仁集效方。**痰注臂痛**天仙藤、白术、羌活、白芷梢各三钱，片子姜黄六钱，半夏制五钱。每服五钱，姜五片，水煎服。仍间服千金五套丸。杨仁斋直指方。**妊娠水肿**始自两足，渐至喘闷，似水，足趾出水，谓之子气。乃妇人素有风气，或冲任有血风，不可作水妄投汤药。宜天仙藤散主之。天仙藤洗微炒、香附子炒、陈皮、甘草、乌药等分，为末。每服三钱，水一大盏，姜三片，木瓜三片，紫苏三叶，煎至七分，空心服，一日三服。小便利，气脉通，肿渐消，不须多服。此乃淮南名医陈景初秘方也，得于李伯时家。陈自明妇人良方。**产后腹痛**儿枕痛。天仙藤五两，炒焦为末。每服二钱，炒生姜汁、童子小便和细酒调服。经验妇人方。**一切血气**腹痛。即上方，用温酒调服。**肺热鼻齄**桐油入黄连末，用天仙藤烧热油傅之。摘玄方。

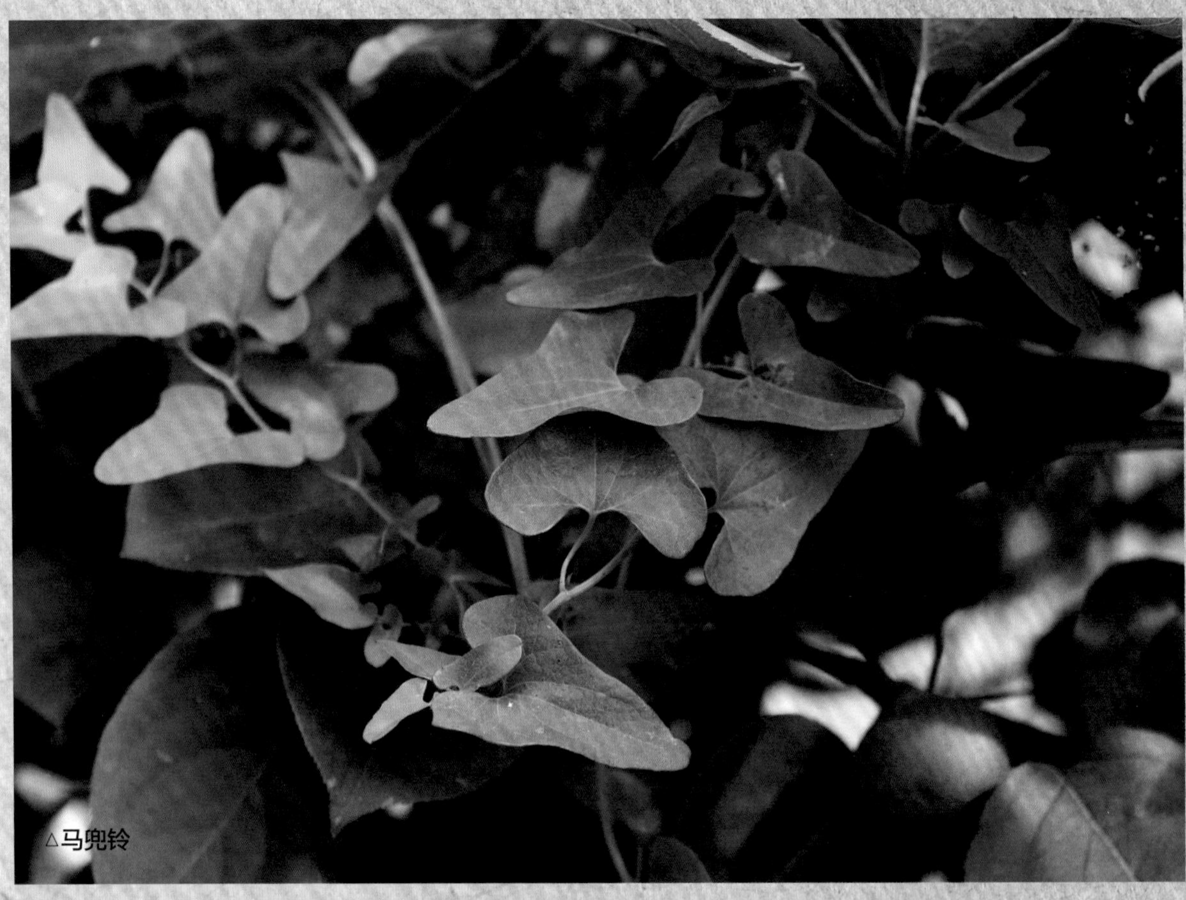
△马兜铃

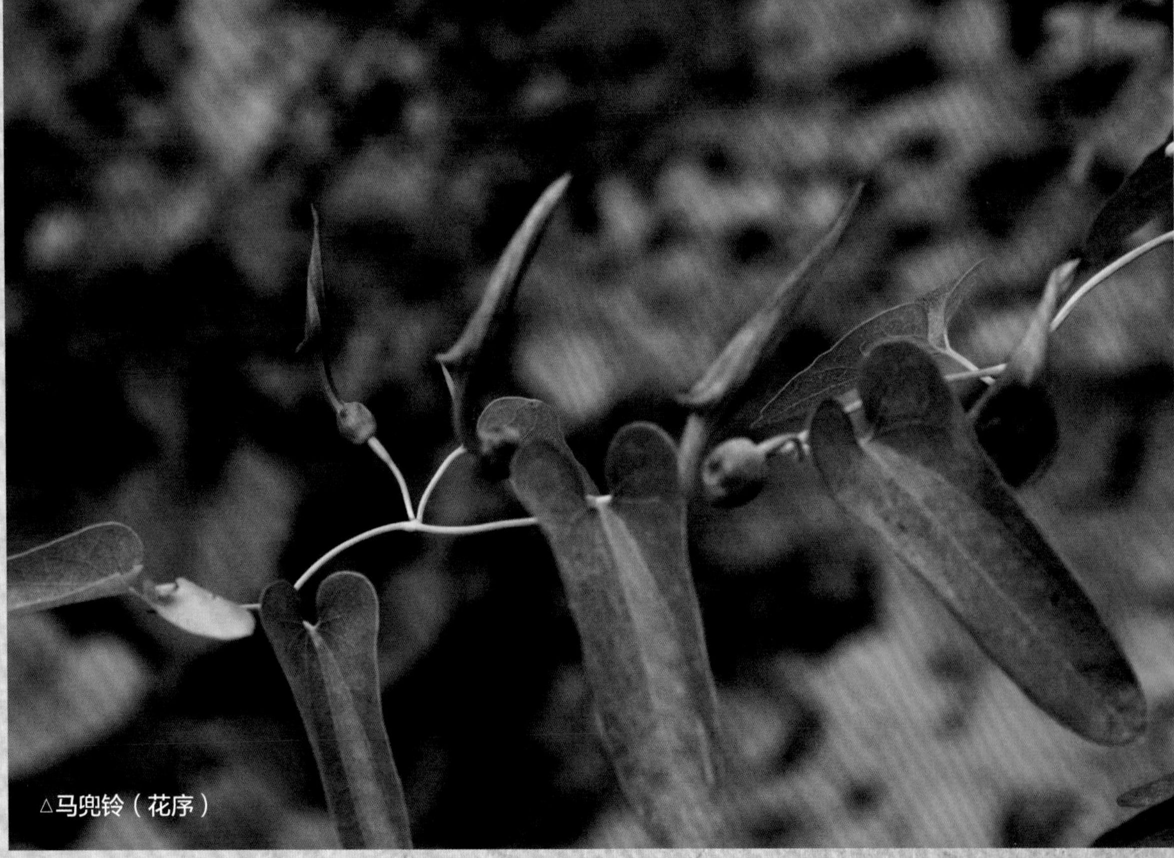
△马兜铃（花序）

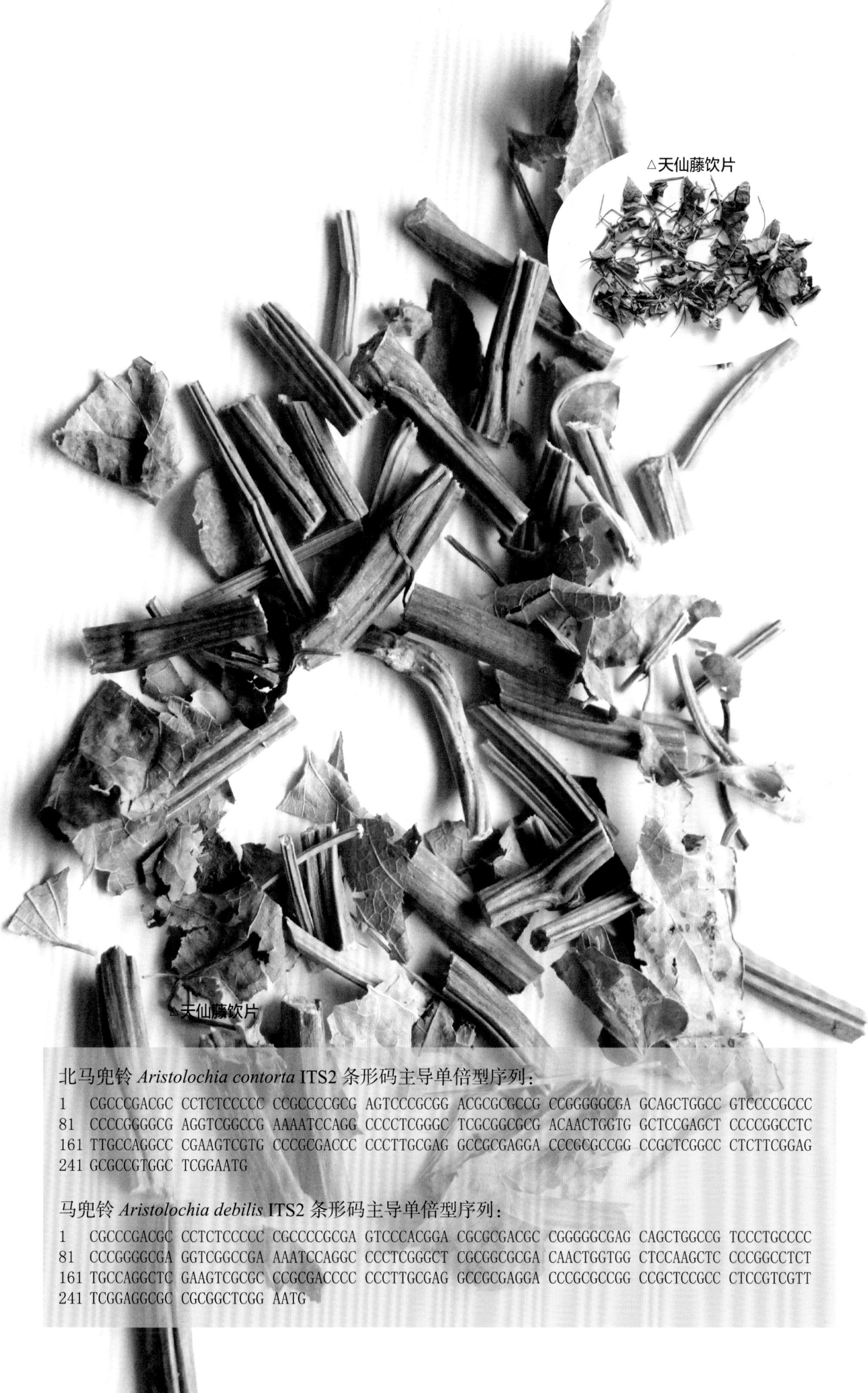

△天仙藤饮片

△天仙藤饮片

北马兜铃 *Aristolochia contorta* ITS2 条形码主导单倍型序列：

```
1   CGCCCGACGC CCTCTCCCCC CCGCCCCGCG AGTCCCGCGG ACGCGCGCCG CCGGGGGCGA GCAGCTGGCC GTCCCCGCCC
81  CCCCGGGGCG AGGTCGGCCG AAAATCCAGG CCCCTCGGGC TCGCGGCGCG ACAACTGGTG GCTCCGAGCT CCCCGGCCTC
161 TTGCCAGGCC CGAAGTCGTG CCCGCGACCC CCCTTGCGAG GCCGCGAGGA CCCGCGCCGG CCGCTCGGCC CTCTTCGGAG
241 GCGCCGTGGC TCGGAATG
```

马兜铃 *Aristolochia debilis* ITS2 条形码主导单倍型序列：

```
1   CGCCCGACGC CCTCTCCCCC CGCCCCGCGA GTCCCACGGA CGCGCGACGC CGGGGGCGAG CAGCTGGCCG TCCCTGCCCC
81  CCCGGGGCGA GGTCGGCCGA AAATCCAGGC CCCTCGGGCT CGCGGCGCGA CAACTGGTGG CTCCAAGCTC CCCGGCCTCT
161 TGCCAGGCTC GAAGTCGCGC CCGCGACCCC CCCTTGCGAG GCCGCGAGGA CCCGCGCCGG CCGCTCCGCC CTCCGTCGTT
241 TCGGAGGCGC CGCGGCTCGG AATG
```

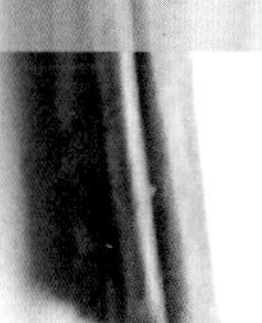

# 紫金藤

宋《图经》

‖ **基原** ‖

《纲目图鉴》认为本品为木兰科植物长梗南五味子 *Kadsura Longipedunculata* Finet et Gagn.。分布于浙江、福建、广西、广东、四川及云南等地。

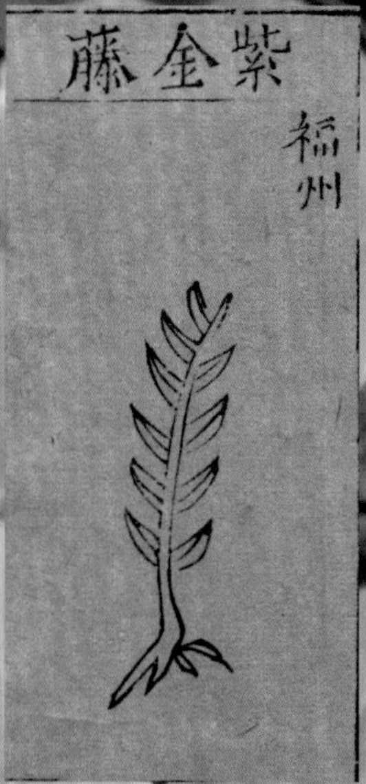

紫金藤

福州

△长梗南五味子（*Kadsura Longipedunculata*）

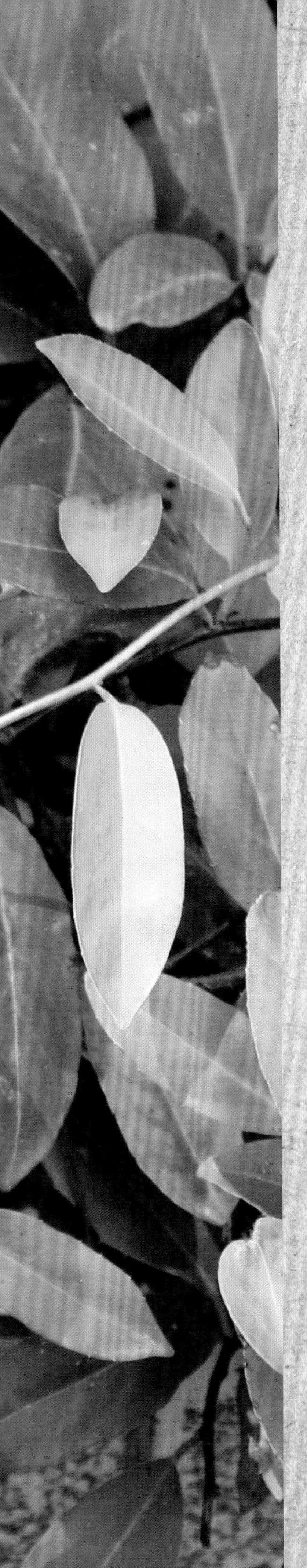

‖**释名**‖

**山甘草。**

‖**集解**‖

[颂曰] 生福州山中。春初单生叶青色，至冬凋落。其藤似枯条，采皮晒干。

‖**气味**‖

缺。

‖**主治**‖

**丈夫肾气。**苏颂。**消损伤淤血。捣傅恶疮肿毒。**时珍。

‖**附方**‖

新二。**紫金藤丸**补肾脏，暖丹田，兴阳道，减小便，填精髓，驻颜色，润肌肉，治元气虚，面目黧黑，口干舌涩，梦想虚惊，耳鸣目泪，腰胯沉重，百节酸疼，项筋紧急，背胛劳倦，阴汗盗汗，及妇人子宫久冷，月水不调，或多或少，赤白带下，并宜服之。用紫金藤十六两，巴戟天去心三两，吴茱萸、高良姜、肉桂、青盐各二两，为末，酒糊丸梧子大。每温酒下二十丸，日三服。和剂方。**死胎不下**紫金藤、葵根各七钱，土牛膝三两，土当归四钱，肉桂二钱，麝香三分，为末。米糊丸梧子大，朱砂为衣。每服五十丸，乳香汤下。极验。葛静观方。

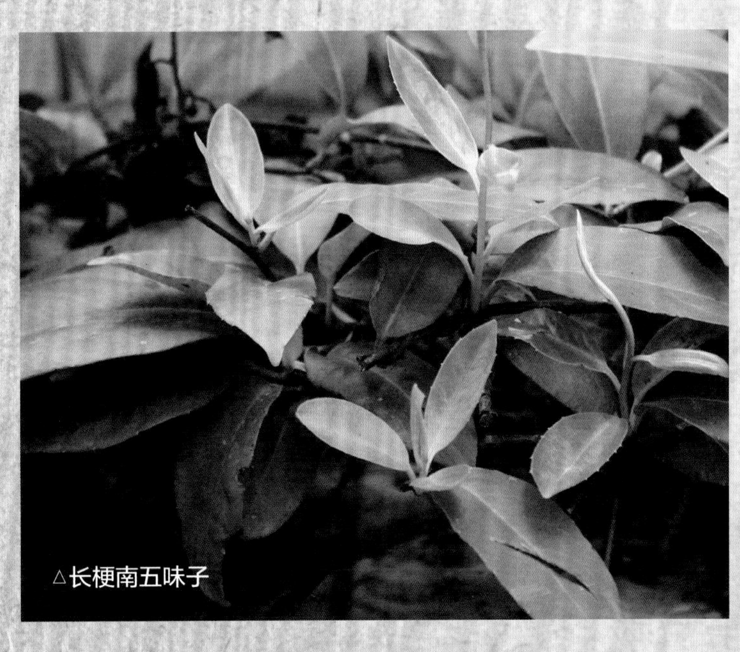

△长梗南五味子

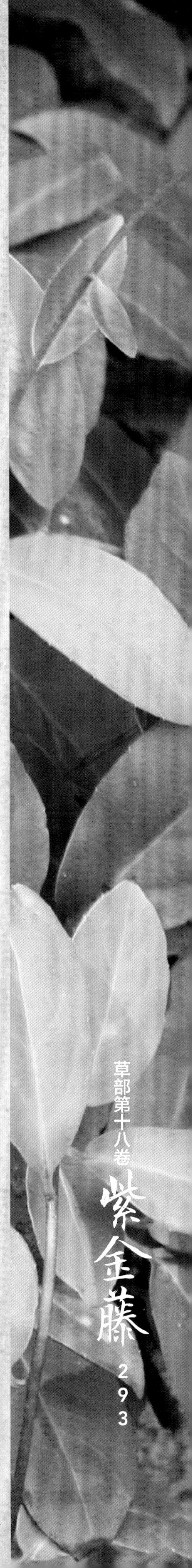

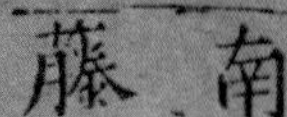

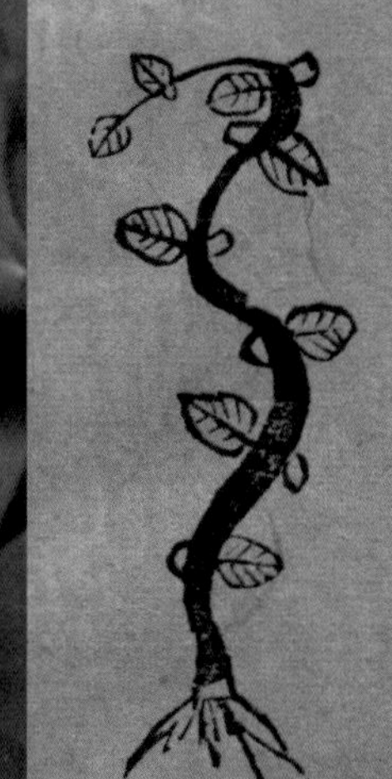

‖ **基原** ‖

据《纲目图鉴》《中华本草》等综合分析考证，本品为胡椒科植物石南藤（巴岩香）*Piper wallichii* (Miq.) Hand.-Mazz.。分布于甘肃南部、湖北、湖南、广西、四川、贵州等地。《大辞典》还收载有同属植物绒毛胡椒 *P. puberulilimbum* C. DC.，分布四川、贵州、云南、广西、广东等地。《药典》四部收载穿壁风药材为胡椒科植物石南藤或毛蒟 *P. puberulum* (Benth.) Maxim. 的干燥带叶茎枝。

# 南藤

宋《开宝》

**校正：** 自木部移入此。并入有名未用别录丁公寄、图经石南藤。

‖ **释名** ‖

**石南藤**图经 **丁公藤**开宝 **丁公寄**别录 **丁父**别录 **风藤。**[志曰] 生依南树，故号南藤。[藏器曰] 丁公寄，即丁公藤也。始因丁公用有效，因以得名。

‖ **集解** ‖

[别录曰] 丁公寄生石间，蔓延木上，叶细，大枝赤茎，母大如碛黄有汁，七月七日采。[颂曰] 南藤，即丁公藤也。生南山山谷，今泉州、荣州有之。生依南木，茎如马鞭，有节紫褐色，叶如杏叶而尖。采无时。又曰：天台石南藤，四时不凋。土人采叶，治腰

△石南藤（*Piper wallichii*）

痛。[时珍曰] 今江南、湖南诸大山有之。细藤圆腻，紫绿色，一节一叶。叶深绿色。似杏叶而微短厚，其茎贴树处，有小紫瘤疣，中有小孔。四时不凋，茎叶皆臭而极辣。白花蛇食其叶。

‖ **气味** ‖

**辛，温，无毒。**[别录曰] 甘。

‖ **主治** ‖

**金疮痛。延年。**别录。**主风血，补衰老，起阳，强腰脚，除痹，变白，逐冷气，排风邪。煮汁服，冬月浸酒服。**藏器。**煮汁服，治上气咳嗽。**时珍。

‖ **发明** ‖

[志曰] 按南史云：解叔廉，雁门人。母有疾，夜祷，闻空中语云：得丁公藤治之即瘥。访医及本草皆无此药。至宜都山中，见一翁伐木，云是丁公藤，疗风。乃拜泣求。翁并示以渍酒法。受毕，失翁所在。母服之遂愈也。[时珍曰] 近俗医治诸风，以南藤和诸药熬膏市之，号南藤膏。白花蛇喜食其叶，故治诸风尤捷。

‖ **附录** ‖

**烈节**宋图经[颂曰] 生荣州，多在林箐中。春生蔓苗，茎叶俱似丁公藤，而纤细无花实。九月采茎，晒干。味辛，温，无毒。主肢节风冷，筋脉急痛。作汤浴之佳。[时珍曰] 杨倓家藏经验方，有烈节酒，治历节风痛。用烈节、松节、牛膝、熟地黄、当归各一两，为粗末，绢袋盛之，以无灰酒二百盏，浸三日。每用一盏，入生酒一盏，温服。表弟武东叔，年二十余，患此痛不可忍。涪城马东之，以此治之而安。

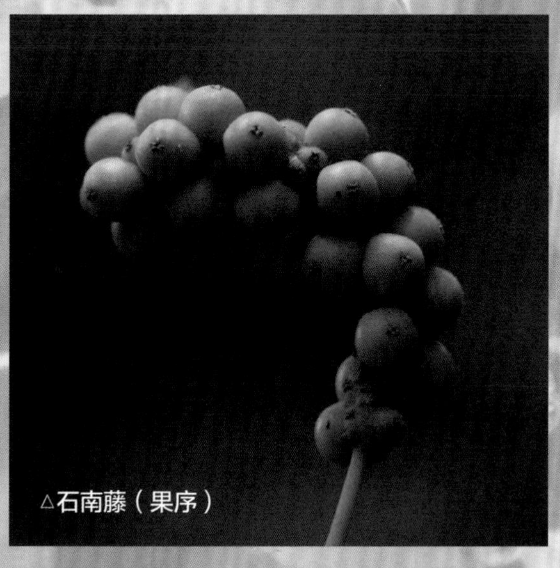
△石南藤（果序）

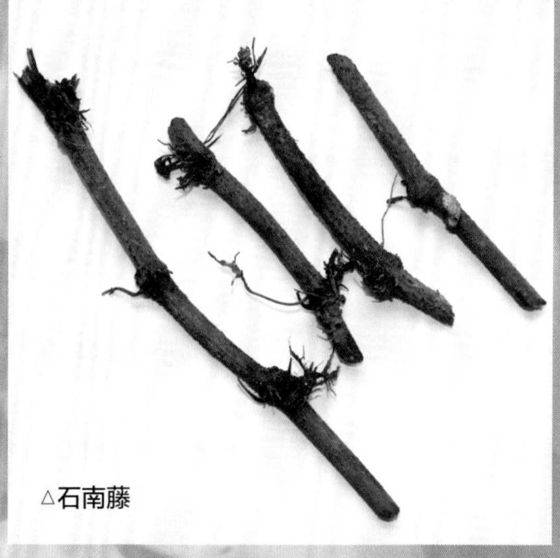
△石南藤

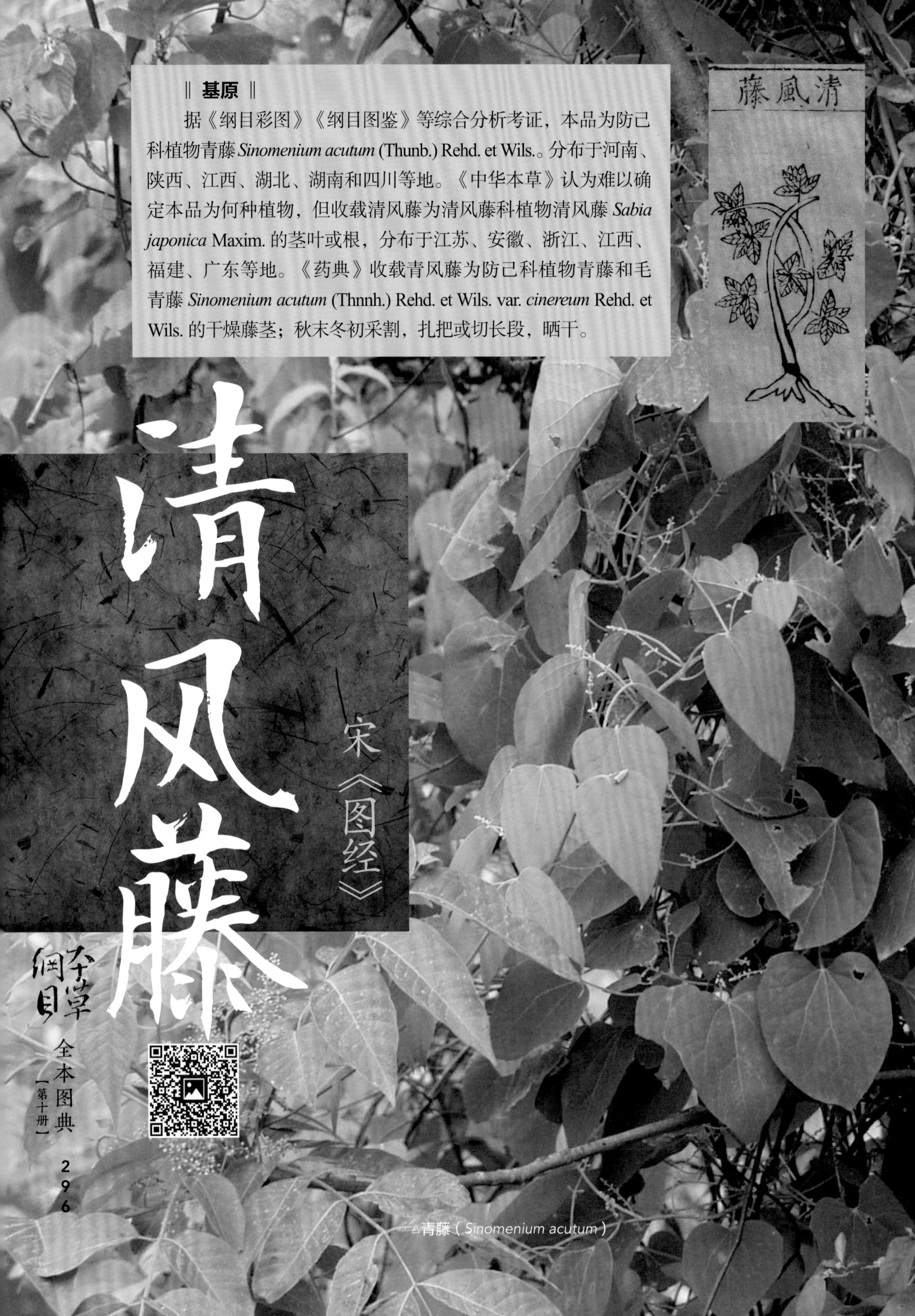

‖ **基原** ‖

据《纲目彩图》《纲目图鉴》等综合分析考证，本品为防己科植物青藤 *Sinomenium acutum* (Thunb.) Rehd. et Wils.。分布于河南、陕西、江西、湖北、湖南和四川等地。《中华本草》认为难以确定本品为何种植物，但收载清风藤为清风藤科植物清风藤 *Sabia japonica* Maxim. 的茎叶或根，分布于江苏、安徽、浙江、江西、福建、广东等地。《药典》收载青风藤为防己科植物青藤和毛青藤 *Sinomenium acutum* (Thnnh.) Rehd. et Wils. var. *cinereum* Rehd. et Wils. 的干燥藤茎；秋末冬初采割，扎把或切长段，晒干。



# 清风藤

宋《图经》

△青藤（*Sinomenium acutum*）

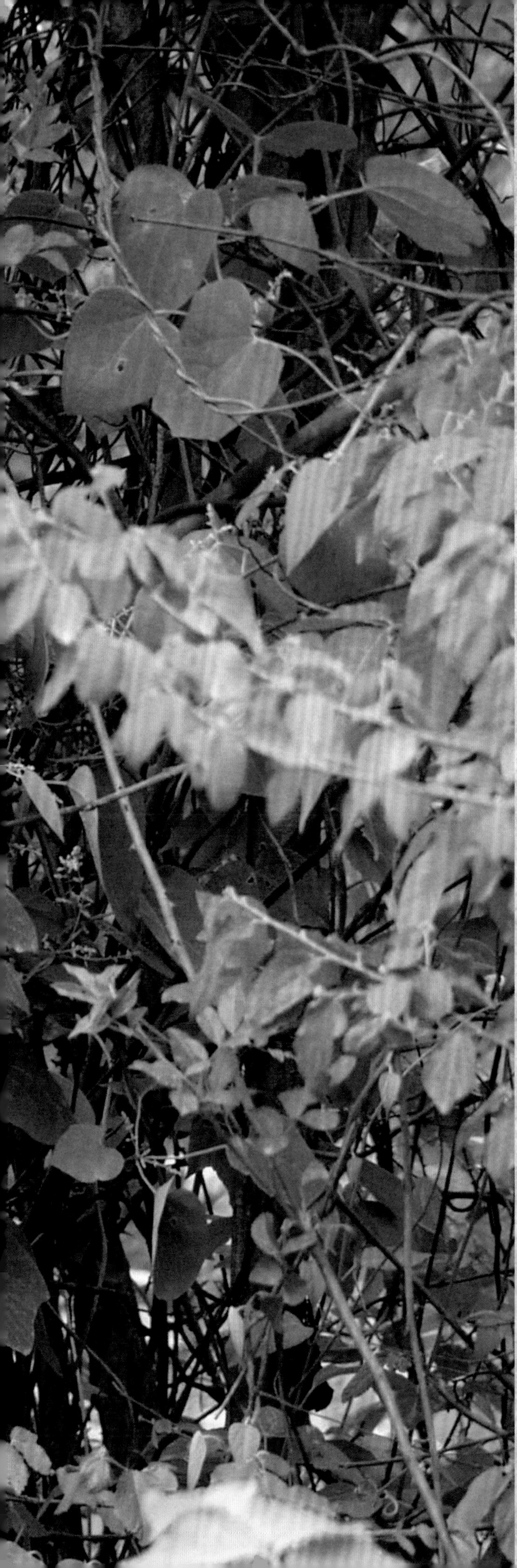

‖ **释名** ‖

**青藤**纲目**寻风藤**纲目。

‖ **集解** ‖

[颂曰] 生台州天台山中。其苗蔓延木上，四时常青。土人采茎用。

‖ **气味** ‖

缺。

‖ **主治** ‖

**风疾**。苏颂。**治风湿流注，历节鹤膝，麻痹瘙痒，损伤疮肿。入酒药中用**。时珍。

‖ **附方** ‖

新二。**风湿痹痛**青藤根三两，防己一两，㕮咀，入酒一瓶煮饮。普济方。**一切诸风**青藤膏：用青藤，出太平荻港上者，二三月采之。不拘多少，入釜内，微火熬七日夜成膏，收入瓷器内。用时先备梳三五把，量人虚实，以酒服一茶匙毕，将患人身上拍一掌，其后遍身发痒，不可当，急以梳梳之。要痒止，即饮冷水一口便解，风病皆愈也。避风数日良。集简方。

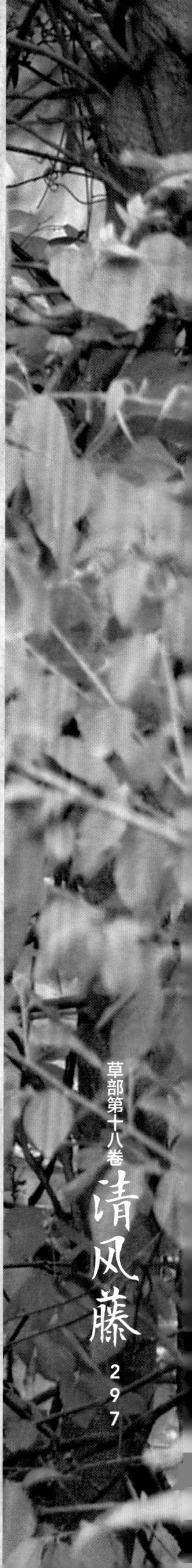

青藤 *Sinomenium acutum* ITS2 条形码主导单倍型序列：

1 TGCATTGCGC CACTCCCAAC CCAAAGGGAG GGAGTGAAAT TGGCCTCCCG TGACTCGTGT GCGGACGGCT GAAAAAGTTG
81 CCCGTTGGTG GCATGCACTA CGCGATCAGT GGTGGTTGAC AAAACCCATT CACCGAAATA GGATGACTTG ATCGAGTAGT
161 TGCCATCGAG GGTAAATTGA ACCCTTGTAG CTCATATACC ATG

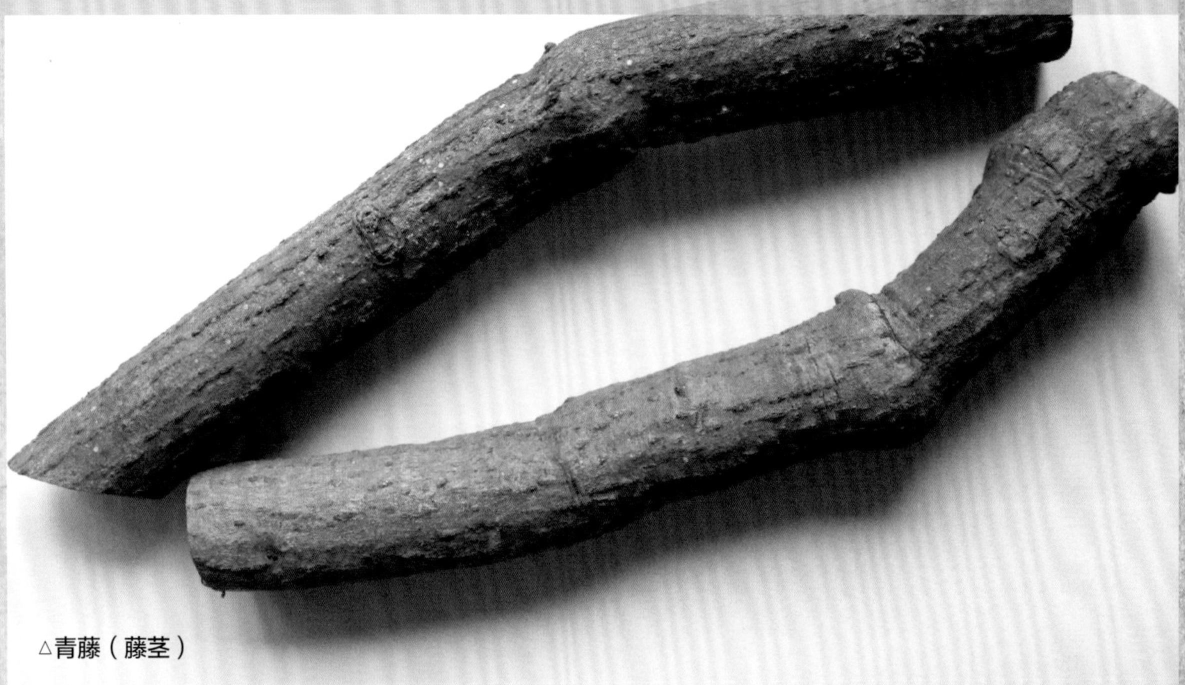

△青藤（藤茎）

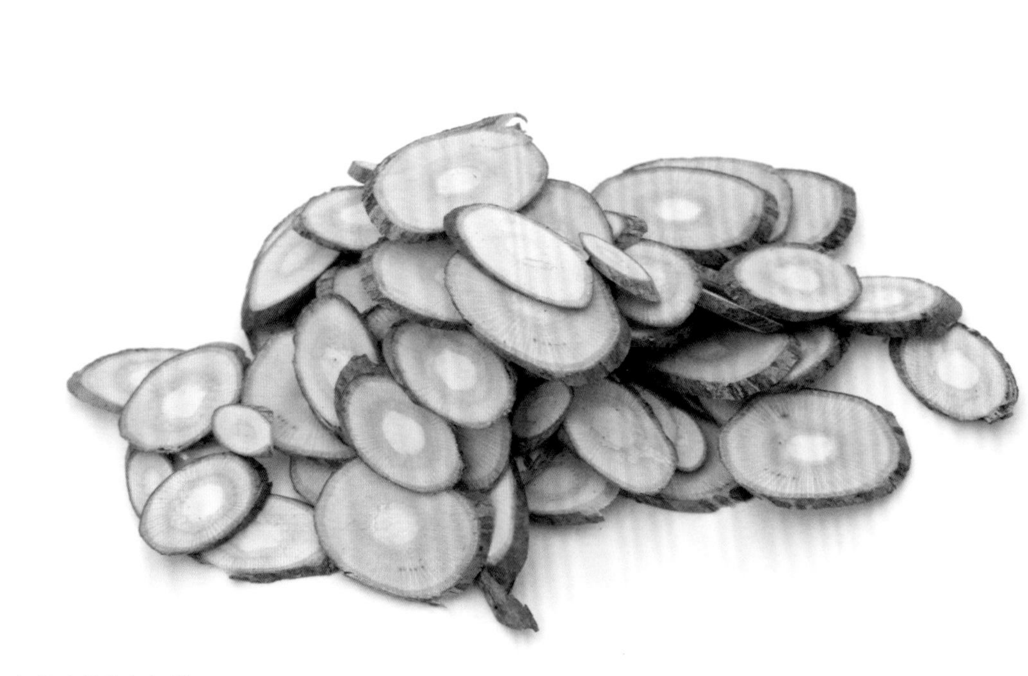

△青藤（藤茎）切片

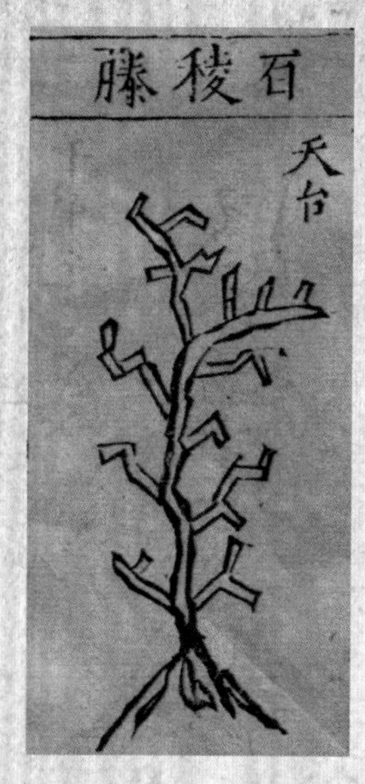


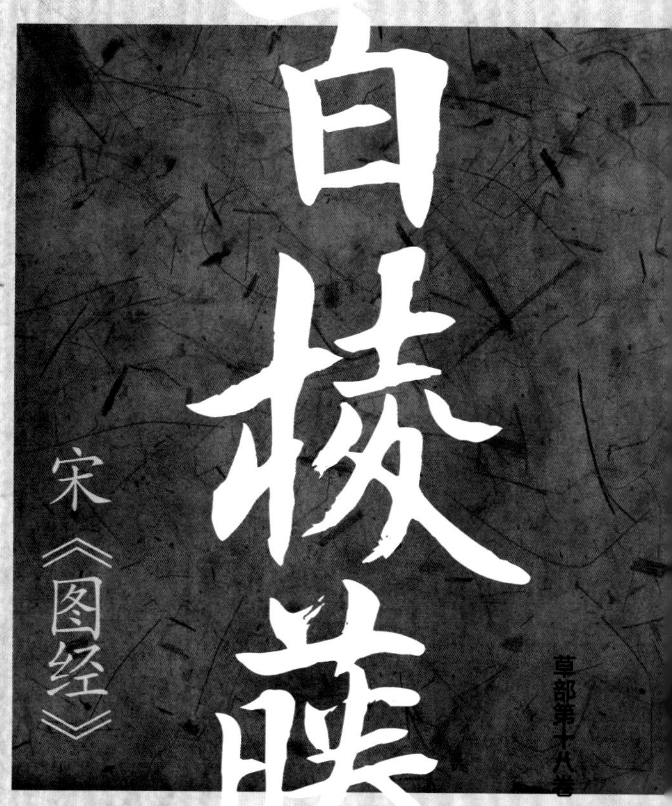


‖**释名**‖

**百灵藤**纲目。

‖**集解**‖

[颂曰] 生台州山中。春生苗蔓，延木上，无花叶。冬采皮入药，土人用。

‖**气味**‖

缺。

‖**主治**‖

**盗汗。**苏颂。**治一切风痛风疮。以五斤剉，水三斗，煮汁五升，熬膏。每酒服一匙，日三服。**时珍。

‖**附方**‖

新三。**头风脑痛**百灵藤十斤，水一石，煎汁三斗，入糯米三斗作饭。候冷，拌神曲炒末九两，同入瓮中，如常酿酒。经三五日，更炊糯米，冷投之，待熟澄清。每温饮一小盏，服后浑身汗出为效。圣惠方。**一切风痹**不拘久近。百灵藤五斤，水三斗，煎一斗，滤汁再煎至三升。入牛膝、附子、仙灵脾、赤箭、何首乌、乳香、鹿角胶各二两为末同煎。别入白蜜五合，熬如饧状，瓷瓶收之。每服一匙，温酒下，一日二服。忌毒物、滑物。圣惠方。**大风疮疾**百灵藤四两，水一斗，煮三升，去滓，入粳米四合煮粥。于密室中浴毕乃食，暖卧取汗。汗后，皮肤起如麸片。每隔日一作，五六十日后渐愈，毛发即生。圣惠方。

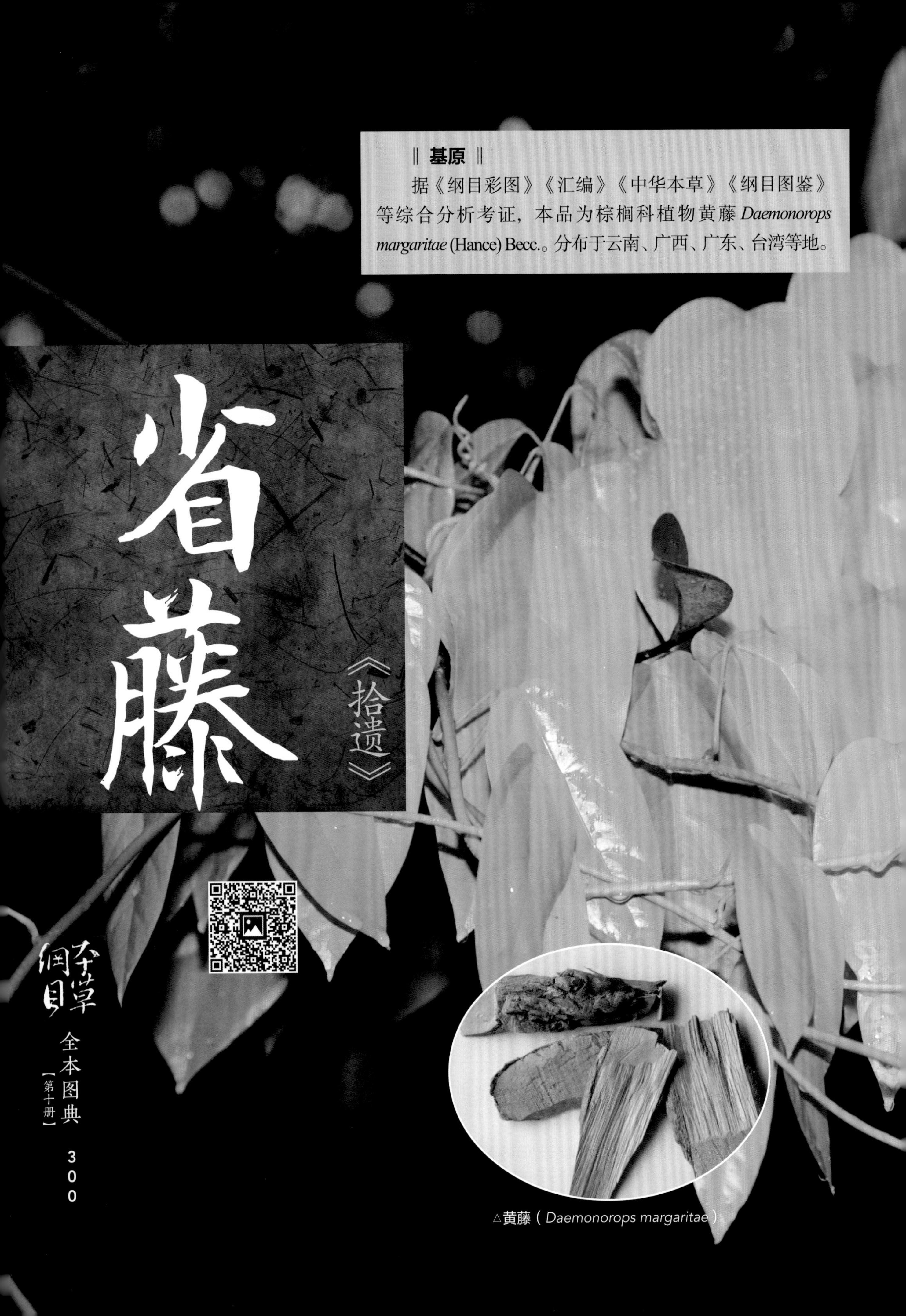

# 省藤

《拾遗》

‖ **基原** ‖

据《纲目彩图》《汇编》《中华本草》《纲目图鉴》等综合分析考证，本品为棕榈科植物黄藤 *Daemonorops margaritae* (Hance) Becc.。分布于云南、广西、广东、台湾等地。

△黄藤（*Daemonorops margaritae*）

校正：自木部移入此。

‖ **释名** ‖

**赤藤**纲目**红藤**纲目。

‖ **集解** ‖

[藏器曰] 生南地深山。皮赤，大如指，堪缚物，片片自解也。

‖ **气味** ‖

**苦，平，无毒。**

‖ **主治** ‖

**蛔虫，煮汁服之。齿痛，打碎含之。煮粥饲狗，去病。**藏器。**治诸风，通五淋，杀虫。**时珍。

‖ **发明** ‖

[时珍曰] 赤藤，善杀虫，利小便。洪迈夷坚志云：赵子山苦寸白虫病。医令戒酒，而素性耽之。一日寓居邵武天王寺，夜半醉归，口渴甚，见庑间瓮水，映月莹然，即连酌饮之，其甘如饴。迨晓虫出盈席，心腹顿宽，宿疾遂愈。皆惊异之，视所饮水，乃寺仆织草履，浸红藤根水也。

‖ **附方** ‖

新一。**五淋涩痛**赤藤即做草鞋者、白茯苓、苎麻根等分，为末。百沸汤下，每服一钱，如神。究原方。

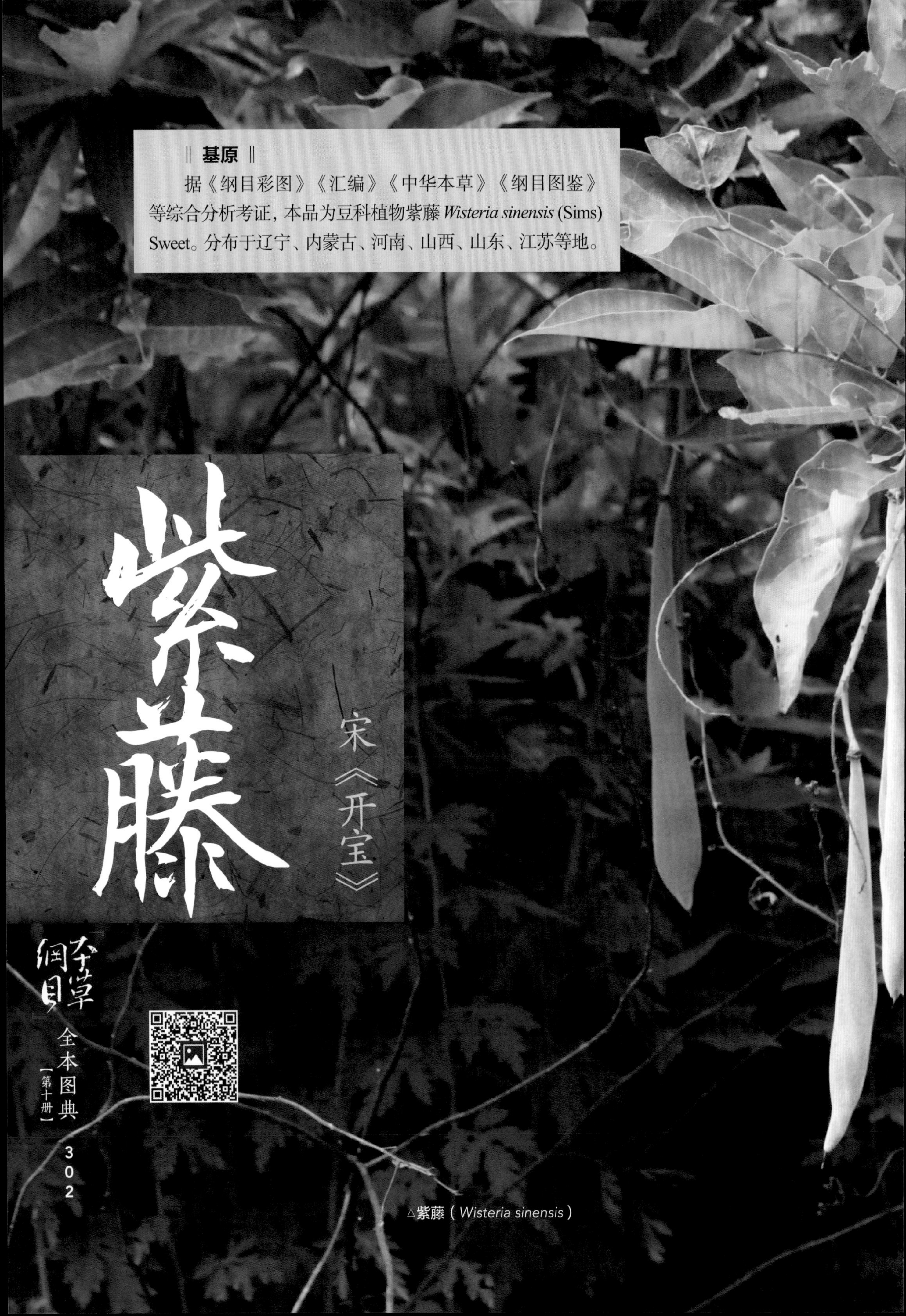

‖ **基原** ‖

据《纲目彩图》《汇编》《中华本草》《纲目图鉴》等综合分析考证，本品为豆科植物紫藤 *Wisteria sinensis* (Sims) Sweet。分布于辽宁、内蒙古、河南、山西、山东、江苏等地。

# 紫藤

宋《开宝》



△紫藤（*Wisteria sinensis*）

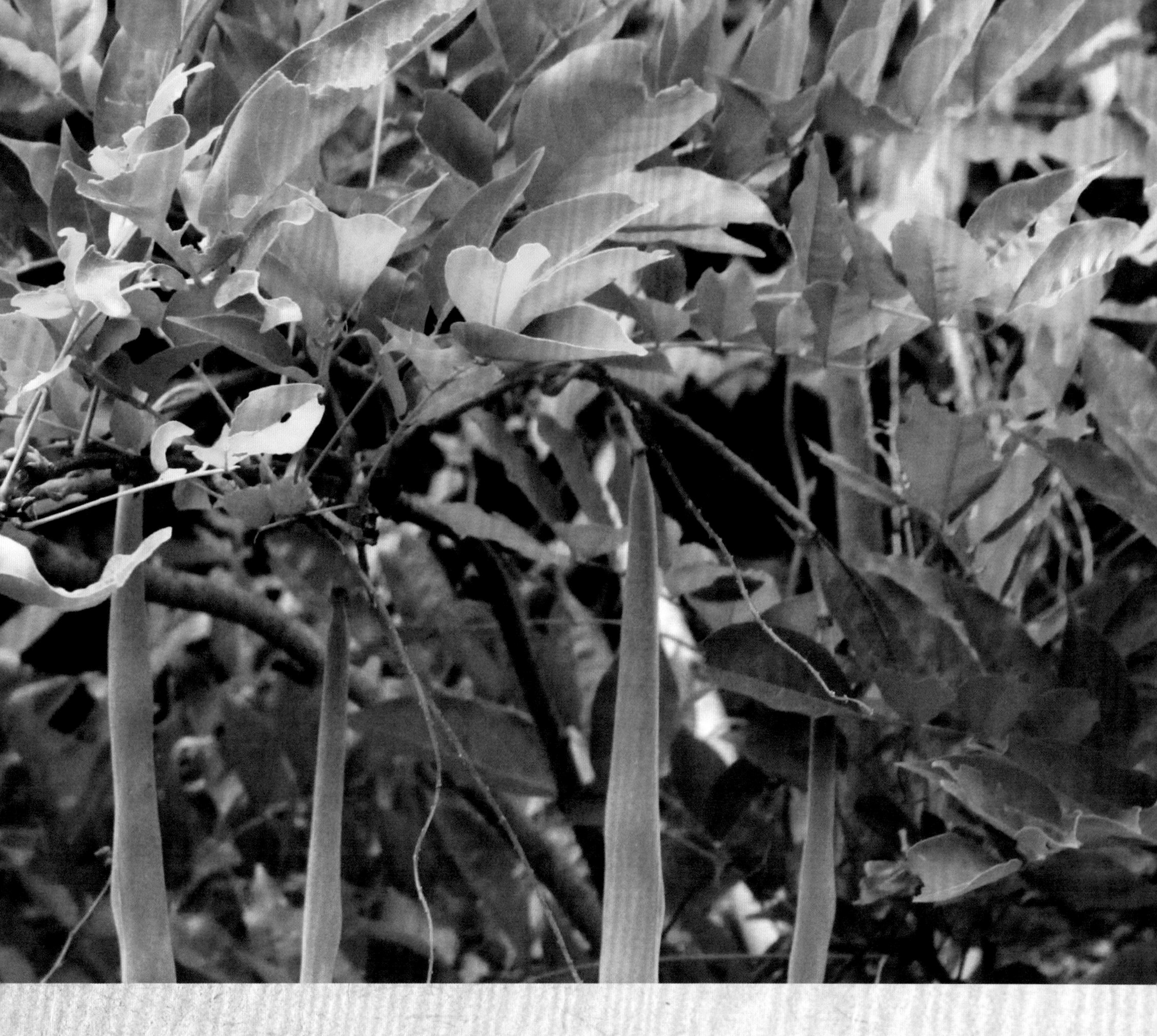

‖ **集解** ‖

[藏器曰] 藤皮着树，从心重重有皮。四月生紫花可爱，长安人亦种饰庭池，江东呼为招豆藤。其子作角，角中仁，熬香着酒中，令酒不败。败酒中用之，亦正。其花挼碎，拭酒醋白腐坏。

‖ **气味** ‖

**甘，微温，有小毒。**

‖ **主治** ‖

**作煎如糖服，下水痫病。**藏器。

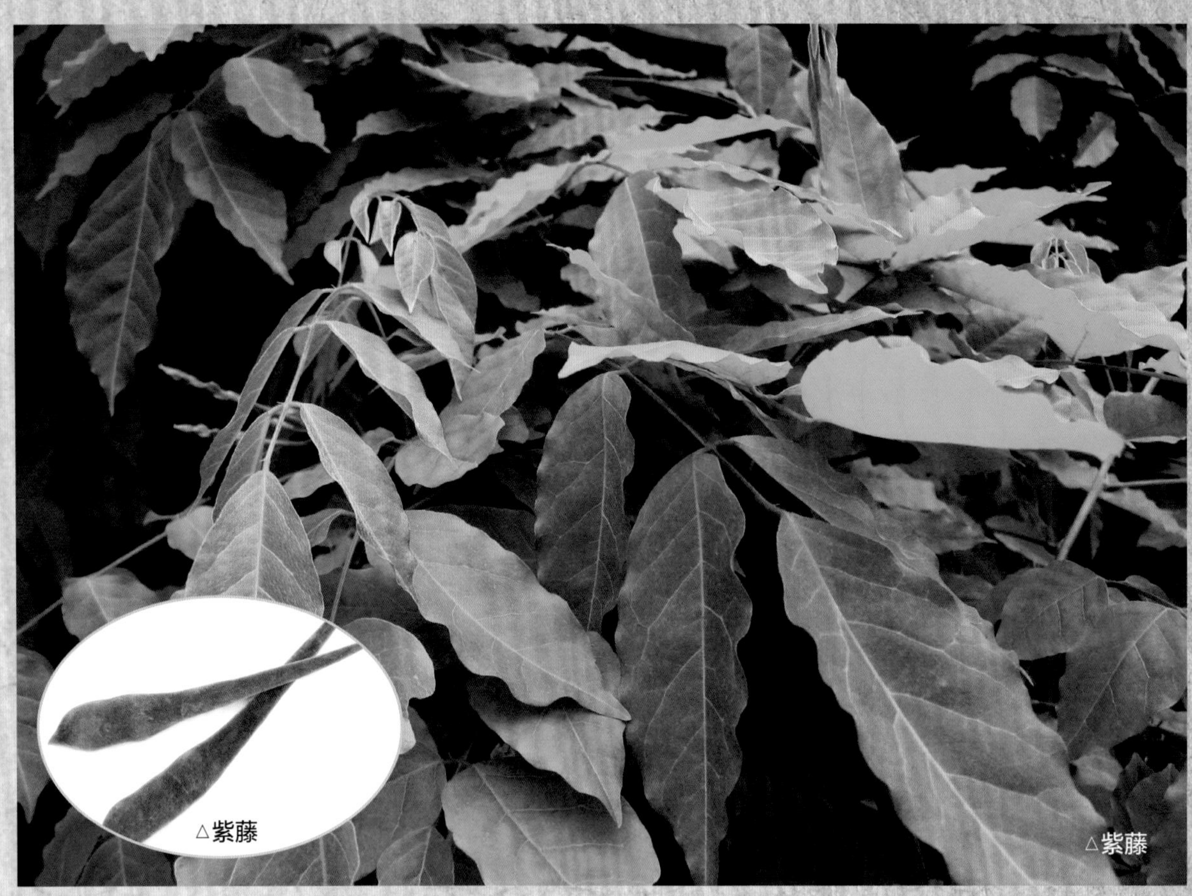

△紫藤

△紫藤

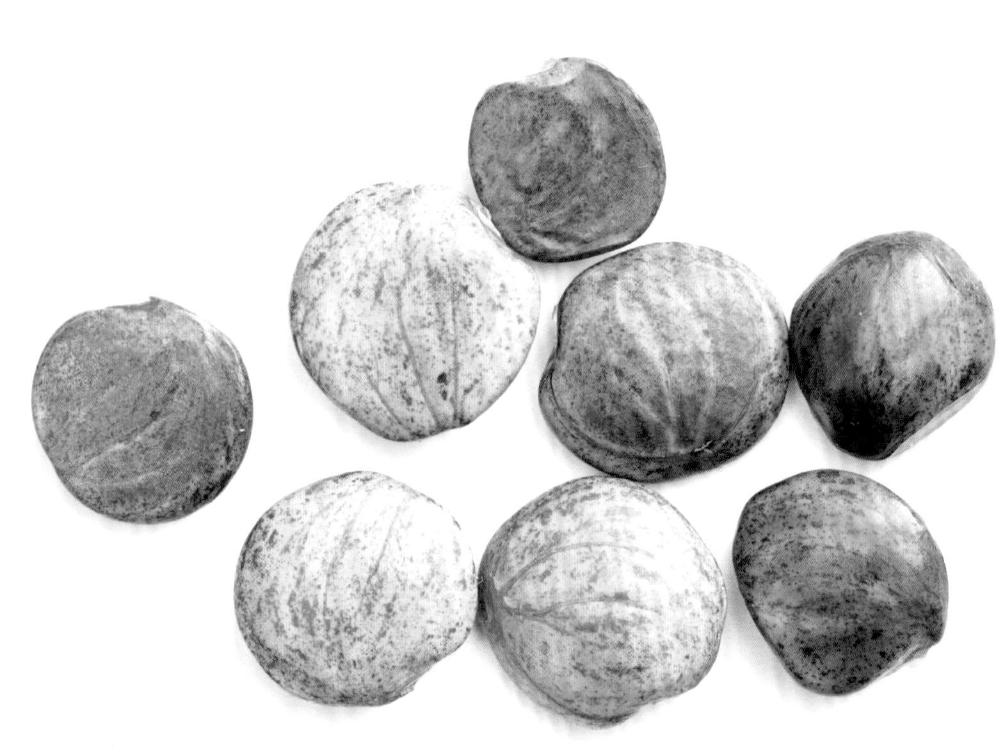

△紫藤

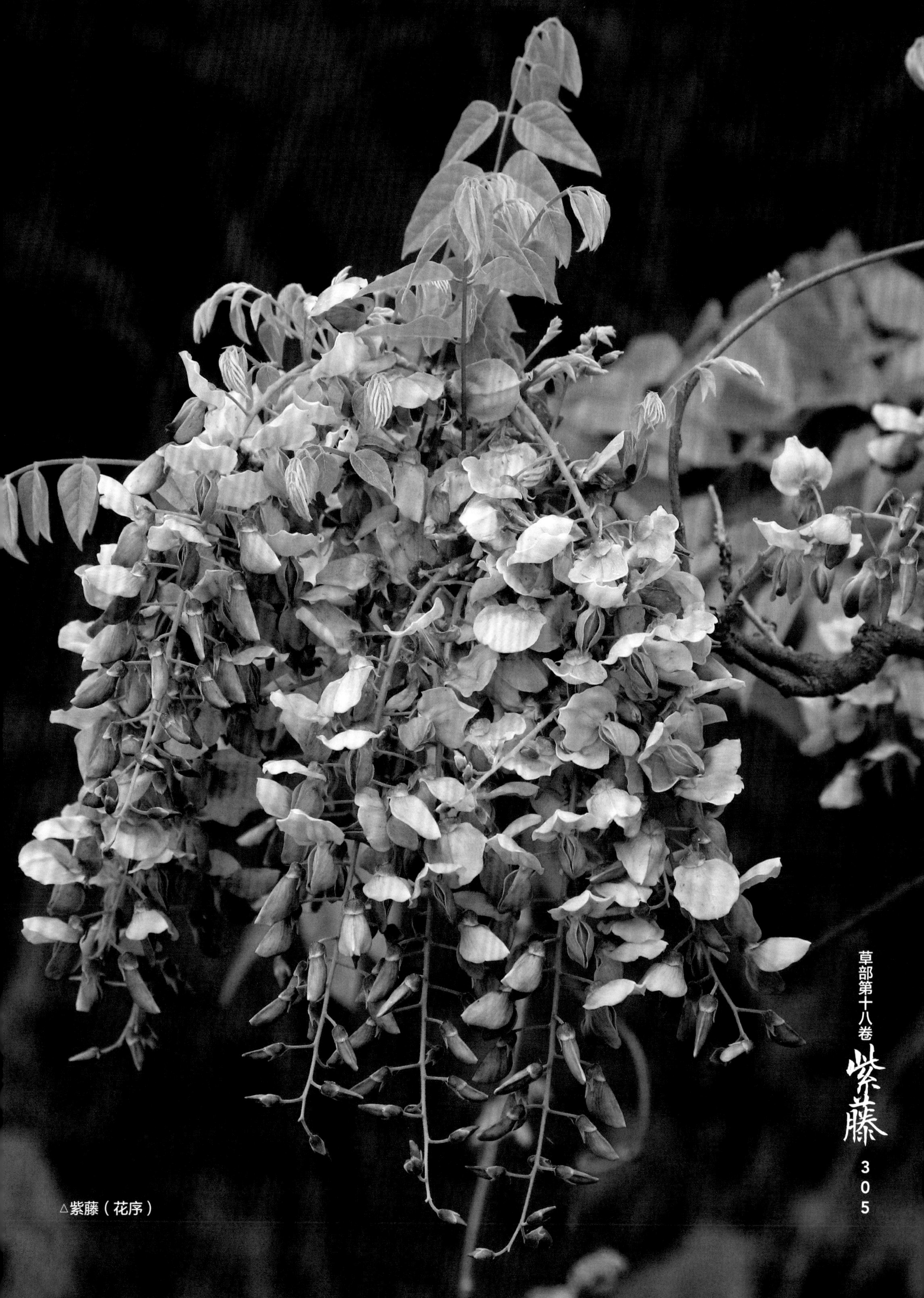

△紫藤（花序）

# 落雁木

《海药》

校正：自木部移入此。

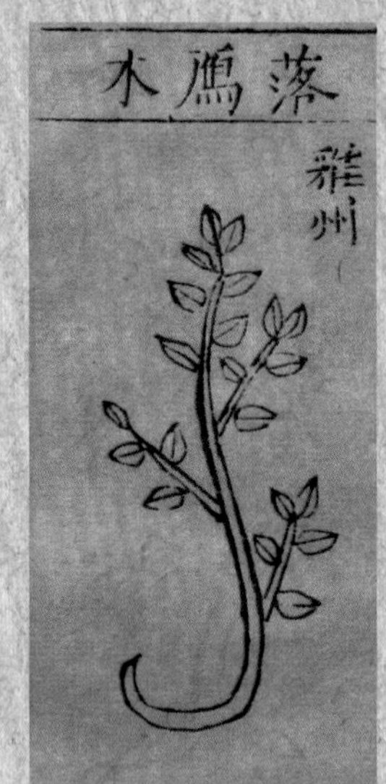


‖释名‖

[珣曰] 藤萝高丈余，雁过皆缀其中，或云雁衔至代州雁门而生，以此为名。

‖集解‖

[珣曰] 按徐表南州记云：落雁木生南海山野中。蔓生，四边如刀削。代州雁门亦有之，蜀中雅州亦有。[颂曰] 雅州出者，苗作蔓缠绕大木，苗叶形色大都似茶，无花实。彼人四月采苗，入药用。

## 茎叶

‖气味‖

**甘，平、温，无毒。**

‖主治‖

**风痛伤折，脚气肿，腹满虚胀。以枌木皮同煮汁洗之，立效。又妇人阴疮浮泡，以椿木皮同煮汁洗之。**李珣。**产后血气痛，并折伤内损诸疾，煮汁服。**苏颂。

‖附录‖

**折伤木**唐本草 [恭曰] 生资州山谷。藤绕树木上，叶似荞草叶而光厚。八月、九月采茎，日干。味甘、咸，平，无毒。主伤折，筋骨疼痛，散血补血，产后血闷，止痛。酒水各半，煮浓汁饮。

**每始王木**唐本草 [恭曰] 生资州。藤绕树木上，叶似萝摩叶。二月、八月采茎，阴干。味苦，平，无毒。主伤折跌筋骨，生肌破血止痛。以酒水各半，煮浓汁饮之。

**风延母**拾遗 [藏器曰] 生南海山野中，他处无有也。蔓绕草木上，细叶。南都赋云，风衍蔓延于衡皋是也。味苦，寒，无毒。主小儿发热发强，惊痫寒热，热淋，利小便，解烦明目，并煮服之。[珣曰] 主三消五淋，下痰，小儿赤白毒痢，蛇毒瘴溪毒，一切疮肿，并宜煎服。

# 千里及

《拾遗》

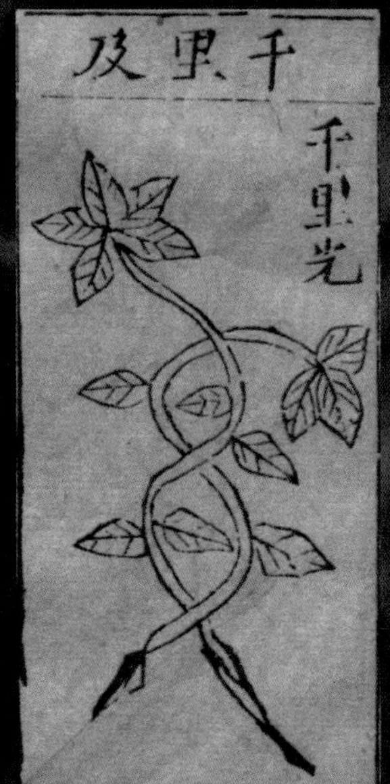


‖ **基原** ‖

据《药典图鉴》《中华本草》《纲目图鉴》等综合分析考证，本品为菊科植物千里光 *Senecio scandens* Buch.-Ham.。分布于我国西北部至西南部，中部，东南部地区。《药典》收载千里光药材为菊科植物千里光的干燥地上部分；全年均可采收，除去杂质，阴干。

△千里光（*Senecio scandens*）

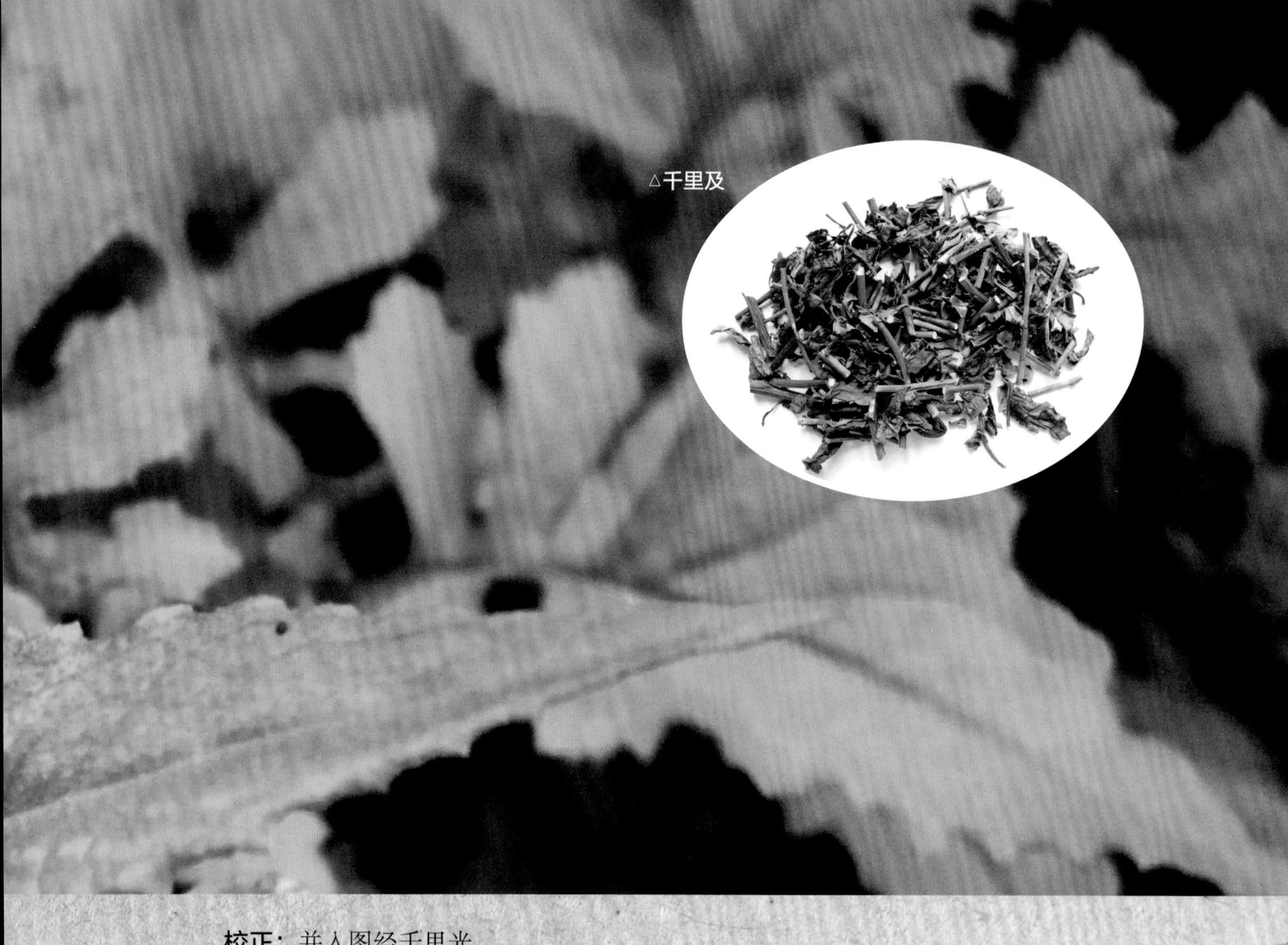
△千里及

**校正：** 并入图经千里光。

‖ **集解** ‖

[藏器曰] 千里及，藤生道旁篱落间，叶细而厚。宣湖间有之。[颂曰] 千里急，生天台山中。春生苗，秋有花。土人采花叶入服药。又筠州有千里光，生浅山及路旁。叶似菊而长，背有毛。枝干圆而青。春生苗，秋有黄花，不结实。采茎叶入眼药，名黄花演。盖一物也。

‖ **气味** ‖

**苦，平，有小毒。**[颂曰] 苦、甘，寒，无毒。

‖ **主治** ‖

**天下疫气结黄，瘴疟蛊毒，煮汁服，取吐下。亦捣傅蛇犬咬。**藏器。**同甘草煮汁饮，退热明目，不入众药。**苏颂。**同小青煎服，治赤痢腹痛。**时珍。

‖ **附方** ‖

新一。**烂弦风眼**九里光草，以笋壳叶包煨熟，捻汁滴入目中。经验良方。

‖ **基原** ‖

据《纲目彩图》《汇编》《中华本草》《纲目图鉴》等综合分析考证，本品为藤黄科植物藤黄 *Garcinia hanburyi* Hook.f. 的树脂。原产柬埔寨及马来西亚，印度、泰国、越南亦产；现我国广东、广西有引种栽培。

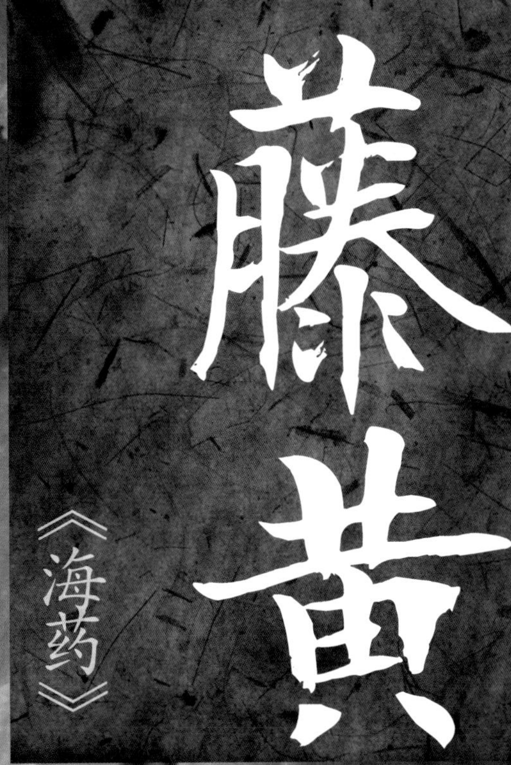

△藤黄（*Garcinia hanburyi*）

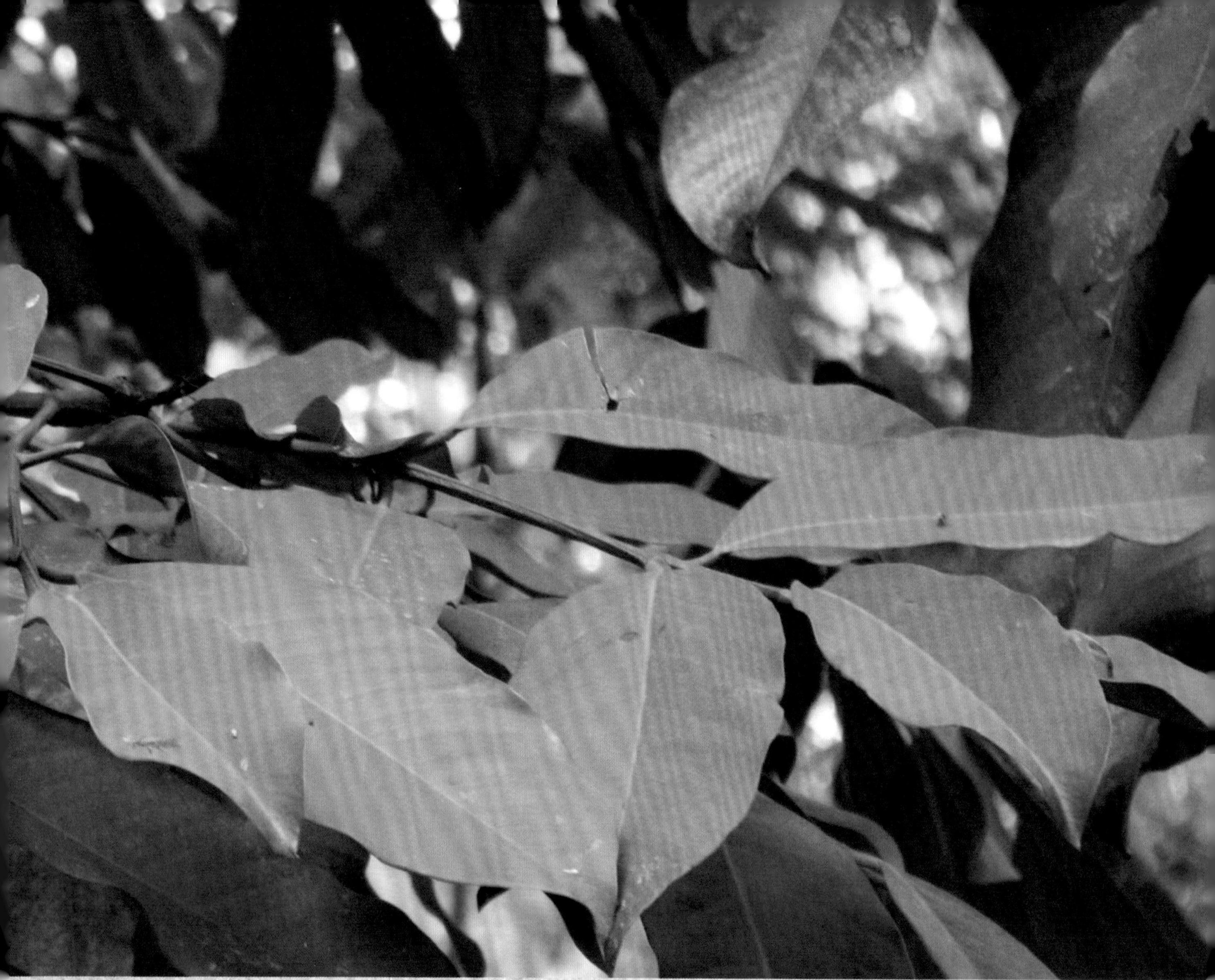

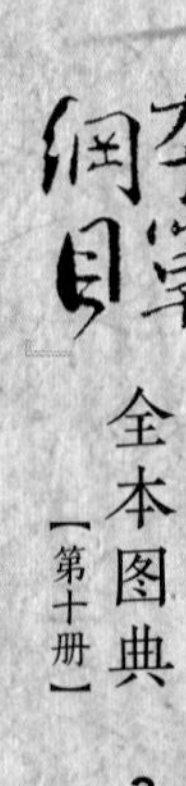


**校正：**自木部移入此。

**‖释名‖**

**树名海藤。**[珣曰] 按郭义恭广志云：出岳、鄂等州诸山崖。树名海藤。花有蕊，散落石上，彼人收之，谓之沙黄。就树采者轻妙，谓之腊黄。今人讹为铜黄，铜、藤音谬也。此与石泪采之无异。画家及丹灶家时用之。[时珍曰] 今画家所用藤黄，皆经煎炼成者，舐之麻人。按周达观真腊记云：国有画黄，乃树脂。番人以刀斫树枝滴下，次年收之。似与郭氏说微不同，不知即一物否也。

**‖气味‖**

**酸、涩，有毒。**

**‖主治‖**

**蚛牙蛀齿，点之便落。**李珣。

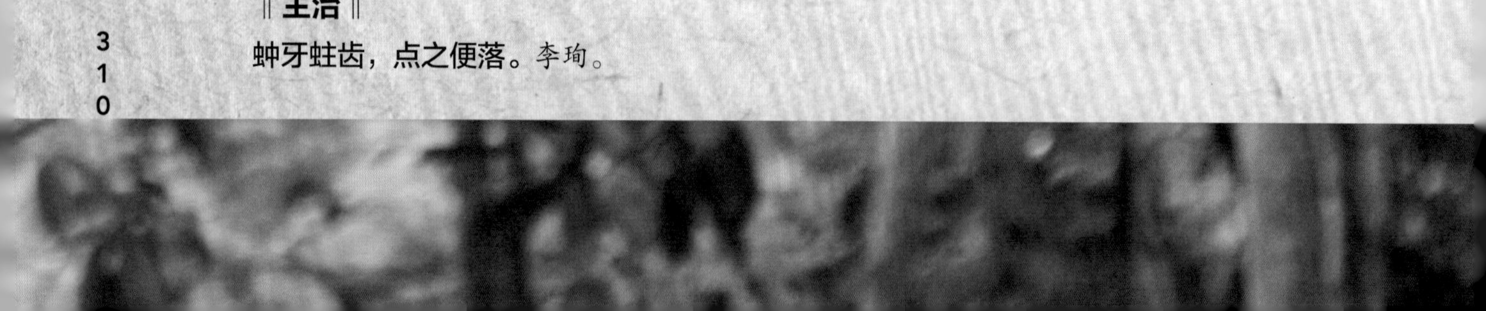

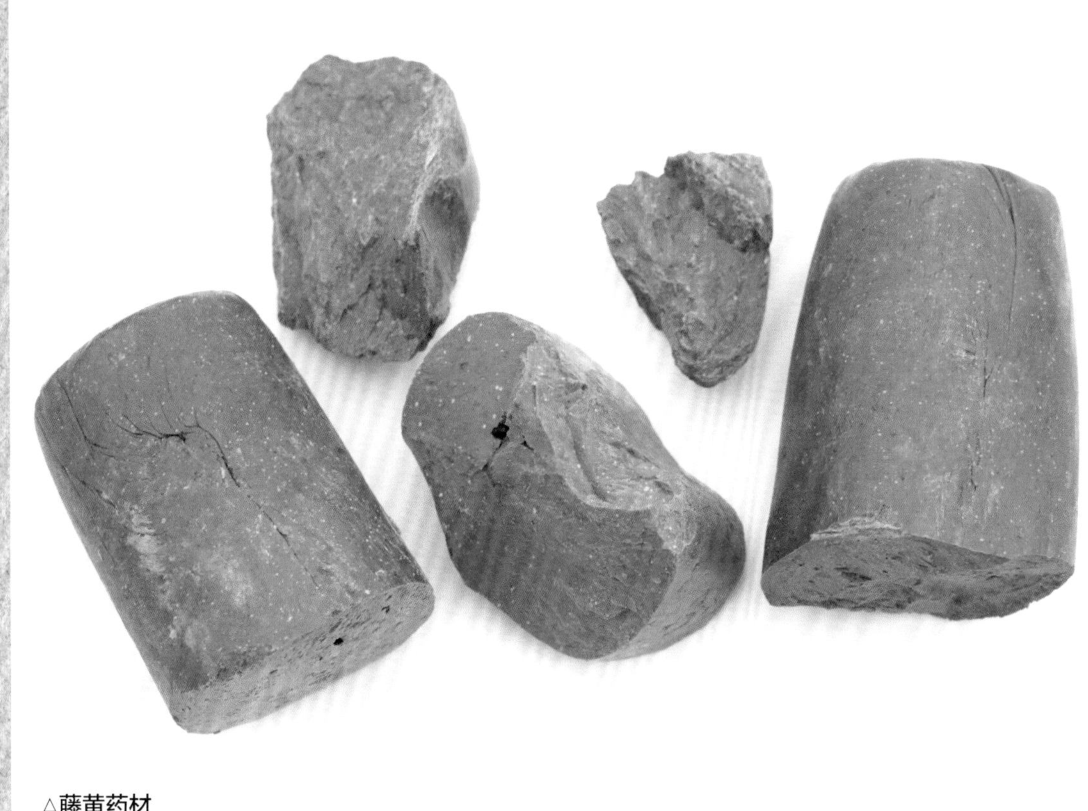

△藤黄药材

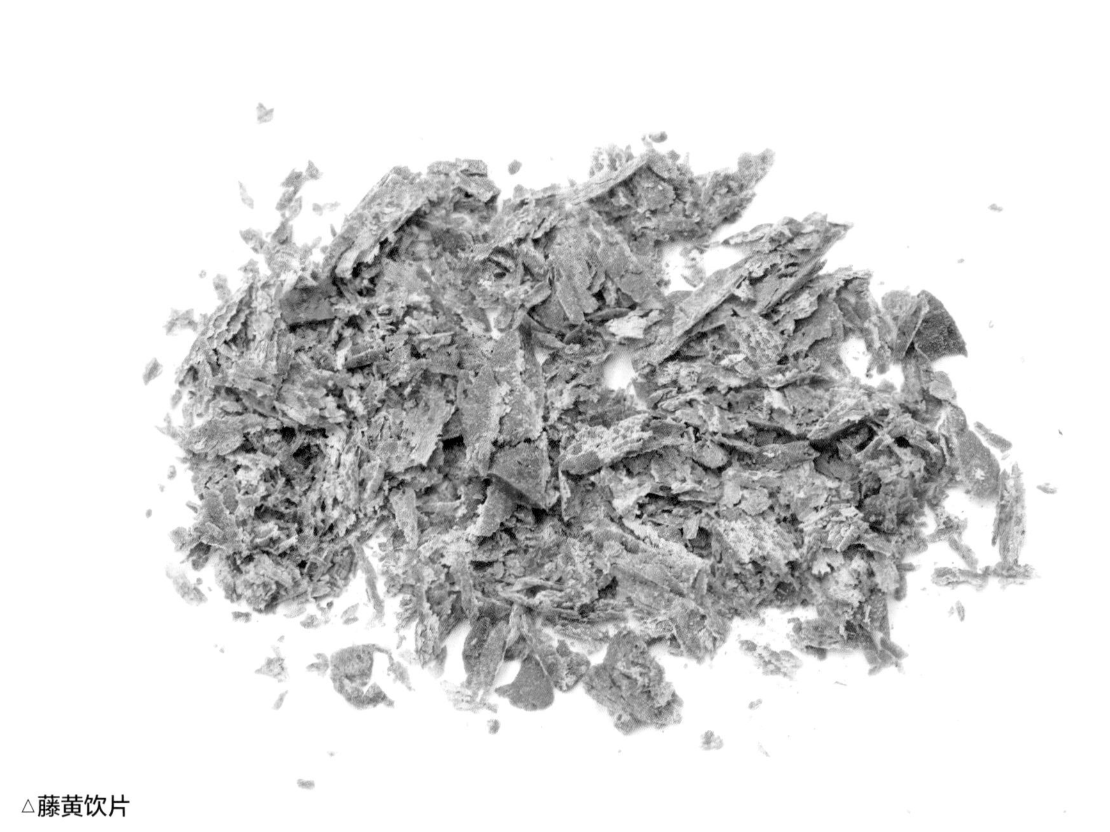

△藤黄饮片

# 附录诸藤

一十九种



△马兜铃

**地龙藤**拾遗　[藏器曰] 生天目山。绕树蟠屈如龙，故名。吴中亦有，而小异。味苦，无毒。主风血羸老，腹内腰脚诸冷，食不调，不作肌肤。浸酒服之。

**龙手藤**　[藏器曰] 出安荔浦石上向阳者。叶如龙手。采无时。味甘，温，无毒。主偏风口㖞，手足瘫缓，补虚益阳，去冷气风痹。以醇酒浸，近火令温，空心服之，取微汗。

**牛领藤**　[藏器曰] 生岭南高山。形扁如牛领。取之阴干。味甘，温，无毒。主腹内冷，腰膝痛弱，小便白数，阳道乏。煮汁或浸酒服。

**牛奶藤**　[藏器曰] 生深山，大如树，牛好食之，其中有粉。味甘，温，无毒，主救荒，令人不饥。其根食之，令人发落。

**鬼膊藤**　[藏器曰] 生江南林涧边。叶如梨叶，子如樝子。藤：味苦，温，无毒。浸酒服，去风血。同叶捣，傅痈肿。

**斑珠藤**　[藏器曰] 生山谷中，不凋。子如珠而斑，冬月取之。味甘，温，无毒。浸酒服，主风血羸瘦，妇人诸疾。

**息王藤**　[藏器曰] 生岭南山谷。冬月不凋。味苦，温，无毒。主产后腹痛，血露不尽。浓煮汁服。

**万一藤**　[藏器曰] 生岭南。蔓如小豆。一名万吉。主蛇咬。杵末，水和傅之。

**曼游藤**　[藏器曰] 生犍为牙门山谷。状如寄生，着大树。叶如柳，春花色紫，蜀人谓之沉蒻藤。味甘，温，无毒。久服长生延年，去久嗽，治癣。

**百丈青**　[藏器曰] 生江南林泽。藤蔓紧硬。叶如薯蓣，对生。味苦，平，无毒，解诸毒物，天行瘴疟疫毒。并煮汁服，亦生捣汁服。其根令人下痢。

**温藤**　[藏器曰] 生江南山谷。着树不凋。茎叶：味甘，温，无毒。浸酒服，主风血积冷。

**蓝藤**　[藏器曰] 生新罗国。根如细辛。味辛，温，无毒。主冷气咳嗽。煮汁服。

**瓜藤**宋图经　[颂曰] 生施州。四时有叶无花。采皮无时。味甘，凉，无毒。主诸热毒恶疮。同刺猪苓洗，去粗皮，焙干，等分，捣罗，用甘草水调贴之。

**金棱藤**　[颂曰] 生施州。四时有叶无花，采无时。味辛，温，无毒。主筋骨疼痛。与续筋根、马接脚同洗，去粗皮，焙干，等分为末。酒服二钱。无所忌。

**含春藤**　[颂曰] 生台州。其苗延木，冬夏常青。采叶，治诸风有效。

**独用藤**　[颂曰] 生施州。四时有叶无花，叶上有倒刺。采皮无时。味苦、辛，热，无毒。主心气痛。和小赤头叶焙，等分，研末。酒服一钱。

**祁婆藤**　[颂曰] 生天台山中。蔓延木上。四时常有。土人采叶，治诸风有效。

**野猪尾**　[颂曰] 生施州。藤缠大木，四时有叶无花。味苦，涩，凉，无毒。主心气痛，解热毒。同百药头等分，焙研为末。每酒服二钱。

**石合草**　[颂曰] 生施州。藤缠木上，四时有叶无花。土人采叶。味甘，凉，无毒。主一切恶疮，敛疮口。焙研，温水调贴。